응용 근신경학 입문 개정판

APPLIED KINESIOLOGY

Revised Edition

응용 근신경학 입문

개정판

트레이닝 매뉴얼
기본 원칙 및 실습 참고서

옮긴이 이주강 · 이민규

Applied Kinesiology

Revised Edition

A Training Manual and Reference Book of Basic Principles and Practices

Robert Frost, PhD

영 문 출 판 사

■ 옮긴이

이민규 현) 이천 현대치과원장
서울대학교 치과대학원 석사/박사

이주강 대한 카이로프랙틱 학회 회장

Applied Kinesiology Revised Edition

A Training Manual and Reference Book of Basic Principles and Practices

by Robert Frost, PhD

의학적 경고: 다음에 있는 정보는 일반적인 정보 목적만을 뜻한다. 개개인은 이 책 안에 있는 어떤 제안을 행하기 전에 항상 그들의 의료 제공자를 찾아야만 한다. 이어지는 페이지에 제시된 어떤 내용의 적용은 독자의 재량에 따르며 그들 자신만의 책임이다.

응용 근신경학 입문 개정판

트레이닝 매뉴얼 & 기본 원칙 및 실습 참고서

2015년 10월 7일 초판인쇄
2015년 10월 15일 초판발행

지은이 : Robert Frost, PhD
옮긴이 : 이주강 · 이민규
발행인 : 박 병 조
발행처 : 도서출판 영문출판사
등 록 : 1987년 12월 21일 제2-419호
주 소 : 서울시 강남구 삼성동 69-1
전 화 : (02) 514-5590, 776-5590
팩 스 : (02) 756-8943
홈페이지 : www.ymsbook.net
E-mail : yeongmunsa@empal.com
정 가 : 30,000원
ISBN 978-89-7224-376-2 93510

※ 파본은 교환해 드립니다.

목차

Table of Contents

제 3 장

제 4 장

제 5 장

제 6 장

제 7 장

제 8 장

제 9 장

제 10 장

서문
Foreword

1964년에 근력 저하는 대부분의 근육의 경련 (spasm)과 연관되어 있으며, 정말로, 일차적이다"라는 개념을 기반으로 하여 응용 근신경학 (AK)은 간단한 시작을 했다.

AK는 바디랭귀지 (body language)에는 거짓이 없다는 사실에 기반을 두고 있다. 그리고 바디랭귀지의 지표 (indicator)로서 근육을 사용하는 능력에 의해서, 바디랭귀지에 대한 이해의 기회는 증진된다. Kendall, Kendall, Wadsworth들이 나에게 관심을 처음으로 갖게 한, 근육을 검사하여 그 기능을 판단하는 원래 방법은 일차적인 진단 도구로서 남아 있다.

일단 근육 허약이 확실시 되었을 때, 여러 치료법들을 쓸 수 있으나, 그 수가 너무 많아 모두를 여기서 열거할 수는 없다. 몸의 대한 반응에는 전혀 거짓이 없이 때문에, 실험실의 분석 도구로서 몸을 사용하는 기회는 현대 의료에서는 최고의 수단이라 할 수 있다; 즉, 그 문제를 정확하게 접근해서, 올바르고 적절한 진단과 치료를 만든다면, 그 반응은 적절하고 의사와 환자 쌍방 모두가 만족할 것이다.

가장 중요한 점은 환자를 보다 좋은 상태로 유도하는 것이다. 신체는 스스로를 확실하고 느낄 수 있고, 실질적이고, 이치에 맞고, 눈에 보이는 형태로 고친다. "내적인 치료자 (the healer within)"는 외부로부터 접근될 수 있다. 인간은 타고난 영 (innate intelligence) 또는 인체 구조의 생리학적 항상성 (homeostasis)에 의해서 회복 능력을 갖고 있다. 지니고 있는 회복 능력은 훈련을 쌓은 개인의 손, 마음, 정신이 그것을 나타내도록, 건강을 회복하도록 기다리고 있다; 회복 능력은 인간이 태어나면서부터 갖고 있는 유산이다.

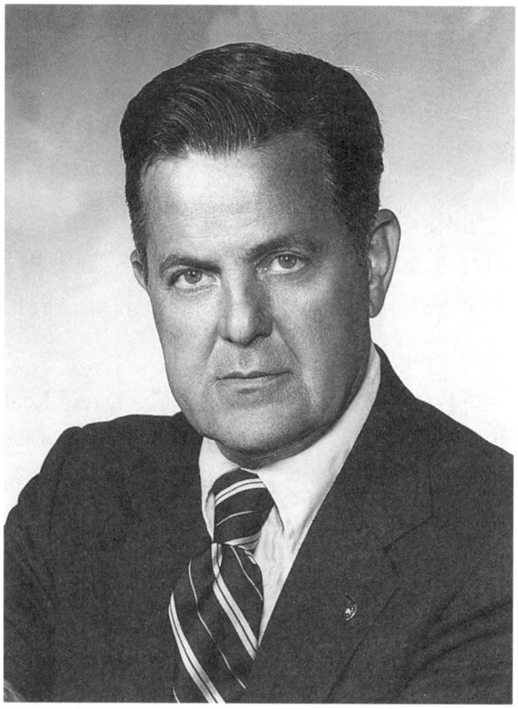

DR. GEORGE J. GOODHEART, JR

회복 능력은 개개의 인간에게, 또한 인류 전체에게 큰 이점이다. 그것은 치료하는 의사에게도 큰 이점이다. 또한 인체구조를 만들어낸 에너지도 회복 능력에 의해서 자유로이 작동할 수 있다. 이러한 이점은 지식과 함께, 생리학적인 실제와 함께, 예측할 수 있는 확실성과 함께 실행될 수 있다. 그것은 실행돼야만 하며, 그것은 실행될 수 있고, 그리고 이 책은 그것이 행해질 수 있는 방법과 수단을 제공한다. 이러한 원칙들을 발전시키는데 훌륭한 일을 해 온 저자 및 스태프에게 감사의 뜻을 표명하고 싶다. 또한 이 책의 독자 여러분께도 깊이 감사 드린다.

— George J. Goodheart, Jr. 척추신경전문의 (FICC) 전문의 (ICAK)

감사의 글

Acknowledgments

먼저, 응용 근신경학의 창시자인 George Goodheart 박사에게 마음으로부터 감사의 뜻을 표명한다. 박사의 통찰력이나 연구가 없었다면, 이 학문은 태어나지 않았을 것이다.

다음으로, David Walther, D.C., David Leaf, D. C., Wolfgang Gerz, M.D.들이 만든 훌륭한 텍스트들에 감사의 뜻을 전하고 싶다. 이 책을 집필함에 있어서 이들을 빈번하게 참고로 하였다. 특히 Dr. Gerz는 원고를 훑어보아 주었고, 전화나 팩스로 문제점을 해결해주었다. 도표 작성에도 협력을 받았다. 그리고 독일어판을 위해 AK의 술어를 바르게 번역하는 것을 거들어 주는 등 특별한 사안에도 진력해주었다. 그는 원고를 가차 없이 비평하고 개선책을 조언해 주었다. 이 책의 정확성과 완전성은 그의 덕분이다.

나는 많은 선배로부터 키네시올로지를 배웠다. 여기에 그분들의 이름을 기재하고 아울러서 감사를 드리려고 한다. John Grahme, Andres Bernard, Richard Harnack, Jimmy Scott, Gordon Stokes, Daniel Whiteside, John Thie, Frank Mahoney, Dominque Monette, Richard Utt, Sheldon Deal, Joan and Bruce Dewe, John Varum Maguire, Hap and Elizabeth Barhydt, Irene Yaychuk Arabei, Andrew Verity. 나는 그들의 키네시올로지에 대한 일관성과 애정에 언제나 고무된다. Irene Yaychuk Arabei와 Andrew Verity가 나를 위해 준비한 balancing session은 나에게 도움을 주었다. 그 덕분으로 건강상의 문제라든가 개인적 문제로부터 탈출하여, 이 책의 집필만이 아니라 인생의 또 다른 목표달성도 가능해졌다.

이 책의 부분들은 나의 박사논문을 한 권의 책으로 정리한 것이다. 박사논문을 집필 중, 키네시올로지에 흥미는 있으나, 아무것도 모르는 학생의 역할을 아버지가 해주셨다. 아버지는 질문을 반복하고, 그 때마다 나는 고쳐썼다. 나는 내가 의도하는 바를 초심자도 알 수 있도록 노력하였다. 마법처럼 편리한 전자메일을 사용해서 주고받기를 하였기 때문에, 캘리포니아와 스위스, 독일이라는 멀리 떨어진 거리도 장애가 되지 않았다. 아버지는 또한 이 책의 논술이 명확해지도록 협력해주었다. 그는 나에게 전체적인 통합, 일관성, 강조할 점을 찾으라고 가르쳤다. 나는 글을 쓸 때는 아버지의 가르침을 잊지 않도록 하고 있다. 마음으로부터 감사 드린다.

아울러서 Tatjana Schuba (요법사, 침구사, 피트니스 트레이너, 디자이너)에게도 감사의 뜻을 보내고 싶다. 그녀의 디자인, 정밀한 그림에서의 기량은 각종 해부도나 그래픽에 발휘되어 있다. 처음에 이 책을 집필하였을 때, 그녀는 곁에서 이 책을 독일어로 번역하고 있었다. 해부학 및 생리학에 대한 넓은 지식을 가진 그녀에 의해서 이 책은 과학적 정확성을 얻게 되었다. 특히, 신경계통, 신경생리학, 호르몬 및 경락 시스템에 관한 부분은 그녀가 조사 연구하고 손질해준 덕분으로 비길 데가 없이 정확하게 되었다. 함께 일하는 것은 즐거웠고, 서로 격려가 되어 장시간 준비에 몰두하였다. 내가 말하려고 하는 것을 정확히 파악하려고 그녀는 질문을 반복하였다. 이 때문에 난해하고 불명료한 부분을 고쳐 쓰게 되었는데, 그것에 의해서 이 책은 각별히 좋아졌다.

또한 나는 7–9장의 모델인 물리치료사 Kaitlyn Vera 뿐만 아니라, 난해한 환자들을 다루기 위한 전신적인 교정에 대한 그의 최근 프로토콜을 내가 요약하게 해 준 Michael Lebowitz에게도 감사를 드린다.

서론
Introduction

이 책은 응용 근신경학 (AK)에 관한 상세한 입문을 원하는 분들을 위해 작성되었는데 그 이유는 AK가 자격이 있는 카이로프랙터, 의사, 건강 전문가들에 의해서 실행되고 있기 때문이다. 이 책의 목적은 AK 원칙 및 기본적인 임상을 George Goodheart 박사가 개발한 원래의 형태로, 그렇지만 이전에 의료 훈련을 받은 일이 없는 독자들 조차도 알 수 있는 형태와 방식으로 제시하는 것이다. 이 책 전반에 걸쳐서, AK에서 사용되는 표준 의학용어가 사용되었다. 그러나, 대부분 모든 특정 용어나 개념에는 명확하고 동시에 논리적인 설명을 했으므로, 완전한 초심자라도 그 의미하는 바는 이해하고 따를 수 있다고 생각한다. 하지만 나는, 의학적 배경을 가진 직업 그룹이 상용하고 있는 어휘를 사용하여 이 개념들을 보여주려는 바람을 갖고 있으므로, AK 문헌에서도 일반적인 다음과 같은 용어들을 활용한다: 예를 들면, "치료사"는 "환자"를 검사하고, "진단"하고, 적절한 "치료"를 시행한다는 식이다.

독자들이 전통적인 키네시올로지(생체역학), AK, 및 근력검사를 용이하게 이해할 수 있도록 제1장의 앞 부분에서 이들을 간단하게 설명한다. 그 후 AK의 역사를 개략적으로 설명하고, 방법 및 테크닉을 보여 준다. "생물이 어떻게 움직이는지"를 (키네시올로지, 즉 생체역학의 원래의 의미이다) 기술하기 위해, 근육 및 관련 구조에 관한 해부 및 생리학에 대해서 해설한다. 신경이 근육을 움직이고 있는 것이기 때문에 신경생리학이나 신경수용기에 대해서도 해설한다. 그리고 Hans Selye의 스트레스 개념 및 그것이 어떻게 근육의 기능장애와 관계하고 있는지에 대해서 학습한다. AK현상의 대부분은 뉴턴학적인 원인-결과 과학적 모델로는 충분히 설명할 수 없으므로, 양자 및 카오스이론 (quantum and chaos theories)이 제공한 새로운 세계관과 대조된다. 생물의학은 전체관적 치료 모델 (holistic model of healing)에 대한 근거를 주기 위해 양자 및 카오스이론을 사용하는 한편, 진단 목적으로 AK를 빈번하게 사용하므로, 상세하게 설명하였다. 다음으로 최적의 건강상태 (optimal health)를 개선시키고 유지하기 위해, 생물의학의 개념을 사용하는 방법에 관한 항목이 뒤따른다.

근력검사에 대해서 다소 경험이 있는 독자를 위해서, 이 책의 주요 부분은 근력검사가 어떻게 시행되고, 근육강화 테크닉이 어떻게 기능하는지를 깊게 이해하고 다른 이들에게 설명하기 위해서 필요한 이론적 배경을 제공할 것이다. 33개 근육의 검사 및 강화에 대해서 도해가 첨부되어 있고, 가능한 한 상세하게 설명하였다. 이 책에서 다루는 근육 강화 테크닉에는 Goodheart 박사가 창시한 기시-종지 테크닉, 신경림프 반사점 마사지, 신경혈관 반사점 잡고 있기(holding), 올바른 영양섭취, 신경근방추세포와 골지힘줄기관의 도수조작 등이 포함된다. AK에서 이러한 테크닉이 어떻게 사용되고 있는가를 자세히 설명하고 있으므로, 근력검사에 관한 초심자일지라도, 근력검사와 강화 테크닉을 보다 정확하고 효율적으로 시행할 수 있게 될 것이다. 이 책에서 설명된 고급 AK 진단 및 치료 테크닉들은 다음을 포함한다; 치료적 접촉검사 (therapy localization; TL), 도전, 영양 및 기타 물질검사, 좌우 대뇌반구의 활성화 (activation), 반복 근력검사, 근육 신장 반응, 반응구. 에너지의 불균형은 건강이나 최적의 기능상태에 나쁜 영향을 주지만, 이 테크닉들을 사용함으로써 에너지의 불균형을 찾아내어 교정하는 능력이 상당히 증진될 것이다. 이 기본적이고 고급 AK

테크닉들은 치료 세션 중에 용이하게 사용할 수 있도록 내가 디자인한 포맷으로 한 단계씩 기술되어 있다. 선정한 증상사례에 대해서도, 사용 테크닉이 쉬운 것부터 어려운 것으로 옮겨가도록 구성하였으므로, 독자는 이론과 실천 사이의 갭을 메울 수 있다. 이 책에서 사용된 대부분의 해부학 및 기타 특수한 용어들은 뒤에 있는 용어사전에서 모아 놓았다.

이 책에 있는 AK 테크닉들은 근력검사 및 그 응용에 관해서 완전한 이론적 바탕을 반드시 준다. 그러나 "실제 체험" 경험보다 더 좋은 것은 없다. 상기의 AK 테크닉을 실천하기 전에, AK 테크닉에 대해서 경험이 풍부한 건강 전문가 밑에서 훈련을 쌓을 것을 강력히 조언한다. 이미 근력검사에 대해서 경험이 있는 분들은 상세한 설명이 기록되어 있는 새로운 테크닉을 발견할 것이고 그들을 바로 사용할 수 있을 것이다. 이 책이 독자들이 더 학습하고 싶다는 의욕을 자극하기를 바란다. 이미 의료에 필요한 트레이닝을 받은 분들에게는, AK의 자격을 가진 선생의 지도 하에 트레이닝을 거듭 쌓을 것을 권장한다.

스포츠 트레이너도 물리치료사도, 이 책으로부터 유용한 테크닉을 배움으로써, 이제까지의 것 이상으로 고객을 도울 수 있게 될 것이다. 이 책에서 다루는 실용적인 테크닉에 숙달하고, 그것을 실천하는 건강 전문가는 다음을 다루는 능력을 갖게 된다: 건강 문제 해결, 자세 및 조화의 교정, 내구력의 증대, 통증의 제거, 회복력의 증진, 및 기타 유익한 영향.

AK는 1960년대 미국의 카이로프랙터 George Goodheart 박사에 의해서 창시되었다. 그 후 동료 카이로프랙터나 의사들에 의해서 연구가 계속되고 발전하였다. Goodheart 박사 등은 International College of Applied Kinesiology (ICAK)를 설립하였다. ICAK가 인정하는 최고의 칭호는 "diplomate (자격취득자)"이고, 이 칭호를 취득하려면 매우 높은 조건을 충족해야 한다. ICAK에 가입 또는 트레이닝 코스를 받을 수 있는 사람은 카이로프랙터, 의사 또는 4년의 의료연수를 거쳐 진단을 법적으로 인정받은 의료종사자로 한정되어 있다. 그 다음 AK에 있어서 인정수업을 적어도 300시간 받고, AK에 관해서 연구논문을 두 가지 발표하고, 2년의 AK 치료경험이 있을 것이 필요조건이다. 최종적으로 필기, 구술, 임상 시험에 통과해야 한다. ICAK 자격취득자의 트레이닝, 지식, 경험은 차이가 크다. 다만 칭호를 취득하려면 엄격하고 광범위한 요건을 충족해야 하며, 자격취득자의 수는 많지 않다. 자격취득자의 주목할만한 치료성과도 아직은 널리 알려져 있지 않은 것이 현 상황이다.

독일지부 (ICAK-D)에서, 요법사, 치료체조 교사, 생리학 임상의, 심리학자를 포함하여, 국가가 의료라 인정한 직업에서 면허를 가진 전문가에게 회원 및 특별 AK 트레이닝 프로그램에 대한 문호를 개방하고 있다. ICAK-D의 특별지부인 International Medical Society for Applied Kinesiology (IMAK)는 의사 및 치과의사를 대상으로 한 AK의 보급 활동에 노력하고 있고, 그들 전용의 AK 트레이닝 프로그램을 편성하고 있다. 독일, 오스트리아, 스위스는 의료계가 AK에 진지하게 관심을 가진 세계에서 최초의 나라들이다. 실제 AK 테크닉을 사용하는 의사에 대해서 말하면, 독일어권에서의 의사의 수는 다른 모든 나라들에서의 이러한 의사 수의 합계보다 많다.

AK 그 자체는 직업이 아니며, 따라서 AK세계에는 AK를 직업으로 하는 사람 (applied kinesiologist)은 없다. 앞에서 언급한 것처럼, AK를 습득하는 것을 지향한다면, 우선 카이로프랙터, 의사 또는 적어도 국가가 인정하는 치료사가 되어야 한다. 이 책에서는 표기하는 것을 간략하게 하기 위해, AK를 사용하는 유자격 치료사를 "치료사" 또는 "AK를 사용하는 치료사"라 부르기로 한다.

John Thie 박사 (카이로프랙터, Goodheart 박사의 ICAK의 초대 교장)는, 환자의 몇 사람에게 자택에서 치료할 수 있도록 AK 테크닉을 지도하였다. 스스로 자택 치료를 한 환자는 아무것도 하지 않은 환자보다 좋은 결과를 보였다. 게다가 빨리 회복하였다. 이 실제적인 성과에 놀란 Thie 박사는 자기의 발견을 책으로 만들어 일반 사람들에게 전하도록 Goodheart 박사에게 강력히 권고하였다. Goodheart박사는 그 작업을 Thie 박사에게 위탁하였다. 처음에 Marry Marks의 협력을 얻었고, 다음으로 Richard Duree 및 Gordon Stokes의 연구, 집필에서 협력을 얻어, Thie박사는 현재는 유명한 『Touch for Health (TFH)』라는 책을 출판하였다. 1973년의 일이다. 전문가용이 아니라 일반용이고, 학습하기 쉬우며, (간략화해도) 높은 효과가 있고, 잘못 사용해도 해가 없는 테크닉이 선정되어 있다. TFH는 어린아이의 건강이나 퍼포먼스의 향상을 바라는 어머니에게 훌륭한 시스템이라 할 수 있을 것이다. 어느 단계까지는 이 시스템은 훌륭한 효과를 발휘한다. 실제로 좋은 결과를 기대할 수 있으므로, 일반인만이 아니라 전문가 중에서도 다수의 사람이 TFH를 사용하고 있다. 이것은 개발한 사람들에게는 놀라움이었다. TFH가 전문가에게도 이용될 것이라고는 아무도 생각하지 않았던 것이다. 널리 받아들여진 TFH를 통해서, 그것은 AK의 존재 또한 널리 알렸다. 신체운동학 (kinesiology) 근력검사 테크닉은 TFH를 통해서 세계에서 200만명 이상의 사람들 사이에 확산되었다. TFH를 기본으로 하여 발전한 수많은 "신체운동학"은 현재 "Specialized Kinesiology"라 불리고 있다.

독일 등 많은 나라에서, Goodheart 박사의 AK가 알려지기 훨씬 이전부터 TFH는 가르치고 있었다. TFH 및 TFH와 연관된 키네시올로지를 실천하고 있는 다수의 치료사는 자기들의 치료방법을 "Angewandte Kinesiologie"라 부르고 있었다. AK의 독일어 번역이다. 당시 AK를 실천하는 치료사는 거의 없었기 때문에, AK라는 영어를 독일어로 번역하여 명칭으로서 사용해도 그것은 이유가 없는 것은 아니었다. 캘리포니아산인 sparkling wine [발포(포도)주]도 샴페인이라고 불리는 것과 마찬가지이다. 프랑스인은 강력하게 항의하였으나 아무 소용이 없었다. 샴파뉴가 프랑스의 하나의 지방이라는 것은 누구라도 부정하지 않지만, 프랑스인이 샴파뉴 즉, 샴페인이라는 명칭의 상표등록을 국제적 규모로 신청한 것은 아니었다. AK도 마찬가지이다. Goodheart 박사는 "Applied Kinesiology"라는 용어를 상표등록하려고 생각하지는 않았다. 그 결과, 유감스럽게도 TFH와 AK를 완전히 동일한 치료체계라고 생각하는 치료사는 많다. TFH는 일반인을 대상으로 하고 있기 때문에, 그들 안에서 AK의 연구에 노력하려고 생각하는 사람은 나타나지 않았다. 그 이상의 혼돈을 피하기 위해, 현재는 Goodheart박사가 창시한 치료체계는 외국어의 표현에서도 번역을 하지 않고, "Applied Kinesiology"라 불리고 있다.

TFH의 간략화된 테크닉에 의해서 얻어지는 성과는 본래의 복잡한 AK 테크닉에 의해서 가져오는 성과만큼 유익하지도 않고 우수하지도 않다. 예를 들면, 근육 강화 테크닉으로서 TFH는 신경혈관 반사점을 살짝 잡고 있으라고 조언한다. 한편 AK에서는 신경혈관 반사점을 잡고 있는 것만이 아니라, 여러 방향으로 부드럽게 잡아당겨서, 박동이 가장 강하게 전달되는 방향을 찾아내도록 설명한다. 다음으로 이 정확한 방향으로 반사점을 20초 이상 계속 잡고 있으라고 조언하고 있다. 단지 반사점들을 잡고 있는 것은 종종 그 근육을 강화시킬 것이다. 주의 깊게 실험을 해보면, AK가 가르치는 (그리고 이 책이 설명하고 있는 것 같은) 정확한 적용에 의해서만 관련 장기와 인체 근육들에 대해서 최고의 효과를 초래할 수 있다는 것을 알 수 있다.

Specialized Kinesiology의 치료체계의 대부분에서, 관련되는 해부학이나 생리학에 관한 상세한 설명이 분명히 결여되어 있다. 이에 더해서, 어떻게 테크닉이 기능을 하는가에 대해서도 설명이 부족하다. 이러한 결점도 TFH가 일반인을 대상으로 고안된 경위를 생각하면 지극히 당연하다. 이 책은 TFH 또는 Specialized Kinesiology의 기타 분파에서 시작하였거나 아니면 보다 상세한 지식과 정확성을 습득하려고 생각하는 독자 여러분에게 가장 걸맞은 책이다. 이 책은 원래의 AK 테크닉에 대한 이해를 심화시키고, 적용을 습득하는 가교역할을 해줄 것이다. 이 책이 AK 테크닉에 대해서 프로급의 지식, 광범위한 적용분야, 실용성을 충분히 보여줄 수 있기를 바란다. 또한 많은 의료 종사자가 이 책에 의해서 AK 학습에 매료되었으면 하는 것이 나의 바람이다.

이 책의 영어판은 11년간 출간되어 왔다. 나는 이제 개정판을 출간한 것을 자랑스럽게 생각한다

—Robert Frost, Ph.D.
2013년 6월

역자 서문

응용 근신경학 (AK)은 현재, 유럽과 미국 쪽에서 자격이 있는 카이로프랙터, 의사, 건강 전문가들에 의해서 실행되고 있다. 이 책은 AK 원칙 및 기본적인 임상을 AK의 창시자인 George Goodheart 박사가 개발한 원래의 형태로, 그러나 의료훈련을 받은 일이 없는 독자에게도 알 수 있는 형태로 제시하는 것을 목적으로 두고, AK에 관한 상세한 입문서를 희망하는 분들을 위해 작성되었다.

이 책은 다음을 간단하게 설명하고 있다; 전통적인 키네시올로지 (생체역학), AK, 근력검사 및 AK의 역사를 개략적으로 설명하고, 방법, 테크닉을 해설한다. 생체역학을 설명하기 위해, 해부학과 근육 및 관련구조에 관한 생리학에 대해서 해설한다. Hans Selye의 스트레스 개념 및 그것이 어떻게 근육의 기능장애와 관계하고 있는지에 대해서 설명한다.

AK현상의 대부분은 뉴턴학적인 원인-결과론적인 과학적 모델로는 충분히 설명할 수 없으므로, 양자 및 카오스이론으로 준비된 새로운 세계관과 대조된다. 생물의학은 전체관적 치료에 대한 근거를 주기 위해 양자 및 카오스이론을 사용하는 한편, 진단목적으로는 AK를 빈번하게 사용하므로, 상세하게 설명하였다.

다음으로 최적의 건강상태를 한 단계 향상시키고 유지하기 위해, 생물의학의 개념을 사용하는 방법에 관한 항목이 뒤따른다.

근력검사에 대해서 다소 경험이 있는 독자를 위해서, 이 책의 주요 부분은 근력검사가 어떻게 시행되고, 근육강화 테크닉이 어떻게 기능하는지를 깊게 이해하고 다른 이들에게 설명하기 위해서 필요한 이론적 배경을 제공한다.

근육 강화 테크닉으로 Goodheart 박사가 창시한 기시-종지 테크닉, 신경림프 반사점 마사지, 신경혈관 반사점 잡고 있기 등을 설명하고 있다.

고급 AK 진단 및 치료 테크닉들로는 치료적 접촉검사, 도전, 영양 및 기타 물질 검사, 좌우 대뇌반구의 활성화, 반복 근력검사, 및 근육 신장반응을 설명한다.

이 책에서 다루는 실용적인 테크닉에 숙달하고, 그것을 실천하는 건강 전문가는 다음을 다루는 능력을 갖게 된다: 건강 문제 해결, 자세 및 조화의 교정, 내구력의 증대, 통증의 완화, 회복력의 증진, 및 기타 유익한 영향들이다. 이 책의 영어판은 11년간 출간되어 오다가 이제 개정판을 출간하게 되었다.

2015년 역자 일동

제 1 장

생체역학에서부터 응용 근신경학으로

From BioMechanics To Applied Kinesiology

키네시올로지 (Kinesiology: 어원은 움직임을 의미하는 그리스어의 *kinesis*)는 사람이나 동물의 운동에 관한 연구로서 고대에서 시작되었다. 몇 세기나 되는 긴 세월을 거쳐, 원래의 키네시올로지 *(생체역학)*의 전통적인 형태는 자세와 움직임을 만들기 위해서 신경이 근육에 명령을 내리고, 근육은 뼈에 작용하는 방법에 관한 폭 넓은 인체에 관한 지식을 만들어 왔다. 물리치료처럼, 키네시올로지는 긴 역사를 가진 하나의 치료 전문 분야다. 응용 근신경학 (Applied Kinesiology; AK)이 나타나기 훨씬 이전부터 생체역학 안에 의학적 근력검사가 존재했다.

키네시올로지의 생체역학적인 원칙들이 (예로, 최대 효과를 얻기 위해 필요한 최소 에너지의 적용)산업, 스포츠, 및 의학에서 폭넓은 분야의 인체공학적 문제에 성공적으로 적용되어 왔다. 산업에서는 생체역학의 적용은 도구, 의자, 사무기기 등이 "일하는 사람들에게 사용하기 편리한" 설계로 만들게 되었다. 생체역학의 활용은 직장에서의 사고를 줄이는 한편 생산성을 향상시키는 인체공학적 작업방법을 (예: 몸을 다치지 않고서 물건을 들어올리는 방법 등) 발전시켰다. 또한 운동선수는 스포츠에서 요구되는 움직임을 더 효율적이고 성공적으로 수행하는 법을 배우기 위해, 운동치료사 (kinesiologist)와 함께 일을 했다. 인공관절의 설계, 보다 효율적인 재활 방법의 개발 등, 의료의 다양한 분야에서도 생체역학적 원칙은 광범위하게 응용되고 있다.

생체역학 즉, "전통적 (traditional)" 키네시올로지의 연구와 개발은 수천 년 전에 시작되어 현재까지 계속되고 있다. 대조적으로, AK는 미국의 카이로프랙터인 George Goodheart의 연구와 함께 1964년에 시작되었다. Goodheart가 관찰한 것의 원인 및 그 결과로의 발견을 연구하기 위한 그의 열정, 비범한 관찰력, 호기심이 AK라는 비교적 새로운 치료 원칙에서 오늘날 사용되는 진단 테크닉의 원천이 되어왔다.

AK를 학습한 다양한 의료종사자는 신경계 및 근육에 대한 기능적 완전성을 직접 평가하기 위해서, 생체역학에 대한 표준적인 의학적 근력검사를 사용한다. 근력검사에 대해서는 이 책의 후반에 상세히 설명한다. 여기서는 서론으로서 AK에서의 근력검사 방법을 간단히 설명해둔다:

응용 근신경학에서의 근육 검사 방법

How Muscles Are Tested in Applied Kinesiology

1. 대부분의 근육은 힘줄 (건, tendon)에 의해서 양 끝이 뼈에 부착하는데, 그 뼈는 움직일 수 있는 관절 안에서 만난다. 근육이 수축하면 근육의 길이는 짧아진다. 짧아지면 근육이 부착하여 있는 뼈의 한쪽을 다른 한쪽을 향해서 당긴다.
2. 근력검사를 준비하기 위해서, 환자는 관절을 굽힌다. 근육은 관절을 넘어서 부착하여 있다. 이것은 그 근육

을 짧게 만들어서, 수축된 자세로 가게 한다. 치료사는 그 근육이 더 수축하는 것을 억제할 수 있는 위치에 손을 놓는다.

3. 근력검사를 시작함에 있어서, 환자는 움직이지 않는 치료사의 손에 저항하여, 근육을 수축시키는 힘을 제로에서 최대 수축력까지 서서히, 균등하게 근육을 수축한다. 이 짧은 기간 동안, 치료사는 근력검사를 시작 포지션을 유지하기 위해서 동일하고 맞선, 균일하게 증가시키는 저항을 만든다. 환자가 의도적으로 최대의 힘을 내서 근육을 수축시킨 순간에, 치료사는 환자의 힘보다 아주 약간만 더 힘을 가한다. 전체 검사 절차에 걸리는 시간은 2초에서 3초 이내에 그쳐야 한다. 치료사가 극히 약간의 여분의 힘을 가해도, 환자가 움직이지 않고 원래의 검사 위치를 유지할 수 있다면, 그 근육은 "강하다고 검사된다." 유지할 수 없었던 경우, 그 근육은 "약하다고 검사된다."

4. 근력검사의 첫 번째 부분에서, 환자가 강하게 근육을 수축시키는지를 측정하고, 또한 수축시킬 수 있는 능력을 검사한다. 근력검사의 두 번째 부분에서, 의도적으로 시행할 수 있는 수축보다 약간 강한 수축을 시행할 수 있는 환자의 신경계 능력, "그 자체"를 검사한다. 이 테크닉으로, 근육회로 전체의 완전성과 그 근육에 연관되는 신경계의 몫을 실제로 평가하는 것이다. 이러한 근력검사의 시작 부분은 "초기에" 즉, 어떠한 종류의 여분의 자극 없이 시행된다. 환자는 의식적으로 할 수 있을 만큼 강하게 근육을 수축시킨다. 근력검사의 두 번째 부분에서는, 다음이 질문 사항이다: 환자가 그 근육을 완전히 수축시키고 그 다음 치료사가 추가적인 압력을 가한 다음, 환자가 의식적으로 할 수 있는 것보다 단지 조금 더 강하게 수축시키도록 신경계가 근육을 미세하게 조정할 수 있는가?

5. AK에서는 위에서 언급한 "초기에" 근력검사를 사용하는 것만이 아니라, "지표근육 (indicator)" 근력검사도 시행한다. "지표근육 (indicator)" 근력검사에서, 약간의 다른 자극을 검사할 때, "초기에" 강하다고 평가되었던 근육이 "지표근육 (indicator)"으로 사용된다. 손상이나 감염 등 때문에 "교란된" 즉, 기능장애를 일으키고 있는 환자의 몸 부위에 손을 대면 여분의 자극이 발생한다. 강하다고 검사된 근육을 지표근육으로서 사용하여 재차 근력검사를 시행하면서, 환자 자신의 손을 장애가 있을 것 같은 부위에 대게 한다. 장애가 있으면, 손을 대는 것에 의해서 발생한 자극이 그 근육을 약하다고 평가하게 만든다. 환자가 자기 손을 대는 것에 의해서 만들어진 자극을 "치료적 접촉검사 (therapy localization; TL)"라고 부른다.

임상에서, 많은 치료사는 TL을 하기 위해 환자를 만지는데, 그것은 종종 더 쉽고, 빠르고, 일반적으로 동일한 결과를 만든다. 하지만, 때때로, 치료사가 환자를 만질 때, TL의 결과가 환자가 자기 몸의 같은 부위를 만질 때와 다른 경우가 있다. 이 때문에 TL은 환자 자신이 시행할 것을 권장한다. 만지는 것 이외에 환자에게 약간 다른 종류의 자극을 주는 경우, 또는 일종의 활동을 수행해서, 그 영향이 근력검사에 측정될 때, 이것은 "도전 (challenge)"이라 불린다.

건강에 영향을 주는 대부분의 요인은 지표근육 그리고 TL 또는 도전을 사용해서 테스트할 수 있다는 사실이 AK의 큰 매력이다. 후에 설명하지만, AK 테크닉에 친숙한 의료종사자는 표준적인 "초기에" 표준 근력검사뿐만 아니라 인간의 구조적, 정신적/감정적 및 생화학적 기능을 평가하기 위해서 다양한 자극에 대한 지표근육 근력검사를 사용한다.

AK는 무엇보다도 먼저 진단 테크닉이다. 비록 기능장애에 관한 평가 (진단)법은 AK 분야에서 초기에 개발되었으나, AK에서 사용되는 치료법의 대부분은 (때로는 아주 낯선) 치료 분야로부터 수집되었다. 잘-발전된 진단 테크닉에 더해서, AK의 실용적인 장점은 특정 환자의 개개 문제에 관해서, 여러 선택 가능한 치료법 중에서 가장 효과적이라고 생각되는 방법을 결정할 수 있다는 것이다. 이와 같이, 어떤 치료 테크닉을 적용하기 전에, 치료사는 다종다양한 테크닉의 효과성을 비교 검토하여 올바른 치료법을 선택할 수 있다.

AK의 진단 테크닉을 사용함으로써, 치료사는 어떤 신체 기관에 장애가 있고, 그리고 어떠한 치료법이 그 장애의 교정에 최적인가를 결정할 수 있다. 온갖 종류의 (구조적, 화학적, 영양상의, 정신적, 전자기 등등) 치료법이 특정 문제의 치료에 있어서 그들의 가치를 평가하기 앞서서, 개별적으로 테스트할 수 있다. 치료를 한 후, 치료에서 사용한 것과 같은 테크닉을 사용해서, 치료가 적절하였는지, 정확하게 적용되었는지, 그리고 효과적이었는지 아닌지를 판단할 수 있다.

전통적 키네시올로지 또는 생체역학의 발전

The Development of Traditional Kinesiology or Biomechanics

"생물학의 아버지"라고도 불리는 Aristotle (384-322 B.C.)의 사상으로부터 시작된, 움직임에 대한 연구는 (원래 키네시올로지) 몇 세기에 걸쳐서 해부학과 역학에 초점을 맞춰왔다. Leonardo da Vinci는 (1452~1519) 인체의 구조와 기능의 연구에서 특히 잘 알려져 있다. da Vinci는 움직임의 연구 즉, 키네시올로지의 가장 잘 알려진 선구자들 한 사람이라 할 수 있을 것이다.

역학 (mechanics)은 에너지, 힘 (forces) 및 그들의 인체에 대한 영향을 연구하는 물리학의 한 분야이다. 초기의 운동치료사들은 자세나 운동을 만들기 위해 근육이 뼈나 관절에 어떠한 역학적 작용을 하고 있는지를 알고 싶어 하였다. 결과적으로, 근래에 와서, 마침내 수학적인 계산을 위해서 뼈를 지레 (levers), 관절을 받침점 (fulcrums), 근육을 용수철 (spring)로 하여 나타내는 신체역학의 단순한 모형도가 탄생하였다. 개념화하여 고안된 모형도이기는 하지만, 그래도 그 모형도는 사람을 포함하여 동물의 움직임에 대한 고찰을 촉진하는 것으로서 도움이 되었다. 키네시올로지는 원래, 사람 및 동물의 움직임을 만드는 구조와 기능에 관한 연구라 정의되어 있었다. 오늘날에는 이 연구는 생체역학 (biomechanics)라 불린다. 또한 전통적 키네시올로지라 불리는 경우도 있다.

15세기, da Vinci가 생체역학에 대해서 눈부신 공헌을 한 이후, 전통적 키네시올로지는 200년 이상이나 되는 동안, 거의 진보하지 않았다. 1780년이 되어서 Luigi Galvani는, 근육 수축이 전기적 자극에 의해서 일어나는 것을 발견하였다. 그 이후 키네시올로지는 다시 발전하기 시작하였다. Galvani는 개구리 다리에 작은 전압을 가하였다. 그랬더니, 개구리 다리의 근육은 씰룩 움직였다. 이 실험으로부터, 근육의 수축은 자극에 의해서 야기된다고 그는 정확히 결론을 내렸다. Galvani가 실험결과를 발표할 때까지, 근육에는 근육 자체의 의지가 있다고 생각되고 있었다. 이러한 사고방법의 흔적은 "the biceps act to bring the wrist toward the shoulder (위팔두갈래근이 손목을 어깨 쪽으로 가져간다)"와 같은 어떤 말의 표현에서 아직도 찾아볼 수 있다. Galvani의 실험은 근육의 수축 즉, 신체의 움직임은 근육의 전기적 자극의 결과라는 것을 증명하였다. 더욱이 살아있는 동물에서, 전기자극은 중추신경계의 조절 하의 신경에서 주어진다는 것도 발견하였다. 이리하여 신경 및 중추신경계의 기능에 대한 연구인 신경생리학 (neurophysiology)은 자동적으로 움직임에 관한 연구(키네시올로지)에 포함되게 되었다. 신경생리학에 대해서는 다음 장에서 상세하게 설명한다. 그 전에 키네시올로지 발전의 역사에 대해서 학습하기로 하자.

응용 근신경학의 간략한 역사

A Short History of Applied Kinesiology

AK는 Dr. Goodheart가 일상의 카이로프랙터로서의 임상을 분석한 것으로부터 시작되었다. 대개의 경우, Goodheart는 일반적으로 인정된 카이로프랙틱으로 환자를 잘 치료할 수 있었다. 그러나 때때로, 모순이 있는 것처럼 보이는 증상을 가진 환자에 대해서, 정확히 진단할 수 없어서 테크닉의 부족을 통감하는 일이 있었다. 정확한 진단을 내릴 수 없으면 효율적인 치료를 바랄 수 없기 때문에 난처해 했었다. 환자의 이상한 증상과 진단 결과에 난처해졌을 때, Goodheart는 예부터 전해 내려오는 과학자-연구자의 탐구인 "왜?"라고 항상 자문을 하곤 하였다.

효과적인 교정 방법으로 연결되는 설명을 추구하여, Goodheart는 환자의 장애에 연관성이 있는 해부학이나 생리학을 상세하게 조사하였다. 이리하여 얻은 지식이 이따금 치료에 직접 결부되었다. Goodheart가 창안한 새로운 방법에, 반응근 (reactive muscles)에 관한 이론과 치료법, 근육의 지속적 사용을 위해 효과적인 치료법 등이 있다. (두 치료법 모두 이 책의 후반에서 상세히 서술한다.)

진취적 기질이 풍부한 치료사 (healer)나 과학자의 개념에 관심을 가진 Goodheart는 공식적 카이로프랙틱 훈련의 범주를 넘어서는 것도 마다하지 않았다. 그는 카이로프랙틱 이외의 많은 치료체계에 대한 (예를 들면, 중국의 침구요법, 림프 배액법, 영양학, 신경학 등) 연구 소견과 전통적인 지식을 연구했다. 그리고 Goodheart는 이들을 AK에 도입하는 방법을 찾았다. 채프만반사, 베네트반사, 반사점에서의 박동의 동조 등, 실로 많은 대체 치료의 기법을 실험했다. 이미 알려진 테크닉으로는 혼란을 주는 진단 상황을 풀 수 없을 때, 가령 그것이 어떠한 진기한 방법일지라도, Goodheart는 실험해 보았다. Goodheart가 유례없이 열린 마음으로 치료법들을 찾았기 때문에 오늘 날 AK에서 사용되는 테크닉들의 대부분이 탄생하게 되었다.

1964년, Goodheart는 획기적인 발견을 하였다. 그 발견을 계기로 하여 AK가 탄생한 것이다. 카이로프랙터로서, Goodheart는 자세 문제, 뼈의 잘못된 정렬 등의 구조적 불균형을 교정하는 것은 대부분의 건강 문제들 개선하고 없앨 수 있다고 생각하였다. 구조적 균형 즉, 신체 각 부위의 최적 자세 정렬이야말로, 카이로프랙틱의 목표이다. 그러나 근육이 너무 긴장하여 있어도, 또한 너무 이완하여 있어도, 구조적 균형을 얻을 수 없다.

수개월에 걸쳐서, Goodheart는 어떤 환자를 고치지 못하고 있었다. 주된 증상으로서 한쪽의 어깨판이 등 (back)에서 튀어나와 있었다. Goodheart는 Kendall과 Kendall의 명저 『*Muscles: Testing and Function*』 (근육: 검사 및 기능)에서 어깨뼈를 등쪽인 밑으로 당기는 근육에 대한 한 구절이 생각났다. 이 근육 즉, 앞톱니근 (전거근, serratus anterior)을 검사하기 위해 그 책에 해설되어 있는 근력검사 테크닉을 사용했다. 그랬더니 어깨판이 튀어나온 쪽만이 "약하다"고 평가되었다. 이 앞톱니근은 깔쭉깔쭉한 톱니 모양을 나타낸다는 것으로부터 이 이름이 붙여져 있다 (209페이지의 그림 참조). 앞톱니근은 위쪽에 있는 8 또는 9개의 갈비뼈를 어깨뼈의 안쪽 척추쪽 면에 부착한다. 이 환자의 경우, 약하다고-검사된 쪽에의 앞톱니근에는 위축은 관찰되지 않았기 때문에, Goodheart는 한쪽이 검사상 약한 것에 대한 다른 원인을 찾을 수 없었다. 약하다고 검사된 쪽을 손가락으로 더듬어보니, 앞톱니근의 힘줄이 갈비뼈에 부착하는 부분에, 통증을 수반하는 몇 개의 작은 덩어리 (작은 결절)가 있는 것을 알아차렸다. 그래서 이들 소결절의 하나를 문질렀더니 소결절은 소실하였다. 시험적으로, 모든 소결절을 강하게 마사지한 후, 근력검사를 재차 시행해보았더니, 근육의 "검사상의 근력"은 즉각 증가했다. 이 발견에 용기를 얻어서, Goodheart는 Kendall과 Kendall의 책을 사용해서 다른 많은 근육에 대한 근력검사 방법을 자신에게 가르쳤다. 이것은 AK라는 최초의 발견과 동시에, 현재까지 끊어지지 않고 계속되는 결실이 풍부한 연구의 출발점이 된 것이다.

근육의 힘줄이 뼈에 부착하는 부분을 마사지함으로써, 약하다고-검사된 근육이 검사상 강한 근육으로 변화한다는 놀라운 발견은 현재 AK에서는 "기시-종지 테크닉 (origin-insertion technique)"이라 불린다. 이 테크닉은 때때로 근육 균형이나 구조적 균형의 확립에 매우 도움이 된다. 카이로프랙틱의 목적은 구조적 균형의 확립이기 때문에, 많은 카이로프랙터가 구조적 균형을 평가하는 수단으로서, 손을 사용해서 시행하는 근력검사를 이용하기 시작하였다. 기시-종지 마사지가 약하다고 검사된 근육을 강화시킬 때, 다른 건강상의 여러 문제에 대해서는 그 이상의 치료를 하지 않았음에도 불구하고, 많은 기타 건강 문제들이 종종 소실하였다. 이러한 사실은 구조적 균형이 건강 전반에 영향을 미친다는 카이로프랙틱의 기본 전제에 더 한 층의 확증을 주었다.

하지만, 기시-종지 테크닉을 사용해도, 약하다고-검사된 근육을 강화할 수도 없고, 근육 균형을 확립할 수도 없는 일이 자주 있었다. 근육 강화운동도 도움이 되지 않았다. 이러한 운동은 특히, 약하다고-검사된 근육의 개선을 목적으로 한 것이었으나, 많은 경우, 대부분의 근육과 체중을 지지하는 힘을 강화시켜 주었는데도, 문제의 근육은 근력검사에서 여전히 약하다고 평가되었다. 순수하게 근력만의 문제는 아니며, 다른 요인을 찾아낼 필요가 있었다. Goodheart는 더욱 연구를 진행하여, 다음의 점을 밝혔다. 근육의 불균형은 근육 자체의 기시-종지 부위에 있는 문제의 결과를 반영하고 있는 것만이 아니라, 카이로프랙틱에서의 "건강의 3대 요소"의 세 변의 어느 것인가에 발생한 문제의 결과도 반영하고 있다. 즉, 기능장애는 구조적, 화학적, 정신적 문제의 결과라고 Goodheart는 결론을 내리기에 이르렀다.

건강의 3대 요소 세 변의 상호 작용은 AK라는 치료체계에서 중요하고 동시에 매우 유용한 원칙이다 (그림 1-1). 3대 요소를 나타내는 삼각형의 한 변이 다른 변에 어떻게 영향하는지를 생각해보자. 예를 들면, 어떤 종류의 음식물이나 화학약품은 정신적 장애를 일으킨다. 공포감(정신)은 아드레날린 (화학)의 분비를 촉진한다. 아드레날린이 분비되면, 전투나 도피의 준비로서 골격근 (구조)의 긴장을 높인다. 목 (구조)이 긴장하면 심한 두통이나 우울 (정신)을 일으키는 일이 있다. 감정적 문제 (정신)에 의해서 위산의 분비는 항진 (화학)한다. 위산과다가 되면 위는 아프고, 자세는 앞으로 기울게 (구조) 된다.

다양한 치료 전문직들의 각각은 건강의 3대 요소를 나타내는 삼각형의 1변만을 전문으로 다루는 경향이 관찰된다. 구조적 치료법으로서 카이로프랙틱, 마사지, 접골요법, 외과의학, 치의학 등이 있다. 화학적 치료법으로서는 영양학, 투약이 있다. 정신적 치료법으로서는 카운슬링, 심리학이 있다. 이 시스템들 중 하나의 전문가들은 건강 3대 요소의 다른 2변에 속하는 문제를 다루는데 좀처럼 숙달하고 있지 않다. 당연한 것이지만, 전문가는 자기들이 경험을 쌓아 익숙해져 있는 의료체계의 개념이나 테크닉을 사용해서 환자를 치료한다. 그러나 영양을

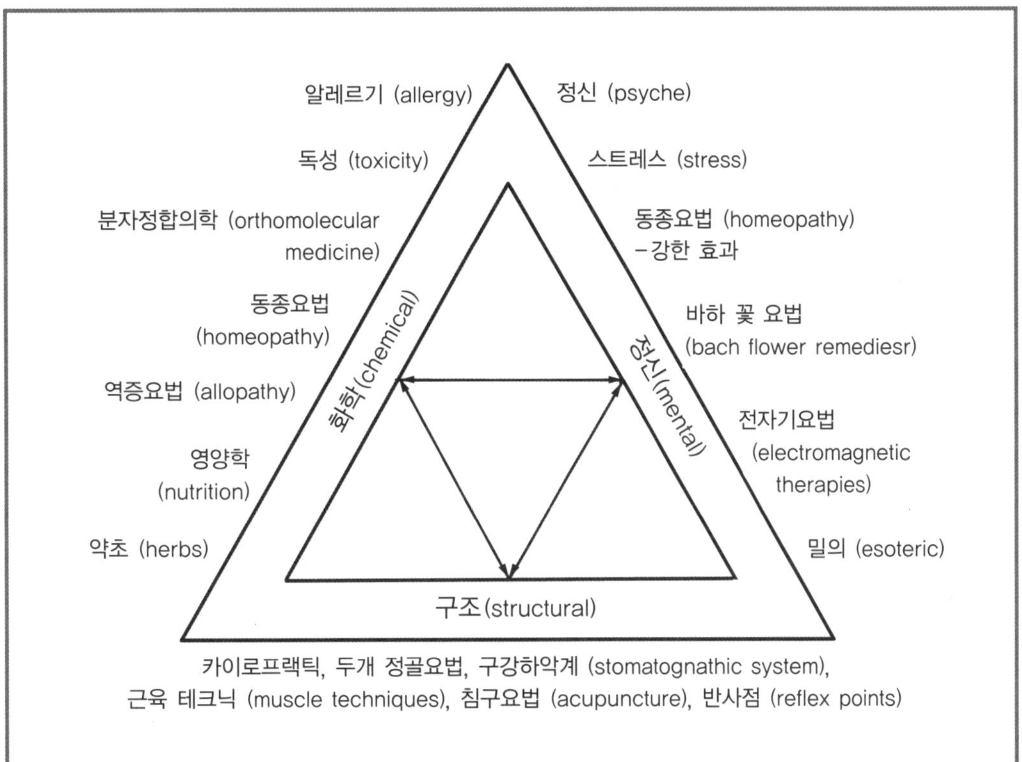

그림 1-1 건강의 3대 요소

섭취하는 방법에 주된 원인이 있어 두통으로 고통을 받는 환자가, 카운슬링에 의해서 두통으로부터 해방된다고는 생각할 수 없다. 이것을 그림으로 하여 표현한다면, "망치밖에 갖지 않은 사람에게는 전 세계가 못으로 되어 있는 것처럼 보인다." 이러한 모든 전문가들은 환자가 갖고 있는 문제의 원인을 정확히 진단하여, 정확한 치료법을 선택하기 위해, 보다 좋은 테크닉을 습득해야 한다.

건강상의 문제가 장기간에 걸쳐서 계속되어, 만성화한 경우는, 보통 건강의 3대 요소를 나타내는 삼각형의 3변 모두가 관계한다. 게다가 환자가 치료를 받는 계기가 된 문제는 종종 일차적인 것이 아니라, 오히려 3대 요소를 나타내는 삼각형의 다른 변에 있는 문제에 대한 하나의 반응이다.

일차적 문제가 올바르게 진단, 치료되지 않는 한, 증상들은 다시 나타나거나 아니면 이차적인 문제들이 나타날 것이다.

Goodheart는 환자를 가장 효과적인 방법으로 치료하려면 자기의 연구 분야를 넓히는 것이 필요하다고 느꼈다. 또한 카이로프랙터로서의 훈련을 통해서, 건강의 3대 요소를 나타내는 삼각형의 3변 모두의 문제를 평가하고 치료할 수 있는 필요성을 인식하였다. 그렇게 하기 위해서, 근력 검사테크닉이 3변 모두의 문제에 폭넓게 사용할 수 있는지 어떤지 철저하게 연구하였다. 연구의 결과, Goodheart는 건강에 영향을 미치는 모든 요인을 평가하는 방법으로서, 근력검사가 큰 도움이 된다는 것을 확신하였다. Goodheart의 발견은 다음과 같다:

a) 특정한 건강 문제는 연관되어 있는 특정 근육을 검사상 약하게 만들 수 있다.

b) 건강상의 문제로부터 약하다고 검사된 근육은 효과적인 치료법을 결정하기 위한 지표 (indicator)로 사용할 수 있다.

c) 근력검사에서 약하다고 검사된 근육을 강하다고 검사되는 근육으로 만드는 치료법은 건강 문제에도 긍정적인 영향을 줄 수 있다.

Goodheart가 카이로프랙틱에서 충분한 훈련을 쌓고 있었다는 것을 생각하면, 그의 유연한 사고에 놀란다. 결국, 어떠한 분야의 전문가도 인정하고 있는 것처럼, Goodheart 자신도 스스로의 전문 분야의 개념이 한정적이라는 것을 인정하고 있었다. Goodheart는 끝없는 열정을 갖고서, 구조적 균형이라는 카이로프랙틱의 목표를 달성하기 위해서, 여러 가지 치료법들을 평가했다. 그는 약하다고-검사된 근육을 강화시킨 결과를 보인 방법을 철저하게 연구하였다.

종종, 같은 증상의 환자에서도 전혀 다른 치료법이 필요한 경우도 있다. Goodheart가 연구하고 가장 효과적이라고 판단한 치료법의 대부분은, 이전에 개발되어 있기는 하였으나, 좀처럼 사용되지 않았는데, 그 이유는 그 치료법이 도움이 되는 지를 분간하기 위한 진단 테크닉이 결여되어 있었기 때문이다. Goodheart에게 근력검사는 각각의 장애를 위한 수 많은 효과적인 치료법에서부터 최적의 것을 골라내기 위해, 필요한 진단 도구가 되었다. 근력검사에서는 환자 자신의 몸을 진단 도구로서 사용하므로, 거의 모든 치료법에서 근력검사는 치료법이 몸에 주는 영향을 조사하는 직접적 수단이 된다. Goodheart는 근력검사가 개개의 환자에게 최적의 치료를 찾아내기 위한 가장 직접적인 방법이라고 확신하였다.

Goodheart는 자기 자신을 위해, 또한 다른 의료종사자를 위해, 약하다고-검사된 근육을 강화시키는 테크닉을 수많이 수집하여, 고칠 부분은 고쳐 쓰고, 발전시켜 집대성하였다. AK에서 알려지고 사용되고 있는 테크닉의 대부분은 Goodheart의 연구에 유래하고 있다.

Goodheart의 연구가 놀라운 것은 직감적인 개념의 도약이다. Goodheart는 처음에, 올바른 치료법은 대개의 경우, 약하다고 검사된 근육을 신속하게 강하다고 검사되는 근육으로 변화시킨다고 확신하였다. 다음으로, 어떤 치료를 시행한 후, 그 치료가 효과적이었는지 어떤 지를 검사하는 수단으로서, 반대로 근력검사를 이용할 수 없을까 하는 명제로 직감적으로 도약했다. 착실한 연구를 거듭한 결과, Goodheart의 직감이 옳았다는 것이 판명되었다. Goodheart는 치료 후에 근력검사를 시행함으로써 적용된 치료가 효과적이었는지 어떤지 판단할 수 있다는 법칙을 정하였다. 오늘날 AK를 사용

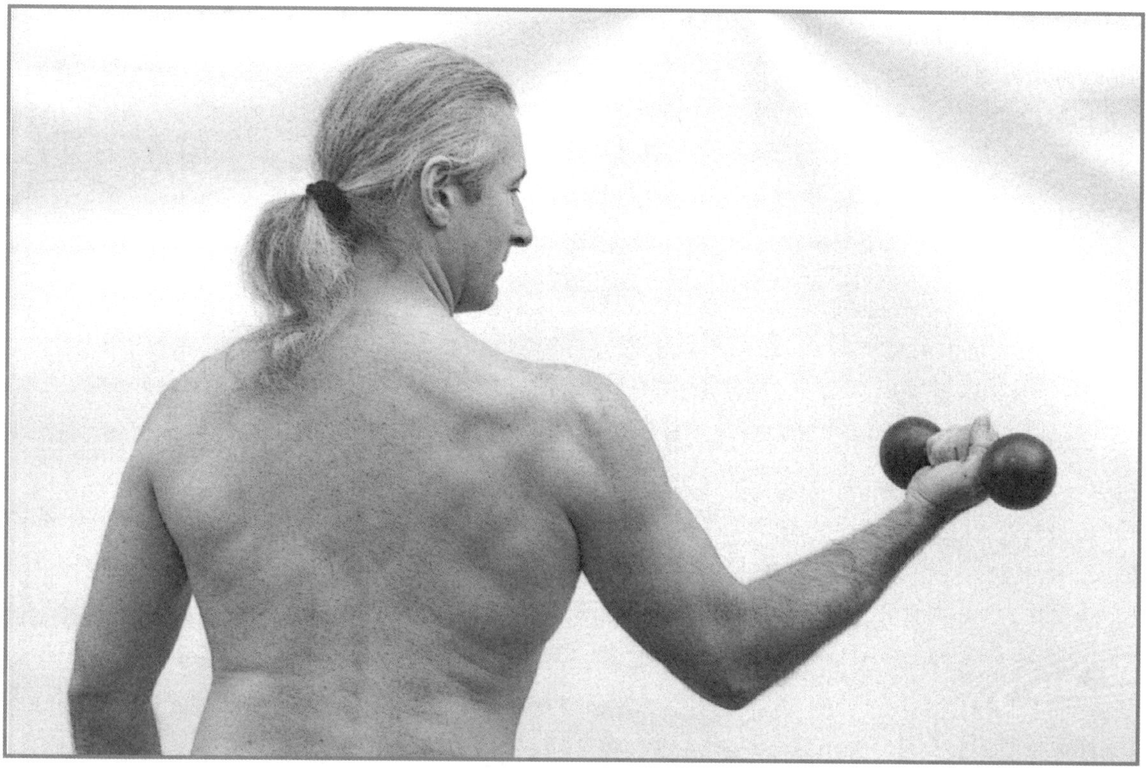

그림 1-2 주동근-길항근 근육 쌍들:
위팔두갈래근-위팔세갈래근, 넓은등근-상부등세모근

하는 의료종사자는 Goodheart 등과 같은 위대한 선구자의 식견에 큰 도움을 받고 있다. 이런 관점에서, 우리들은 Goodheart가 경험한 직감적인 도약조차 사실은 자명한 이치라고 잘못 느낄 수도 있다. 도전이란 Goodheart와 같은 거인이 되는 것이고, 새로이 개척된 연구에서 만들어지기를 여전히 기다리는 유사한 깨달음의 도약을 찾는 것이다.

근육의 해부학 및 생리학의 간략한 설명

A Short Discussion of the Anatomy and Physiology of Muscles

Goodheart의 심오한 연구를 이해하기 위해, 여기서 근육의 해부학과 생리학에 대해서 간단히 설명한다. 용어에 대해서도 간단한 설명을 가한다. 근육의 해부학과 생리학에 관한 상세한 해설은 이 책의 후반으로 미룬다.

많은 근육은 기능적인 짝으로 (주동근-길항근) 작동하는데, 하나는 관절을 열리도록 수축하고 (부착된 뼈들을 멀리 움직인다), 다른 하나는 동일한 관절을 닫도록 수축한다 (부착된 뼈들을 접근하도록 움직인다). 위팔두갈래근과 위팔세갈래근은 상반되는 작용을 하는 주동근과 길항근을 나타내고 있는 좋은 예이다 (그림 1-2). 위팔두갈래근이 수축하면 팔꿈치 관절을 닫아서 손목을 어깨 쪽으로 당겨 올린다. 위팔세갈래근이 수축하면 팔을 똑바로 펴서, 팔꿈치 관절이 열리도록 하고, 손목을 이깨로부터 떨어지도록 끌어내린다. 상부등세모근은 더 복잡한 작용을 한다. 그 중의 하나가 어깨나 넓은등근(광배근)을 당겨 올리는 것이다. 또한 넓은등근의 기능의 하나는 어깨를 끌어내리는 것이다.

*"근 긴장 (Muscle tone)"*은 근육이 쉬고 있는 상태를 유지하고 있을 때의 계속적인 수축 수준이라고 정의되는데, 능동적으로 수축하고 있는 상내를 뜻하지는 않는다. 의학용어에서, 근 긴장이 과다하고, 만져서 딱딱하다고 느낄 때를 *"과긴장성 (hypertonic)"*이라 한다. 근육의

긴장이 가장 바람직한 상태를 유지하고 있을 때, *"정상긴장성 (normotonic)"*라 한다. 근육의 긴장이 과소하고 만져서 약간 부드럽다고 느낄 때, *"저긴장성 (hypotonic)"*라 한다. 그리고 근육에 긴장이 없을 때를 *"무긴장성 (atonic; flaccid 또는 limp)"*라 한다. 그러나, AK에서, 이 의학 용어는 약간 다른 의미를 가진다: 정상긴장성 근육은 근력검사에서 강하다고 평가되며, 특수한 방법에 의해서 약해질 수 있다. 과긴장성 근육은 근력검사에서 강하다고 평가되지만, 약해질 수 없다. 저긴장성이라는 용어는 문헌에서 발견되며 약하다고 검사되는 근육을 말한다.

과긴장성 근육은 만졌을 때 딱딱하다고 느끼고, 일반적으로 근력검사에서 매우 강하다고 평가되는 근육이다. Sheldon Deal은 (그의 환자인 Richard Utt의 치료를 통해서) 근력검사에서는 강하다고 평가되지만, 보통의 방법에서는, 약하다고-검사된 것으로 변화시킬 수 없는 근육을 AK에서 처음으로 정의하였다. 그는 이러한 근육의 상태를 "동결 (frozen)"이라 불렀다. 한편, 이러한 상태를 의료종사자에 따라서는 "과긴장성" 또는 "과잉촉진 상태 (over-facilitated)"라 표현한다. Goodheart는 근력검사의 결과에 대해서 언급할 때, 근육이 "약하다" 또는 "강하다"라는 표현을 사용하였다. Goodheart는 일찍이 과긴장성 근육의 존재에 대해서 "강하다"고 평가된 근육이 "지나치게 강하다"라 평가될 수 있다는 표현을 사용한 일이 있었다. 유감스럽게도 Goodheart는 "지나치게 강하다"고 평가되는 근육의 상태를 깊이는 연구하지 않았고, 그 자신의 "약하다", "강하다"라는 용어도 실제는 정확한 표현은 아니었다. Goodheart는 AK에 관여하는 사람 모두가 사용해야 할 정확한 용어를 선정하려고 강압적으로 하지는 않았다. 이 때문에, AK의 권위자라고 하는 다방면의 전문가들은 동일한 품목을 서로 다른 호칭으로 사용해서, AK 습득을 지향하는 사람들을 혼란에 빠뜨리고 있는 것이다.

이 책에서는 간략화와 명확화를 위해서, 근력검사에서의 근육반응을 나타내는 용어로서 "약하다고-검사된", "정상긴장성" 및 "과긴장성"를 사용한다. 그러나, 의학 용어에서 말하는 과긴장성 (hypertonic)은 이 책에서는 "촉진 과긴장성 (palpatory hypertonic)"이라 표기한다. 의학적으로 과긴장성 근육을 표기하는 경우, 촉진 과긴장 상태라 하는 편이 보다 정확한 표기이기 때문이다. Goodheart가 근력검사에서 사용하는 전문용어 "weak=약하다"라는 말은 이 책에서는 "weak-testing=약하다고 검사된"으로 형태를 바꾼다. "strong=강하다"라는 Goodheart의 말에 대해서는, 이 책에서도 이제까지 사용해왔다. 그러나 앞으로는 "정상긴장성"과 "과긴장성"으로 변별한다. 근력을 검사한 경우에 일어나는 반응은 기본적으로 세 가지로 분류된다. 권위 있는 전문가들이 각각의 반응을 어떻게 명명하였는지에 대해서는 표 1-1과 같다.

1920년대 오스트리아의 의사 F. X. Mayr가 소화기의 질병에 관한 장관 (intestinal tract)의 증상을 여러 가지 진단하였다. 주목할만한 가치가 있는 것으로서, 그가 진단에서 사용한 용어와, 별표에 있는 용어와의 사이에는 유사성이 인지된다. Mayr는 장 (intestines)의 근 긴장을

약하다고 검사된	정상긴장성	과긴장성	학명을 명명한 사람
Schwach	Normoton	Hyperton	(Wolfgang Gerz)
Weak	Strong	Too Strong	(George Goodheart)
Under-Facilitated	Normal-Facilitated	Over-Facilitated	(Joe Schaffer)
Hyporeaktive	Normoreaktive	Hyperreaktive	(Hans Garten)
Unlocked	Locked	Blocked	(Richard Utt)
Flaccid	Homeostasis	Frozen	(Sheldon Deal)

표 1-1 근력검사 때의 반응의 명칭

나타내는 데 *Hypoton, Normoton, Hyperton*이라는 용어를 사용하였다.

의학상의 정의
Medical Definitions

근 긴장: 의식적인 어떠한 노력 없이 일어나는 한 근육 내의 연속적 긴장.

저긴장성: 긴장이 너무나도 적어, 만지면 부드럽게 느끼는 근육을 나타내는 의학용어.

촉진 정상긴장성: 긴장의 양이 정상이고, 만지면 팽팽한 느낌이 있지만 딱딱하게는 느껴지지 않는 근육 상태.

촉진 과긴장성: 근긴장이 과도하고, 만지면 딱딱한 느낌이 있고, 때때로 만질 때 통증이 있는 근육 상태.

AK 정의
AK Definitions

근력검사에서 근육 반응은 아래의 3종류가 있다:

1. **약하다고-검사된:** 근력검사 도중 근육은 부착하고 있는 뼈들이 움직이는 것을 막을 수 있을 정도로 충분히 수축할 수 없다.
2. **정상긴장성:** 근력검사 도중 근육은 부착하고 있는 뼈들이 움직이는 것을 막을 수 있을 정도로 충분히 수축할 수 있다. 또한 이 근육은 표준적인 방법을 사용해서 약해질 수 있다. 표준적인 방법이란 그 근육의 진정혈 (sedation point)에 대한 TL 등을 말한다.
3. **과긴장성:** 한 근육이 근력검사에서는 강하다고 평가되나, 그러나 적절한 진정혈에 접촉하는 등에 의해서 약해지지 않는다.

도전 (challenge): 어떤 자극을 주어, 그것이 근력검사의 결과에 대한 영향을 측정한다.

치료적 접촉검사 (Therapy localization; TL): 도전의 특별한 형태로서, 환자가 문제가 있을 것 같은 부위에 사신의 손을 댄다. 효과는 근력검사로 평가된다.

활성 (active): 한 점에 접촉하는 것 (TL)이 근력검사의 결과를 바꿀 때, 인체에 대한 그 점은 활성이라고 한다.

진정혈 (sedation point): 침술요법에서 한 특정 경락에서 에너지를 배출시키는 인체 상의 정확한 위치이다. AK에서, 진정혈에 대해서 TL을 시행하면, 이 경락과 연관된 그 근육(들)을 검사상 약하게 만들 것이다.

응용 근신경학의 역사 (계속)
History of Applied Kinesiology

Goodheart는 연구를 시작한지 얼마 안 되어, 약하다고-검사된 근육에 대해서 맞서고 있는 근육 (길항근)은 이따금 과도하게 수축해서 통증이 있다는 사실 (즉, 촉진 과긴장성)을 인지하였다. 약하다고-검사된 근육만을 강화시키면, 대개 팽팽히 당겨져 지나치게 딱딱하던 길항근은 이완되어, 통증이 완화되었다. 예를 들면, 어깨를 머리 쪽으로 당겨 올리는 상부등세모근이 몹시 딱딱해지고, 통증을 호소하는 사람이 많다. 이러한 경우, 그것의 주동근 파트너인, 어깨를 끌어내리는 넓은등근의 근력검사를 해보면, 보통 약하다는 평가가 나온다. AK에서 사용되는 테크닉에 의해서 넓은등근을 강화하면, 등세모근은 이완되고, 이 이완에 의해서 어깨는 내려가고, 등세모근의 통증은 완화된다. 넓은등근의 개선 전후에 등세모근을 지압해보면, 상부등세모근 조직도 역시 부드러워진다는 것을 알 수 있다. 또한 환자도, 그러한 치료를 받은 후는 등세모근을 눌렀을 때 느끼던 통증이 감소하였다고 이야기하는 것이 일반적이다.

맞서는 근육이 없는 근육은 수축하여 짧아진다. 예를 들면, 한 근육이 그것의 부착들 중의 하나에서부터 떼어지면, 맞서는 힘이 걸리지 않게 되므로, 근육은 뭉쳐져서 경련을 보인다. 이 기전을 보고서, Goodheart는 한 근육에서 적절한 근긴장의 부족은 (근력검사에서 밝혀진다) 종종, 맞서는 근육 (길항근)에 심한 긴장을 (과긴장성) 초래한다고 추론하였다. 과긴장 상태의 길항근을 이완시키기 위해 마사지, 온열 또는 기타의 수단으로 길항근을 직접 치료해도, 약하다고-검사된 근육은 영향을 받지 않는다. 따라서 치료에 의해서 상태가 개선된 것처럼 보여도, 결국은 길항근은 다시 긴장한다. 이러한 이유로, 과긴장이 된 근육에만 시행하는 마사지나 기타의 치료효과는 종종 일시적이다. 흥미 있는 것은 길항근을 치료하여 상태가 좋아지는 경우가 있다고 하면, 과긴장 길항근을 그것의 주동근 파트너와 마찬가지로 약하다고-검사된 근육으로 변화시킬 때이다. 이와 같이 근육 하나만의 치료로는 끝나지 않고, 길항근, 주동근 두 개의 근육을 살피는 것이 중요하다. 이 문제에 대해서는 제2장에 있는 신경수용기의 항목 (21페이지)에서 상세히 서술한다.

매일 환자들의 임상을 통해서 데이터를 모으는 동안, Goodheart는 어떤 사실을 알아차렸다. 동일한 근육 허약을 갖고 있는 여러 환자들에서 동일한 장기 (organs) 또는 선 (glands)에 문제가 있었다. 그래서 그는 특정 장기/선과 특정 근육과의 관련 목록을 만들기 시작했다. 그가 발견한 최초의 대응은 위장 (stomach)에 문제가 있는 환자의 대부분이 약하다고-검사된 큰가슴근 빗장부 (176페이지)를 보이고 있었다는 것이다. 큰가슴근 빗장부는 젖가슴의 상부이고, 팔을 위 (머리뼈 쪽) 및 안쪽 (정중선 쪽)으로 움직이는 작용을 한다. 게다가 Goodheart는 다음의 것을 발견하였다. 약하다고-검사된 근육을 강하다고 평가되는 근육으로 만드는 치료는 일반적으로, 그 근육과 연관성이 있는 장기/선의 건강 상태를 증진시킨다. 이러한 대응은 AK의 진단 테크닉에서 중요한 부분을 차지한다. 특정한 근육이 근력검사에서 약하다고 검사되었을 때, 치료사는 대응하는 장기/선을 확인할 것을 안다. 어떤 장기/선의 기능부전일 때, 치료사는 원인을 찾아서 적절한 치료를 지시하려면, 대응하는 근육에 존재하는 어떤 허약을 이용할 수 있다. 즉, 그 근육을 강화시키는 (그것을 정상긴장성으로 만드는) 치료를 하는 것이다. 현재 문제의 다양한 원인들이 교정되기 전에, 하나 이상의 치료법들이 정해지고 적용될 필요가 있다.

1930년대, 정골의사인 Frank Chapman은 특정 장기/선에서 림프액 배액을 촉진시킴으로써 특정 건강 문제에 긍정적인 영향을 주기 위해서 반사점 마사지 시스템을 개발했다. 채프만 시스템에서, 이 점들은 촉진 (palpation)에 의해서 진단된다. Chapman은 이 반사점들이 붓고, 만지면 아플 때 몸의 대응부위 즉, 장기/선에서의 림프 배액을 촉진시키기 위해서, 이 점들을 마사지할 필요가 있다고 생각하였다. Chapman 반사점을 시험해본 Goodheart는 반사점의 대부분이 약하다고-검사된 근육을 강화시킬 수 있는 것을 발견했다. 약하다고-검사된 큰가슴근 빗장부를 강화시킨다고 Goodheart가 발견한 반사점은 Chapman의 "감정반사"이다. Goodheart는 근력검사를 사용한 독자적인 연구에 의해서, 큰가슴근 빗장부와 위장 (stomach) 문제에는 상관 관계가 있다는 것을 이미 관찰하고 있었다. 그리고 위장 (stomach)이 감정적 문제에 의해서 나쁜 영향을 받기 쉬운 장기라는 것은 잘 알려져 있다. 연구 상의 발견에 유사성이 있었다는 것에 자신감을 가진 Goodheart는 1965년, 기타의 채프만 반사를 특정 근육의 허약과 연관시키는 작업에 착수하였다. 채프만 반사는 모두 장기/선과 대응하고 있기 때문에, Goodheart의 특정 근육과 특정 장기/선과의 대응 리스트도 한층 충실한 것이 되었다. 채프만 반사는 AK에서 *신경림프 (NL) 반사*로 불린다 (102페이지 참조).

마찬가지로 1930년대, 카이로프랙터인 Terrence Bennett는 피부의 어떤 점에 접촉하는 것이 특정 장기의 혈류를 증가시킨다는 것을 발견하였다. 혈류의 증가는 하나 또는 복수의 신체 기능에 좋은 영향을 주었다. 이 발견의 엄청난 가능성을 인식한 Bennett는 매우 의욕을 보여 많은 시간을 들여서 환자의 피부나 두피를 샅샅이 접촉하는 것에 몰두하였다. 그 동안 X선 투시 진단으로 장기의 반응을 계속 관찰하였다 (애처롭게도, 방사선을 다량으로 쬔 것이 그의 죽음을 앞당겼다고 한다). Goodheart는 실험을 통해서, 베네트 반사점 중에서 약하다고-검사된 근육을 개선할 수 있는 점들을 찾았다. Goodheart가 확증하고 표로 요약한 베네트 반사점과 장기의 연관성은 AK에서는 *신경혈관 (NV) 반사*로서 알려져 있다 (108페이지). NV반사점은 대부분 얼굴 및 머리의 피부에 존재한다.

1969년에, Goodheart는 머리뼈의 움직임 (cranial motion)의 메커니즘에 관한 연구에 착수하고, 그것에 영향을 주는 방법들과 함께 시험을 했다. Goodheart는 연구와 실험으로부터, AK에서 머리뼈의 움직임 개념을 정의하였다. 더욱이 머리뼈 정렬불량 (misalignment)

(두개장애; cranial fault)의 진단 및 교정을 위한 효과적인 테크닉을 개발하였다.

Goodheart는 두개장애를 교정하는 것이, 약하다고-검사된 일부 근육을 검사상 강하게 만드는 것을 발견했다. 또한 어떤 두개장애는 언제나 특정 근육을 검사상 약하게 만든다는 것을 발견하였다 〔예를 들면, 좌우의 마루뼈 (두정골)를 연결하는 시상봉합 (sagittal suture)에 문제가 있으면, 복근의 근력은 약하다고-검사된다. 이것을 교정하는 테크닉은 touch for health 치료 체계에 유일하게 포함되는 두개장애 교정 테크닉이다〕. 시상봉합에 문제가 있는 경우, 두개장애를 교정함으로써 연관된 근육 즉, 복근의 약화를 개선한다. 그런데, 이러한 특정 상관관계는 예외이었다. 대부분의 각각의 두개장애는 약하다고-검사된 근육이 환자에 따라서 달랐다. 가치가 있는 연구이기는 하였지만, Goodheart의 근육-장기/선 대응표에 추가할 정도의 발견은 없었다.

1970년대, Goodheart는 자신의 연구로부터 알게 된 근육-장기/선의 연관성과 침술에서 볼 수 있는 경락-장기/선의 연관성이 직접적으로 대응하고 있음을 발견했다. 고대 중국의 침술 시스템에서, 경락과 그 위에 있는 경혈이 치료체계의 근간으로 되어 있다. 침술에서 경락 (그 위에 경혈전이 있다)과 장기/선 사이의 대응은 널리 인지되어 있다. 중국의학에서 경락은 "기(氣)" 에너지 즉, 생명력이 흐르는 경로로 되어 있다. 어떤 경락에서 에너지가 부족하면, 대응하는 장기/선은 약화되어, 병이 생기거나 기능장애를 일으킬 수 있다. Goodheart는 특정 경락 불균형을 조정하는 테크닉은 침술에서 그 경락과 연관된 장기/선이 좋은 영향을 받는다는 것을 알았다. 또한 더욱 흥미 있는 것으로, 한 경락의 에너지를 균형 잡는 것은 동일한 장기 및 선들과 연관된 여러 약하다고-검사된 근육들을 강화시키는데, 그 경락은 경혈계와 연관이 있기 때문이다. Goodheart는 또한 약하다고-검사된 근육을 강화시키므로써, 그 경락에 좋은 영향을 줄 수 있다는 것을 발견하였다. 이제 Goodheart는 근육-장기/선-경락 관계들의 시스템을 갖게 되었다. 이것에 의해서 Goodheart의 연구 성과가 확인되었을 뿐만 아니라, 연구의 끝없는 확산을 가능하게 했다. 실제로, 오늘날 AK에서, 중국 의학의 14개의 경락들은 인체의 모든 구조/기능에 대한 조정계를 규정하기 위한 기본을 제공한다. (침술, 경락, 경혈, 기(氣)에 대해서는 113페이지에서 더 상세히 설명한다.)

1971년, Goodheart는 근육, 장기/선과 동양의학의 경락계의 연관성에 대한 발견을 발표하였다. 경락에 있어서 충분한 기가 허하게 되면, 근력 저하 및 특정 장기/선의 기능장애와 연관될 수 있다고 단정하였다.

하지만, 경락에서는 기의 과잉 역시 대응하는 장기/선의 기능에 이상을 초래하지만, 연관되는 근육에 근력저하는 일으키지 않는다. 이러한 경우, 근력검사를 하면 근육이 과긴장 상태에 있다는 것을 알 수 있다. 경락과 근육, 장기/선과의 상관관계가 확인된 다음부터, 경락에서 과잉 에너지의 존재와 그것의 연관 근육을 검사하는 방법을 비롯한, AK의 진단방법은 한층 완전한 것이 되었다.

영양소, 약제 및 오염물질을 포함하는 화학물질 역시 <근육, 장기/선, 경락> 그룹과 상관관계가 인지된다. 특정 장기에 영향을 미친다고 하는 성분은 일반적으로 연관되는 근육에도 마찬가지로 영향을 미친다. 특정 근육에 영향을 미치는 영양 (nutrition)에 대해서는 근력검사에 관한 항목에서 설명한다 (155페이지).

근육의 장기/선 및 경락과의 상관 관계는 AK를 사용하는 치료사에게 하나의 틀을 제공한다. 치료사는 그 틀 안에서, 어떤 건강 문제의 원인을 계통적으로 연구할 수 있다. 하지만, 드물게 장기가 기능장애를 일으키고 있음에도 불구하고, 연관성이 있는 근육이 근력검사에서 강하다고 평가되는 일이 있다. AK가 창시되고 얼마 안 된 무렵, 이러한 증상사례가 일어나면, 근육의 장기/선과의 상관관계에 의심스런 눈초리를 돌렸다. 근력검사에서 이러한 결과의 불일치가 발생하는 원인의 하나는, 과긴장성 근육의 존재이다. 다른 증상사례에서, 신체는 문제가 발생하였을 때 보상작용을 한다는 것을 들 수 있다. 즉, 약하다고-검사된 근육을 강화시켜서 이러한 상관관계를 은폐해버린 것이다. 이 보상작용은 그 근육을 정상긴장성으로 검사되게 만들 수 있어도, 아래에 숨겨져 있는 문제는 그대로 남아 있는다. AK의 테크닉들은 예를 들면, 다양한 반사점을 TL함으로써, 숨겨진 증상을 밝힐 수 있다 (123페이지 참조). 근육의 장기/선 및 경락과의 상관관계는 수천 번 반복된 검사에 의해서 확인이 끝난 것이다. 예외처럼 보이는 것은, 숨겨진 문제를 찾아내는 테크닉으로 연구할 때, 몸이 어떻게 불균형을 보상하려고 하는가에 대한 이해를 폭 넓게 하게 해 준다. 그러한 숨겨진 장애에 대한 연구는 외관상 예외로 보이는 것에서 Goodheart의 근육, 장기/선 및 경락의 대응이 올바르다는 것으로 바뀌게 한다.

정성을 들인 연구를 통해서, Goodheart는 다음과 같이 논증하였다. 인체에는 다섯 개의 주된 인체 시스템이 있다. 근력검사에서의 상대적인 세기는 그 다섯 시스템 중 하나 이상의 영향 또는 상태를 반영하고 있다. 다섯 개의 시스템들은 다음과 같다; *신경계 (nervous), 림프계 (lymphatic), 혈관계 (vascular), 뇌척수계(cerebrospinal fluid) 및 경락계 (meridian systems)*이다. 척주는 척추뼈가 연결되어 있고, 척추뼈와 척추뼈 사이에는 공간이 있다. 이것이 척추사이공간 (추간공)인데, 이 다섯 시스템 모두는 추간공 안에서 나타난다. 신경, 림프관, 정맥, 동맥은 각각의 "추간공 (intervertebral foramen)"을 통해서 지나간다. 어떤 실험에 따르면, 뇌척수계에 주입된 추적 가능한 방사성화학물질은, 나중에 추간공을 통과하는 척수신경에서 검출되었다. 이 실험으로부터 추간공에 뇌척수물질 (cerebrospinal fluid)이 존재한다는 것은 명백하다.

침술의 배수혈들 (associated points)이 추간공 가까이 척주의 양측을 따라서 위치하고 있다는 것은 우연의 일치가 아니며, 치료사에게는 매우 유용하다. 한 쌍으로 이루어진 좌·우의 점 (points)은 각 경락과 관계가 있다. 경락 안의 에너지가 균형을 잃을 때, 그것의 배수혈은 누르면 아프고 부종이 있으며, 그 부위에 있는 근육들은 부적합하게 딱딱해진다. 이러한 부종과 근육의 긴장은 서로 이웃하는 척추뼈를 본래의 위치로부터 벗어나게 만든다 〔이 뼈의 전위를 아탈구 (subluxation)라 부른다〕. 한 척추뼈가 위치를 벗어나면, 이 척추뼈의 상하에서 출입하는 신경들은 기계적인 자극을 받게 되어, 이 자극된 신경의 지배를 받는 장기들의 기능에 큰 장애를 일으킨다. 활성 경락의 배수혈들이 척추 병소를 만든다는 개념은 카이로프랙틱과 경락 이론의 상관관계를 이해하는 데 도움이 된다. 배수혈을 자극하는 것은 경락과 연관된 장기의 기능을 늘려 줄 것이다. 배수혈은 같은 장소에 있는 신경림프 반사점과 기능상 밀접한 관계가 있다고 생각된다.

주된 인체 시스템 다섯 개 모두가 추간공 부위에 나타나고 있으므로, 이들을 *추간공 다섯 인자들 (5 IVF)*이라 부른다. AK에서 사용되는 치료의 대부분이 이 5 인자들의 어느 것인가에 귀속되고 있으므로, 5 인자들을 이해하는 것은 AK를 사용하는 치료사에게 매우 중요하다.

AK에서, 건강의 3대 요소 (구조, 화학, 정신)를 나타내는 삼각형의 어느 한 변에 발생한 이상에 의해서 불균형이 발생하였을 때, 이 5 인자들을 통해서 문제해결을 도모할 수 있다. 따라서 삼각형 (건강의 3대 요소) 및 사람 주위의 원을 따라 5개의 점들 (추간공 5개의 인자)을 배치한 AK 로고가 작성된 것도 당연하다 할 수 있다 (그림 1-3).

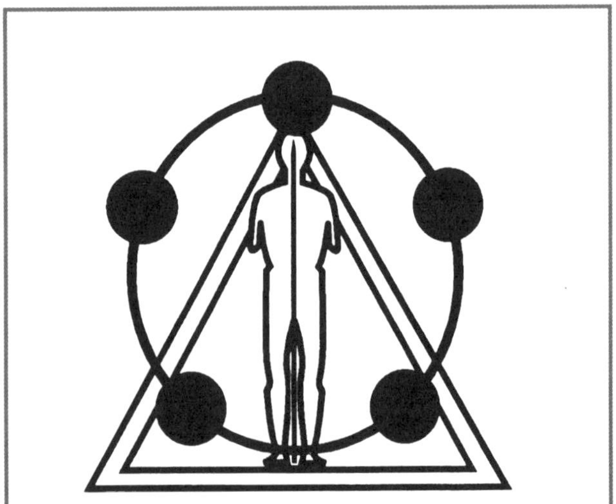

그림 1-3 AK 로고

오늘날의 응용 근신경학
Applied Kinesiology Today

모든 과학과 마찬가지로, AK에도 현시점에서 해명되어 있지 않은 현상이 존재한다. 다만, 가설을 세우는 시도는 끊임없이 이루어지고 있다. 그 가설은 하나의 이론이 진실이라고 밝혀진다면 특정 테크닉이 효과가 있는 이유를 설명할 것이다. 그 가설은 새로운 아이디어를 만들고, 새로운 검사절차를 제시시키므로 매우 유용하다. 지식이 늘어감에 따라, 가설들의 일부는 부정확하다고 판단되어 파기된다. 가설의 입안자에게는 유감스러운 일이지만, 한 가설이 파기되었다고 해도 결코 불명예스러운 일은 아니다. AK는 아주 새로운 과학이다. AK의 기초가 되고, AK의 효과를 설명하려고 하는 이론은 끊임없이 진화를 계속할 것이다. 우리들이 가진 다양한 문제의 숨겨진 원인의 진단과 효과적인 치료법의 발견이라는 양면에서 AK 치료체계가 성공하고 있는 한, AK 테크닉은 카이로프랙터나 의사만이 아니라 많은 의료종사자에 의해서 한층 더 사용될 것이다.

Goodheart는 뛰어나게 날카로운 관찰력, 추리력을 가졌고, 공적으로는 아직 인정되지 않았던 치료체계에 대해서도 열린 마음으로 고찰하였다. 확실히 칭찬할만한 가치가 있다. Goodheart의 개척자로서의 업적은 AK라는 매력 있는 새로운 분야에서 연구를 계속하는 사람들에게 큰 영감을 준다. 많은 사람들이 그의 발자취를 따르는데, AK의 근력검사를 사용해서 다종다양한 치료 분야로부터 새로운 절차들 및 방법에 열광적으로 실험을 하고 있다.

1960년대, Goodheart는 12명의 동료들과 최초의 활동그룹을 편성하였다. 이 그룹은 "더러운 12인 (dirty dozen)"이라고 알려지게 되었다. 1974년에는 Goodheart는 주로 카이로프랙터들인 많은 동료들과 함께 International College of Applied Kinesiology (ICAK)를 창립하였다. 여러 멤버들이 새로운 테크닉들을 제안했기 때문에, 어느 테크닉을 AK 안에서 ICAK 시스템에 정식으로 편입시키는가를 결정하기 위한 판단기준이 만들어졌다. 기준에 관한 심의를 하는 가운데, 그 그룹은 다음을 알았다: AK를 사용하는 치료사는 때로 극히 미약한 에너지를 다룬다; 미약한 에너지를 사용하는 테크닉에 의해서 훌륭한 치료결과를 올릴 수 있는 전문가도 있으나, 그렇지 못하는 전문가도 있다. 이러한 실정에 입각하여, 적절한 훈련을 받은 전문가라면 누구라도 용이하게 재현 가능한 테크닉에 한해서, ICAK 공인 테크닉으로 한다는 것이 결정되었다.

ICAK는 1년에 2회 모임을 갖는다. Diplomate member (필요한 트레이닝을 받고, 모든 ICAK 시험에 합격한 의료전문가)는 새로운 연구논문을 발표하도록 요구된다. 연구논문은 회합을 가진 후, 많은 발행부수를 자랑하는 기관지에 게재된다 (기관지는 『*The Collected Papers of the Members of the International College of Applied Kinesiology*』라 한다). 기관지 및 Dr. Goodheart 개인의 수많은 연구논문 등의 저술은 멤버만이 입수 가능하다. 또한, 오로지 카이로프랙터, 심리학자 및 의사들 만이 미국 ICAK에 가입할 수 있다. ICAK는 그 테크닉을 ICAK 멤버 이외의 누구에게도 공개하고 싶지 않은 것처럼 보인다. 세계에서 대부분의 전문직 단체가 기관지를 모든 주요 도서관에 기증하고 있으나, ICAK는 기관지를 도서관에 두는 일을 하지 않는다. 유감스럽게도, 멤버 이외의 사람들에 대해서 기관지를 입수하는 길을 막아버렸기 때문에, AK를 비과학적이고 재고할 가치가 없는 것이라 단정하는 전문가가 많이 생겼다.

기관지를 일반 사람들이 입수하는 것은 어렵지만, ICAK 창립 멤버의 두 사람이 금자탑적인 저서를 출판하였다. 이 책들은 AK에 관한 지식 및 공인 테크닉을 망라하고 있다. David Walther는 AK 테크닉의 거의 모두를 집대성한다는 초인적 작업을 성취하였다. 이 테크닉은 『*Applied Kinesiology*』라는 타이틀의 책에 수록되고, 시리즈로 출판되어 있다. 기본적 개념으로 시작되고 AK에 알려진 몇 백 가지나 되는 테크닉의 실천방법을 상세하게 설명하고 있다. 이 책은 AK를 연구하고 실천하는 전문가에게 최고의 원천이 될 것이며, 그들을 구입할 수 있다. 그러나, 몇 가지의 테크닉에 대해서는 실습생이 바로 이들 테크닉을 실천에 옮길 수 있을 만큼 자세한 설명은 되어 있지 않다. 읽고 충분히 이해하려면, 의학 전문

용어에 더해서 해부학이나 생리학에 관한 상당한 지식이 필요하다. AK에 관한 가장 완벽한 한 권을 선택한다고 하면 Walther의 『*Applied Kinesiology Synopsis*』이다.

David Leaf는 전문가를 위한 훌륭한 workbook을 출판하였다. 타이틀은 『Applied Kinesiology Flowchart Manual』이다. 그러나 이 책을 읽으려면 Walther의 저서보다도 완전한 AK에 대한 이해가 필요하다. AK에 관해서 폭넓은 경험과 지식을 가진 치료사들에게 최적의 서적이라 할 수 있을 것이다.

독일어로 출판되고 현재 입수 가능한 AK에 관한 최고의 책은 Wolfgang Gerz에 의해서 저술되었다. 그는 독일인 의사이며, AK에 대해서 매우 매력을 느끼고, ICAK에서 최고의 칭호인 diplomate의 취득을 지향하였다. 그의 저서 『*Lehrbuch der Applied Kinesiology in der naturheilkundlichen Praxis*』는 Leaf와 Walther의 저서로부터의 채록에 자기 자신의 경험을 더하여 출판되었다.

당신이 지금 읽고 있는 이 책은 최초 독일어로 출판되었다. 독일어권에서 AK의 기초학습 교과서로서 많이 이용되고 있다. 모든 참고서적들에 관한 자세한 정보는 이 책의 후미에 나와있다.

독일어권에서의 AK는 미국과는 어느 정도 그 구성을 달리한다. ICAK의 독일지부인 ICAK-D는 국가가 인정한 의료종사자의 대부분에게 문호를 개방하고 있다. 독일어권에서의 AK를 사용하는 의사의 수는 다른 나라들 모두에서 AK를 사용하는 의사의 수를 합친 것보다 많다. ICAK-D 및 IMAK (International Medical Society for AK, 의사를 대상으로 한 ICAK 단체)는 일반사람들도 입수 가능한 『*Medical Journal of Applied Kinesiology*』를 발행하였다. IMAK 멤버의 노력에 의해서 비엔나 (Vienna) (Zahnärztlicher Interressenverband Österreich-ZIV)는 AK 학습을 정식과목으로 채택한 최초의 의과대학을 갖고 있다. ICAK-D 및 IMAK의 노력에 의해서, 독일어권에서는 다양한 의료분야에서 활약하는 다수의 분들이 AK 학습에 힘쓰고, 동시에 AK를 실천하고 있다.

제 2 장

응용 근신경학의 과학적 원리
Scientific Principles of Applied Kinesiology

근육 및 관련 구조들의 해부학 및 생리학
Anatomy and Physiology of the Muscles and Related Structures

*생물학*은 생명 및 생명을 갖고 있는 것을 대상으로 하여 연구하는 학문이다. 연구대상에는 생물의 형태 및 프로세스에 관련되는 모든 사항이 포함된다. *해부학*은 생물학의 한 부문이고, 생체의 구조를 연구하는 학문이다. 한편, *생리학*은 생물학의 한 부문이고, 생체 및 생체의 장기, 조직, 세포라는 그들의 부분들의 기능 및 활동을 연구하는 학문이다. 인간의 움직임에 관계하는 해부학 (구조) 및 생리학 (이 구조들의 기능)에 대해서 상세하게 해설하겠다.

각 근육은 방대한 수의 아주 작은 *수축섬유 (contractile fibers)*로 구성된다. 그 수축섬유는 화학물질 즉, 액틴 (actin)과 미오신 (myosin)이라 불리는 두 종류의 필라멘트를 가진다. 뇌가 *운동신경*을 통해서 근육에 전기신호를 보내면, 액틴과 미오신 필라멘트는 서로 미끄러져 들어가 서로 겹쳐, 근육이 짧아진다. 이것이 근육 수축의 기전이다. *근육은 뼈*에 부착되기 전에 튼튼한 결합조직인 *힘줄 (건, tendon)*로 합쳐진다. 뼈와 뼈를 직접 연결하는 힘줄 모양의 조직은 *인대*라 불린다. 인대는 그다지 잡아 늘일 수 있는 조직이 아니고, 관절의 구조적 안정을 담당하고 있다. 근육이 수축하면 근육이 각각의 끝에서 결부되어 있는 뼈끼리를 접근시키게 된다. 많은 경우에서, 뼈와 뼈 사이에는 관절이 있으며, 근육의 양끝은 뼈에 붙어 있다. 근육의 긴장에 의해서 뼈는 안정한다. 그리고 뼈의 안정이 자세 즉, 몸 포지션을 유지하는 능력을 만들어낸다. 관절에서 뼈와 뼈는 연결되어 있는데, 근육의 수축은 관절로 연결되어 있는 뼈를 움직인다. 이상이 인간의 움직임의 기본적인 기전이다. 근육의 작용을 간단한 그림으로 설명하면, 근육은 용수철, 뼈는 지레, 관절은 받침점이 될 것이다.

*근육섬유에는 두 가지 종류*가 있다. 지근섬유와 속근섬유이다. "ST (slow twitch)섬유"와 "FT (fast twitch) 섬유"라고도 불린다. 양 섬유 모두 직접의 에너지원은 ATP (아데노신3인산)라 불리는 화학물질이다. ATP가 분해하면 근 수축에 필요한 에너지가 발생한다. 근육 안에는 ATP는 한정된 양 밖에 없으므로, 근육의 수축을 계속하기 위해서는, ATP를 분해하는 한편, 다른 한편으로는 ATP가 신속하게 재합성될 필요가 있다. ATP 합성을 위한 에너지는, 지근섬유를 위해서는 당질 및 지질의 산화에 의해서 공급되고, 속근섬유를 위해서는 무산소에서 해당 (splitting of sugar)에 의해서 공급된다.

*지근섬유 (slow fibers)*는 근육을 오랜 기간 동안 수축시킬 수 있어서, 지구력을 제공한다. 지근섬유는 "긴장성 (tonus)" 또는 자세 근육에서, 가장 높은 비율로 관찰되는데, 이러한 근육은 장기간 쉬지 않고 일해야 한다. 지근섬유는 고농도의 미오글로빈 (근육 헤모글로빈)을 갖는다. 미오글로빈은 지근섬유가 수축을 장기간 계속하

는 데 필요한 산소를 공급한다 *(에어로빅)*. 붉은 색을 띠고 있는 미오글로빈은, 산소와의 친화력이 헤모글로빈(혈액 내에서 산소를 운반한다)의 6배이다. 그러므로 미오글로빈은 헤모글로빈이 운반해오는 산소를 용이하게 받아들일 수 있다. 산소와 결합한 미오글로빈을 가지므로, 지근섬유는 붉은 색을 띠고 있는 것이다. 지근섬유는 에너지로서 포도당을 사용하며 그것을 완전히 산화시켜 이산화탄소와 물로 분해한다. 지근섬유가 포도당의 산화로부터 얻는 ATP의 양은 속근섬유가 포도당의 분해로부터 얻는 에너지의 20배 이상이 된다. 지근섬유의 에너지원으로서는 지방산도 이용된다.

*속근섬유 (fast fibers)*에는 미로글로빈이 거의 포함되어 있지 않고, 이 때문에 근육은 희게 보인다. 속근섬유는 적색 지근섬유보다 굵다. 그들은 산소를 필요로 하지 않는다 *(언에어로빅)*. 포도당의 무산소 해당으로부터 발생하는 최종 부산물은 젖산이다. 근육들이 강하게 수축할 때, 근육 중에 젖산이 쌓이게 되어서, 그 근육은 더욱더 산성이 되고, 그것은 아프게 만들고, 피로해진다(점차적으로 더 이상 수축시킬 수 없게 된다). 젖산을 희석하기 위해, 여분의 수분이 그 근육 중에 계속 유지되는데, 그것이 격렬한 운동을 한 이후, 부풀은 (swollen), 팽팽한 느낌의 근육을 만든다.

피로한 근육의 생기를 되찾게 해서 다음의 수축에 대비하기 위해, 모세혈관 내에 흡인된 젖산은 근육으로부터 방출되어, 정맥을 지나간다. 마사지, 뜨거운 목욕, 다음날에 같은 근육을 사용해서 가벼운 운동하기 등을 포함한, 순한을 증가시키는 모든 활동들은 피로한 근육으로부터 젖산을 방출하는 과정을 빠르게 한다. 쑤시는 근육의 통증을 경감하려면 최대 15분 동안 얼음으로 냉각하는 것도 좋다. 얼음을 대고 있는 동안은 근육의 순환은 나빠진다. 그러나, 얼음을 대는 것을 멈추면 순환은 강하게 증가하여, 상당히 오랫동안 지속한다. 그래서, 몸의 특정 부위의 순환을 증진하는 방법으로서 얼음을 사용하는 것은 매우 좋은 방법이다.

속근섬유는 지근섬유에 비하면 포도당의 사용 효율이 훨씬 나쁘다. 그러므로 속근섬유는 빨리 에너지를 사용해버려 더 빨리 피로해진다. 그러나, 속근섬유의 수축의 비율은 지근섬유의 속도의 10배가 된다. 눈을 움직이는 외안근처럼 신속하고 정확히 수축하는 것이 요구되는 "상동성 (phasic)" 근육은 속근섬유의 비율이 매우 높다.

모든 근육은 속근섬유와 지근섬유의 둘 다를 갖고 있다. 예상되듯이, 지근섬유의 비율이 높은 근육은 더 붉은 색을 띠고 있다. 예를 들면, 닭은 오직 간혹 가다 날갯짓을 하는 생활을 하고 있다. 그래서, 나는데 사용되는 가슴근은 희다. 한편, 오리는 일반적으로 장시간 하늘을 계속 날기 때문에, 가슴근은 암적색이다. 자세유지 근육은 (휴식이 없이 일해야만 하는 근육) 지근섬유의 비율이 높으므로, 장시간 피로도 보이지 않고 수축을 계속할 수 있다.

모든 근섬유의 수축 속도는, 태어났을 때는 동일하다. 근육이 받는 신경신호의 형태에 따라서 근육은 속근섬유와 지근섬유의 어느 쪽인가의 비율을 높게 한다. 태어났을 때에 갖춰져 있던 근섬유가 바뀌거나, 아니면 새로운 근섬유를 만들어서 한쪽의 비율이 증대하여 가는 것이다. 근육으로 가는 신경 신호전달 기본형, 그리고 결과적으로 변화한 근섬유의 비율은, 유전적으로 결정되어 있는 것 같다. 수십 년에 걸쳐서, 러시아인과 스칸디나비아인은 젊은 유망한 운동선수의 근육 샘플로부터 적근섬유와 백근섬유의 비율을 분석하여왔다. 선천적으로 어느 쪽의 형태의 운동에서 성공할 수 있을 것 같은가를 결정하기 위해서이다. 백색 속근섬유의 비율이 높은 선수에 대해서는, 단거리경주와 같은 단시간에 힘을 폭발시키는 운동에 적합하다고 조언하고, 적색 지근섬유의 비율이 높은 선수에 대해서, 5000미터 달리기와 같이 지구력을 필요로 하는 운동을 권장한다. 이러한 테크닉에 의해서 많은 젊은이가 세계적 선수로 육성된다고 예측되는 종목으로 지도를 받은 것이다.

비록 근섬유의 비율은 유전적 소질에 의해서 일부 결정되지만, 속근섬유와 지근섬유와의 비율은 사용 방법을 바꾸는 것으로도 조정된다. 성인에서 조차, 근육에 대해서 새로운 요구가 이루어지면 속근섬유와 지근섬유의 비율이 바뀌질 수 있다. 나쁜 자세를 계속하여 속근섬유의 비율이 높은 근육에게 계속적인 부하를 준다면, 속근섬유의 일부가 지근섬유로 변화할 것이다. 한쪽 발에 석고

붕대를 하여 걷지 않으면 안 될 때, 또는 통증을 피하려고 발을 질질 끄는 것처럼 걷고 있으면, 평소의 스트레스보다 큰 부하가 사용된 근육에 걸린다. 이러한 균형이 맞지 않는 사용방법이 장기간에 걸치면, 과도한 부하가 걸려 있는 근육에서는, 속근섬유와 지근섬유와의 비율이 변화해버린다. 그래서 속근섬유와 지근섬유와의 비율이 변화한 것 때문에 부상이 치료된 후에도, 근육의 오용(misuse) 패턴이 계속되어버릴 우려가 있는 것이다.

운동 훈련에 의해서, 한 근육에 순발력이 만들어지도록 쓰이면, 많은 지근섬유들은 속근섬유들로 바뀔 것이다. 예를 들면, 단거리선수의 장딴지근들은 속근섬유의 비율이 높게 만들어진다. 이러한 근육의 근섬유들의 비율이 바뀐다는 원리는 나쁜 자세나 사용, 또는 일이나 운동에서 요구되는 특정 활동에 대한 근육 자체에 가져오는 영향을 고찰할 경우에 중요하다.

근육의 양끝인 기시 (origin) 및 종지 (insertion)는 기능상 확실하게 정해진다. 근육의 *기시*는 근육이 수축할 때에 움직이지 않는 뼈에 힘줄에 의해서 부착되어 있다. 근육의 *종지*는 기시를 향해서 움직여지는 뼈에 부착되어 있다. 따라서, 근육이 수축할 때의 근육의 종지는 기시를 향해서 움직여간다.

일부 경우에서, 그 근육의 어느 한 끝이 그 근육의 활동에 따라서 정확하게 기시라고 불릴 수 없을 수도 있다. 예를 들면, 넙다리네갈래근의 하나인 넙다리곧은근 (대퇴직근)이 다리를 들어 올릴 때 (힙에서 넙다리를 굽힐 때), 이 동작에서 안정적인 쪽인 엉덩관절 측이 기시라 불린다. 넙다리를 고정시키고 넙다리곧은근이 몸을 앞으로 굽히게 하는 경우 (넙다리에서 힙을 굽힐 때), 엉덩관절 측이 종지가 되고, 무릎뼈에 붙어있는 쪽이 기시가 된다.

어떤 시점에서, 근육은 기능상 4개로 구분되는 역할 중 어느 것인가를 담당하고 있다. 우선, 움직임에서 주된 역할을 담당하는 근육은 *원동근 (prime mover)* 또는 *주동근 (agonist)*이라 불린다. 다음으로, 주동근과 상반되는 작용을 나타내는 근육을 *길항근 (antagonist)*이라 한다. 그리고 길항근에 대항하여 주동근에 협력하여 작용하는 근육을 *협동근 (synergist)*이라 하고, 마지막으로 다른 움직임을 가능케 하기 위해 뼈를 본래의 위치에 고정시키는 근육을 *고정근 (stabilizer)*이라 한다.

근육의 수축은 중추신경계로부터 신경을 경유하여 보내지는 전기신호에 반응해서 일어난다. 보행이나 이야기를 할 때 사용되는 일부 능동적인 근육 수축은 의식적인 결정과 의지로서 시작된다. 한편, 소화 (digestion)의 역할을 담당하는 위나 장의 근육 같이, 다른 능동적인 근육 수축은 어떤 의식적인 관여 없이 중추신경계의 영향을 받는다. 또한 근육들은 *근긴장 (muscle tone)*이라 불리는 수동적인 연속적 수축 수준을 갖고 있다. 앞에서 언급한 것처럼, *과긴장성* 근육은 근긴장이 과다하고, *저긴장성* 근육은 근긴장이 과소하다. *무긴장성* 근육은, 거의 또는 전혀 근긴장이 없다. 인체 전반에 걸쳐 뼈들을 당겨서 자세나 구조적 균형을 만드는 것은 근육군들 사이의 근긴장 균형이다. 일부 근육들 내에 근긴장도가 과다(과긴장성) 또는 과소 (저긴장성)한 경우, 몸의 구조는 불균형이 되어버린다. 이 결과, 자세는 나빠져 장기가 기능부전이 되고, 나아가서는 정신적 문제도 발생한다. 한 근육 (주동근), 그것의 협동근, 고정근 및 길항근에서 근긴장의 수준은 주로 그 근육 내의 신경수용기의 활동에 의해서 제어되고, 조정되어 미세 조절된다.

신경생리학: 신경계

Neurophysiology: The Nervous System

부득불, 다음에 오는 뇌와 신경계의 기술은 피상적이고 간단하게 다룬다. 책의 페이지 수는 한정되어 있으므로, 뇌 및 신경계에 대한 기본구조들의 설명과 그들의 일부 기능에 대한 규정 이상은 이 책에서 다루지 않는다. 다만 근육들에 관련이 있는 여러 국면에 대해서는 상세하게 해설한다.

신경계의 주요 기관은 *뇌*이다. 현존하는 가장 진보된 컴퓨터보다도 훨씬 복잡한 뇌는 우리들의 이해력을 초월하고 있다. 이것은 당연한 것이다. 결국, 뇌가 우리들이 이해할 만큼 단순한 구조라면, 생각하는 수단으로서 뇌를 사용하고 있는 우리들은, 뇌를 이해할 수 있을 정도로 현명하지는 않을 것이다. 3개의 큰 부분으로 나뉘는 뇌는 모든 척추동물의 진화와 구조적 관계를 갖는다. 척추에 접하는 머리뼈 바닥 (두개저)에 시작하여 앞쪽으로 나가면서, 후뇌, 중뇌, 전뇌가 있다.

뇌의 진화에서 *후뇌*는 가장 초기에 발달하였다. 후뇌는 연수, 뇌교, 소뇌로 구성된다. 이들 3개의 부분을 총칭하여 "뇌간"이라고도 한다. 연수는 두개저에 있는 구멍을 통해서 뇌의 나머지 부분과 척수와 연결된다. *연수*는 호흡의 비율, 심장 박동의 빠르기, 혈압 등을 조절한다. 연수 바로 위에서, 뇌간이 커져서 뇌교를 형성하고, 다시 중뇌에로 이어진다. *뇌교*는 연수와 중뇌의 사이에 있는 신호 다리다. 신경전달물질인 도파민은 중뇌에서 만들어진다. 도파민은 근긴장에 직접적인 영향을 준다. 도파민이 결핍하면, 근육의 경련, 몸의 떨림, 파킨슨병에 관찰되는 정신장애 등 다양한 징후나 증후군들이 나타난다.

*소뇌*는 뇌간을 에워싸는 것처럼, 머리뼈의 뒤쪽 하부에 위치한다. 소뇌는 후뇌 중에서 제일 큰 부분이며, 뇌에서 두 번째로 크다. 몸 움직임의 조화와 근 긴장을 조절하는 역할을 가진 소뇌는 주로 근육, 힘줄, 관절수용기, 눈, 피부, 내이의 미로 등으로부터 정보를 받아들이고 있다. 손발의 위치 및 몸의 자세에 대한 정보는 모두 소뇌에서 통합된다. 그 소뇌의 활동을 무효로 하거나 변경하거나 할 수 있는 것이 대뇌피질이고, 거기서부터 영향을 받아 소뇌에서 자극이 발생한다. 소뇌에서부터 척수를 경유한 자극은 근육들로 가서, 몸의 위치나 자세를 바꾸거나 유지시킨다.

*전뇌*는 뇌 용적의 대부분을 차지하고 있으며, 뇌의 진화에서는 새로이 발달한 부분이고 간뇌와 대뇌로 구성된다. *간뇌 (midbrain)*는 시상, 시상하부, 뇌하수체 및 이러한 기관을 대뇌에 접속하는 신경으로 구성된다. 대뇌는 2개의 큰 대뇌반구로 구성되며, 반구들은 뇌량 (corpus callosum)이라 불리는 커다란 신경의 다발로 연결되어 있다. 대뇌의 단면을 보면, 가쪽은 신경세포가 모인 두꺼운 회색의 *대뇌피질*이고, 그 안쪽은 신경섬유들로 된 백색 중심이다. 대뇌에는 온갖 심상 (mental pictures) 또는 몸의 움직임의 패턴이 저장된다. 대뇌는 시각, 청각, 촉각과 같은 감각 표현들의 보고서를 모으고 처리함과 동시에, 기억 센터이기도 하다. 의식적인 사고나 자각은 대뇌에서 생기는 것처럼 보인다. 오늘날, 2개의 대뇌반구의 기능에 대한 여러 개념들은, 심리학을 포함하여 여러 가지 의료분야 그리고 비의료분야에서, 대뇌반구에 관한 연구나 논의의 기초가 되고 있다.

간뇌에는 시상 (thalamus) 및 시상하부 (hypothalamus)라 불리는, 무의식 하에서 이루어지고 있는 신체기능을 위한 가장 중요한 관리 센터가 있다. *시상*은 몸 전체로부터, 또한 뇌 내의 각 부분으로부터 보내지는 신경 신호를 받고 전달한다. 소뇌로부터의 정보는 이 시상에서 의식되도록 처리가 이루어지기 때문에, 시상은 "의식의 입구"라 불린다. 시상은 뇌의 기능들을 통합하고, 충동, 감정, 인격에 관계하고 있다. 통증을 지각하고 해석하는 것도 시상이다.

*시상하부*는 자율신경계의 지휘관에 해당한다. 자율신경계는 보통 의지에 관계없이 작용하는 소화, 분비, 신진대사 등의 기능을 제어한다. 시상하부는 거듭 굶주림, 목마름, 성, 자기-보존 같은 본능적 반응을 제어하고 있다. 시상하부는 뇌하수체의 위에 위치하고, 뇌하수체의 기능을 제어하고 있다. 그 뇌하수체는 인체의 "master gland"라 일컬어지는 매우 중요한 내분비선이다. 뇌하수체를 제어함으로써, 시상하부는 직접적 또는 간접적으로 내분비선 전부를 제어하고 있게 된다.

*중추신경계*는 뇌와 척수로 성립되어 있다. 그리고, 척주는 머리뼈에 연결되어 있다. 척주는 상하로 쌓여있는 24개의 척추뼈로 구성된다. 이들 24개의 척추뼈는 엉치뼈 (천골)과 꼬리뼈 (미골)에 연결되어 있고, 엉치뼈와 꼬리뼈가 척주의 하단이 된다. 척주를 이루는 척추뼈에는 세로로 구멍이 뚫려 있어 이들을 연결하면 1본의 관이 된다. *척수*는 후뇌에 시작되고 이 긴 관을 지난다. 뇌 자체를 제외하고, 몸에서의 최대의 신경속 (bundle of nerves)인 척수는 이 관에 의해서 보호되어 있다.

중추신경계는 두 가지 큰 역할을 담당한다. 우선 하나는 몸의 내부환경을 항상성의 상태로 유지함으로써, 구조적 통합성을 유지하는 일이다. 항상성 (homeostasis)의 상태란 체온, 혈압, 화학적 성분의 균형 등이 안정하여 일정하게 유지되는 것을 의미한다. 두 번째의 역할은 외부환경의 변화에 몸을 적응시키는 일이다.

몸의 생리적 프로세스의 대부분은 중추신경계에 의해

서 제어된다. 체내에서는 어떠한 의식적인 자각과는 관계없이 많은 일이 일어나고 있다. 중추신경계는 몸의 다른 부분과 정보를 주고받기 위한, 또한 몸의 다른 부분을 제어하기 위한 주요 경로를 2개 갖고 있다. 하나는 화학적 경로이고, 또 하나는 전기적 경로이다.

몸의 생리기능에 영향을 주는 화학물질을 생성하고, 비축하고, 방출하는 역할을 담당하는 기관은 *선 (glands)* 이다. *외분비선*으로부터는 피부의 겉과 안 (점막, 장관벽, 표피)에 생성물질 (땀, 피지, 냄새 등)이 배출된다. *내분비선*은 호르몬이라 불리는 화학물질을 합성하여, 직접 혈류에 방출한다. 중추신경계는 혈액 안에 분비되는 호르몬의 양을 조절함으로써 화학적 교류를 수행한다.

시상하부는 2종류의 호르몬을 분비한다. 옥시토신과 바소프레신 (항이뇨호르몬; ADH)이다. 이들은 시상하부 후엽으로부터 혈류로 방출된다. 옥시토신은 출산시에 자궁근육을 수축시킨다. 자궁이 충분히 수축을 반복하면, 신경신호가 시상하부에 도달하고, 옥시토신의 분비는 멈춘다. 한편, 영아가 젖꼭지를 빪으로써 옥시토신을 더 분비하도록 하는 신경신호가 시상하부에 보내진다. 이것에 의해서 유즙 분비선은 수축하여 유즙 (젖)의 방출이 촉진된다.

바소프레신 (ADH)은 신장 (kidneys)에 영향을 준다. 신장은 혈액 안으로부터 노폐물을 걸러내서, 이 노폐물 즉, "요 (urine)"를 방광으로 보낸다. 바소프레신은 신장이 수분을 재 흡수하여 요를 농축하게 만든다. 수분의 섭취량이 적을 때, 또는 땀을 많이 흘렸을 때 등, 이 바소프레신의 작용에 의해서 몸의 수분이 일정하게 유지된다. 하지만, 필요 이상으로 농축이 진행되면 신장에 불리하게 작용하는데, 바소프레신이 동맥이나 정맥 주위의 근육 수축을 자극해서, 혈압을 상승시키는 것이다.

*뇌하수체*는 구개 위에 있는 나비뼈 함몰부에 안에서 코 뒤에 위치하고 있다. 이 함몰부는 그 모양 때문에 "터키 안장 (Turkish saddle)"이라 불린다. 뇌하수체는 동양의 신비사상에서의 "제3의 눈"의 위치와 기능에 연관이 있다. 뇌하수체는 보고, 듣고, 만지고, 또는 멀리서 느끼는 등의 초능력을 준다고 하는 "제3의 눈으로 통하는 구멍"이다. 이 기능들은 투시력, 투청력, 영시력이라 불린다. 많은 나라들에서, 경찰은 행방불명자를 찾는 경우 "영능자"의 힘을 빌린다. 이러한 초능력에 관한 과학적 설명은 아직 없다.

위에서 언급한 형이상학적인 현상은 차치하고, 뇌하수체는 몸에서 가장 중요한 선 (glands)이라 간주되어 이따금 "master glands"라 불린다. 뇌하수체의 후엽은 주로 신경조직으로 구성되어 있다. 전엽은 적어도 10종류의 호르몬을 혈류에 분비하는 내분비선으로 구성된다. 다른 선에 호르몬을 촉진하는 신호를 화학적으로 보내는 역할을 하고 있는 것이, 혈류에 방출된 뇌하수체호르몬이다. 이 역할이야말로, 현재 과학적으로 알고 있는 뇌하수체의 가장 중요한 기능이라 할 수 있다. 뇌하수체와 뇌하수체를 제어하는 시상하부에는, 현재의 과학에 의해서 아직도 해명되어 있지 않은 다른 기능이 있다고 생각된다.

시상하부를 통해서, 중추신경계가 뇌하수체를 제어하면, 차례로, 뇌하수체는 다른 모든 인체의 내분비선을 제어한다. 내분비기능 및 신경계 기능의 통합체로서, 시상하부는 몸의 생리적 기능에서 중추적 역할을 하고 있다.

내분비선은 머리, 목, 몸통에 있다. 갑상선, 부갑상선, 흉선, 췌장, 난소, 고환 (정소), 부신 등을 포함한다. 위에서 언급한 것처럼, 이들 내분비선으로부터의 여러가지 호르몬들의 방출은 주로 뇌하수체로부터 먼저 방출되는 호르몬에 의해서 제어되고 있다. 간장, 폐, 신장, 심장이라는 다른 기관도 역시 매우 소량이지만 호르몬을 분비한다.

몇 가지의 내분비선은 신경에 의해서 제어되지만, 분비량에 관해서는, 각 분비선은 일반적으로 "*피드백 제어*"된다. 예를 들면, 여성의 혈류에 에스트로겐의 양이 충분하지 않다는 것을 시상하부가 감지한 경우, 시상하부는 직접 뇌하수체에 에스트로겐 "방출호르몬 (RH)"을 보낸다. 이 운송에는 시상하부와 뇌하수체를 연결하는 신경을 따라 생긴다. 그 결과, 뇌하수체는 혈류에 "난포자극호르몬 (FSH)"을 방출한다. FSH가 난소에 도달하면, FSH는 난소를 자극해서 에스트로겐을 생성하게 하고 혈류에 방출하게 한다. 이리하여 혈액의 에스트로겐의 양이 필요량에 도달한 것을 시상하부가 감지하면, 이번에는 시상하부는 방출호르몬을 보내는 것을 멈추게 한다. 그 결과, 뇌하수체는 FSH 생성을 중지하고, 난소는 에스트로겐의 생성 및 방출을 멈추는 것이다.

호르몬 제어는 천천히 진행되므로, 월경주기와 같이 속도를 필요로 하지 않는 인체 기능에 적합하다. 중추신경계 내 및 중추신경계와 몸의 다른 부분과의 사이의 또 다른 주요 교류 방법은 전기적인 것이다. 전기자극은 근육, 피부, 내부 장기 및 선들로부터 신경을 따라 중추신경계로 가게 된다. 중추신경계는 이러한 신호들을 처리하고, 새로운 신호들을 만들어내어, 이들을 기관들로 되돌려 보낸다. 다음의 예에서, 중추신경계는 호르몬보다 훨씬 빨리 부신에 도착할 수 있는 신경신호를 보낸다. 호르몬을 경유하는 교류와 비교해보면, "신경신호에 의한 전달"은 훨씬 빠르고, 보다 특정하다.

투쟁해야 할 것인가 도망가야 할 것인가라는 "투쟁-도주" 반응이 일어나는 긴급을 요하는 상황에서는, 호르몬이 즉각 방출되어야 한다. 이것은 먼 옛날에는 매우 중요한 일이었다. 왜냐하면, 신속한 반응 여부는 생사에 관계되는 문제이다. 이러한 상황에서, "생명을 지키기 위해 투쟁하는가", 또는 "자기를 구하기 위해 도망가는가"를 몸이 준비할 수 있는 속도에 생존이 걸려있는 것이다. 신속하게 행동을 일으키려면, 부신호르몬인 아드레날린이 필요하지만, 위험에 몸을 노출시키고 있는 긴급인 경우에, 아드레날린의 생성-방출을 시작하게 하는 화학 신호를 혈류를 경유해서 부신에 보내는 것은 너무 늦다. 호르몬을 포함하여, 혈액 중의 화학물질에 의해서 부신이 활성화될 수는 있다. 그러나, 신경을 통해서 전기자극을 보내는 편이, 부신이 훨씬 빠르게 호르몬 (특히, 아드레날린) 분비를 자극한다.

혈액 중의 아드레날린은 전신에 여러 전반적인 영향을 준다. 투쟁-도피 반응에 요구되는 장기들은 혈액 순환이 증가하여 기능이 항진한다. 반대로 투쟁-도피 반응에 필요하지 않은 장기에서는, 순환혈액이 감소하여, 기능이 저하한다. 그래서 아드레날린은 표층 모세혈관을 수축시키기 때문에, 피부의 색깔은 혈기를 상실하여 창백해진다. 동공은 가급적 빛을 받아들이려고 확대한다. 심박과 호흡도 증가한다. 수의근 모두가 순환이나 긴장을 전신적으로 높임으로써, 몸은 역동적인 근육 활동에 대비한다. 음식물을 통과시키는 장과 같은 불수의근의 활동은 저하한다. 일부의 호르몬은 특정 분비선에만 작용하지만, 아드레날린과 같은 호르몬은 전신적으로 폭넓은 영향을 가진다.

신경세포 (neuron)는 핵을 포함하는 세포체와 여러 가지의 가늘고 긴 돌기가 있다. *수상돌기*라 불리는 다수의 짧게 뻗어 있는 섬유들은 신경세포체에 자극을 전달한다. *축삭* 또는 신경섬유라 불리는 하나로 길게 뻗어 있는 섬유는, 신경세포체 밖으로 자극을 전달한다. 한 신경의 축삭은 다른 신경들의 수상돌기에 접합하여 자극하거나, 다른 종류의 세포에 직접 작용한다.

신경들은 직접 연결되어 있는 것은 아니다. 축삭이 수상돌기에 접합하는 부분은 *시냅스*라 불리는 액강 (fluid-filled cavity)이다. 축삭으로부터의 전기자극이 시냅스에 접합하면, 전기자극은 시냅스 내에 화학반응을 일으킨다. 들어온 자극이 충분히 강할 때, 시냅스 내의 화학반응은 보통 다음에 있는 신경을 "발화 (fire)"시켜서, 새로운 전기적 신호를 계속 전달한다. 그러나 같은 신경회로가 같은 시냅스를 통해서 많이 발화하면, 시냅스의 액성은 (fluid) 고갈된다. 이러한 것이 일어나면, 들어오는 신경신호는 더 이상 다음의 신경을 발화하도록 자극하지 않는다. 그 결과, 그 신호는 고갈된 시냅스에서 멈추게 된다.

우리들은 모두 경험한 일이 있다고 생각하는데, "생각을 정리할 수 없을 때" 정신적 탈진을 느낀다. 신경 수준에서 이 말은 문자 그대로 올바르다. 우리들은 어떠한 것을 생각하기 시작한다. 그러나 시냅스의 액성이 탈진되었기 때문에, 신호는 소실한다. 이러한 경우, 우리들은 생각하고 있던 것을 잊어버린다. 탈진된 시냅스에 의해서 생기는 "건망"의 내재 원인은 종종 비타민 B의 결핍인데, 비타민 B는 시냅스 액성의 주요 "선구물질"이다. 선구물질이란, 몸이 필요로 하고 있는 다른 화학물질을 만들기 위해 사용되는 화학물질을 말한다. 몸은 대량의 비타민 B12를 비축할 수 있으나, 다른 종류의 비타민 B는 충분히 비축할 수 없다. 스트레스가 걸리면 몸은 비축되어 있던 소량의 비타민 B를 즉각 사용해버리므로, B12 이외의 비타민 B에 대해서는 매일 새로이 섭취해야 한다. 비타민 B를 충분히 섭취하면 (비타민 C를 아울러서 섭취해야 하지만), 시냅스의 액성은 새로워지며 정신적 탈진도 빨리 사라진다. 효모균에 대해서 과민하지 않으면, 오렌지주스와 약간의 비타민 C 분말의 혼합물, 여기에 몇 스푼의 양조효모를 가해서 마시면 필요한 비타민 B와 C를 충분히 섭취할 수 있다. 이 혼합주스를 마신 다음에 20~30분이 경과하면, 시냅스의 액성은 재생할 것이다. 정신적 탈진이 소실되고, 다시 상쾌한 기분이 될 것이다.

이미 언급한 것처럼, 뇌를 제외하고 척수는 몸에서 가장 큰 신경의 다발이다. 척수의 횡단면을 관찰해보자. 나비의 형태를 한 회백질의 주위를 백질이 에워싸고 있다. 전면 (복측)에 돌출한 나비모양의 2개의 날개부분은 *전각 (ventral horns)*이라 불린다. 후면 (등쪽)에 돌출한 나비모양의 2개의 날개부분은 *후각 (dorsal horns)*이라 불린다. 모든 운동신경 즉, *원심성 신경*은 척수의 전각으로부터 밖으로 나온다. 모든 감각신경 즉, *구심성 신경*은 후각으로부터 척수 내에 들어간다. 이 감각신경이라는 용어의 "감각"에는 의식적인 자각이라는 의미는 포함되어 있지 않으며, 신경계가 신호를 수용한다는 사실만을 가리킨다. 백질은 척수를 통해서 수직으로 신호를 운반하는 신경들로 되어 있다. 이 신경들은 척수의 여러 분절 (segment)에 접속하여, 뇌로부터의 신호를, 또는 뇌에의 신호를 운반한다.

척수의 한 "분절 (segment)"에 있는 인접한 두 개의 척추뼈의 좌우 양측에, 들어오는 신경 즉, 구심성 신경은 감각에 관한 정보를 특정 근육이나 기타 장기로부터 중추신경계로 운반한다. 같은 분절로부터 밖으로 나가는 신경, 즉 원심성 신경은 그 같은 근육이나 장기의 기능을 지시한다. 관련 체성영역도 역시 분절이라 불린다. 분절의 명칭은 척주에 출입하는 신경의 위치에 따라서 결정되는데, 예를 들면, C7이라 하면, 신경은 제7경추 (C7)와 제1흉추 (T1)의 사이를 출입한다.

척주의 전면인 복측은 후면의 등쪽보다 노출되는 일도 적고, 또한 손상으로부터 더 많이 보호된다. 운동신경은 척수의 복측으로부터 나가므로, 보호라는 점에서는 운동신경 쪽이 감각신경보다 진화의 과정에서 우대를 받았다고 할 수 있을 것이다. 아마도 들어오는 신호를 지각하는 능력보다, 적절한 신경신호를 전신의 각 부위에 내보내는 능력이 있는 뇌나 척수를 우선함으로써, 살아남을 기회가 커지기 때문이라 생각된다. 원심성 및 구심성 신경들은 "척추사이" 공간을 빠져 나와 몸과 연결되기 전에, 그들은 합쳐져서 하나의 짝을 이룬 신경이 된다.

신경을 통해서 전달되는 신호의 속도는 매우 빠르다. 그러나, 신호의 속도는 시냅스를 통과할 때마다 총체적으로 현저하게 떨어진다. 신경신호의 총체적 속도는 신경을 통해서 신호가 전달되어야 하는 거리와, 통과해야 하는 시냅스의 수에 의해서 결정된다. 일부 반응들은 매우 신속하게 일어나야만 하는데, 뇌를 경유하고 있다가는 지나치게 늦기 때문이다. 이런 종류의 신호들은 뇌가 전혀 관여됨이 없이, 신체와 척수 사이에서, 그리고 척수 안에서 발생한다. 그들이 만드는 근육 반응은 *반사 (reflex)*라고 불린다. 무릎반사와 같은 간단한 예를 생각해보자. 무릎의 힘줄에서 나온 감각신경은, 척수에 있는 하나의 시냅스 안에서, 운동신경을 만나 그것을 자극한다. 그러면 운동신경은 넙다리곧은근 (198페이지 참조)에 수축하도록 신호를 내고, 그 결과 다리가 재빨리 펼쳐진다. 무릎반사에 대해서는 23페이지에서 상세히 설명한다. 구심성 신경 및 원심성 신경을 이동하는 전체 거리가 짧고, 또한 "신경사이" 시냅스도 하나뿐이기 때문에, 그러한 반사 반응은 신속하게 일어나서, 우리들을 손상으로부터 구해줄 가능성이 크다.

신경수용기
The Nerve Receptors

지난 장에서 기술했듯이, 원심성 신경은 중추신경계 (CNS)에서 기시하여, 신호를 중추신경계와 인체의 다른 부위들로 보낸다. 이에 반해서 구심성 신경은 여러 가지의 신경수용기로부터 자극을 받아서 중추신경계에 신호를 보낸다.

몸에 작용하는 외부 기계적 자극에 관한 정보 (소리, 압력, 접촉, 움직임, 중력 등)를 모아서 중추신경계에 전달하는 것은 *기계적 수용기 (mechanoreceptors)*다. 귀의 와우에 있는 기계적 수용기는, 고막을 때리는 외부 소리 진동을 청각 신경신호로 변화시킨다. 뇌는 눈에 있는 수용기가 모은 정보를 사용해서 머리의 위치를 정상으로 하려고 한다 (시각 정위반사). 또한 와우 및 시각 수용기는 외부에서 만들어진 빛과 소리 등의 자극에 반응한다.

*고유수용기 (proprioceptors)*란 체내에 발생하는 자극에 반응하는 신경수용기들의 큰 그룹이다. 중추신경계 (주로, 소뇌)는 몸의 정합성, 움직임, 자세를 평가하여 조절하기 위해, 모든 종류의 고유수용기로부터 온 신호들을 비교한다. 고유수용기에는 3개의 주요 그룹이 있다. 인대, 관절, 및 피부고유수용기 (skin proprioceptors); 목 및 미로고유수용기 (neck and labyrinthine proprioceptors); 근육고유수용기 (muscle proprioceptors) 들이다. 모든 고유수용기는 자세, 동작, 가속도 등으로부터 신체 각 부위에 작용하는 장력을 측정하고, 근육이 정상적으로 기능을 하도록 조정한다.

고유수용기의 3개의 주요 그룹은 다음과 같다:

1. 인대, 관절, 피부에 있는 고유수용기 〔루피니종말기관, 엽상소체 (파치니소체), 자유신경종말〕

이 책에서는 이들에 대한 설명을 생략한다.

2. 목 및 미로에 있는 고유수용기

목 (특히, 목의 작은 근육들)의 고유수용기는 매우 잘 발달하여 있다. 머리를 목 위에, 목을 체간 위에 바르게 유지하는 역할을 담당하기 때문이다. 내이미로는 내이에 있는 기관이고, 평형감각을 관장한다. 매우 작은 속이 빈 뼈 (바위뼈)이고, 내부에는 청음과 평형을 담당하는 감각기관이 있다. 내이미로의 내부에는 특별한 림프액이 있다. 내이미로의 중앙에 전정이 있고, 전정에는 내이미로의 속이 빈 뼈 안에 난원공이라는 "창 (window)"이 있다. 음파는 고막을 통해서 기계적 자극으로 바뀌지만, 이 기계적 자극은 이 창을 통해서 미로액에 전달된다. 그 결과, 림프액은 전정을 경유하여 와우라 불리는 미로의 한쪽 말단으로 움직인다. 와우는 달팽이의 껍질처럼 감긴 형태의 관이다. 와우에서, 림프액이 움직이면 감각세포를 자극하고, 감각세포는 신경신호를 만든다. 이러한 신경신호는 뇌로 전달된다. 뇌에서 이러한 신호가 처리되면 소리로서 이해하게 된다.

내이미로의 또 다른 한쪽 말단에는 3개의 반원형을 한 관이 있다. 관은 서로 거의 직각으로 교차하고 있다. 내이미로 전체와 마찬가지로 삼반규관은 림프액으로 채워져 있다. 각 관의 말단에는 부푼 곳 (팽대부)이 있다. 팽대부 (ampulla)는 구면와동 (spherical cavity)이며, 그 안에는 특수한 유모세포가 배열한 액체로 채워진 낭이 있다. 유모세포에 붙어있는 신경은 삼반규관 내의 림프액의 움직임을 감지하고, 머리의 3차원적 위치나 동작에 대해서 신경계에 신호를 보낸다.

3. 근육 고유수용기

근육은 2종류의 작용을 한다: 수축이라 불리는 근육의 활동적 작용은 인체 부분들의 움직임을 만든다. *근긴장 (muscle tone)*이라 불리는 근육의 수동적인 작용은 한 근육이 쉬고 있을 때 긴장 상태를 말한다. 근긴장은 다음에 자세히 설명할 예정인 γ운동신경원에 의해서 만들어진다.

근육의 작용에 가장 많이 관여하고 있는 고유수용기들은 신경근방추세포수용기와 골지힘줄기관이고, 이것들의 근육고유수용기는 인간의 자세나 움직임에 직접 작용한다. 신경근방추세포수용기는 근육의 *"길이 (length)"*를 모니터하고, 골지힘줄기관은 근육의 *"긴장 (tension)"*을 모니터한다.

신경근방추세포
Neuromuscular Spindle Cells

*신경근방추세포*는 근육의 어디에도 있지만, 특히 "복부" (그림 2-1)에 집중하여 있다. 신경근방추세포의 길이는 2~20㎜이고, 결합조직의 액초 (liquid-filled sheath)로 싸여 있다. 신경근방추세포 내에는 3~10본의 가느다란 추내근섬유가 있다. *추내근섬유*는 초 (sheath)의 바깥쪽에 있는 훨씬 커다란 *추외근섬유*와 평행되게 놓여 있다. 추외근섬유는 한 근육의 대부분을 구성하고, 수축의 강도를 결정한다. 신경근방추세포수용기는 추내근섬유의

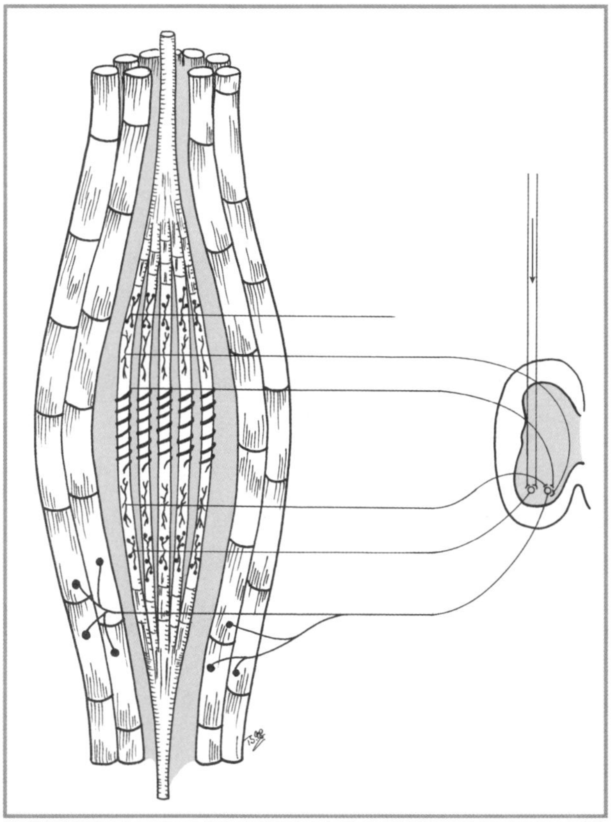

그림 2-1 신경근방추세포

중앙부 주위를 나선모양으로 휘감고 있다. 이러한 신장-감지 신경수용기는 "일차"형 *Ia 구심신경*을 따라 중추신경계에 신호를 보낸다. 원심신경인 *α운동신경원*과 *γ운동신경원*이 중추신경계의 반응을 근육에 운반한다.

앞에서 언급한 것처럼, 신경원 (neuron)은 하나의 완전한 신경세포이다. 신경원의 구성은 다음과 같다:

1. 핵을 가진 세포체
2. 축삭 또는 신경섬유라 불리는 하나의 긴 돌기
3. 시냅스를 통해서 신경을 신경수용기 또는 다른 신경에 연결하는 여러 짧은 가지로 뻗어 있는 수상돌기
4. 시냅스

신경이 전달하는 신호는 강해지거나, 약해지거나 하는 일은 없다. 신경자극은 항상 일정한 강도를 갖는다. 신경신호의 강도는 신경이 1초에 몇 번 "발화"하는가에 따라 결정된다.

*α운동신경원*의 기시 (origin)는 척수 회백질의 전각이다. Ia형 구심신경으로부터의 신경신호가 척수에 전달되면, α운동신경원을 따라 반응이 근육에 전달된다. α운동신경원의 형태는 "긴장성 (tonic)" α운동신경원과 "위상성(phasic)" α운동신경원의 2종류이다. 긴장성 α운동신경원은 장기간 계속해서 작용하는 자세유지근육에 분포한다. 위상성 α운동신경원은 오직 짧은 기간 동안 수축하는 위상성 근육에 분포한다. 근육에 신호를 전달하는 운동신경원의 약 70%가 α운동신경원이고, 근 수축의 세기를 결정하는 굵은 추외근섬유에 분포한다. 나머지 30%에 해당하는 *γ운동신경원*은 추내근섬유에 분포하고, 근 수축의 세기에 영향력을 갖지 않는다. 그 대신, γ 자극은 추내근섬유들의 수축을 일으키는데, 이것이 신경근방추를 신장한다. 이 과정으로 우리는 거칠지 않은 미세한 운동 조절을 한다. 소뇌로부터 시작되는 신경자극은 γ신경원을 통해서 추내근섬유로 간다.

신경근방추의 양 끝에서, 추내근섬유는 근초 (muscle sheath)에 부착하기 때문에, 추내근섬유는 그 근육의 나머지에 맞춰서 자동적으로 길어지거나 짧아지거나 한다. 각 추내근섬유의 중앙에는 액틴과 미오신이 분포하지 않는 영역이 있고, 그래서 그 부분은 수축하지 않는다. γ운동신경원이 추내근섬유를 수축하도록 자극하면, 추내근섬유들은 각각을 끝을 향해서 당기며 그래서 Ia 신경수용기 섬유들이 감고 있는 중앙부분을 늘린다.

Ia 신경은 구심신경이다. Ia 신경 및 그들의 신경수용기는 더 미세한 Ⅱ형 신경과 구별하기 위해 "일차"라 불린다. 신경근방추세포의 일차 Ia 수용기는 항상 척수에 신호를 보낸다. 그 중앙 부분이 신장되면, "일차" 수용기들로부터 나온 출력은 증가된다. Ia형 신경들은 굵고 그리고 그 신경 신호들은 그들을 통해서 재빨리 전달된다. 추내근섬유의 수축성 부분들 사이에 있는 수용기 영역이 갑자기 신장되면, Ia형 신경들을 경유하여 특별히 강한 신호가 (1초마다의 신경발화 수가 높다) 척수의 후각으로 보내진다. 신속한 "단시냅스" 반응이 같은 근육으로 되보내져서 그 근육을 수축시키기 이전에, 척수에 있는 오직 한 시냅스만 자극될 필요가 있다. 이것이 반사반응 (예: 무릎반사)의 기본이다. 이 종류의 반응은 한 번

생기고, 순식간에 멈추기 때문에 "단상반응 (monophasic reaction)"이라 불린다.

"이차" *Ⅱ형 구심신경*은 추내근섬유의 수축성 부분에 직접 연결된다. Ⅱ형 신경은 Ia형 신경보다 가늘고 전달 속도가 느리다. Ⅱ형 구심신경은 신경근방추반응의 제2형에 관여한다. 신경근방추반응의 제2형이란 자극을 받았을 때, 그 근육의 긴장을 천천히 높여서, 높아진 근긴장 (tonus) 상태로 남아있게 한다.

근력검사 또는 중량물 들기와 같은 힘겨루기나 힘을 필요로 하는 활동에서, 근육은 α원심성 자극과 γ원심성 자극의 양쪽의 작용을 받는다. 추외근섬유의 α자극은 수축하는 힘을 만들어 낸다. 추내근섬유의 γ자극은 신경근방추세포 중앙부분에 있는 수용기 영역을 신장한다. 그러면 자극을 항상 보내고 있는 수용기는 척수와 소뇌에 보통보다도 강한 자극을 보낸다. 실제로 그 강한 자극은 그 시점에서의 요구에 맞추기 위해서 더 큰 수축을 요구하는 명령이라 할 수 있다. 요구에 응답해서 더 커진 신경신호가 α운동신경을 통해서 근육의 추외근섬유에 전달된다. 그 결과, 근육은 더 강하게 수축한다.

근긴장이 부족한 근육의 장력을 증가시키려면 신경계는 강한 신호를 보낸다. 이 역할을 담당하고 있는 것이 신경근방추이다. 치료사가 근력 검사에서 더 많은 힘을 가하는 동안, 환자의 근방추세포들은 가해지는 힘의 양을 모니터해서, 사지 또는 몸의 다른 부분들이 바른 위치로 유지하기에 충분하도록 적절한 강도의 α신경 신호를 만들기 위해서 신경계에 신호를 보낸다. 근육의 신경근방추세포가 충분히 강한 신호를 보내지 않는 경우, 그 근육은 근력검사에서 약하다고-검사될 것이다.

신경근방추세포들의 활동은 그 자신의 근육 (주동근)을 수축하라고 자극한다. 그것은 더 나가 그 근육의 협동근들과 그 근육의 고정근들의 수축을 촉진시킨다. 동시에, 그 근육의 길항근들은 억제된다. 앞에서 언급한 것처럼, 그 근육 자체 (주동근)의 반사자극은 재빨리 일어나는데, 왜냐하면 수축력을 만들기 위해서 신경근방추세포와 추외근과의 사이의 시냅스는 척수 내에 단지 하나이기 때문이다. 이것은 인체가 잠재적으로 위험을 주는 자극으로부터 벗어나게 매우 빨리 홱 움직여서 그 자신을 보호하게 해 준다. 한편, 협동근이나 고정근을 촉진시키는 신경회로나, 길항근을 억제하는 신경회로 각각은 척수 내에 통과해야 하는 시냅스가 2개 있으므로, 신호전달은 약간 시간이 걸린다.

신경근방추세포 안에 있는 α 및 γ신경의 공동작용에 의해서, 근 수축은 부드럽고 조화를 갖게 된다. 일반적으로 자세유지근육 즉, "긴장성 (tonic)" 근육은 오랜 시간 동안 비교적 높은 수준의 근긴장을 유지한다. 그런 근육들은 느린 긴장성 섬유의 비율이 높다. 그런 근육들의 활동은 정교한 조정을 요하지 않는다. 그러므로, 긴장성 근육은 신경근방추세포를 거의 갖지 않는다. 이에 비해서 "위상성 (phasic)" 근육은 신속한 움직임을 하는 "위상성" 섬유를 다수 보유하고, 또한 신경근방추세포들도 훨씬 많다. 그래서, 보다 빠르고, 보다 복잡하고, 정교하게 조정된 움직임을 가능하게 만든다.

일반적으로, 신경근방추세포는 근육의 길이에 관한 정보를 신경계에 끊임없이 보내고 있다. 우리들은 신경근방추세포에 대해서 도수조작 (manipulation)을 함으로써, 도수에 의해서 근육의 길이를 조절할 수 있다. 신경근방추세포들을 함께 붙도록 밀거나 꼭 집으면 (그 근육의 길이에 평행하게) 추내근섬유의 긴장을 낮춘다. 이러한 도수조작에 의해서 Ia 구심신경을 통해서 척수에 보내지는 신호는 보통보다 약해진다. 그러면 α원심신경이 전달하는 신호 수준이 잠정적으로 약해져, 근육의 강약을 결정하는 추외근섬유에 긴장의 저하가 인지된다. 즉, 방추세포들을 꼭 집는 것이 잠정적으로 근육을 약하다고 평가되게 만들 것이다. 이러한 방법으로 한 근육이 바르게 반응하고 있는지 아닌지를 확인하는 데 사용될 수 있다. (정상긴장성이라고 평가되는 근육에 대해서는 84페이지를 참조할 것).

두 손 또는 두 손가락을 근복 속으로 누른 다음 근복을 당겨 벌리므로써, 신경근방추세포들을 신장시키고 활성화 시키는 것은 추내근섬유들을 신장시켜서, 척수로 가는 그것들의 출력을 증대시킨다. 그 결과, 증가한 초당 신경자극들은 α원심신경을 통해서 근육의 추외섬유들로 보내져, 더 강한 수축이 일어난다. 즉, 신경근방추세포를 당겨 벌리는 것은 근육 내의 긴장을 증가시킨다.

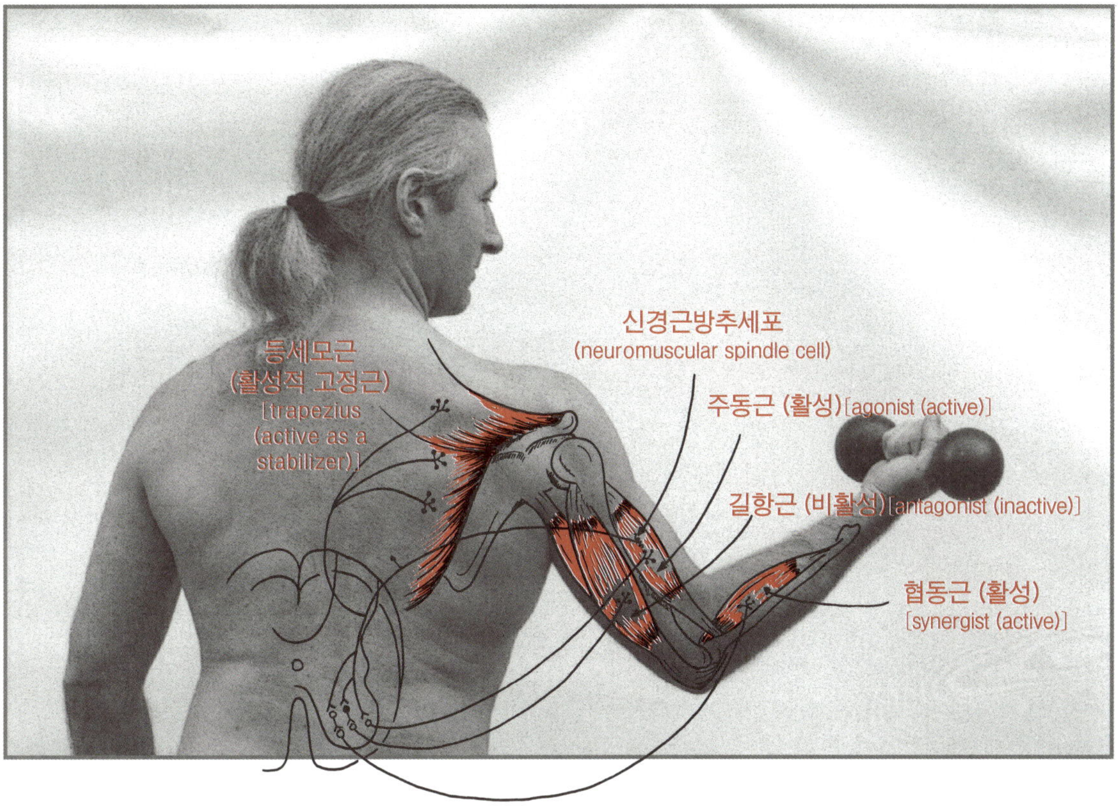

그림 2-2 신경근방추세포들의 활동을 통한 근육 수축의 억제 및 촉진

외상 (trauma), 극단적인 수축이나 신장, 또는 너무 급격하게 가해진 신장은 신경근방추세포가 부적절한 세기의 자극을 계속적으로 척수로 보내는 원인으로 된다고 생각되고 있다. 그 결과로, 주동근, 협동근, 고정근, 길항근 등 모두가 부적당한 긴장을 갖는다. 이것은 자세에 나쁜 영향을 미친다. 그렇게 되면, 부적당한 자세를 지지하기 위해 다른 근육들은 정상적 수준을 넘어서 수축해야 한다. 그들의 과도한 수축은 그들의 길항근 등을 부적절하게 억제시킨다. 정상적으로 기능을 하지 않는 신경근방추세포에 대해서 일어나는 일련의 적응이 신경 및 신경학적 부조화의 공통 원인이다 (86페이지).

주동근이 작용할 때, 그것의 신경근방추세포들의 작용은 길항근을 억제되게 만든다. 길항근이 한 근육에게 작용할 때, 주동근은 억제를 받는다. 이 원리를 "상호 억제"라 부른다 (그림 2-2). 주동근과 길항근의 양쪽이 동시에 작용한다면, 서로 다투게 될 것이고, 에너지를 낭비하게 될 것이다. 또한, 관절 위에 있는 두 개의 근육이 작동을 한다면, 관절에 있는 두 개의 뼈는 움직일 수 없게 된다. 상호 억제는 척수 레벨에서 자동적으로 일어난다. 척수에서 시냅스를 통해서 신경근방추세포로부터의 구심신경과 길항근으로 되돌아가는 원심신경이 서로 만나는 것이다. 그러나, 상위에 있는 뇌 중추는 이 "상호 억제" 효과를 중단시킬 수 있다. 주동근과 길항근의 양 그룹을 동시에 굽히기 위해서 대뇌피질에서 의식적인 결정이 생길 수 있다. 이 결정은 소뇌를 경유하여 적절한 척수 분절 (segment)로 전달되고, 거기서부터 근육에 전달된다. 이것을 이용하고 있은 것이 바디빌더 (body builder)이며, 그들은 대부분의 근육들을 한 번에 굽혀서 늠름한 포즈를 취하고 있다.

주동근이 활성에 있는 동안, 그것의 길항근은 억제되는 것이 정상이다. 정상적으로 기능하지 않는 신경근방추세포는 지나치게 강한 자극들을 보내기 때문에, 그 근육들의 어느 활동은 그것의 길항근을 *나중에* 약하다고-검사된 근육으로 만드는데, 심지어 주동근이 이완된 이후에도 마찬가지이다. 이러한 상태를 "반응근(reactive muscles)"이라 부른다. 이러한 상황과 그것의 교정은 133페이지에서 상세히 설명한다.

기능장애인 신경근방추세포는 보통 치료적 접촉검사(therapy localize; TL)를 할 것이다. 즉, 그 근육이 신경근방추세포의 기능장애 때문에 근육이 약하다고-검사된다면, 신경근방추세포에 접촉하는 것은 그 근육을 강하다고 평가되는 근육으로 만들 것이다. 반대로, 기능장애인 신경근방추세포에 TL을 할 때, 어떠한 정상긴장성 지표근육을 약하다고-검사되는 근육으로 만들 것이다.

기능장애인 신경근방추세포를 촉진하면, 보통 경결(hard lump)이 느껴진다. 이 경결을 TL이나 촉진에 의해서 찾아내면, 더 직접적으로 조정치료를 시행할 수 있고, 치료도 하기 쉽다.

신경근방추세포의 기능장애가 원인으로 약하다고-검사된 한 근육을 강화시키기 위해서, 치료사는 손가락들을 그 신경근방추세포 양쪽에 있는 근육에 약간 깊게 밀어 넣고, 그 근육 섬유들의 방향을 따라서 양손의 손가락들을 벌린다. 이것은 정상적으로 기능하고 있는 근육을 "각성"시키기 위해서도 이용된다. 운동 경기 전 또는 진행 중에도, 이 방법으로 근육들을 강한 수축에 대비시킬 수 있다.

신경근방추세포의 기능장애가 원인으로 과긴장성이라고 검사된 근육 (근력검사에서 강하다고 평가되지만 보통의 방법으로는 약해지게 할 수 없는 근육)을 약하게 만들기 위해, 치료사는 문제가 있는 신경근방추세포 양측 근육 속으로 손가락으로 누른 다음, 근육 수축 방향의 선을 따라 (근섬유들 자체의 선) 손가락들이 함께 붙도록 반복적으로 누른다 (그림 2-3). 이렇게 함으로써, 신경근방추세포를 함께 붙도록 효과적으로 "꼬집는 (pinch)" 것이다. 신경근방추세포에 이러한 종류의 도수조작을 시행함으로써, 단축되고 딱딱한 근육들을 완전히 펴지게 빨리 되돌릴 수 있다. 그것은 가장 즐거운 마사지 종류는 아니지만, 이 도수조작은 과도하게 수축된 근육의 이완을 도모하는데 가장 효과적인 것들 중의 하나다. 예를 들면, 목과 어깨 사이에 있는 상부 등세모근이 뻣뻣하고 딱딱해졌을 때, 이 도수조작을 시행함으로써, 근육의 긴장과 통증을 신속하게 줄일 수 있다. 다만 이것은 상부

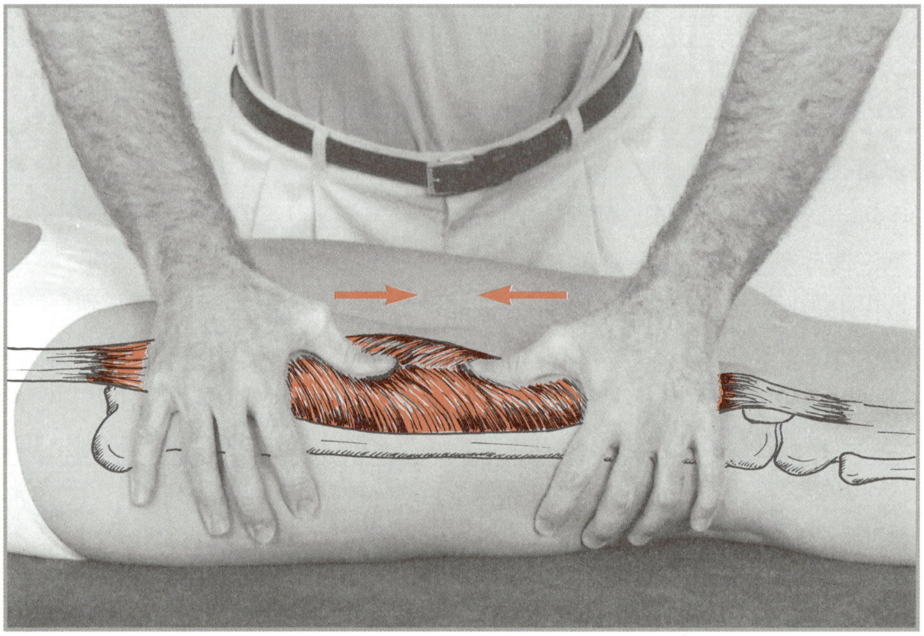

그림 2-3 근육의 긴장을 줄이기 위해서 신경근방추세포를 밀어서 모은다.

등세모근의 긴장이 그것의 길항근인 넓은등근이 부적절한 근긴장을 갖고 있어서 생긴 것이 아니라, 일차적인 것이라는 것을 전제로 하고 있다. 등세모근 상부에 도수조작을 하면, 어깨가 몇 cm 내려갈 정도로 등세모근은 아주 많이 길어질 수도 있다.

신경근방추세포에 대한 치료는 1~7kg의 압력이 필요하다. 원하는 결과를 얻으려면, 그 이상의 압력이 필요한 경우도 있다. 그러나 환자의 근육에 근긴장이 거의 없는 경우는, 압력을 줄여야 한다. 압력은 특정 신경근방추세포에 한해서 여러 번 가해야 한다. 그 근육이 폭이 넓고 여러 개의 신경근방추세포들이 관여된 경우, 각각의 신경근방추세포들에 대해 치료를 반복하거나, 아니면 그냥 그 근육의 전체 폭을 가로질러 반복한다 (그림 2-4). 충분히 치료가 이루어지면, 신경근방추세포는 더 이상 TL되지 않아야만 하고 그 근육은, 근력검사에서 측정되는 것처럼, 적절한 긴장 수준을 가져야만 한다.

신경근방추세포의 같은 기능장애가 되돌아오거나, 많은 분리된 근육들 안에 신경근방추세포 문제들이 있다면, 영양적 교정이 권해진다. 기능장애에 생골(raw bone) 농축 또는 생골 핵단백 추출물 들을 씹어 먹으라고 Goodheart는 추천한다. 표준 과정은 ("연락 주소 및 원천들"을 보라)이 영양분들을 공급한다. 생골 농축 보충제 내의 유용한 인자는 포스파타아제 (phosphatase)가 아닌가라고 Goodheart는 생각하고 있다. 감자, 토마토, 가지, 피망 등의 가짓과의 식물에 대해서 알레르기가 없는 한, 생감자의 포스파타아제 역시 이 목적에 좋은 효과를 갖는다.

신경근방추세포의 기능장애 때문에 약하다고-검사된 근육의 교정

신경근방추세포에 기능장애가 있다고 생각되는 경우, 다음과 같은 징후를 보인다:

a) 근육의 근긴장이 너무 적다 (저긴장성).

b) 근육은 촉진성 과긴장이지만, 검사상 약하다.

c) 근복을 누르면, 통증을 느끼는 딱딱한 덩어리가 있다.

d) 근육은 TL을 만드는 신경근방추세포를 갖는다.

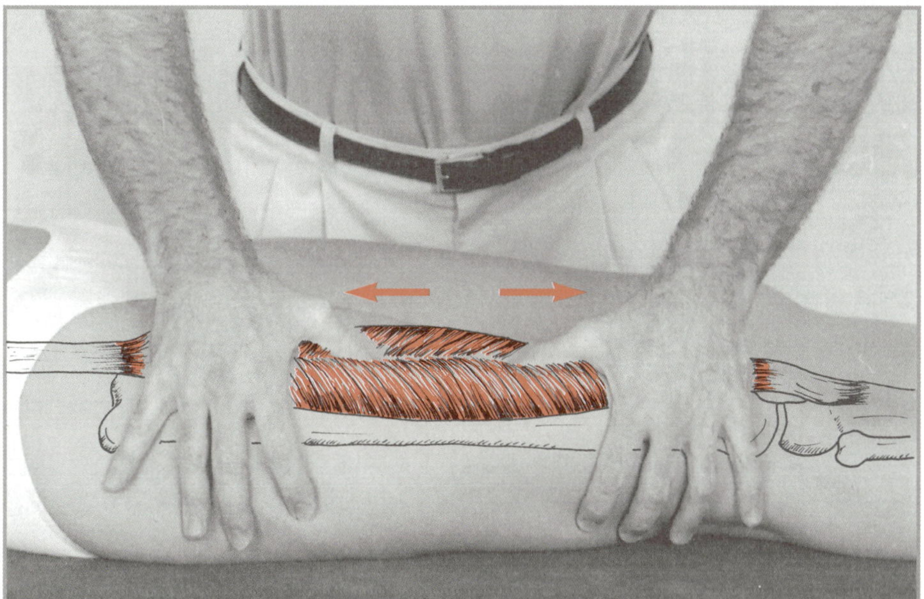

그림 2-4 근육의 긴장을 늘리기 위해서 신경근방추세포를 떨어지게 당긴다

검사:

1. 근육을 촉진하여, 딱딱한 덩어리를 찾는다. 보통 근복에 있으나, 수축근섬유들의 어디에나 존재할 수 있다.
2. 의심이 가는 부위에 (촉진된 덩어리가 있다면 여기에) 접촉한다 (TL).
3. 의심이 가는 부위에 TL을 하면서 다시 근력검사를 한다.
4. 전에 약하다고-검사된 근육이 이제 강하다고 평가되는 근육으로 바뀌면, TL을 한 부분의 신경근방추세포에 기능장애가 있다.

교정:

1. 기능장애인 신경근방추세포를 갖고 있어서, 약하다고-검사된 근육의 근긴장 (tone)을 높이려면, 손가락(또는 손의 옆면)을 방추세포 양측에 있는 근육 속으로 밀어 넣고, 근섬유의 방향을 따라서 조직들을 갈라 놓는다. 1~7kg 정도의 압력을 가하여 여러 번 반복한다.
2. 이전에 약하다고-검사된 근육을 다시 근력검사를 한다. 그것은 이제 강하다고 평가되는 근육으로 되어 있어야만 한다. 만약 그렇지 않다면, 1단계로 되돌아가, 기능장애가 있는 다른 부위를 찾아라.
3. 이전에 기능장애였던 신경근방추세포에 TL하고 그 근육을 재검사한다. 그 근육은 강하다고 평가되는 근육으로 되어있어야만 한다. 만일 되어있지 않다면, 교정 1단계로 되돌아간다.
4. 이 때, 교정을 확고히 하도록 생감자 또는 생골 농축제제를 섭취하도록 환자에게 조언한다.

신경근방추세포의 기능장애 때문에 과긴장성인 근육의 교정

신경근방추세포에 기능장애가 있다고 생각되는 경우, 다음과 같은 징후를 보인다:

a) 근육은 너무 큰 근긴장을 보이며 (촉진성 과긴장성) 딱딱하고 통증이 있다.
b) 근복을 누르면 통증을 느끼는 경결 (lump)이 있다.
c) 신경근방추세포는 TL을 만든다.
d) "일차성 근육"이 존재한다 (137페이지의 "반응근들" 참조).

검사:

1. 근육을 촉진하여 경결을 찾는다.
2. 의심이 가는 부위에 (촉진된 덩어리가 있다면 여기에) 접촉한다 (TL).
3. 의심이 가는 부위에 TL을 하면서 또 다른 정상긴장성 지표근육을 검사해라.
4. 이전의 정상긴장성 근육이 이제 약하다고 검사되면, TL을 한 부분의 신경근방추세포에 기능장애가 있다.

교정:

1. 기능장애인 신경근방추세포 때문에 과도한 긴장상태인 한 근육을 교정하려면, 손가락 (또는 손의 옆면)을 TL을 하는 그 부위 양측에 있는 근육 속으로 밀어 넣고, 근섬유의 방향을 따라서 그 조직들을 함께 붙도록 민다 (신경근방추세포를 함께 붙도록 꼬집는다). 1~7kg 정도의 압력을 가하여 여러 번 반복한다.
2. 이전에 기능장애였던 신경근방추세포에 TL하고 지표근육을 재검사한다. 지표근육은 이제 강하다고 평가되는 근육으로 되어있을 것이다. 만일 그렇지 않다면, 교정 1단계로 되돌아간다.
3. 이전에 약화시킬 수 없었던 과긴장성 근육이 약화되어 정상긴장성 근육으로 되어 있는지 아닌지를 확인한다.
4. 교정이 지속하도록 생감자 또는 생골 농축제제를 섭취하도록 환자에게 조언한다.

골지힘줄기관
Golgi Tendon Organs

*골지힘줄기관*의 치료 또한 한 근육의 긴장 수준을 조절하기 위해서 사용될 수 있다. 골지힘줄기관은 근육이 뼈에 부착되기 전 근육들이 힘줄들과 섞이는 연결부에 있는 고유수용기이다. 평균적으로 10~15개의 근섬유들이 각각의 골지힘줄기관에 붙어있다. 골지힘줄기관과 신경근방추세포는 서로 정반대의 기능을 갖는다: 신경근방추세포는 근육의 *길이 (length)*를 모니터하고, 골지힘줄기관은 근육의 *긴장 (tension)*을 모니터 한다.

근육이 강하게 수축하여 재빨리 짧아지면 신경근방추세포들은 짧아지지만, 골지힘줄기관은 신장되어 활성화된다. 근육이 길어질 때, 신경근방추세포는 항상 활성적이어서, 나가는 신호가 *증가한다*. 골지힘줄기관은 그 근육이 빨리 또는 극단적으로 짧아질 (수축) 때까지, 수동적으로 있는다. 신경근방추세포의 활성화는 그들이 있는 근육의 긴장을 증가시킨다 (촉진). 이것은 또한 협동근이나 고정근을 촉진시키는 반면, 길항근은 억제시킨다. 골지힘줄기관의 활성화는 골지힘줄기관이 있는 근육의 긴장을 줄인다 (억제). 골지힘줄기관을 가진 근육과 서로 협동하는 근육 (협동근과 고정근) 역시 억제된다. 그 근육의 길항근은 자극을 받아서 근긴장을 늘린다 (촉진) (그림 2-5).

골지힘줄기관의 힘줄수용기는 신경근방추세포와 완전히 마찬가지로, 굵은 I형 구심신경과 연결되어 있다. 혼란을 막기 위해서, 신경근방추세포가 연결되어 있는 Ia 신경과 구분하기 위해, 힘줄수용기신경이 연결되는 I형 구심신경은 Ib 구심신경이라 불린다. 척수에 들어간 Ib 구심신경은 α운동신경과 연결되고, α운동신경에 신호를 준다. 신호는 α운동신경을 지나서 근육으로 전달된다. Ib 신경은 한편 척수를 통해서 소뇌에도 신호를 보낸다. 소뇌는 자세나 몸의 균형을 유지하고, 신체 각 부위의 움직임을 원활하게 시행하는 데 크게 관여한다.

많은 근육은 기능상 충분히 튼튼하게 만들어져 있다. 이 때문에 과도하게 신장하여 근육 자체의 근섬유를 극한까지 작동시켜도, 또는 뼈로부터 분리시킬 것 같은 정도

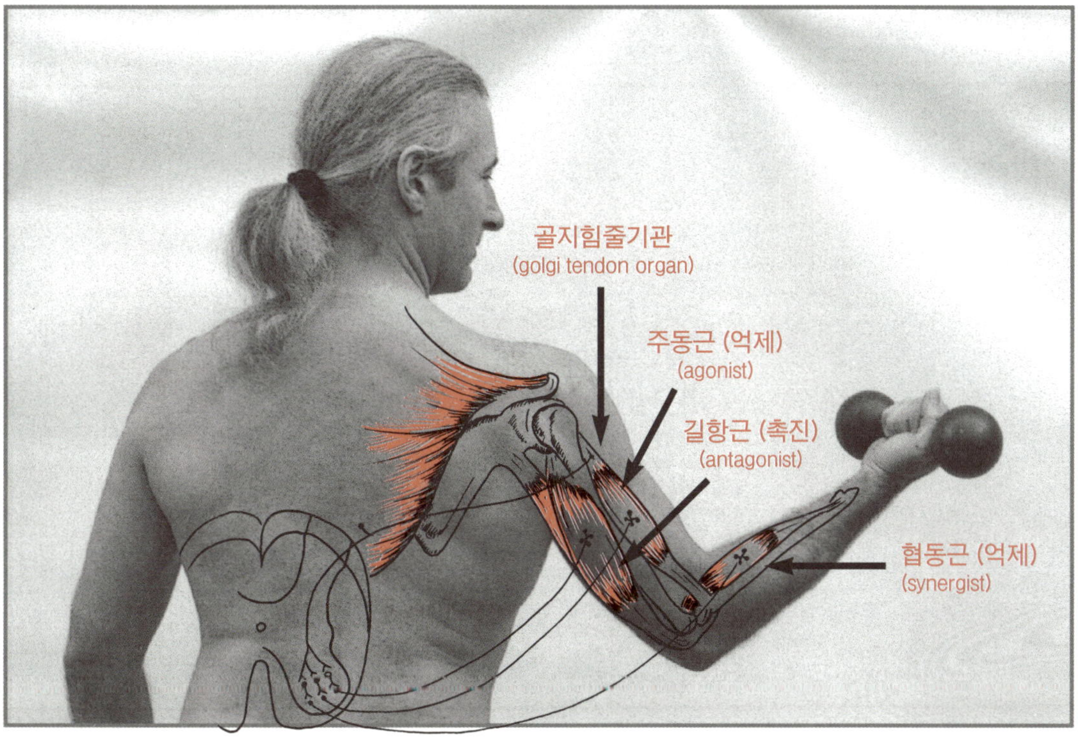

그림 2-5 골지힘줄기관의 활동을 통해서 근수축의 억제와 촉진

로 힘줄을 당겨도 근육은 쉽사리 손상되지 않는다. 골지힘줄기관의 빠르거나 극단적인 신장은 근육의 긴장을 낮추고, 골지힘줄기관을 포함하고 있는 근육을 늘린다. 골지힘줄기관을 포함한 근육이 강하게 수축될 때, 골지힘줄기관은 더 커다란 출력 신호를 만들고, 그래서 더 커다란 억제 효과를 만든다. 골지힘줄기관의 이러한 억제작용은 근육의 극단적인 긴장으로부터 근섬유, 힘줄, 뼈와의 힘줄 종지부를 지키고, 나아가서는 뼈 자체의 손상도 방지하게 된다.

골지힘줄기관이 발하는 신호가 아주 강할 때, 골지힘줄기관은 α운동신경원을 꺼버린다. 그러면, α운동신경원을 통해서 전달되는 "수축하라"는 신호가 거의 근육에 전달되지 않게 되어, 근육은 갑자기 이완한다. 이러한 현상은 팔씨름에서 볼 수 있다. 패자가 힘이 다 되었을 때 팔은 순식간에 넘어진다. 의식적인 판단과 연습으로, 골지힘줄기관의 보호기전을 무효로 할 수 있게 되는 것이다. 최대한으로 수축한 근육으로 경기를 하고 싶은 중량물을 들어 올리기나 팔씨름의 선수는 골지힘줄기관의 근육수축 억제작용을 의식적으로 (근육이나 힘줄 또는 뼈를 상하게 하거나 하지 않는 직전까지) 막을 수 있다. 이러한 경우, 다음과 같은 일이 일어나고 있다고 생각된다. 대뇌에 있는 상위 뇌 중추는 소뇌에 정보를 보내고, 소뇌로부터 척수를 통해서 분절 (segment) 단계까지 정보를 보낸다. 분절에서는 *Ib 구심신경*이 α원심신경과 접합부를 만들어 α원심성 신경에 영향을 미친다. 그 결과, 골지힘줄기관의 억제 작용 자체가 저지되어, α운동 신경

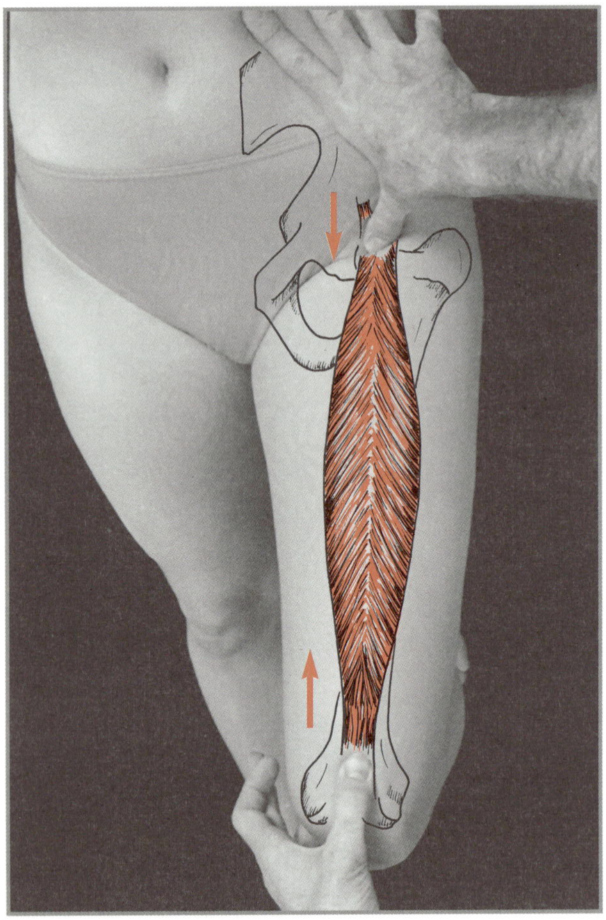

그림 2-6 근육의 긴장을 늘리기 위해서 골지힘줄기관을 함께 붙도록 민다.

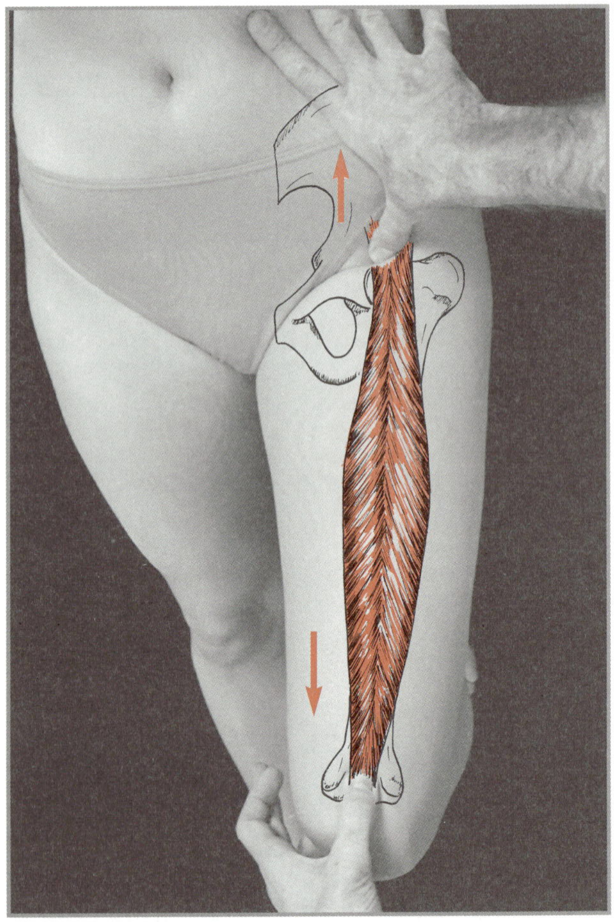

그림 2-7 근육의 긴장을 줄이기 위해서 골지힘줄기관이 멀어지게 당긴다.

원이 수축신호를 내는 것을 막는다.

골지힘줄기관에 도수조작을 시행함으로써, 근육 내의 긴장의 수준 (근긴장)과 그것의 근력검사에서의 반응에 직접적인 영향을 줄 수 있다. 골지힘줄기관의 위치를 정확하게 파악할 수만 있다면, 정상적으로 기능하고 있는 근육을 사용해서 상기의 것을 증명할 수 있다. 하지만 정상적으로 기능하고 있는 근육에서, 골지힘줄기관은 TL하지 않을 것이다. 즉, TL에 의해서, 골지힘줄기관의 위치를 찾아낼 수 없는 것이다. 그러나, 골지힘줄기관의 위치를 찾아내는 용이한 방법이 있는데, 근육의 힘줄이 가느다란 경우, 특히 효과적이다. 우선 한 근육의 힘줄이 있는 말단부의 한쪽, 또는 양쪽을 힘줄이 연결하고 있는 뼈의 방향으로 당겨서, 골지힘줄기관을 활성화시킨다. 그리고 활성화된 골지힘줄기관이 있는 정상긴장 상태의 근육에 근력검사를 시행하면, 정상긴장 상태였던 근육이 약하다고-검사된 근육으로 변화하고 있는 것을 알아차릴 수 있다. 그 효과는 20초에서부터 수분 동안 지속한다. 이 방법을 여러 회 반복함으로써, 골지힘줄기관의 정확한 위치를 확실히 파악할 수 있는 것이다.

골지힘줄기관의 기능장애가 원인으로 약하다고-검사된 근육인 경우, 장애가 있는 골지힘줄기관은 일반적으로 TL할 수 있다. 골지힘줄기관에 손을 댐으로써 약하다고-검사된 근육은 강화되고, 또한 정상긴장성 지표근육의 대부분은 약해진다. 일반적으로, 근힘줄 이행부에 접촉하면 간단히 알 수 있는 경결 (lump)이 있다. 이 경결을 근섬유를 따라서 근복을 향해서 여러 번 당긴다 (그림 2-6). 이렇게 하는 것에 의해서 근육은 정상긴장성 근육으로 검사되게 되돌아갈 것이다.

그렇게 빈번하지는 않지만, 과도하게 활동하는 골지힘줄기관이 원인으로 근육이 과긴장성이 되는 일이 있다. 이것은 과긴장성 근육을 일차성 근육이 되게 하고, 다른 근육을 그것에 반응하는 근육이 되게 한다 ("반응근들 (reactive muscles)"에 대해서는 133페이지에서 설명한다). 이 경우, 골지힘줄기관을 근복으로부터 멀어지도록 (즉, 근육의 말단부를 향해서) 당겨라 (그림 2-7).

근육의 양끝에 있는 골지힘줄기관은 평가돼야만 한다. 기능장애를 일으키고 있는 것은 한쪽일 수도 있고, 양쪽일지도 모른다. 신경근방추세포와 마찬가지로, 골지힘줄기관의 신호전달 수준을 조정하려면, 대략 1~7㎏의 압력이 필요하다. 밀고 당기는 동작을 여러 번 반복해야 한다. 조정의 전후에 근력검사를 시행하면 도수조작의 효과가 분명해진다.

신경근방추세포와 마찬가지로, 골지힘줄기관에 같은 기능장애가 재발하거나, 골지힘줄기관 기능장애가 여러 분리된 근육들 안에서 골지힘줄기관 문제들이 있다면, 영양적 교정이 권해진다. 포스파타아제를 포함하고 있는 생골 (raw bone) 농축제 또는 생골 핵단백 추출물 들이 고유수용체 문제에 유용하다고 Goodheart는 믿고 있다. 생골 농축제를 씹어 먹는 것을 원치 않는 사람들에게, 가짓과의 식물에 대해서 알레르기가 없는 한, 생감자에서 포스파타아제를 얻을 수 있다. 이와 동일한 추천이 신경근방추세포들의 치료에 적용된다.

골지힘줄기관의 기능장애 때문에 약하다고-검사된 근육의 교정

다음과 같은 증상이 나타난 경우, 골지힘줄기관 기능장애를 의심한다:

a) 근력검사에서 약한 근육이라 평가되고, 동시에 보통의 방법으로도 강화할 수 없다.

b) 강하다고 평가된 근육이었으나, 강한 수축 도중, 갑자기 완전히 약한 근육이 된다.

c) 만지면 아픈 경결이 근힘줄 연결부에 나타난다.

검사:

1. 한쪽의 근힘줄 이행부를 TL하고 근육을 재검사한다.
2. 근육의 다른 한쪽의 근힘줄 이행부를 TL하고 근육을 재검사한다.
3. 근육의 말단 부분의 어느 한쪽 또는 양쪽을 TL하여 근육이 강하다고 검사된 경우, 근육 말단부위의 어느 한쪽 또는 양쪽의 골지힘줄기관이 기능장애를 갖고 있다.

교정:

1. 기능장애를 일으키고 있는 골지힘줄기관의 힘줄 쪽의 근육을 손가락으로 꽉 누르고, 근섬유 방향을 따라서 근복 쪽으로 골지힘줄기관을 당긴다. 1~7㎏의 압력을 가하여 여러 번 반복한다.

교정의 확인:

2. 근육을 재검사한다. 조정이 성공하였다면, 근육은 이제 강하다고 평가될 것이다. 이전의 골지힘줄기관의 아픈 경결도 어느 정도 덜해질 것이다.
3. 교정이 지속하도록 생감자 또는 생골 농축 제제를 환자에게 씹어 먹게 한다.

골지힘줄기관 기능장애 때문에 과긴장성으로 평가되는 근육의 교정 (드물다)

다음과 같은 증상이 나타난 경우에, 골지힘줄기관 기능장애를 의심한다:

a) 근육은 과긴장성이거나, 딱딱하고 통증이 있는데 (촉진성 과긴장성), 그러나 신경근방추세포가 과긴장 상태를 일으키고 있는 것은 아니다.
b) 근육은 일차성 근육이지만, 신경근방추세포가 이러한 반응성 상태를 일으키고 있는 것은 아니다.

검사:

1. 한쪽의 근힘줄 연결부에 TL하고서, 이전의 정상긴장성 지표근육을 검사한다 (그 근육 자체가 아니다.)
2. 근육의 또 한쪽의 근힘줄 연결부에 TL하고서, 이전의 정상긴장성 지표근육을 다시 검사한다.
3. 문제가 있을 것 같은 근육 말단부분의 어느 한쪽 또는 양쪽을 TL한 후에 지표근육이 약하다고-검사된 경우, 지표근육 말단부분의 어느 한쪽 또는 양쪽의 골지힘줄기관이 기능장애를 갖고 있다.

교정:

1. 기능장애를 일으키고 있는 골지힘줄기관의 근복을 손가락으로 꽉 누르고, 근섬유의 방향을 따라서, 뼈 쪽으로 (근복으로부터 멀어지도록) 골지힘줄기관을 당긴다. 1~7㎏의 압력을 가해서 여러 번 반복한다.

교정의 확인:

2. 근육을 재검사한다. 치료가 성공하였다면, 근육은 이제 정상긴장성이라 평가되고, 딱딱함도 통증도 감소하여 있을 것이다. 이전 반응근들의 더 이상 약화는 없을 것이다.
3. 교정이 지속하도록 생감자 또는 생골 농축제제를 환자에게 섭취시킨다.

좋은 자세 및 중추신경계

Good Posture and the Central Nervous System

근육의 고유수용기가 조절이 잘못되어 부적절한 신호발신을 하면, 척수와 소뇌 등 중추신경계는 구심성 감각신경을 통해서 올바르지 않은 정보를 받게 된다. 중추신경계는 송신되어 온 신호가 잘못되어 있어도 신호에 충실하게 반응하기 때문에, 원심성 운동신경을 통해서 부적절한 지시를 보낸다. 그 결과, 촉진성 과긴장성 (너무 긴장) 근육이나 저긴장성 (너무 이완) 근육이 나타난다. 이것이 신체의 빈약한 구조 정렬 (틀린 자세)나 조화롭지 않은 움직임을 만든다.

중추신경계는 줄곧 컴퓨터에 비유되고 있다. 틀린 입력을 하면, 출력도 역시 틀린 것이 된다. 이 법칙은 컴퓨터 업계에서 "쓰레기를 넣으면 쓰레기가 나온다"라 불린다. 이 법칙은 중추신경계에도 잘 들어맞지만, 전체로서 보면 중추신경계는 정확히 컴퓨터에 비유할 수는 없으며, 오히려 중추신경계는 "작용-반작용 패턴"에 가깝다고 할 수 있을 것이다. 이것은 현대 교류 이론, 특히 Huberto Maturana와 Franzisco Varela의 공저 『*Der Baum der Erkenntnis(The Tree of Knowing)*』에서 전개된 이론과 조화되어 있다. 이 책은 사회학, 심리요법 (psychotherapy),

의학의 분야에서 최근 제창된 시스템 이론의 원칙을 다루고 있다. 중추신경계를 컴퓨터에 비유하는 것에 대해서, Maturana와 Varela는 다음과 같이 언급하였다:

"신경계를 단순한 입출력장치라 생각하는 것을 잘못된 것일 것이다. 신경계를 입출력장치라 생각한다면, 컴퓨터 또는 기계에 입력이나 출력이 존재하는 것처럼, 신경계라는 기구에서도 입력이나 출력이 당연히 존재해야 한다는 것이 될 것이다. 이러한 정의부여는 우리들과의 상호작용을 중요한 특징으로 하는, 인간이 만들어낸 기계에서 타당하다.

그러나 신경계(즉, 생체)는 인간에 의해서 만들어진 것은 아니다. 생물학적 존재들이 그들 자신의 동적 상황에서 중심을 차지한, 계통발생학적 표류의 결과가 신경계다. 그러므로, 신경조직을 내적 관계에 의해서 정의되는 존재라 간주해야 한다. 내적 관계 안에서 상호작용은 신경계의 구조 역학상의 조정역할을 하는 것에 지나지 않는다; 신경계는 폐쇄적으로 작동되는 통일체다.

즉, 다음과 같이 된다: 신경계는 아무 정보를 받지 않는다 - 일반적으로 생각되고 있는 것처럼 받지 않는다. 더 정확하게 표현한다면, 신경계는 하나의 세계를 구축하고 있다고 말해야 할 것이다. 외계로부터의 작은 변화를 어떻게 묘사하는가, 또한 이 작은 변화들이 생체에서 어떠한 변형을 만드는가 대해서 신경계가 결정권을 갖고 있는 세계를 신경계는 구축하였다. 뇌를 컴퓨터에 비유하는 통속적 표현은 오해를 초래할 뿐만 아니라, 완전한 잘못이다"(Maturana/Varela, 1987년).

이 인용은 난해할지도 모른다. 의미하고 있는 것을 간단히 하면 다음과 같이 된다. 중추신경계는 외계로부터 들어오는 정보에 반응하는 것만이 아니라, 그 정보가 자신에게 어떻게 그려지는가라는 것도 결정하고 있다. 이것은 정보의 내적 처리, 신체 각 부분에의 신호전달, 신체 각 부분에 대한 중추신경계의 지배로 연결된다. 사람이 같은 자극에 대해서 상이한 반응을 나타내는 것도 이 때문이다. 자극의 묘사 (해석)는 사람마다 각양각색으로 결정된다. 그러므로 각자의 반응도 역시 한 사람 한 사람 다른 사람과 다르다는 것이 된다.

골지힘줄기관이나 신경근방추세포로부터의 신호전달 수준은 우리들의 자세의 질, 행동 패턴 그리고, 자세나 움직임에 대한 우리들의 주관적인 느낌의 대부분에 관여하고 있다. 나쁜 자세는 어떠한 불쾌감을 낳지만, 어지간히 불쾌감이 심해지지 않는 한 우리들은 염려하지 않는다. 무엇이라 해도 우리들의 나쁜 자세는 장시간 서 있는 직립보행의 결과이다. 습관은 장기간에 걸친 반복으로 만들어진 것이므로, 그것이 아무리 나쁜 습성이라도, 옳다고 느끼게 된다.

나쁜 자세의 사람이 똑바른 자세로 앉거나 서도록 지시를 받으면, 이미 과도하게 긴장하여, 짧아져 있는 주동근에 더하여 그 길항근까지 딱딱하게 하는 것에 의해서 자세를 똑바로 하려고 한다. 이렇게 하여 만들어진 자세는 이전보다 똑바로 보이기는 하지만, 딱딱함은 2배가 되어있다. 긴장하여 짧아져 있던 주동근은 여전히 딱딱하다. 이번에는 길항근도 딱딱해지고, 딱딱한 주동근과 길항근이 겨루고 있다. 그 결과, 관절에 무리가 가서 움직일 수 없다. 자세를 바르게 하려고 한 결과, 불쾌감은 이전보다 커져 있다.

앞으로 구부정하지 말고 자세를 똑바로 하라고 주의를 받아도, 고유수용기로부터 나오는 신호가 변경되어 있지 않으므로 자세를 바르게 해도 그것을 유지할 수 없다. 자세를 좋게 하려고 시도해도 이전의 과도한 긴장이 적어도 부분적으로 남아 있다. 긴장은 제거되지 않고, 새로이 긴장이 추가되어 불균형이 다소 완화되어 있는 것에 불과하다. 게다가, 새로운 자세는 틀린다고 느끼고, 이전의 나쁜 자세 쪽을 여전히 편안하게 느낀다. 이러한 경우, 자세를 똑바로 하려고 하는 것에 싫증나거나, 똑바로 서라고 호령을 하던 사람의 모습이 사라지면, 안심하여, 사람은 바로 이전의 자세로 되돌아간다.

전형적인 나쁜 자세(나쁜 구조적 정렬)로서는 몸통의 앞부분이 무너지고, 어깨를 들어올리고, 머리를 중력 중심선으로부터 앞으로 내밀고, 머리를 목 뒤로 당기는 자세를 들 수 있다. 몸의 정렬이 중력 중심선으로부터 벗어날 때, 근육은 정렬을 유지하기 위해 수축해야 하는데, 그렇지 않으면 몸은 넘어져버린다. 이러한 나쁜 자세를 계속 유지하는 것은 어떤 근육들에 과도한 긴장을 강요한다. 이것은 길항근들을 억제한다. 억제되어 있는 길항근 대신 역할을 하기 위해, 원래 그 역할에 별로 관계가 없는 다른 근육이 과도하게 긴장해야만 한다. 부적절한 긴장이 차례차례로 다른 근육으로 파급되어 감으로써 불쾌감이나 신경계의 부조화가 일어나고, 나아가서는 문제가 있는 근육과 연관성이 있는 장기에 장기 질병이 일어날 우려도 있다.

AK 근육 교정 테크닉이 지향하고 있는 것은 신경근방추세포나 골지힘줄기관의 신호전달을 정확히 조정함으로써, 위에서 언급한 연쇄적 보상을 단절하는 것이다. 중추신경계는 AK에 의해서 조정되어 보다 정확한 입력을 받고, 보다 정확한 출력을 근육에 되돌려 보낼 수 있다. 각각의 근육이 균형을 잡아 최선의 긴장 상태를 유지할 때, 구조상의 정렬도 보다 좋은 상태를 유지할 수 있다. 주동근 및 길항근의 균형 잡힌 근긴장은 척주를 중력중심선에 맞추게 한다. 이 때 비로소, 근육에 별로 부담을 주지 않고 체중은 척주나 골반을 거쳐 다리로 지나 간다. 이것에 의해서 자세는 좋아지고, 여러 근육은 협동하고, 동작은 보다 원활하게 되어 우아함이 증가한다. AK 근력검사 및 일련의 교정 치료를 받음으로써 자세 및 몸의 사용이 주목할만한 정도로 개선된다.

위에서 언급한 골지힘줄기관이나 신경근방추세포에 대한 도수조작 테크닉은 이것들에 있는 고유수용기로부터 발생한 신호의 수준을 조정함으로써 근육의 긴장의 균형을 잡기 위해서 사용된다. 그러한 치료를 통해서, 몸의 균형 및 정위 (orientation) 감각이 개선된다. 개선에 수반하여 근육 중의 새로운 긴장 수준이 옳다고 느낀다. 통증은 완화되어 환자 자세는 좋아지며, 전혀 의식하지 않고 노력하지 않아도 좋은 자세를 유지할 수 있다.

앞에서 설명한 바와 같이, 신경근방추세포와 골지힘줄기관의 기능은 반대이지만, 이따금 활동은 동시에 일어난다. 신경근방추세포와 골지힘줄기관의 근 긴장에 대한 상호 효과 (reciprocal effect)는 사람의 움직임을 조화로운 것으로 하고, 우아하게 보이게 한다. 예를 들면, 팔을 굽힐 때, 위팔두갈래근은 완전한 수축으로 접근함에 따라, 짧아진 길이는 그것의 신경근방추세포를 비활성화시키고 그리고 긴장의 증가는 그것의 골지힘줄기관을 활성화한다.

이와 동시에, 위팔세갈래근은 신장된다. 위팔세갈래근의 폄은 그 신경근방추세포를 길게 만든다. 그 결과, 위팔두갈래근은 억제되고, 그 길항근인 위팔세갈래근은 촉진된다 (상호 억제). 이리하여, 그 관절이 완전한 굴곡에 가까워짐에 따라, 수축 속도는 자동적으로 느려진다. 이 상호성 기전 (reciprocal mechanism)이 없다면, 우리들의 동작은 저돌적으로 되어, 조직에 지나친 부하를 줄 것이다. 이것은 자동차를 운전하고 있고 브레이크를 걸 때와 유사하다. 자동차가 완전히 정지하기까지 운전자가 브레이크를 강하게 계속해서 건다면, 어떠할까? 자동차가 정지하는 수초 동안에 차 안에 있는 모든 것은 맹렬한 기세로 전방으로 내던져질 것이다. 이러한 일이 없도록 능숙한 운전자는 완전한 정지에 가까워짐에 따라, 감속과정을 늦추기 위해 브레이크에서 발을 천천히 들어올려 가볍게 페달을 밟도록 한다. 근육의 고유수용기도 마찬가지로 작용한다. 관절이 완전한 굽힘 또는 완전한 폄에 가까워짐에 따라, 움직임을 늦추는 것이다.

이제까지도 설명한 바와 같이, 근육은, 불활성상태에 있을 때 조차도, "근긴장"이라 불리는 계속적 긴장 수준을 갖고 있다. 한 근육의 긴장이 너무나도 적을 때, 그 길항근은 딱딱하고 짧아져서 반응을 한다. 길항근이 딱딱해지는 것은 주동근의 긴장을 한층 감소시킨다. 이것은 길항근을 더욱 딱딱하게 한다. 이러한 경우, (신경근방추세포와 골지힘줄기관의 작용으로 만들어지는) 상호 억제 및 촉진작용은 자기-영속적인 문제를 야기할 수 있다. 이러한 문제를 갖고 환자가 마사지사를 찾아가면, 마사지사는 일반적으로 몹시 딱딱해진 근육을 마사지한다. 이 처치는 도리에 맞는 것처럼 보인다. 무엇이라 해도 통증이 있는 것은 딱딱해진 근육인 것이다. 그러나, 주동근의 저긴장 상태라는 원래의 원인에 초점을 맞추지 않았기 때문에, 마사지의 치료효과는 오래 계속되지 않는다. 길항근의 과도한 긴장은 바로 원상으로 되돌아가버려, 문제가 재발한다.

Goodheart는 스윙도어 (swinging door)를 사용해서 이 문제를 알기 쉽게 설명하였다 (그림 2-8). 도어의 양측에 붙어있는 용수철의 장력이 같을 때, 도어는 균형이 유지된 한가운데 위치한다. 한쪽의 용수철 (주동근)이 늘어나 버리면, 그 용수철은 이전만큼의 장력을 갖지 않는다. 이 경우, 따라서 양쪽의 용수철을 비교하면, 다른 쪽의 용수철 (길항근)의 쪽이 긴장이 커진다. 따라서 도어는 다른 쪽의 용수철 (길항근) 쪽으로 끌어당겨진다. 다른 쪽의 용수철도 역시 신장되면, 도어는 한가운데로 되돌아오겠지만, 이 경우는 양쪽의 용수철은 늘어나버려, 용수철의 장력 상태는 모두 정상 이하가 된다 (약해진다). 이것은 바람직한 해결방법은 아니다. 바람직한 것은 이미 약해져 있던 용수철 (주동근)이 정상적인 장력을 회복하는 것이다. 이 스윙도어의 경우는 이미 약해져 있던 용수철을 정상적인 장력을 가진 새로운 용수철로 교체하는 것이 바람직한 해결방법이 된다. 이렇게 함으로써 도어는 적절한 균형을 회복한다.

짧아진 용수철이 있는 쪽은 근육으로 말하면, 과도하게 딱딱해진 길항근에 상당한다. 짝을 이루고 있는 주동근이 너무나도 저긴장 상태이기 때문에 길항근은 짧고 딱딱해져 있다. 스윙도어로 말하면, 길항근 용수철은 그 긴장의 수준을 전혀 바꾸고 있지 않다. 완전히 늘어나버린 짝을 이룬 근육에 비하면 길항근이 딱딱해진 것처럼 보인 것에 불과하다. 근육의 경우는 용수철보다도 증상은 나빠진다. 주동근이 너무나도 저긴장 상태인 경우, 짝을 이루고 있는 길항근은 주동근과 비교해서 긴장수준이 높다는 것이 아니라, 길항근은 스스로 긴장수준을 높임으로써 적극적으로 딱딱해진다. 이 긴장의 불균형을 해소하는 논리적 첫걸음은 주동근에서 근 긴장을 높이는 것이다. 이것은 종종 즉각적인 길항근 이완을 만든다.

예를 들면, 요통은 종종 허리에 있는 척추기립근의 과도한 긴장으로부터 일어나기 쉽다. 척추기립근은 몸통을 똑바로 세우는 역할을 담당하고 있다. 복근의 긴장 수준을 높이는 것은 복근의 길항근인 척추기립근을 억제한다. 그러면 척추기립근은 길어지고, 허리뼈 만곡은 줄어들어서, 요통은 즉각 경감되는 일이 많다. 그러나 길항근의 수축이 주동근을 나중에 다시 약하다고-검사되게 만든다면, 반응근들 (reactive muscles)을 위한 치료로서 길항근의 근긴장을 직접 저하시킬 필요가 있을 것이다 (133페이지 참조).

어떤 근육과 짝이 되는 길항근의 근긴장 수준이 같을 때, 그 구조의 안정은 유지된다. 한 근육의 근긴장이 불충분할 때, 길항근은 맞서는 것이 없기 때문에 딱딱해진다.

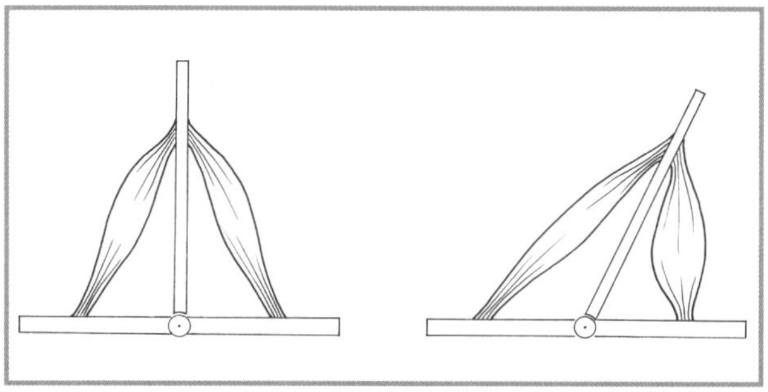

근육균형 스윙 도어 (근육 근형이 잡혀있지 않은 상태)

그림 2-8 스윙도어를 사용한 근육 균형의 설명

손상을 받은 직후에 골지힘줄기관이나 신경근방추세포를 정확히 치료한다면, 이러한 장애 즉, 외상 (trauma)에 의해서 일반적으로 야기될 것인 부적합반응을 방지할 수 있다. 이러한 테크닉들은 스포츠에 의한 장애를 치료할 때에 유용해서, 운동선수를 빨리 경기에 복귀시켜줄 수 있다. 그러나, 이러한 테크닉들에 의해서 통증이 완화되어 동작 범위가 회복되었다고 해도, 손상된 근육이 치료하기까지는 시간을 두고 주의 깊게 지켜볼 필요가 있다.

근육 고유수용기에 대해서 도수조작을 정확하게 시행하는 것은 통증을 완화하고, 동작 범위를 넓히고, 근 긴장의 균형을 도모하며, 자세를 바르게 하고, 움직임 전체를 보다 효율적이고 동시에 우아하게 한다.

스트레스 연구 및 응용 근신경학
Stress Research and Applied Kinesiology

Hans Selye (빈 태생의 헝가리인, 후에 캐나다에 이주)는 스트레스의 연구에 일생을 바쳤다 - 스트레스란 무엇인가, 스트레스가 생체에 미치는 영향은 무엇인가. Selye는 "스트레스"라는 말을 의학의 세계에서 처음으로 사용하였을 뿐만 아니라, "투쟁-도주 (fight-or-flight)" 반응이라는 용어도 만들어내었다. 그는 스트레스에 대해서 1700편 이상의 논문을 발표하고, 저서는 39편을 헤아린다. 의학박사, 철학박사, 과학박사의 박사학위에 더하여 43개의 명예박사 학위도 받았다. 그는 학구적 연구를 하였을 뿐만 아니라, 자기의 연구로부터 실생활에서 이용할 수 있는 이론은 일반사람에게도 알 수 있도록 공표하였다.

1936년, Selye는 스트레스를 *"어떤 요구에 대한 몸의 비특이적 반응"*이라 정의하였다. 이러한 정의 하에서, 스트레스는 단순히 심리적 현상일 뿐만 아니라, 반응 또는 적응이라 불리는 과정에서 일어나는 모든 것을 포함하게 된다. 내부환경, 외부환경 쌍방에 의해서 개인에게 제시된 요구에 대한 모든 신체적 그리고 심리적 반응을 스트레스는 포함하고 있다. 스트레스가 없으면, 생명은 생각할 수 없다. 스트레스가 있는 것은 보통이고, 스트레스가 일어나는 것을 피할 수는 없다. 이러한 것을 Selye는 스트레스를 다시 유스트레스 (eustress, 양성 스트레스)와 디스트레스 (distress, 악성 스트레스)로 분류함으로써 명확히 제시하였다. 우리들이 좋아하는 것을 하거나 자기들에게 유익한 것을 하는 경우, 유스트레스가 생긴다. 하고 싶지 않지만 하지 않으면 안 되는 것을 하는 경우, 디스트레스가 생긴다 (Gerz, 1996. Heine, 1997. Selye, 1952).

스트레스에 대한 3단계 반응

The Three-Phase Reaction to Stress

Selye는 모든 생체는 3단계로 스트레스에 대해서 반응한다는 것을 발견하였다 (그림 2-9). 그는 그것을 "전신순응증후군 (Generalized Adaptation Syndrome; GAS)"이라 명명하였다:

1. 경고반응기 (alarm reaction):

이 첫 단계에서, 스트레스에 대한 몸의 반응은 "경고반응"이다. 이 단계에서는 반응 능력은 일시적으로 저하한다. 이것은 일종의 쇼크반응이고, 일반적으로 지속 시간은 짧다.

2. 저항기 (state of resistance):

스트레스가 계속되면, 코르티손이나 아드레날린이 다량

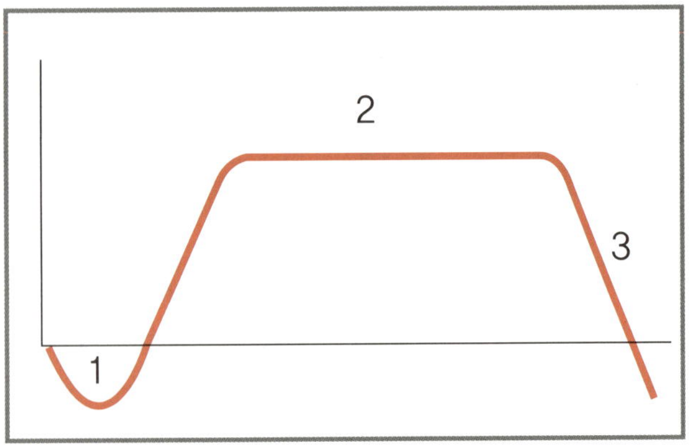

그림 2-9 Selye의 3단계 스트레스 반응

으로 생성, 방출된다. 스트레스에 순응하기 위해, 동시에 스트레스 인자 (stressor, 유해인자)에 대한 저항을 증대시키기 위해 몸의 능력을 강화시키고 있는 것이다. 예를 들면, 스트레스인자 (유해인자)에 대한 적응은 감각의 예민화, 몸의 운동제어에서의 정밀도의 향상, 각성상태 및 경계태세의 강화, 신진대사의 항진 등에 관찰된다. 이와 같이 변화함으로써, 이 사태를 감당하기 위한 증가된 수행 활동을 만든다.

그래도 역시 스트레스가 없어지지 않는 경우, 혈류 내의 코르티손이나 아드레날린의 양은 스트레스에 반응하는 체력이 최고위에 도달할 때까지 계속 증가한다. Selye는 이 최대 적응을 "저항기"라 부르고 있다. 저항기에서는 생체는 신속하고 동시에 강력한 대응이 가능하다. 스트레스가 좀처럼 해소되지 않는 상황에 있어, 최대한의 적응은 살아남기 위한 몸의 현명한 반응이라 할 수 있다. 몸이 어느 정도 오랫동안 최대 적응을 유지할 수 있는가는 사람에 따라서 다르다.

3. 고갈기 (state of exhaustion):

저항기가 너무나도 오래 계속되면, Selye가 "고갈기"라 부르는 단계에 들어간다. 어느 정도 완전히 지쳐버리면, 몸은 저항을 속행하기 위한 여분의 화학물질들 또는 에너지를 생성할 수 없게 된다. 비축한 것이 바닥이 난다. 알기 쉽게 말하면, 이것이 "탈진된 (burn out)" 상태이다. 이 단계에서는 몸으로서는 (또한 정신이나 마음으로서도) 휴식, 치료, 좋은 영양이 매우 필요하고 라이프스타일도 절대로 바꿔야 한다. 그렇게 하지 않으면 스트레스로부터 해방되어, 이 고갈기를 극복할 수 없다.

Selye에 따르면 스트레스에 연관되어 있는 증상은 다음과 같다:

- 빈발성 감염증
- 알레르기 및 꽃가루 알레르기
- 위장 등의 소화기 증상
- 불면증, 신경과민증, 에너지 결핍증, 비정상적인 정신 증상
- 집중력의 결여, 착란
- 만성피로, 우울적 경향
- 몸의 떨림, 신경성 티크, 말더듬
- 수면 시에 이갈이, 달다/시다, 뜨겁다/차갑다 등에 대해서 민감하게 됨, 턱관절 이상의 우려
- 설사
- 편두통, 월경전증후군
- 목이나 등의 통증
- 식욕이상 (과식, 거식)
- 니코틴, 알코올, 커피, 기타의 흥분제나 약물에 대한 강한 요구. 중독증
- 빈발성의 작은 부상 또는 적정한 치료를 받고 있음에도 불구하고 고질적인 만성 통증

위에 기재되어 있는 증상에는 오늘날 환자의 대부분이 매우 자주 호소하는 증상이 포함되어 있다. 이것은 스트레스 (stress)가 얼마나 큰 문제인지를 말해주고 있다.

Selye에 따르면, 어떠한 동물에서도 오래 지속된 스트레스에 대해서 골격근을 과긴장 상태로 하여 반응한다. 이러한 사실로부터도 과긴장성 근육의 문제가 얼마나 중요한 연구 테마인지를 알 수 있다. AK에서도 과긴장성 근육에 대한 주목은 차츰 커지고 있다. 실제로, Selye의 스트레스의 3단계 개념과, 근력검사에서 근육반응의 세 가지 상태 (약하다고-검사된, 정상긴장성, 과긴장성)에는 직접적인 연관성이 인지된다.

정상긴장성

정상긴장성 근육은 이상적인 상태에 있다. 양성과 악성의 자극이 인지되며 자연스런 방법으로 서로 반응한다.

자극에 대한 반응으로서 약하다고-검사된 상태 -〉 경고반응기

정상긴장성 지표근육은 상처에 대한 TL에 반응해서, 또는 알레르기항원 (allergen)을 입에 넣은 도전에 반응해서 약하다고-검사된 근육으로 바뀔 수 있다. 이것은 Selye의 새로운 스트레스에 반응하는 몸의 경고반응에 해당한다.

과긴장성 -〉 저항기

하나의 근육만이 과긴장인 경우에는 한 고유수용기의 기능부전을 생각할 수 있는데, 그 기능부전은 고유수용기 도수조작에 의해서 일반적으로 교정할 수 있다.

양측성 과긴장성 근육인 경우, 대응하는 근육-장기-경락 회로는 스트레스에 노출되어 스트레스-적응 단계에 있다.

전신의 근육들이 과긴장인 경우, 전체 시스템이 엄청나게 큰 스트레스-적응 단계에 있고, 스트레스에 대처하기 위해 "시간외 (overtime)"로 일하는 상태라고 생각된다. Selye에 따르면 이 단계에서는 휴가와 휴양이 가장 효과적인 치료법이 된다.

중요한 것은 고갈기가 시작하기 전에, 환자가 이 단계에서 문제를 해결하는 것이다. 이 단계에서 사용할 수 있는 자연 치료 테크닉에는 몸으로부터 독소나 병소 감염을 제거하는 것, 운동, 신선한 공기, 수분, 필요한 영양을 확보하는 것, 또한 감정적 스트레스가 적은 라이프스타일로 생활을 바꾸는 것 등이 있다.

(TL이나 도전 없이) 약하다고-검사된 근육 -〉 고갈기

개개의 근육이 근력검사에서 약하다고-검사된 경우는 스트레스에 적응하는 몸의 능력이 고갈되어버렸다는 것을 나타내지만, 이것은 검사된 근육과 연관성이 있는 한 특정 제어 회로에서의 능력만이 고갈되어버렸다는 것을 나타낸다.

만약 전신성 과긴장 상태가 너무나도 오래 계속되는 경우, 그 결과는 근육들의 대부분 또는 모두가 전반적으로 허약하게 될 것이다. 이 상태가 되면 Selye가 말하는 고갈기(state of exhaustion)에 상당한다. 이 단계에서, 몸은 더 이상 스트레스에 적응할 수 없어 "투쟁하는 것을 포기할 것이다." 이 단계의 환자에게 특징적인 것은, 근력을 강화하여 지표근육으로서 사용할 수 있는 근육을 하나라도 찾는 것이 힘들거나 불가능하다는 것이다. 이 단계에서 필요한 것은 전신성 과긴장성을 위해서 나열된 동일한 단계들을 강구하는 것이지만, 더 한 층의 배려와 정기적인 시행이 요구된다. 특히 이 단계의 환자에게 필요한 것은 휴양, 조용함, 수분, 보온, 긍정적인 에너지이고, 상냥한 가족이나 친구로부터의 지지를 얻는 환경에 몸을 두는 것이다. 이 문제 및 치료에 대해서는 95페이지의 "전신성 과긴장성"에서 상세히 서술한다.

Gerz는 근육 반응과 Selye의 스트레스에 대한 3단계 반응을 다음과 같이 비교하였다:

1. 이전에 강하다고 평가된 근육이 약하다고-검사된다 = 약하다고-검사된 근육으로 변화시킨 자극의 세기는 몸이 그것에 대해서 적응하는 능력보다 크다.
2. 정상긴장성 근육이 그 상태를 유지한다 = 그 자극에 관한 한 몸의 적응 기전은 적절하다.
3. 정상긴장성 근육이 과긴장성으로 바뀐다 = 자극이 몸에 경고반응을 만드는데, 근육 긴장이 병적으로 높아지는 것으로 표현된다. 이것은 "전-장애(pre-damage)"라는 대가를 치르고만 일어날 수 있다. 전-장애란 이전에 그 스트레스에 적응한 기억을 가리킨다. 원칙으로, 전-장애는 알레르기항원에 대한 면역계의 반응에서 일어난다. 몸이 알레르기반응을 일으킨다는 것은 몸이 이전에 그 물질에 접촉한 일이 있다는 것이다. 몸은 알레르기라는 형태로 반응하는 것을 "학습 (기억)"하고 있다. 그러므로 과긴장성 반응은 "학습 (습득) 반응"이라고도 말할 수 있을 것이다. 종류도 양도 상이한 여러 가지의 스트레스에 반응하면서, 몸은 근육을 긴장시켜서 스트레스에 대처하는 것을 학습한다.
4. 약하다고-검사된 근육이 정상긴장성으로 변화한다 = 그 자극 (도전)은 몸에게 신경근 반응을 개선시킬 수 있게 해 주는 긍정적인 효과를 갖는다.
5. 약하다고-검사된 근육이 그 상태를 유지한다 = 몸은 그 도전을 의미를 가진 긍정적인 것으로 인식하지 않았다.
6. 약하다고-검사된 근육이 과긴장성으로 변화한다 = 몸은 도전에 대해서 극단적인 경고 반응으로 반응한다. 상기의 #3과 마찬가지로, 이것 역시 스트레스에 대한 학습 (습득) 반응이다 (Gerz, 1996).

Selye는 동물에 대한 실험에서, 어떠한 종류의 스트레스도 대량이라면 죽음에 이르게 한다는 것을 발견하였다. 위 (stomach), 흉선, 부신의 3개 특정 기관은 항상 극도의 스트레스에 노출되고, 대체적으로 매 번 같은 반응을 나타냈다.

1. 위 (stomach)에는 염증이 생겨서 궤양으로 발전하였다.
2. 흉선 (thymus)은 작아지고, 그 기능도 저하하였다.
3. 부신 (adrenal glands)은 지방이 축적하고, 기능도 저하하였다.
4. 기타의 장기들은 특정 스트레스 인자 (stressor)에 의한 영향을 받지만, 그러나 상기의 3개 기관은 종류를 불문하고, 항상 모든 스트레스에 영향을 받았다.

비록 스트레스는 인간에게서 유사한 증상을 일으키는 것처럼 보이지만, 스트레스에 대한 동물 소견들이 어느 정도까지 사람의 스트레스에 대한 반응과 유사한가에 대해서는 아직도 논쟁 중이다. 사람에 대한 의학에서 스트레스와 위와의 연관성은 널리 인지되어 있다. 게다가 흉선은 면역계의 주된 기관으로서 알려져 있다 (스트레스에 대한 면역계 반응은 잘 알려져 있다). 이와는 반대로 부신 기능 저하에 의해서 발병하는 극히 일반적인 문제는 별로 주목되어 있지 않다. 이러한 이유로, 이 책에서는 부신 문제를 상세히 설명한다.

부신 약화와 연관된 특정 문제들은 다음을 포함한다; 알레르기, 공포 상태, 관절염, 만성피로, 대장염, 극도의 피로, 호르몬의 기능장애, 저혈당증, 면역계의 기능장애, 학습 곤란, 체중 과다, 십이지장궤양 등이 있다. 이러한 증상을 진단하기 위해서는 치료실에서의 검사에 더해서, 간단한 부신 기능 저하 검사가 5종류 있다:

1. 치료사는 혈압 소견들을 비교하는데, 우선 환자가 누워있는 동안, 그 다음 서 있을 동안이다. 서 있을 때, 부신은 혈압을 (이상적으로 말하면 8mmHg 정도까지) 올리기 위해서 노르아드레날린을 추가적으로 방출해야 한다. 이렇게 함으로써 복부나 다리에 혈액이 괴지 않도록 하고 있다. 만약 환자가 누워있을 때의 혈압이 서 있을 때의 혈압과 같을 경우, 또는 특히 혈압이 내려간다면, 아마도 부신의 기능은 저하하여 있어 충분한 노르아드레날린이 생성, 방출시키지 않을 것이다. 의학계에서, 이 반응은 "라글란드 징후 (Ragland sign)"라 불린다.
2. 부신의 기능저하를 조사하기 위한 또 다른 검사는 빛에 대한 동공 반응 체크이다. 눈에 빛이 들어오면 동공은 수축한다. 부신기능이 저하하면, 몸은 나트륨을 상실하여, 세포 사이의 칼륨이 증가한다. 이러한 잉여 칼륨은 동공 괄약근의 기능을 방해한다. 즉, 동공괄약근은 충분히 수축할 수 없다. 눈앞에서 등불이 점등될 때 동공이 곧바로 확장되는 경우, 또는 30초 정도 경과해도 동공이 수축하지 않는 경우, 부신기능이 저하하여 있다고 할 수 있다.
3. 마지막 갈비뼈 (12번째)와 척주세움근이 만나는 장소는 부신 반사 구역이다. 이 부위에 통증이 있는 경우, 부신에 장애가 있는 일이 많다. 이 반응은 "로고프 징후 (Rogoff's sign)"라 한다.
4. AK에서, 넙다리빗근 (봉공근)과 부신과는 연관성이 있다. 넙다리빗근이 검사상 약할 때, 부신이 바르게 기능을 하고 있지 않아서, 엉덩뼈가 뒤쪽으로 아탈구된 경우가 종종 있다. 이 "후방 엉덩뼈"는 옛날부터 부신의 기능저하의 징후로서 알려져 있다.
5. 넙다리빗근을 위한 전면 신경림프반사점 (배꼽에서 위로 5㎝, 거기서부터 가쪽으로 2.5㎝의 장소)은 대략 부신 위에 있고, AK에서 부신을 TL할 때에 사용된다. 약한 넙다리빗근 또는 이 신경림프반사점에 대한 양성 TL은 기능이 저하하여 있는 부신을 강화시키는 것을 도울 수 있는 수단들을 결정하기 위한 출발점이 된다. 더 상세하게 학습하고 싶은 독자를 위해 관련문헌을 기재하여 둔다. 특히 권장하는 것은 Gerz의 *Applied Kinesiology, Schmitt의 Common Glandular Dysfunctions in the General Practice, Goodheart의 You'll Be Better이다.*

이들 세 기관인 위, 흉선, 부신이 스트레스에 연관하여 기능을 저하시키는 것은 "전신순응증후군" (GAS)의 제2단계, 제3단계에서이다. 여기서 중요한 것은 심한 스트레스에 오랫동안 노출되면, 스트레스의 종류와는 관계없이, 이들 기관의 기능이 현저하게 저하하여 죽음에 이른다는 것이다.

Selye는 스트레스 연구를 통해서 다음과 같이 결론을 내렸다. "어떠한 사람에서도 건강증진을 바랄 때 최선의 마음가짐 그리고 최선의 라이프스타일은 "이타자애 (altruistic egotism)"이다 (Selye, 1974). 예수의 거의 실천 불가능한 가르침 "그대의 이웃을 그대 자신처럼 사랑하라"에 대신하는 것으로서, Selye는 "이타자애"라는 새로운 말을 사용하였다. Selye는 다른 사람에게 친절한 것은 자기보존에 도움이 된다는 의미에서 이 말을 사용하였다. 어려울 때에 다른 사람의 조력을 기대할 수 있는 최선의 방법은 그들이 어려움을 겪을 때 그들을 돕는 것이다, 라는 것이다.

간략하게 언급한다면, Selye는 인생에서 가급적 많은 유스트레스 (eustress, 양성 스트레스)를 갖도록 노력하고, 동시에 가급적 디스트레스 (distress, 악성 스트레스)는 갖지 않도록 노력해야 한다고 생각하였다. 게다가 Selye는 다음과 같이 조언하였다:

- 자기 자신의 무리가 없는 스트레스 수준을 파악한다.
- 양성 스트레스 (eustress)와 악성 스트레스 (distress)의 차이를 이해한다.

- 자기의 문제를 정확히 분석한다.
- 지나치게 노력하고 견디어 버티지 않는다. 오히려 휴양이나 이완을 중요하게 여긴다.
- 식사 때, 소금을 사용하지 않도록 한다. 염분은 스트레스의 마이너스 면을 강화한다. 대신에 염화칼륨(KCl)을 사용한다.
- 치아, 대변이 고인 결장, 동 (sinus) 등에 숨어있는 병소 감염을 모두 제거한다. Selye에 따르면, 이들은 몸에 있어서, 가령 증상이 없다 해도 끊임없이 스트레스의 원인이 된다.
- 어떤 한쪽으로 치우쳐 있는 스트레스는 피한다. 운동 등 심한 육체적 부하에 의해서 일어나는 스트레스를 독서나 음악활동 등에 기인하는 별개의 스트레스와 조화롭게 조합한다.
- 자기 자신의 특이성 스트레스와 전신성 스트레스에 대해서 스트레스 몫에 주목한다. 특이성 스트레스가 지나치게 많은 경우는 다른 활동이 반드시 필요하다. 전신성 스트레스가 지나치게 많은 경우는 스트레스가 걸리지 않는 조용한 환경에서의 휴양과 이완을 필요로 한다.

Selye의 연구에 따르면, 스트레스는 면역계의 기능을 저하시킨다. 면역계의 역할은 몸체 침입하는 이물질을 식별하여, 이물질과 싸우는 것이다. 면역계의 기능저하가 원인으로 오늘날 수많은 난치병이 관찰된다. Selye의 스트레스학설이 의사 및 의료전문가로부터 더한층 주목을 받고 있는 이유이다.

AK는 면역 분야에서 훌륭한 진단도구가 된다. AK의 테크닉을 사용해서, 치료사는 면역계의 상태 및 여러 가지 자극에 대한 면역계 반응을 평가할 수 있다. 도전 테크닉을 사용한 환자에 대한 근력검사는 환자가 갖고 있는 복잡한 스트레스 요인이나 최적의 치료를 찾아내기 위한 완벽한 도구가 된다. 이러한 견지에서 보면 AK는 일종의 "응용 면역학 (applied immunology)"이고, "응용 스트레스학 (applied stressology)"이기도 하다라고 말할 수 있을 것이다.

세계관의 변천: 뉴턴 물리학에서부터 양자역학 및 카오스이론으로

A Change in Worldview: From Newtonian Physics to Quantum Mechanics and Chaos Theory

현대의학은 대변동의 시기에 있다. 과거에 감염증 문제의 해결에 도움이 되어온 패러다임이 오늘날 만연하는 만성질환이나 퇴행성 질환에 별로 효과적이지 않은 것이다. 새로운 사고방법 즉, 건강이나 질병에 대한 새로운 견해가 필요한 것 같다. 양자역학이나 카오스이론이라는 새로운 과학상의 개념이 필요한 새 관점을 제공한다. 사회의 다른 분야에서도 의학의 분야에서도, 과거의 세계관보다 양자역학이나 카오스이론 쪽이 실재 (reality)를 보다 정확히 나타낸다는 것은 이미 실증이 끝났다. 그러나, 이러한 새로운 이론을 받아들여 이용하는 것에 대해서 저항하는 사람들이 있다는 것도 역시 사실이다.

그러나, 새로운 양자역학이나 카오스이론을 받아들여서, 새로운 의학관을 발전시키기 위해서 그들을 사용하고 있는 의사, 연구자, 생물학자도 적지 않다. 그들은 이 새로운 의학사의 "세계관"을 이용해서, 오늘날의 다양한 의학적 문제에 대한 새로운 이해와 해결책을 제시하여 획기적인 성공을 거두었다. 이 새로운 의학상의 개념영역을 나타내는 용어가 "생물의학 (biological medicine)"이다. 고전적 의학과 달리, 생물의학은 이미 뉴턴의 "인과론적" 사고를 근거로 하지 않는다. 고전적 의학은 병의 원인을 찾아내어 병소를 공격한다. 이와는 대조적으로, 생물의학을 받아들이고 있는 의사는 건강장애를 일으키는 가능성이 있는 요인(factor)을 모두 고려하여, 분석해서, 그들에게 긍정적으로 영향을 주려고 노력한다. 이리하여 대체의학은 생물의학의 한 양상으로서 볼 수 있다. 생물의학을 근거로 하는 치료법은 (Heine, 1997 이후) 다음과 같이 분류된다.

식물치료요법 (Phytotherapy; 식물 생성물을 이용한 요법)

1. 동종요법 (homeopathy)
2. 중국 전통의학 (중의학)

3. 물리치료

기본조정계에 특이적인 작용을 하는 것을 목표로 하는 요법 (Pischinger):

1. 침술요법
2. 신경치료
3. 생체공명 (bioresonance)요법

기본조정계를 전신적으로 자극하는 요법:

1. 영양요법
2. 크나이프 기법 (Kneipp techniques) (외적인 물의 적용; 수치료)
3. 인지요법 (anthroposophic medicine)
4. 회복력을 강화하는 것을 목표로 하는 활동 및 휴식을 번갈아 함.
5. 음악 및 미술요법
6. 심리 (정신)요법 (psychotherapy, 보통 치료수단으로서 대화를 이용하는 요법)

해독 및 제거 테크닉

1. 설사 및 구토
2. 방혈 (bloodletting)
3. 발한 (운동, 사우나 등)
4. 피부자극
5. 이뇨 (수분의 배설)

서양에서 전통의학 테크닉 (수술, 화학요법, 약학, 인공장기의 사용, 호르몬 및 기타의 생화학적 대용품의 사용)은 명백하고 표면적인 병의 원인과 싸우려고 한다. 그런 방식에 있어서, 몸의 역할은 다소간 수동적이다. 치료의 효과가 나타날 때, 몸은 병에서 "해방"되었다고 일컬어진다. 모든 이 방법들은 질병을 목표로 하고 있다.

이와는 대조적으로, 생물의학의 치료 절차들은 예를 들면, 독소 제거의 경우처럼, 몸에 능동적인 역할을 준다. 그들은 자연치료력을 돕고 자극하는 것을 돕는다. 자연스런 생물학적 과정 (수면, 일어나 있을 때의 리듬, 체온, 소화 작용 등)을 회복시키는 것에 비중을 두고 있고, 생물의학은 회복력 및 병에 대한 저항력을 강화한다. 생물의학이 목표로 하고 있는 것은 건강 증진과 건강 유지이다.

이 새로운 의학상의 사고방법을 이해하기 위해, 현대 의학의 주류인 "전통적" 세계관에 대해서 여기서 살펴보고 그리고 양자이론, 카오스이론이라는 새로운 개념과 비교해 본다 (이 단원의 44페이지에서 상세히 기술한다).

전통적 세계관
Traditional Worldviews

실재 (reality)에 대한 인간의 개념 즉, 자기 자신이나 바로 주위환경에 대한 개념은 우주 (cosmos)의 본질에 대해서 최근 인정된 개념들의 영향을 받는데, 그 안에서 그는 존재한다. 그 시대에 인기를 차지한 사상가나 과학자가 제창하는 본질에 대한 현실 개념의 틀 안에서 그가 생각하는 모든 것이 생긴다. 오늘날, 우리들의 실재 개념은 자연과학자로부터 다대한 영향을 받아 형성된다. 옛날에, 실재 (reality)란 무엇인가를 정한 것은 형이상학이나 종교학자 이었다.

과학적 연구와 세속적 가치관이 꽃피는 르네상스 시대까지, 사람은 지구-중심의, 3층인, 자연적인 우주에 살고 있었다. 일반적으로, 땅 위에 하늘 (천국)이 있고, 땅은 평탄하고, 땅 아래에는 지옥이 있다고 생각되고 있었다. 이러한 실재 개념을 믿고 있었기 때문에, 바다 탐험가는 지구의 끝에서부터 떨어지지는 않을까 하는 공포심을 갖고 있었다. 그것은 죽음을 의미하는 것만이 아니라, 지옥에 떨어져서 영원한 저주를 받는 것도 의미하고 있었다.

르네상스 이전, 과학적 사고는 지금 우리들이 이해하고 있는 것 같은 인과율을 근거로 하고 있었던 것이 아니라, 아리스토텔레스 논리학을 근거로 하였다. Aristotle (384~322 B.C.)은 네 가지 원인론을 정의하였다. 의자의 제작을 예로 들어보자. 의자의 제작자는 작용인 (efficient cause)이고, 의자를 의자답게 하는 구조가 형상인 (formal cause)이다. 의자로 만들어진 소재물질이 질료인 (material cause)이다. 의자가 제작됨으로써 충족된 필요가 (즉, 앉기 위한 것) 목적인 (purposeful cause)이다. 이와 같이, Aristotle의 자연철학에서, 모든 사물이 일종의 내재목적을 갖고 있다고 간주되었다. 이 논법에 따르면, 비가 내리는 원인은 생명과 성장을 유지하기 위해 비를 필요로 하고 있는 지구상의 동물이나 식물이라는 것이 된다. 목적이 원인이다. 교회는 아리스토텔레스의 아이디어를 도그마 (교회가 내리는 교의)로서 받아들였다. 목적인에 의해서 온갖 현상을 설명한 아리스토텔레스 아이디어가, 교회의 도그마를 정당화하는 데 편리하였기 때문이다. 이리하여, 동물이나 인간이 이 지상에서 살아갈 수 있도록, 신은 이 세상을 창조하셨다고 교회는 설명하였다. 그리고 또한, 신은 남자를 돕기 위해서 여자를 만드셨다. 온갖 사물의 목적인을 표명하는 최고의 권위가 교회가 되었다.

Aristotle은 사람이 어떤 주제 (subject)에 정통할 때, 주제의 통치원리는 이성적으로 생각하는 능력에 명백하게 된다고 믿고 있었다. 예를 들면, 어떤 물체의 중량을 2배로 하여 공중에서 놓으면 2배 속도로 낙하할 것이라고 Aristotle은 언급하였다. 이것은 논리적이어서, 진실로 받아들여졌다. Aristotle의 시대에서, 일단 논리적으로 연역된 아이디어의 신빙성을 조사하는 일 등은 없었다. 주제에 정통하고 있는 것에 더해 그럴듯한 설명이 있으면 진실이라고 결정하는 데 충분하였다.

기독교가 확산됨에 따라서, 가톨릭 교회가 과학적 사고나 연구에 미치는 영향은 증대하였다. 교회는 Aristotle의 중량과 중력론 등의 학설을 교의로서 받아들여, 그의 학설을 올바르다고 선언하였다. 그 후, Galileo Galilei (1564~1642)는 피사의 탑으로부터 여러 가지 무게의 철구를 낙하시키는 유명한 실험을 하였다 (~1604). 교회는 매우 놀라고 동시에 당혹하였다. 모든 철구는 모두 똑같이 낙하하였다. 실험을 목격한 사람들 (주로, 가톨릭 교도)은 정신적 갈등에 빠졌다. 그들은 자기들의 눈을 믿을 수 없었다. 그렇지 않으면 이단자로서 종교재판에 회부되어 고문을 받을 우려가 있었다. 더욱 나쁜 것은, 이단자로서 처형된 경우 천국에의 길은 막혀 영원히 지옥의 저주를 받는 것이었다. 그래서, 그들은 목격한 일을 실제로 존재하지 않는 것으로서 믿지 않기로 하였다.

Nicolaus Copernicus는 *De revolutionibus orbium caelestium libri Ⅵ* (1543)을 저술하였다. 이 저작물에 의해서 Copernicus는 Aristotle 시대부터 이어받아온 지구중심설에 공적으로 의문을 던진 최초의 사람이 되었다. 덴마크의 천문학자 Tycho Brahe (1546–1601)는 천체망원경 발명 이전에 가장 정밀한 천체관측을 시행하였다. 1572년, 그는 카시오페이아 별자리에 출현한 샛별을 관측하였다. 1573년, 그는 최초의 저작을 발표하고, 관측한 별이 달의 궤도보다 먼 곳에 있다는 것을 증명하였다. 이것에 의해 Aristotle의 세계관인 천체 불변성의 오류가 밝혀졌다. Brahe는, 동료인 Kepler (1571–1630)와 달리, Copernicus의 지동설을 믿고 있지 않았으나, Brahe는 1600년, Kepler를 프라하에 초대하였다. 프라하에서 Brahe는 궁정에서 천문학자 겸 수학자로서 황제 Rudolph 2세에 봉사하였다. Brahe는 Kepler를 높이 평가하고 있었다. 이 때문에 1년 후 Brahe가 급사하였을 때, Brahe가 남긴 행성 관측자료 등 과학에 관한 유산은 Kepler에게 승계되었다. Kepler는 Brahe의 자료를 기초로 연구를 진행시켜, 화성의 궤도는 태양을 중심으로 도는 타원형이라는 것을 증명하였다. 이것은 후에, Kepler의 행성운동에 관한 제1법칙으로서 알려지게 되었다. 그의 제2법칙은 행성의 속도에 관한 것이고, 제3의 법칙은 행성의 궤도주기와 태양으로부터의 행성의 거리와의 관계를 밝히고 있다. Kepler는 행성들이 태양의 주위를 공전하는 것을 명확히 논증하였다. Newton의 만유인력의 법칙은, 태양이 행성의 운동속도를 지배하고 있다는 Kepler의 학설을 기초로 하여 유도되었다.

1609년, Galileo는 새로이 발명된 네덜란드 천체망원경을 배웠고, 같은 해, 배율 20배의 망원경을 자작하여, 이것을 천체의 관찰에 이용하였다. 달 표면의 산, 은하계의 별의 특성, 목성의 "위성들"을 발견하였다. 그러나, 그의 발견은 또다시 교회의 교의와 충돌하였다. 그는 지각에 의해서 얻어진 증거나 수학적 증명은 성서의 말씀과 분리해서 논의되어야 한다고 연구의 자유를 주장하였다. 이 문제에 대해서 다른 생각을 가진 교회는 그를 이단자라 단정하여 투옥하였다 (그 후, 자택연금으로 감형되었다). 게다가 교회는 이탈리아에서 Galilei의 저작 모두를 판매금지로 하였다. 그러나 이탈리아 이외의 나라에서, 그의 사고방식을 열렬히 지지하게 되었다.

Isaac Newton (1643~1727)은 때때로 과학자 중의 과학자로서 절찬을 받는다. 케임브리지대학 트리니티 칼리지에서 처음 2년간 (1661~1662)은 아리스토텔레스철학을 학습하는 것만이 허용되었다. 3년째가 되면 다소 선택지가 있어, Newton은 역학, 대수학, 해석기하학, 코페르니쿠스 천문학을 학습하였다. 1665년 역병 때문에 대학은 일시 폐쇄되었으므로, 그는 영국 동부의 링컨셔에 귀향하였다. 고향에서 물리학, 광학, 수학, 천문학에 관한 연구는 놀랄 정도로 진보하였다.

Newton은 행성의 궤도들은 2개의 힘의 결과라고 논하였다: 원의 중심에서부터 멀어지려고 하는 힘인 원심력과, 원의 중심을 향해서 물체에 작용하는 힘인 구심력이다. Newton은 지구 중력의 힘은 달까지 뻗어나가, 구심력을 만든다고 생각하였다. Kepler의 행성운행에 관한 제3의 법칙을 사용해서, Newton은 어떤 두 물체간의 인력은 거리의 역제곱에 비례한다고 추론하였다. 따라서 두 물체간의 거리가 2배가 되면 인력은 1/4로 감소한다. 거리가 3배가 되면 인력은 1/9로 감소한다. 행성과 태양을 연결하는 선분이 일정시간에 그리는 면적은 일정하다, 라는 "Kepler의 제2법칙"이 있다. Newton은 세계에서 처음으로, 물체가 "Kepler의 제2법칙"에 따르는 경우, 그 중력은 역제곱의 법칙에 따른다는 것을 수학적으로 증명하였다. Newton은 1687년 『*The Mathematical Principles of Natural Philosophy* 또는 *"Principia"*』를 간행하였다. 이것은 여태까지 발간된 책 중에 가장 위대한 과학 서적이라고 일반적으로 간주된다.

자기가 발견한 만유인력의 법칙 및 동작의 법칙을 사용해서, Newton은 다종다양한 현상을 설명하였다. Newton이 해명한 것으로서는 혜성의 편심궤도 (eccentric orbits), 조류의 간만 (tide), 달 궤로 변화를 만드는 태양 인력의 영향, 공중에 내던져진 물체의 운동, 물체의 낙하운동, 진자운동 등이 있다. 이와 같이, Newton의 만유인력의 법칙이나 역학체계에 의해서, 자연계에서 관찰되는 현상의 대부분이 기존의 측정 정밀도 내에서, 설명이 가능하게 되었다. Copernicus, Galileo Galilei, Kepler들의 다른 연구들이 일관성이 있는 전체로서 통합되었다. Copernicus의 태양 중심이라는 세계관은 마침내 물리적, 수학적으로 견고한 기반을 얻었다. 이리하여 Newton은 그의 시대의 과학적 혁명을 완성시켰고 근대 과학의 내용을 형성했다. 태양계의 행성의 운동이나 별의 우주를 연구, 분석하는 것으로부터, 새로운 세계관이 탄생하였다. 이 세계관은 아직도 사람들에게 영향을 미치고 있다.

뉴턴역학의 개념이 널리 퍼져 과학적 진리로서 받아들여짐에 따라, 3개의 층으로 구성된다고 하는 우주 모델은 설득력도 타당성도 상실하여 갔다. 일반사람들도 차츰, 지구는 우주의 중심이 아니라 우주에서는 점에 지나지 않는다는 것을 증명한 뉴턴 물리학을 받아들이게 되었다. 이 새로운 세계관에서, 지구는 태양의 주위를 돌고 있는 하나의 행성에 지나지 않는다. 더욱이 우리들의 태양이라 해도, 별의 수는 무수라 할 수 있을 만큼 많이 있는 우주에서는 단순한 하나의 별에 지나지 않는다. 실재 (reality)에 대한 세계관이 완전히 바뀌어버렸다. 세계관이 바뀜에 따라, 사람들의 정신을 지배하고 있던 교회는 급속히 힘을 잃었다. Galileo Galilei가 추구하였지만, 거부되었던 사고나 과학적 연구의 자유가 새로운 시대의 이상 (ideal)이 되었다.

가장 중요한 것은 Newton이 실험에 기초하여 원인과 결과의 관계를 논증한 것이며, 또한 인과의 개념은 우주를 규정하는 기본원칙이라 한 것일 것이다. 오늘날에는 이 원칙에 이의를 제기하는 사람은 거의 없다. 그것은, 우리들에게, 선험적인 (a priori), 의심할 것 없는 진실이다. 사실상, 다른 사고방법을 찾아야 한다고 하면, 그 쪽이 우리들에게 극히 곤란하다. 우리들의 시대는 뉴턴적 사고방법이 종전과 별로 변화 없이 통용되고 있고, 우주는 절대적 질서를 가지며, 모든 현상이 명확한, 논리적인, 수학적인 여러 법칙으로 정의될 수 있는 것이라고 많은 사람들은 아직도 생각하고 있다. 이러한 여러 법칙에 따르지 않는 것처럼 보이는 것은, 환상이고 비현실적인 것으로 간주된다. 뉴턴적 사고방법이 우세하였기 때문에, 카오스나 불확정성은 인정되지 않았던 것만이 아니라, 이러한 존재조차 고려되는 일도 없었다. 새로운 세계관이 널리 알려짐에 따라, 별로 교육을 받지 않은 사람조차, "옛날사람이 실재 (reality)에 대한 오래된 개념을 받아들이는데 그렇게 편협한 마음을 갖고 있었다니!" 라고 어이가 없어 놀라는 일은 흔히 있는 일이다.

양자이론 및 카오스이론
Quantum and Chaos Theories

매우 근래에, 물리학자들은 원자에서 견고한 자연적 질서와, 전혀 예측불능의 카오스나 불확정성 (uncertainty) 둘 다를 발견하였다. 이 새로운 아이디어를 수학적으로 설명하고 연구하기 위해, 과학자들은 양자 역학 과학과 카오스 이론과 연결된 불확정성 원리를 발전시켰다. 기묘하게도, 우주의 성질에 관한 새로운 개념이 대두됨에 따라, 실재 (reality)는 다시 새로운 형태의 3층 우주라고 규정 되었다. 제1층은 뉴턴 물리학으로 정확히 설명할 수 있는 우리들의 일상생활의 여러 국면들로 구성된다. 제3층은 카오스 이론으로 가장 잘 설명할 수 있는 모든 물체들 (objects)이나 현상들 (phenomena)로 구성된다. 이 2개의 층 사이에 비교적 불확정의 영역이 있다 〔결정론적 카오스〕. 이 불확정의 영역에 생명에 관한 모든 현상들이 존재한다. 이 새로이 대두되고 있는 세계관에 따르면, 엄격한 형태 안이나 또는 완전한 카오스상태 안에서 생명은 존재할 수 없다고 믿어진다. 엄격한 구조적 지배 그리고 완전한 카오스 사이의 한정된 범위 내에서만 생명은 존재할 수 있다.

이러한 실재에 대한 새로운 정의와 함께, 우리들의 세계관도 다시 한 번 극적으로 변화해왔다. 이 새로운 빛 속에서, 사람들은 그들의 추정, 개념 그리고 자기들의 편견까지도 재고하기 시작하였다. 뉴턴역학의 확실성에 익숙해졌기 때문에, 그것을 포기하는 것이 어렵다고 느끼는 사람은 많지만, 진보적인 사고가들은 어디에나 있어, 이 새로운 개념을 받아들여 적응하려고 한다. 이 새로운 세계관은 여러 과학, 미술이나 음악에서 볼 수 있다. 카오스 이론은 경제나 비즈니스의 분야에서 추세 예측에 성공적으로 적용되고 있다. 이러한 새로운 개념의 틀 안에서, 재현은 할 수 있으나 이전에 설명할 수 없었던 대체의학 분야의 현상들이 강력한 이론적 근거를 받아들이고 있다. 교회의 교의가 권위를 잃고, 뉴턴 물리학이라는 새로운 개념이 일반적으로 받아들여지게 되기까지는 르네상스 이후 수세기를 필요로 하였다. 오늘날, 양자이론이나 카오스 이론 하에서 설명도 증명도 되어가고 있는 대체의료는 더욱 빛나고 있다. 그래도 기존 의학 전문가들은 Newton의 인과율적 개념에 여전히 크게 지배되어 있어, 그들의 대다수가 대체의학을 받아들이게 되기까지 수십 년은 걸릴 것이다.

AK문헌에서, 근력검사는 생리학이나 신경생리학에서 널리 받아들여져 있는 의학적 개념만을 사용해서 설명되고 있는 것을 볼 수 있다. 그러나 널리 받아들여져 있는 의학 모델만으로는 AK에서 관찰되는 많은 현상을 설명할 수 없다. 전기침술법 (Voll식)과 같은 생체공명 (bioresonance) 및 다공명 (multi-resonance) 치료체계를 사용하는 일부 AK 치료사들은 동종요법 (homeopathy)의 치료제, Bach 꽃 치료제, 손에 쥔 보석 등에서 나타나는 미약한 에너지를 종종 검사한다. 위의 여러 가지 요법들이 어떻게 작용하는가에 대한 설명은 전통적 의학 모델 중에는 존재하지 않는다. 그러나, 양자역학이나 카오스 이론을 사용한 설명이나 증명이 개발되고 있다.

진단 및 치료에서, AK를 사용하는 치료사는 전통적인 해부학상의 뒷받침이 없는, 또는 보잘것없는 뒷받침 밖에 없는 반사 시스템을 자주 이용한다. 그러한 반사 시스템에는 신경림프 반사, 신경혈관반사, 손이나 발의 반사 (reflexology), 두개골 스트레스수용기, 경락 시스템 (meridian system), 귀의 침술요법 등이 포함된다. Jochen Gleditsch는 저서 Mundakupunktur에서 반사 구역들은 전신에 걸쳐 존재한다는 것을 입증하였다. 그의 연구에 따르면, 몸의 어떤 부위에 작용하려면, 몸의 모든 다른 부위에 있는 반사점을 자극하면 된다. 반사 시스템 모두에서, 어떤 목표 장기 (또는 장기 그룹)에 작용하기 위해서 떨어진 장소들이 영향을 끼치기 위해서 자극된다. 전통적 의학 모델을 사용해서 이러한 현상 (phenomena)을 설명하려고 하는 시도는 있었으나, 일부만이 성공을 보여왔다.

이러한 까다로운 상황에서, 그리고 위에서 개요한 것처럼, 지난 100년간의 수학 및 물리학에 대한 발전의 리뷰는 의학의 새로운 사고방법을 이해하기 위한 길잡이 역할을 수행할 수 있다. 그 시기 동안, 신성화되던 뉴턴역학은 아인슈타인이론, 특히 양자역학과 카오스 이론으로 대체되었다. 매우 유용하면서도 독특하고, 지금까지 설명할 수 없는 AK의 현상을 설명하기 위해서, 고전적 과학사고 특히, 의학적 사고는 이제 양자역학이나 카오스 이론과 비교될 것이다.

실재에 관한 전통적 모델과 현대적 모델과의 비교

A Comparison Between Traditional and Modern Models of Reality

고전적인 선형 인과론적 사고방법은 르네상스에 발전해서, 뉴턴 역학에서 정점에 도달하였다. 오늘날 의학계에서 아직도 지배적인 "1병- 1치료(one disease - one cure)" 개념은 고전적 사고방법을 반영한 것이다. 고전적 과학 모델에서 (고전적 의학에서도 역시), 관찰자와 관찰된 현상 사이의 분리는 추정되었다. 고전적 과학 모델에서, 관찰이라는 행위를 통해서 어떤 영향을 미치는 일이 없이, 분리된 물체들은 서로 서로에 대하여 작용을 한다고 믿고 있었다. 완전히 관찰자와 무관하게, 한 물체는 다른 물체에 영향을 줄 수 있다는 것이 이러한 관점에 대한 기본적인 전제다.

현대 양자이론에서, 관계가 없는 관찰자 (즉, 관찰대상에 영향을 주지 않는 관찰자)는 존재하지 않는다고 정해져 왔다. 추구하는 사물, 그리고 찾아내려고 하는 행위 자체가 찾아지는 사물에 영향력을 갖는다. 물리학에서, 이 원리의 정당성은 전자 (electron)의 파동-입자 이중성에 의해서 입증되었다. 전자는 파동 (wave)인지, 또는 입자 (particle)인지가 알려지지 않았었다. 파동을 검출하는 실험에서, 전자는 파동처럼 행동하였다. 그러나 입자를 검출하는 또 다른 실험에서 전자는 입자처럼 행동하였다. 그러면 전자는 도대체 어느 쪽인가? 이러한 실험에서 명백해진 것은 전자는 실험자가 추구하고 계측하려고 하고 있는 것으로서 나타난다는 것이다. 관측이란 행위가, 타고난 실재 이상으로, 그들이 나타나는 방법을 결정하고 있다. 이 아이디어를 철학적으로 표현한다면 "구하라, 그러면 주어질 것이다"라는 격언으로 귀착된다.

다음과 같은 실험도 이루어졌다. 연구자는 두 그룹의 쥐를 받았다. 한 그룹은 머리가 좋은 쥐가 되도록 사육된 쥐이고, 또 한 그룹의 쥐는 보통의 어리석은 쥐라는 설명이 있었다. 연구자는 머리가 좋은 쥐가 어리석은 쥐보다 어느 정도 빨리 미로를 빠져나가는가를 검사하도록 의뢰받았다. 예상대로, 머리가 좋은 쥐는 어리석은 쥐보다 훨씬 빨리 미로를 빠져나간다는 것을 학습하였다. 그래서 놀라운 내막공개가 이루어졌다: 두 그룹의 쥐는 모두 유전적으로 다르지 않은 쥐였다. 차이가 있다면 한 가지뿐인데, 그것은 연구자의 기대가 있었다는 것이다. 이와 유사한 실험도 이루어졌다. 학교의 선생이 어떤 학생들이 머리가 매우 좋다는 말을 들었다. 그들은 극히 표준적인 학생이었지만, 그들은 우수하다는 기대가 선생에게 있었기 때문에, 학생들은 우수한 성적을 보였다. 양자이론과는 완전히 일치하는 이러한 놀라운 결과는, 과거에 실행된 과학적 연구의 대부분에 정확성이라는 점에서 문제는 없었는가라는 의문을 제시한다. 이 예들이 함축하고 있는 것은 우리들의 이 우주에서, 추구하고자 하는 사물을 발견하는 경향이 있다.

양자이론의 또 하나의 근본적인 전제는 "중첩의 원리 (superposition principle)"이다. 이 원리는 "모든 사항은 그 이외의 사항 모두와 깊이 관계하는 존재이다"라는 것을 의미한다. 복잡하게 관계하는 이 우주에서, 원인이라든가 결과에 대해서 명쾌하게 단언하는 것은 불가능하다. 관찰된 현상 (phenomena)에 대한 약간의 감각을 만들기 위해서, 온갖 것을 포함하는 양자 (quantum)의 세계로부터 그들을 분리해서 끄집어내어 특별한, 고전적 시공 (time and space)의 세계로 옮겨야 한다. 이렇게 되면, 연구된 시스템은 개성을 갖고, 측정을 하는 것도 가능해지며, 체계의 본질에 대한 언급도 이루어질 수 있다. 그러나, 이러한 연구된 체계의 "실재"에 대한 어떠한 측정이나 언급은 기준점, 연구의 맥락, 연구자 자신의 기대라는 것에 의존하게 된다.

비록 양자이론은 과학의 대부분 분야에서 받아들여졌으나, 많은 의료계는 뉴턴 역학이 규정한 원인-결과라는 사고방식을 고수하고 있다. 고전적 의학은 아직도 자물쇠와 열쇠 (lock and key) 개념에 진단과 치료 테크닉의 기초를 이루고 있다. 자물쇠와 열쇠 개념에서는 자물쇠는 질병이고, 열쇠는 의술 또는 의료 테크닉 (화학합성 약제, 수술 등)이다. 이러한 선형 사고방식이 의미하는 것은 몸의 각 부위, 아니 각각의 세포는 하나의 독립적인 실체이어서 그것의 독립적인 문제들이 치료된다. 그러나, 인체와 같은 다세포 생명체에서 세포는 개별적으로 존재하지 않는다. 역사적으로, 개개의 세포 및 세포병리학에 관한 추상적인 개념 (Virchow, 1858)이 “1병-1치료법 (for one disease, one specific cure)”이라는 선형 사고방법으로 유도하였다. 이러한 사고방식 안에서, 아플 때 개인이 겪는 개개 현상은 규정된 질병 모델을 선호해서 경시된다. 증상들은 정량화되고, 특정 증후군의 지표로서 사용된다. 어떤 검사치가 규정된 수준보다 위라면, 증후군이라 진단된다. 치료가 효과적이면, 검사치는 그 정해진 수준 이하로 내려가야만 한다. 고전적 의학에서의 효과적인 치료란 검사치를 “정상화” 하는 것이다. 정상화란, 검사치를 용인된 오차 범위 내에 들어가도록 하는 것이다. 최악의 경우에, 이 과학적 신조는 환자 대신 질병 모델을 치료하게 된다.

예를 들면, 몸의 다른 부위로 암이 크게 퍼진 유방암 환자가 있었다. 수술이 끝나고, 화학요법을 받고 있는 5월에, 환자는 “9월까지 가지 못하니까 마음에 준비를 해두도록” 통고를 받았다. 그녀의 T-림프구세포는 18/㎕이었다. 정상치는 1000~3500/㎕이다. 그녀는 달리기를 좋아하여 매일 17㎞ 달리기를 계속하였다. 2월에, 그녀는 아직 살아있었고 T-림프구세포는 76/㎕로 증가하였다. 그러나 의사는 “하잘것 없는 증가이다”라고 단언하였다. 달리기를 매일 계속하고 있는 것이 그녀의 생명을 이어가고 있다는 것이나, 건강상태를 조금이나마 향상시키고 있다는 것을 고려 조차 하지 않았다. “T-림프구세포 수가 증가해도, 머지않아 죽기 때문에 만일을 기대하여 지나친 희망을 갖지 말라는 말을 들었다.

이런 종류의 의학적 관점은 어떤 가능한 치료적 노력이 고려되는 것 조차에도 자동적으로 제한을 둔다. 검사치를 검토하는 것만으로 신속하게 진단, 처방을 하기 때문에, 의사는 매일 많은 환자를 진찰한다. 이 단순화한 모델에서 문제가 되는 것은 개인차를 전혀 고려하지 않는다는 것이다. 같은 증상으로 보여도 원인이 다른 경우도 있는 것이다. 주된 증상이 같아도 같은 약이 환자마다 다른 효과를 주는 경우가 있다는 것도 무시된다. 환자의 기분 및 환자의 개인적인 체질로부터 고찰되어야 하며, 또는 그녀의 라이프스타일의 질과 연관하여 고려되어야 할 여러 증상의 원인 등에도 더 주의를 기울여야 하는 데도, 고전적 의학에만 의존하는 의사는 검사치의 수치 결과에 주의를 돌린다.

조직에 대한 물리적 손상, 또는 미생물에 의한 감염증이 주된 원인인 급성 질환의 경우, 전통적 의학에 의한 진단, 치료는 매우 효과가 있다. 대부분의 급성 질환의 경우, 원인은 하나로 압축되는 일이 많다. 그러한 경우에 있어서, “1병- 1치료법”이라는 사고방식은 보통 성공을 거둔다. “1병- 1치료법”의 의사는 대개의 급성 질환에 대한 효과적인 치료법을 확립하고 있다. 큰 성공을 거둔 덕분에, 옛날에는 사망률이 높았던 질병도 현재는 위협적인 것이 아니게 되었다. 그러나, 오늘날 질병의 종류의 상황은 변하였다. 오늘날 가장 흔히 볼 수 있는 질환은 이미 급성 질환이 아니고, 종양이나 만성 퇴행성 질환 등이다. “1병- 1치료법”이라는 전통적 의학의 사고방식은 이러한 문제들을 다루는 데 적합하지 않다.

오늘날 부상이나 감염, 전염병 등으로 젊어서 죽는 사람은 대폭 감소하였기 때문에, 사망 평균연령은 현저하게 상승하였다. 나이가 듦에 따라 육체 기능이나 회복 재생력은 저하한다. 나이가 든 사람들은 일반적으로 퇴행성 질환으로 사망한다. 오늘날 퇴행성질환이 다발하는 이유의 하나는 고령자의 증가이다. 그러나 이전보다 많은 젊은이가 퇴행성질환을 앓고 있다. 오늘날의 퇴행성 질환의 증가에는 사회의 고령화 이외의 다른 이유가 있을 것이다.

자물쇠와 열쇠 모델을 따르는 의사는 질병을 일으킨 것이 세균이라면 세균을 죽이는 약을 처방하고, 바이러스 감염의 경우는 바이러스의 증식을 억제하는 약을 처방한다. 그렇지만 의학적 연구에 의하면, 질병을 일으키는 세균이나 바이러스는 우리들의 피부나 체내에 항상 존재하고 있다. 그런데도, 왜 그 때에 한해서 몸이 약해졌는가에 대해서는 별로 의문을 갖지 않는다. 이러한 의문점을 명백히 하기 위해서, 의사는 특히 의약 분야의 중심으로 되어있는 고전 뉴턴 역학적 사고방법을 바꿔서, 양자이론이나 카오스이론이라는, 보다 확장되고 다차원성을 가지는 개념으로 사고를 확대해야 한다.

정원이 있는 집에 사는 사람은 누구라도, 곤충이 쇠약한 식물에 군집한다는 것을 알아차렸을 것이다. 마찬가지의 것이 우리들에게도 일어난다. 건강상태가 여느 때와는 다르다고 느꼈을 때 무리를 하거나, 한기가 들거나, 식사를 제대로 하지 않거나, 기분이 불안정해지거나, 과도한 스트레스를 받으면, 우리들은 이미-존재하고 있는 감기 바이러스에 침해되기 쉽다. 몸이 스트레스에 노출되면, 정상적으로 피부에 살고 있던 세균이 상처를 용이하게 감염시킨다.

이와 같이 생각하면, 병원체를 공격하기 위해 약을 먹는 것은 급성질환에서는 잠정적으로 성공을 거두지만, 급성 질환이 아닌 경우는 도대체 왜 병에 걸렸는가라는 다른 다양한 원인을 어둠 속에 묻어버리게 된다. 근본적 원인을 제거하지 않는 한, 이러한 다중 스트레스는 병을 재발시키거나, 아니면 언젠가는 퇴행성 질환을 발병시킨다.

나아가서, 다음과 같은 것도 잘 알려져 있다. 병에 걸리기 쉽고 1년에 여러 번 병에 걸린 사람은 가장 유행하고 있는 질병인, 암에는 별로 걸리지 않는다. 그러나, 그들이 면역계를 막는 약을 먹는다면, 이러한 혜택도 상실된다. 왜냐하면 병원체와 맞선 면역계의 자연스러운 싸움을 수행함으로써 힘을 기르는 것을 못하게 하기 때문이다. 연구에 따르면, 면역계가 그 기능을 유지하려면 때때로 질병과 싸울 필요가 있다고 한다. 중증의 감염증일 때, 약은 생명을 구할 것이다. 하지만 사소한 감염증 때마다 약을 먹는 것은 암과 같은 중증의 병의 원인들 중의 하나로도 된다는 것을 잊어서는 안 된다.

뉴턴역학은 물리적 체계를 선형 방식의 기능이라 정의하였다. 선형계의 예로서는 단진자 (single pendulum)를 들 수 있다. 단진자의 진동은 주위의 떨어져 있는 물체의 영향을 받지 않고, 또한 관찰자의 영향도 비교적 받지 않는다. 이것은 위에서 언급한 단 하나의 고립된 세포라는 의학 모델과 유사하다.

그러나, 인공두뇌학 (Wiener, 1963), 카오스이론, 에너지의 열역학적 개방 시스템 (Prigogine, 1979) 등의 개념은 생물계는 비선형계라는 것을 입증하였다. 비선형 체계의 알기 쉬운 예로서, 많은 서로 다른 진자 (흔들이)들이 용수철들로 연결되어 있는 경우를 들 수 있다. 진자들의 하나를 움직이면, 에너지는 먼저 이웃에 있는 진자로, 그 다음 더 떨어진 진자로 소멸되고 그 다음 다시 되돌아 오는데, 모든 진자들이 조화로운 공명 속에서 함께 움직일 때까지다. 이러한 연결 진자들 (coupled pendula)과 마찬가지로, 비선형계 내의 대부분의 구조들은 자기반복성 (self-repetitive)이다. 구조나 움직임에 관한 동일한 패턴들이 여러 수준들에서 보여진다. 이 원칙은 자연계 전체에서 관찰된다.

18세기, Ernst Chaldni는 얇은 유리 접시에 모래를 놓고 공명실험을 하였다. 바이올린의 활로 접시를 두드려서 공명을 시켰다. 그랬더니, 모래는 진동하여 멋지게 반복하는 기하학적 도형을 표면에 그리기 시작하였다 (챌드니의 도형이라 불린다). Chaldni는 자기의 발견을 *Entdeckungen über die Theorie des Klanges*에 정리해서 1787년 라이프치히에서 출판하였다. 스위스의 과학자 Hans Jenny는 10년 동안, 소리의 파워가 여러 가지의 무기물질들 안에 기하학적 패턴을 만드는 것을 연구하였다. Jenny의 실험에 따르면, 소리의 진동에 의해서 만들어지는 패턴은 불가사리, 세균, 장기들 및 삶의 형태에서 볼 수 있는 다른 패턴들과 유사하다. 1974년에 출판된 *Cymatics*에서, 그는 다음과 같이 결론을 지었다. "구조에 관한 한, 물리학의 조화로운 형상들은 유기적 자연의 조화로운 패턴들과 본질적으로 유사하다."

이러한 물리학적인 패턴들은 전체 생물계에서 관찰된다. 그들의 주요 특징은 중복인데, 즉, 유용 공간을 다 채울 때까지, 같은 패턴들이 많은 수준에서 수 없이 반복된다. 예를 들면, 순환계에서 각각의 동맥은 수 없이 분지를 반복하여 점점 가늘어지지만, 그러나 소동맥이건 모세혈관이건, 형태는 본질적으로 같다. 폐도 마찬가지이다. 폐는 기본적으로 공기가 주머니인데, 더 작고 작은 공기 주머니들로 나뉘어 진다. 이 중복 원칙은 대부분의 장기들에서도 볼 수 있다. 장기를 반복하여 분할해가면, 장기가 거의 동일한 세포들로 완전히 채워진 각각의 하위 구획이 된다.

프랙털 기하학
Fractal Geometry

수학은 사용할 수 있는 공간이 채워질 때까지 동일한 패턴들이 여러 복잡한 수준에서 반복적으로 나타나는 것인 구조의 중복 체계를 인정하고 있다. 수학에서, 이러한 기하학 구조를 "broken dimensions" 또는 "프랙털 (fractals)"이라 부른다. 프랙털 기하학 (fractal geometry)은 폴란드 태생의 프랑스인 수학자 Benoit Mandelbrot에 의해서 제창되었다. 그는 라틴어인 "깨지다"를 의미하는 동사 *frangere*와 "불규칙하고 조각난"을 나타내는 형용사 *fractus*로부터 "프랙털 (fractal)"이라는 말을 만들어냈다. 프랙털 기하학은 더욱 더 세분된 척도로 반복하는 구조를 다룬다 (Mandelbrot, 1991). 프랙털 기하학 도형은 자기유사성 (self-similar)이다. 도형을 확대하면, 그 부분들은 전체와 동일하다. 프랙털 도형은 유클리드 기하학에서의 곡선이나 원과 같이 매끄러운 형태가 아니다. 이들은 단계적으로, 들쭉날쭉하다.

수학적 프랙털은 완전히 대칭적이고, 어떤 일부를 확대하여 보아도, 기하학적으로 동일하게 남아 있다. 그들은 엄격한 질서와 카오스 사이에 있는 "결정론적 카오스" 영역에서 볼 수 있다. 프랙털의 정의를 조금 확대하여 약간의 비선형적 성질을 포함시킨다면 (수학적 완벽성으로부터 벗어나는 것이 되지만), 우리들은 자연계의 거의 모든 현상에서 그러한 기하학적 형태들을 볼 수 있다. 어떤 한정된 범위 바깥에, 형태들은 매우 거칠거나 (그러나 자기유사성은 없는) 또는 매우 매끄럽다 -즉, 프랙털이 아니고 오히려 유클리드적이라고 그들을 정의한다. 앞에서 언급한 것처럼, 생물은 카오스와 구조와의 사이의 영역에서만 존재가 가능하다. 너무나도 거칠다는 것은 과도하게 혼돈된 상태이다. 너무나도 매끄럽다는 것은 과도하게 구조화되어 있다는 것이다. 이러한 한계들 사이에서, 실제로 모든 것들은 프랙털이다. 예를 들면, 꽃양배추의 거의 모든 크기의 부분은 꽃양배추의 전체 머리와 거의 같다. "꽃양배추" 패턴은 어느 수준을 관찰해도 뚜렷하게 나타나 있다. 따라서 꽃양배추의 디자인은 프랙털이다. 프랙털은, 생명을 포함하여 자연계의 현상 (phenomenon) 모두에 관한 수학상의 본질이다.

프랙털 기하학은 자연계의 무질서 (카오스)를 이해하는 데 이용되어 왔다. 1961년, Mandelbrot는 자기가

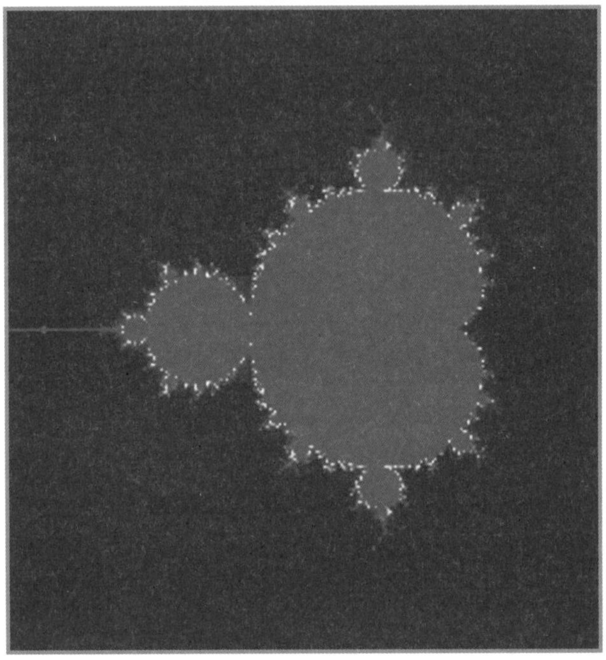

그림 2-10 기본 Mandelbrot 집합의 선형도

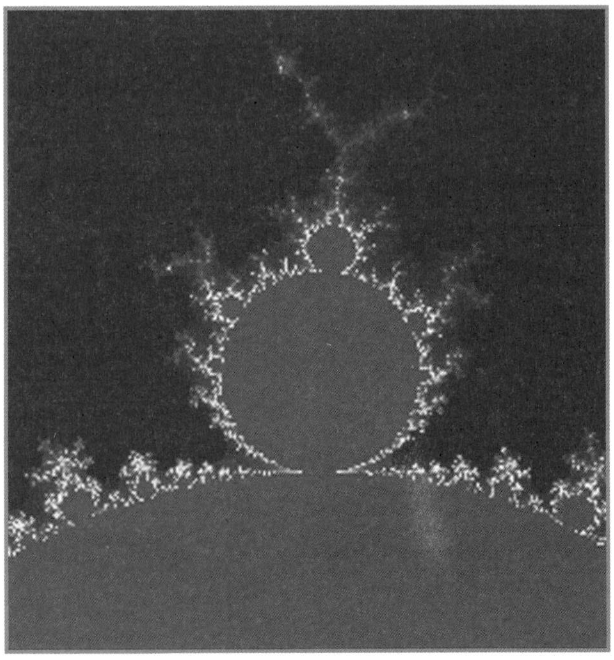

그림 2-11 첫 번째 선형도 최상 부분의 확대 그림

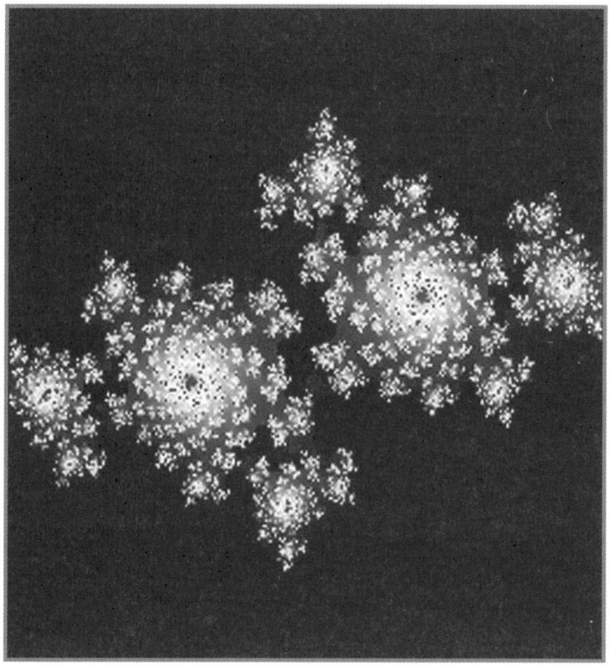

그림 2-12 Julia 집합의 선형도

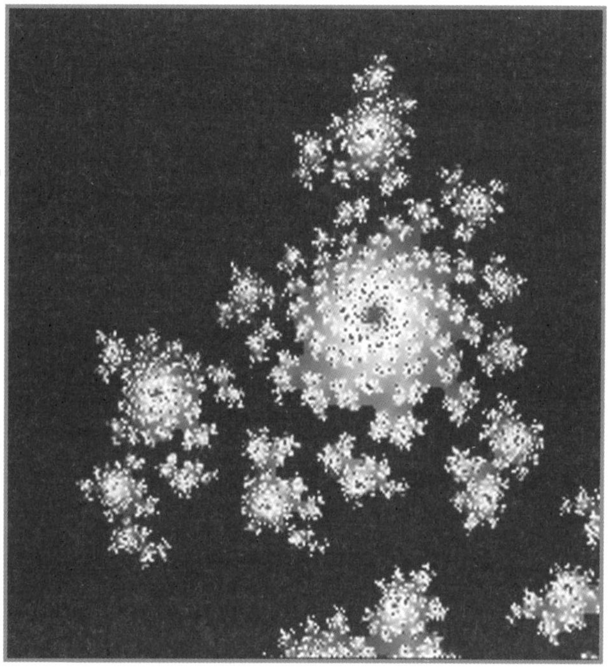

그림 2-13 최상 부분의 확대 그림

제창한 프랙털 이론을 유체의 난류 (turbulence), 은하 (galaxies)의 분포, 그리고 주식시장의 변동 예측에도 적용하여 성공을 거두었다. 1967년, 그는 영국 해안의 불규칙한 해안선이 프랙털이라는 것을 보여 주었다.

미국인 수학자인 John Hubbard와 Adrien Douady 두 사람은 비선형 프랙털에 대한 가장 잘 알려져 있고 유용한 집합을 개발했고, 그 집합을 Mandelbrot 집합이라 명명하였다 (그림 2-10). 이 집합으로부터 유래한 꽃봉오리모양의 기하학적 도형을 확대하면 할수록, 그 도형은 더욱 예측 불가능하게 된다. Mandelbrot 집합은 역학과학 시스템의 중심이다.

Mandelbrot 집합의 최초 그림에서는 집합에서부터 뻗어있는 선은 1개이다. 그런데 확대그림에서 알 수 있는 것처럼, 확대되면 그 1개의 선이 길이가 다른 2개의 선으로 갈라진다. 더욱 확대해가면, 예측할 수 없는 변화의 양이 계속 증가한다 (그림 2-11).

프랑스의 수학자, Gaston Julia는 복잡한 평면에서 비선형 변형에 대한 수학을 개발하기 위해 Mandelbrot 집합을 사용하였다. 그가 고안한 "Julia 집합"은 컴퓨터 그래픽 이미지를 만드는 수단으로 사용되고 있는데, 그 이미지는 종종 놀라울 정도로 자연적인 형상을 닮았다 (그림 2-12).

처음 그림의 최상 부분을 확대하면 (그림 2-13), 거의 같은 기하학적 도형이 나타난다. 이것이 프랙털의 성질인데, 프랙털 구조 안에서 같은 도형들이 여러 복잡한 수준으로 발견될 수 있다.

수리 물리학의 카오스이론에서, 프랙털은 동력계 (dynamic system)가 질서에서부터 카오스로 가는 경로를 설명하기 위해 사용된다. 카오스적 체계는 초기 조건에 영향을 받기 쉽다. 초기의 약간의 불확정성이 시간이 가면서 더욱 더 커진 예측불가능성 (카오스)으로 발전한다. 모든 카오스적 체계에서, 초기의 아주 작은 변화가 나중에 제일 큰 영향을 준다. 카오스적 체계에는 전체 생물 형상, 생태계, 사회체계 그리고 원자, 지질학, 및 천문학상의 수준까지 포함한 전체로서의 우주를 포함한다.

원자 수준에서, 프랙털 및 카오스이론은 화학반응, 파동, 반도체의 전류 등에 대한 이해를 심화시켰다. 지질학에서는 프랙털은 지구의 표면구조나 단층과 같은 지구의 내부구조를 연구하는 데 사용된다. 지진은 지구 표층을 가로지르는 프랙털 패턴이 되어 나타난다. 진도(magnitude) 6 이하의 지진은 시간이 가면서 자기-유사(프랙털) 집단들 내에서 나타난다. 비는 시간이 가면서 프랙털 패턴으로 내린다. 생물학에서도 프랙털이 발견된다. 단백질의 온도와 관련된 형상은 프랙털이다. 우주물리학에서, 프랙털 패턴은 변광성 (variable stars)(시간을 따라서 밝기가 변화하는 항성)의 파동에서 발견되었다. 단백질 분자 표층부의 원자 패턴은 프랙털 분포를 나타낸다. 단백질은 모든 생물계의 기초 화학구성물질이기 때문에, 생물 구조 패턴은 프랙털이다.

생물계는 다면적이고, 복잡하며, 밀접하게 엮여 있다. 생물계는 에너지 (음식물, 빛)를 받아들여 자신들을 더욱 더 체계화 시키기 위해서 그것을 사용한다. 복잡하게 얽혀 있는 생물은 그 순간의 상황에 자연히 적응할 수 있도록 피드백 시스템 (자기제어기능)을 갖고 있다. 생물은 행동을 최적화 시킬 수 있다. 모든 비선형 체계와 마찬가지로, 생물계는 자연의 법칙 내에 있으나, 카오스적 상태 ("결정론적 카오스")를 향하고 있다. 생물계는 구조, 기능적 면에서, 전적인 카오스와 확고한 질서 사이에 역동적인 균형 안에서 존재한다. 너무 많은 질서 (결정(crystal)에서 관찰할 수 있는), 또는 너무 많은 카오스는 죽음 즉, 시스템의 파멸을 의미한다. 생물계의 결정론적 카오스에서, 그 시스템에서 현 상태의 작은 변화는 미래에 큰 변화를 초래하는 일이 있을 수 있다. 이러한 사실은 침술요법이나 동종요법 (homeopathy)에서 미약한 자극이 전통적 의학모델로는 설명할 수 없는 전신에 걸친 변화를 만들 수 있는 것과 같은 치료법의 효과성에 대해서 설명할 때, 논거가 될 수 있다.

본질적으로 동일한 무수의 세포들로 구성되는 한 특정 장기 내에서와 같이, 복잡하게 중복성으로 상호 연결된 시스템에서, 많은 부위들은 그 장기 기능성을 줄이지 않고서 파괴될 수도 있다. 생성되는 화학물질의 양이나 그 장기의 다른 기능들은 저하될 것이지만, 그 장기는 본질적으로 이전과 마찬가지로 기능을 한다. 비선형 체계의 이러한 중복성은 생존에 반드시 필요한 중요한 요소이다.

홀로그램
Holograms

재미있는 것은 홀로그램 (hologram)이 생물과 비슷한 특징이 있다는 것이다. 생물에서와 마찬가지로 홀로그램에서, "전체의 정보가 모든 부분들에서 나타나고 반복된다" 또한 "일부가 제거되어도 질적으로 기능이 손상되지 않는다." 홀로그램의 이러한 특성은 모든 것이 다른 모든 것과 서로 연관성을 갖고서 존재하고, 모든 것이 다른 모든 것에 영향을 준다는 중첩의 원리와 조화를 이룬다.

빛의 레이저빔 하나를 둘로 나눠지게 활용해서 사진 필름에 시각적 홀로그램이 만들어 진다. 이 빔들 중의 하나는 필름으로 직접 간다. 다른 하나는 피사체에 반사된 다음 필름으로 간다. 두 개의 광 빔들은 서로 작용해서 필름 면에 간섭 패턴들을 만든다. 필름의 화상을 보통의 빛으로 보려고 할 때, 그 영상은 판별할 수 없다. 하지만 레이저 빔으로 필름을 비춰주면, 필름 위의 공중에 삼차원적인 피사체가 보인다.

그러한 시각적 홀로그램에서, 완전한 삼차원 영상은 그 필름의 모든 부분들에 존재한다. 필름을 작게 절단해서 그것을 사용해도, 어느 정도 명료성은 감소하지만, 전체상을 재생시킬 수 있다. 이것은 생물의 장기 (organ)와 마찬가지이다. 장기는 세포가 다수 파괴되어도 질을 떨어뜨림이 없이 같은 활동이 가능하다. 파괴는 활동량에 영향을 줄 뿐이다. 홀로그램은 모든 부분들이 서로 관계하고 있다는 점으로부터, 또한 전체가 부분들 안에 있다는 점으로부터 볼 때, 분명히 양자역학적 현상이라 할 수 있다.

우리들의 뇌도 정보를 홀로그램적으로 보존한다는 것을 보여주는 많은 증거가 있다. 즉, 각각의 특정 정보 조각은 뇌의 넓은 부위에 걸쳐서 복제된다. 쥐의 대뇌피질을 일부 제거하였다 하자. 절반 정도까지라면, 이전에 배운 일이 있는 미로를 빠져나갈 수 있다. 우반구, 좌반구의 어느 쪽의 50%를 제거해도 실험결과는 변화하지 않는다. 이것은 학습한 것이 홀로그램에서의 시각적 정보와 같이, 뇌 전체에 분산하여 보존되어 있다는 것을 시사한다.

홀로그램은 오직 빛만이 아니라, 거의 모든 에너지 원

천으로써 생산될 수 있다. 홀로그램을 만들려면, 에너지에 대한 기준 원천 (reference source)이 두 개 필요하다. 인체구조는 좌우 대칭이다. 이것은 신경계 내에서 홀로그램을 만들기 위해, 비슷한 에너지가 짝을 제공한다. 신경계는 지각계 및 운동계에 관해서 홀로그램적으로 작동한다는 증거가 있다. 우리들의 뇌는 두 개의 반구로 구성되어 있고, 각각이 두 개의 눈 및 두 개의 귀로부터 정보를 받고 있는 것도 아마도 이 때문이다. 우리들이 이미지를 분리된 짝 (pair)으로 지각하는 것도, 뇌에 홀로그램적 지각 이미지를 형성하기 위해서는 두 개의 기준이 필요하기 때문일지도 모른다.

신경 및 장기 시스템들이 홀로그램적으로 작용한다면, 하나는 한 부분에 작용을 하고 그리고 다른 어떤 부분에 영향을 끼친다는 것이 논리적이다. 이것이 많은 반사요법 시스템의 바탕에 있는 개념이다.

어떤 유사한, 그러나 동일하지는 않은 두 개의 홀로그램을 겹쳐서 놓고 레이저 광을 쬐면, 간섭 패턴들이 나타난다. 이들은 "뉴턴 링 (Newton rings)"이라 불린다. Goodheart는 비슷한 어떤 것이 인체 내에서도 일어나고 있다고 믿는다. Goodheart는 뇌가 전신의 온갖 부위의 완전한 홀로그램적 이미지들을 갖고 있다고 언급하였다. 예를 들면, 무릎을 다쳤다고 하자. 다친 무릎의 국소적 홀로그램은 뇌에 기록되어 있는 무릎의 완벽한 홀로그램과 딱 일치하지 않게 된다. 그래서 뇌는 무언가 이상하다고 알아차린다. 마침내 증상이 나타나고, 치료 과정이 개시된다 (Goodheart, 1986; Walther, 1988).

인체 기능과 홀로그램 특성과의 사이에는 많은 유사점들이 제시하는 것은 많은 인체의 구조 및 기능은 홀로그램적 성질을 갖고 있으며, 양자이론 모델 안에서 올바른 설명, 분석이 이루어질 수 있다는 것이다.

비선형계의 유리한 점 하나는 방해되거나 정상적인 위치나 활동으로부터 됐을 때, 비선형계는 기본 위치나 리듬으로 신속하게 되돌아간다는 것이다. 카오스이론에서, 비선형계의 이러한 성질은 인력체 (attractor)라 불린다. 생물계에는 일정한 시간적 주기로 반복하는 어트랙터 활동들을 갖고 있다. 정상적인 상태에서, 생물계는 사소한 방해가 일어나도 그것에 반응하고 적응하여 신속하게 기본 리듬으로 되돌아갈 수 있다. 그러한 리듬의 예는 심장의 박동, 호흡, 체온, 투과성, 대사속도 등이다. 만성병, 특히 종양조직에서, 그러한 활동들은 더 이상 리듬을 갖지 않는다. 만약 이러한 리듬이 회복하지 않는 경우, 치료 예후는 바람직하지 않다. 예를 들면, 우리들의 피부 표면 온도는 24시간 주기로 일정한 리듬을 갖고 변한다. 하지만, 종양이 있는 피부의 온도의 변화는 불규칙하다. 만성병의 경우, 장애가 있는 조직들의 자연스런 변동주기성은 상실되어 있다. 질병 조직들에 정상적인 주기를 되돌리는 치료 노력은 건강을 회복하는 데 특히 중요하고 유용하다.

생리적 환경이 정상적인 경우에, 생물의 항상성은 매우 안정돼 있다. 외부 및 내부의 스트레스에 신속하게 적응하여 시스템은 균형이 잡힌 상태로 되돌아간다. 예를 들면, 충분한 식사를 섭취할 수 없는 경우, 시스템은 가역적인 방법으로 상황에 적응한다. 식사로 섭취할 수 없는 미네랄을 대신하기 위해 뼈의 미네랄은 상실된다. 지나치게 상실되면, 눈에 띄는 증상이 나타난다. 후에, 부족하였던 영양소가 공급되면, 시스템은 원래의 균형이 잡힌 상태로 되돌아갈 수 있다. 원래의 상태로 되돌아갈 수 있는 것은 비선형 시스템들의 상호연관성 및 중복성이 있기 때문이다. 그러나, 생물계가 지나치게 스트레스를 받으면, 원래의 균형이 잡힌 상태로 자동적으로 되돌아갈 수 없게 된다. 일단 이러한 불균형적인 상태가 확립되어버리면, 여러 종류의 사소한 이상도 자동적으로 교정되는 일은 없고, 새로이 가해진 이상이 이미 존재하고 있던 불균형과 공명하여, 상태를 악화시킬 뿐이다. 불균형의 조합들이 몸에 거듭 계속해서 스트레스에 주면, 병에 걸린다. 이와 같이 생각을 해보면, 병이란 때때로 다양한 원인에 의해서 야기된 전신성 이상이라는 것을 알 수 있다.

생물의 결정론적 카오스 상태에 관련된 양자역학에 관한 추론이 원인/결과라는 고전적 모델을 사용하는 것보다 우리들에게 자연을 보다 깊이, 보다 바르게 이해할 수 있게 해 준다. 환자 질병에 대해서 있음직한 다중 원인들은 그들 자신의 개개 맥락 안에서 고려될 수 있다. (생화학적 개인차, 식사, 자세, 운동, 기후, 사회적 입장, 선행 경험의 효과, 기대, 직업상의 스트레스 따위의) 내적 및 외적 요인들이 건강 및 질병 안에서 그들의 기여 부분 여부가 분석될 수 있다. 환자는 병을 만들고 그것과 싸우는 데 있어서 그의 개인적인 책임에 초점을 맞춰야만 한다. 환자는 자기 자신을 구하기 위해 다른 사람으로부터 도움을 받는다. 환자와 의사는 함께, 건강과 병의 과정에 대해서 이제까지 이상으로 복잡하고 다차원적인 이미지를 갖는다. 그 이미지는 실재를 보다 정확히 묘사하고 있기 때문에, 전체적으로 건강상태를 평가할 때, 또한 건강문제(특히 만성병이나 퇴행성질환)를 해결하는 데 필요한, 보다 광범위한 치료 노력을 적용할 때, 환자와 의사가 공유하는 이미지는 훌륭한 치료 기반이 된다. 이러한 "새로운 세계관"은 "생물의학"이라는 최근에 생겨난 분야 안에서 의사나 기타 과학자에 의해서 연구가 추진되고 있다.

생물의학과 조정계

Biological Medicine and the Systems of Regulation

이 항목은 건강과 질병의 생화학적 및 전기적 측면을 더 잘 이해하기를 바라는 상급 학생용이다. 비록 이 책에서 새로 나오는 전문용어에 대해서는 그 때마다 설명을 하도록 하고 있으나, 여기서는 설명을 생략한다. 철저하게 설명하려고 하면 페이지 수가 2배 이상이 된다. 이 분야의 방대함에 비해서 할애할 지면이 적어, 극히 개략적인 설명에 그친다. 이것을 시작으로 하여, 독자 여러분이 자기의 힘으로 이 흥미를 돋우는 분야를 거듭 연구해갈 것을 기대한다. 근래에 확립된 새로운 분야인 만큼, 독자 여러분은 해부학, 생리학, 신경학, 조직학 등의 최신 표준 교본을 읽어보기를 바란다. 독일어도 가능한 상급 학생에게는 Hartmut Heine의 『*Lehrbuch der biologischen Medizin*』을 추천한다. 이 분야에서 최고의 교과서라고 나는 확신한다.

"생물의학"이라 불리는 새로운 의학 분야에서는 진단/치료 둘 다에서, 개개 질병을 만들 수 있는 거의 모든 요인들이 고려된다.

현대의학은 유전자를 일종의 제어장치, 또는 생물학적 기능을 직접 제어하는 것이라 생각하고 있다. 생물의학은 다음과 같이 반대의 견해를 갖는다:

1. 유전자는 세포들 및 상위 조직들이 작동해야만 하는 방법에 관한 명령들의 저장고이지, 직접적인 활성체(activator)는 아니다.
2. 세포들 및 모든 상위 조직 수준들 안에서 실제 생물학적 활동들의 실제 조정은 "기본 조정계"라고 불리는 것 안에 있다.

고등 생물의 조직들은 세 개의 기초 구조로 만들어진다: 모세혈관, 기질 (ground substance 또는 matrix), 세포. 기본 조정계의 토대가 되는 구조는 기질이다. 기질은 인체의 모든 세포들 사이에 있는 복잡한 결합조직이다. 기질은 무정형 기질과 구조 기질의 두 그룹으로 나뉜다. 무정형 기질은 결합조직의 섬유아세포에 의해서 생성되고 유지되는 투명한, 반-유동성의 겔이다. 그것은 고분자 당-단백질 복합체로 이루어져 있다. 주요 구성 패밀리의 하나에 글리코사미노글리칸이 있다. 글리코사미노글리칸은 조직 중에서 단백질과 결합하며, 수백만 분자량을 가진 거대한 사슬들을 (고분자) 형성한다. 글리코사미노글리칸은 대부분의 다른 단백질처럼 둥글게 굽어서 원으로 되지 않고, 평탄하게 놓여 있어서, 이 때문에 같은 분자량의 다른 분자보다 훨씬 많은 공간을 차지한다. 글리코사미노글리칸의 평탄한 쪽들에서, 그들은 다량의 수분이나 양전기 띤 이온 (특히, 나트륨)과 결합한다. 이것에 의해서 무정형 기질은 점성을 얻고, 구조 기질에 팽압 (turgor) (유체압력) 또는 균등한 단단함을 갖도록 돕는다. 글리코사미노글리칸은 서로 휘감겨, 세포를 에워싸는 투과성의 벽을 부분적으로 형성한다.

여러 종류의 섬유들 역시 기질의 구조적 강도에 기여한다. 구조 기질은 주로 구부릴 수 있는 레티쿨린 섬유들로 구성된다. 레티쿨린 섬유는 탄력성이 없는 콜라겐, 신장될 수 있는 엘라스틴 섬유, 최근에 발견된 구조 당단백으로, 세포면 막들의 일부인, 섬유결합소 (fibronectin)와 라미닌으로 성장한다. 구조 기질의 구성요소는, 여러 종류의 결합조직을 형성한다. 예를 들면, 근막, 힘줄,

인대, 연골, 지방 조직, 정맥, 동맥, 림프관, 뼈, 치아 등이다. 결합조직의 이러한 여러 형태는 내구성이 있고, 튼튼하고 오래간다. 그들은 기질에 대한 일종의 "장기간 (long-term) 기억"을 대표한다.

기질의 최소 구성요소는 매트리솜 (matrisome)이다. 매트리솜은 다양한 당단백질과 잠정적 결합 단백질로 이루어진 다각형 망상 구조를 갖고 있다. 매트리솜 구조는 자기-반복성을 가지는 많은 층들로 배열된다. 각각의 층은 다음의 층에 대해서 같은 양으로 약간 돌아가 있다. 매트리솜에 대해서는 이 항의 후반에서 재차 거론한다.

기질은 세포의 주위를 에워싸고, 세포와 서로 작용한다. 이것은 어떠한 화학물질이 세포에 출입하는가를 결정하는 분자 걸름체 (molecular sieve)로서의 작용을 한다. 세포 내의 항상성 (homeostasis)을 유지하려면, 기질은 복잡한 변화에 신속하고 정확하게 반응해야 한다. 이것은 기질을 이루는 당 복합체의 분자구조의 다양성, 신속하게 새로운 기질을 생성하는 힘, 고도의 상호작용에 의해서 가능해진다. 이것에 의해서, 모든 생물에 존재하는 동적 항상성의 위 아래로 제어된 흔들림을 가능하게 할 수 있는 여분 (redundance)을 만든다. 이것은 일종의 신속한 대응인, 기질의 "단기간 (short-term) 기억"이다. 이 능력이 없으면, 그 시스템은 단숨에 에너지 평형상태로 옮겨간다. 이것은 무활동 (inactivity)이나 죽음을 초래할 것이다.

기질은 섬유와 비섬유로 구성되는 결합조직 경로들의 망을 갖고 있는데 그것을 통해서 쌍방향 정보가 흐를 수 있다. 쌍방향 정보는 화학적 신호, 전기적 신호 그리고 전자기 신호로서 혈관, 림프, 신경, 선 (glands) 등으로부터 기질로 들어간다. 더욱이 기질에는 적절한 "하는 방법"에 관한 포맷 (format)이 된 정보가 유전자로부터 들어온다. 기질로부터 세포에는 할 "무엇"이 보내진다. 기질의 쌍방향 그물에서 주고 받는 정보는 내적/외적 환경에 대한 반응들을 결정한다. 이러한 정형화된 반응들은 항상 반복되며 항상 개성적인 패턴들인 신진대사, 발달, 성장, 수복, 및 행동 들을 형성한다.

전체 질병 중 오직 2% 정도가 유전 요소 하나가 기능하느냐 못하느냐에 의해서 일어난다. 생물의학에 따르면, 그 이외의 대부분의 질병은 기본 조정계 과정을 방해하는 요인들이 조합되어 일어난다. 기본 조정계는 세포와 환경 사이의 관계를 제어한다. 즉, 기본 조정계는 인체의 개방 에너지 시스템의 열역학에서 에너지와 물질을 어떻게 교환하는가라는 것을 제어하고 있다. 이 시스템에 관한 지식을 가지면, 의사는 조직내의 기능부전을 조기에 인식하는 것이 가능해지고, 병이 심해지기 전에 교정적 수단이 취해질 수 있다. 이와 같이 생물의학 접근법은 진정한 예방적 건강관리를 제공한다.

기질의 기능 및 구성은 신경, 면역계의 다양한 영향 하에서, 또 호르몬, 신경 펩티드, 효소, 성장요인이나 사이토카인 (cytokine)을 포함한 광범위한 화학적 영향 하에서 신속하게 변화할 수 있다.

자율신경계의 운동신경 종말은 그들의 절연성 미엘린 수초 (myelin sheath)에서부터 기질 속으로 돌출한다. 이들은 시냅스를 형성하거나, 그들이 영향을 미치는 세포 내에 침입하지 않고서, 기질에 노출되어 있다. 그들의 신호는 기질 안에서, 가느다란 콜라겐섬유를 따라서 결합조직의 기저막 또는 장기세포 (organ cells)로 2000 ㎚ (나노미터)까지 운반된다. 이것으로부터 알 수 있는 것처럼, 세포에 대한 신경 조절은 시냅스를 통해서 일어나는 것이 아니라, 기질의 화학적 매체를 통해서 일어나는 것이다. 전기적 신호만이 신경의 종말로부터 나오는 것은 아니다. 화학물질 (신경전달물질, 신경 펩티드 및 사이토카인)도 역시 방출되고 있다. 이들은 결합조직과 장기 세포들 상의 수용기에 결합하여 세포들이 단명한 화학물질들을 (사이토카인) 방출하게 만든다. 화학물질들은 순환계를 통해서 세포들 자체, 부근의 세포들, 멀리 있는 세포들과 서로 영향을 미친다. 그 세포들 내의 중공세관 (fine hollow tube)을 통해서 화학적 신호들은 세포에 출입한다. 이것에 의해서 정보전달이나 상호작용이 신속하게 이루어진다. 신경종말들로부터 방출되는 화학물질들은 또한 염증과정에도 관여한다.

염증은 여러 가지의 손상을 주는 자극들에 대한 몸 조직들의 기본적인 반응이다. 자극에는 기계적인 것 (마찰, 압력, 이물질 등), 화학적인 것 (산, 염기, 독소 등), 물리적인 것 (온도, 방사능 등), 체내의 파괴과정

(요독증, 종양에 의한 조직 파괴 등) 또는 미생물 (세균, 바이러스, 효모균, 기생충 등) 등이 있다. 이와 같이, 염증은 모든 질병에 있어서 몸의 기본 반응이다. 조직의 염증은 몸이 파괴 인자, 물질, 자극, 과정 또는 병원체와 싸우고 있다는 것을 이야기해준다.

비만세포는 염증 과정을 제어한다. 비만세포는 아메바와 같이 움직일 수 있고, 자율신경의 종말부분 부근에 많이 모인다. 이러한 신경들은 모세혈관의 기저막에 집중하여 있으므로, 비만세포들 역시 여기에 집중된다. 비만세포 안에는 생물학적으로 실행되는 아주 많은 종류의 활성 화학물질들이 있다. 때때로, 비만세포는 화학물질들을 선택적으로 방출한다. 프로게스테론의 영향을 받아 비만세포는 세로토닌을 방출한다. 에스트로겐의 영향을 받으면 그것들은 히스타민을 방출한다. 비만세포가 탈과립을 할 때, 다양한 화학물질이 방출된다. 방출된 화학물질은 프로스타글란딘이나 류코트리엔 등의 다른 화학물질과 서로 반응하여, 기질 안에서 극도의 생물학적 활성을 나타낸다. 많은 경우, 가지고 있던 탈과립을 하여 저장된 화학물질을 방출함으로써, 비만세포는 염증 전체 과정을 제어한다. 그러므로, 비만세포가 단세포 내분비선 그리고 "기질의 파수꾼"이라 불리는 것도 당연하다고 할 수 있을 것이다.

기질에 들어오는 신경신호와 기질 자체의 구조적 구성은 서로 영향을 크게 미친다. 이 상호관계가 발달, 성장, 손상 치료, 그리고 또 염증이나 종양 형성이라는 병적 과정에서도 중요한 역할을 담당한다. 자율신경 말단 축삭 (신경종말)과 기질의 비만세포는 서로 직접적인 영향을 미친다. 쇼크를 받으면, 쇼크의 종류를 불문하고, 신경종말은 카테콜아민들 (아드레날린 또는 에피네프린, 노르아드레날린, 도파민)을 방출한다. 이러한 화학물질은 염증의 중요한 효력 즉, 비만세포의 탈과립을 만들어내는 데 필요하다. 알레르기 반응 또는 조직이 감염 상태인 경우, 비만세포는 즉각 탈과립을 하는데, 그것은 다음으로 신경종말이 카테콜아민을 방출하게 만든다.

기질이 염증을 일으키게 되는 잠재력은 그 조직들의 감각 신경지배의 온전함에 달려있다. 신경종말들의 신호는 중추신경계를 향해서 이동한다. 이 신호들의 일부는 같은 신경으로부터 분지한 신경지를 따라서 원래 만들어진 세포로 되돌아간다 (축삭반사). 그 신호들이 되돌아올 때, 그들은 감각신경들의 말단들이 물질P (substance P, SP)나 칼시토닌-유전자관련-펩티드 (CGRP)와 같은 통증신경 펩티드를 함유한 활성 화학물질을 방출시키게 만든다. 이러한 화학물질은 비만세포를 탈과립시킴과 동시에, 대식세포 (macrophage), 단핵백혈구, 호중성백혈구에 공격태세를 취하게 하여, 병원체, 물질, 조직 부스러기를 소화시킨다. 이 과정에서, 기질의 조성이나 구조의 변화를 촉진하는 효소, 유리 산소, 많은 개재화학물질이 방출된다. SP는 또한 T림프구의 증식, B림프구의 분화, 면역글로불린의 생성을 촉진한다. 이와 같이 염증은 환부 또는 인접 부분에서 국소적으로 일부 제어된다.

기질로부터의 감각신호는 또한 중추신경계에 아드레날린, 노르아드레날린, 아세칠콜린, 사이토카인, 신경펩티드 등의 방출을 자극하라는 신호를 주는 역할을 담당한다.

더욱이, 감각 신경들은 면역관련 화학물질의 수용기로서도 작동한다. 독소, 항원, 항체는 감각신경 축삭을 통해서 처리를 위해 중추신경계로 운반된다. 이것은 중추신경계 그리고 신경전달물질 및 신경펩티드의 말초 방출에 영향을 준다.

이러한 극도로 복잡한 정보와 싸우고 있는 동안, 내 파트너는 다음을 제안했다; 축삭반사 그리고 감각신경을 경유하여 처리를 위해 신경계로 운반되는 면역관련 물질들은 사람들이 상냥하게 쓰다듬어주면 더 좋게 느껴지고 더 빨리 낳아가는 이유들 중의 하나일 수도 있다. 이제까지의 난해한 과학용어나 설명도, 때로는 보다 인간적인 용어들로 번역될 필요가 있다고 생각한다.

기본 조정계는 네 개의 주요 교류 시스템을 가진다. 하나는 위에서 설명한 것 같은 화학적 방법이다. 다른 3가지는 신경을 통해서 전달되는 전기적 자극, 전기화학 시냅스 (섬유아세포들 사이 또는 섬유아세포와 행동을 함께 하여 작용을 돕는 기능적 장기 세포들 사이에 볼 수 있다) 및 전자기 진동이다. 이리하여 아주 여러 가지의 많은 내적/외적 정보는 암호화되어, 상기 네 가지 안에서 교환된다. 이 단순화는 생물계의 창조와 유지를 위해 필요하다. 그러나, 단순화는 또한 유전적 또는 환경적 영향으로 정보가 잘못되어 전달된다는 위험성을 발생시킨다. 나쁜 식생활이나 환경 오염도 기질의 화학적 성질을 변화시켜, 들어오는 신호가 잘못 처리되는 일도 일어날 수 있다. 이들로부터 알 수 있는 것은 유전적 그리고 환경적 요인을 분리하여, 또는 단순히 추가적으로 고려되어서는 안 된다는 것이다. 이들은 기질 안에서 나눠질 수 없도록 연결되어 있다.

대량의 유전적 정보, 생화학 정보 및 환경 정보를 기본조정계의 근간에 결부시키고 있는 의학체계는 생물의학밖에는 없다. 생물의학에서는, 사람을 유전적 구성성분으로서 파악하는 것만이 아닌데 오히려, DNA와 사람을 에워싸는 온갖 환경과의 기능적 관계가 얽혀 펼쳐지는 풍부한 네트워크 안에서 사람을 파악하려고 한다. 말할 것도 없이 세포의 기전, 기질, 순환계, 그리고 그가 살고 있는 정신적, 감정적, 육체적 환경 전체가 포함된다.

생화학적 의미에서 살아남기 위해, 어느 유기체도 기질의 구성물질을 신속하게 생성하고, 파괴하고, 새로이 건축하는 능력이 필요하다. 기질 자체는 다각형 망상구조이다. 기질의 최소 단위는 매트리솜 (matrisome)이라 불린다. 매트리솜은 기질 전체에 걸친 해부학적 다층 구조를 통해서 자기-반복성 방식으로 배열된다. 어떤 매트리솜도 동일 형태의 것은 존재하지 않지만, 모든 매트리솜은 같은 구조 패턴을 갖는다. 어느 매트리솜을 잘라도 그 면은 다각형이 된다. 일련의 동일한 선을 겹쳐서 그린다 하자. 각각의 선은 앞의 선보다 조금 더 돌아가고 조금 더 멀리 있다 (그림 2-14). 다층을 통해서 쌍곡면적 나선 터널 (spiral tunnel)의 양상을 나타낸다 (Heine, 1997).

기질을 형성하는 분자들 사이는 극소곡면 (minimal surfaces)으로 되어있다. 극소곡면 형성의 예로서 유명한 것은 비누 거품의 형성이다. 구형은 비누 거품이 에워싸고 있는 공기의 부피를 갖고 있는 가장 작은 가능한 면적이므로 그들의 구형이 만들어진다. 굽힌 철사 또는 옷걸이를 비누 액 속으로 담그면, 그렇게 만들어진 비누 막은 그 고리 상의 모든 점을 연결하는 극소곡면을 보여주는 한 곡면을 갖는다.

기질의 분자들 사이는 비누 거품과 같이 물리적 극소곡면이 있을 뿐만 아니라, 전기적 극소곡면도 있다. 이러한 곡면은 크기에서 극소라기보다, 위치에너지 (potential energy)에서 최소이다. 극소 전기적 곡면은 안장 또는 스커트의 주름과 같이 마이너스의 가우스곡률 (negative gaussian curvature)을 가진다 (Schnering, 1991).

기질을 구성하는 물질의 전기 충전이나 방전은 전자장 진동 (광자장; photon field)을 만든다. 이러한 장에서의 간섭은 기질을 통해서 단기간 (10-5초에서 10-9초) 터널들을 만든다 (Popp, 1987). 도넛의 구멍과 같은 터널을 통해서 다량의 화학물질이 모세혈관에서 기질을 통해서 장기들의 기능성 세포들로 갔다가 다시 돌아간다. 모든 대사 과정들은 이 운송 기전을 이용한다.

기질의 자기-반복성 구조는 기질이 결정론적 카오스라는 것을 이야기해준다. 매트리솜들 속에서 터널들이 주기적으로 나타나거나 소실되거나 하는 것은 매트리솜들이 인력체들 (attractors)이라는 것을 시사한다 (Heine, 1997). 카오스 안에서 질서가, 또한 질서 안에서 카오스

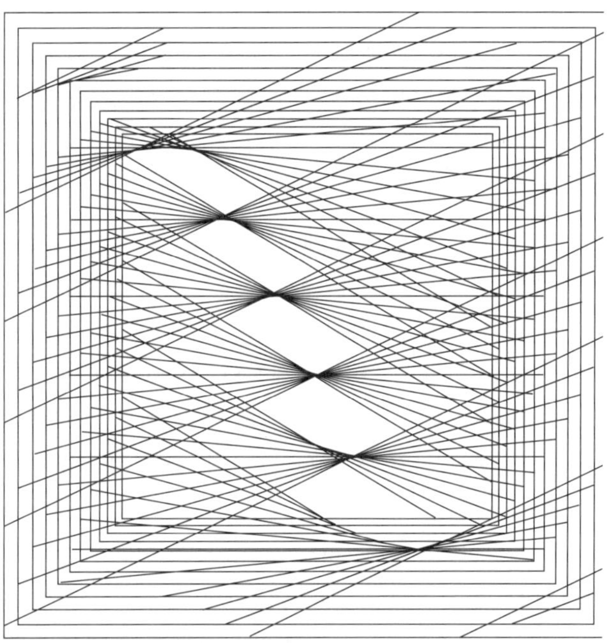

그림 2-14 매트리솜의 도해

가 자연발생적으로 나타나는 것은 카오스이론에서는 잘 알려져 있다. 극소곡면수학에서부터 알 수 있는 것은 어떤 장소에 나타난 사소한 변화가 같은 물질 (기질)의 먼 장소에 큰 변화들을 초래한다는 것이다. 결합 및 공명은, 결정론적 카오스라는 비선형계에서 항상 나타나는 성질이다. 기질에서 볼 수 있는 극소곡면이라는 상태에서, 불과 하나의 광자에너지가 기질 전체에 광범위한 영향을 준다 (Heine, 1997). 이것은 동종요법 (homeopathy), 침술요법 (acupuncture), 생공명 (bioresonance)요법에서 현상을 설명하는 것으로서 충분히 생각할 수 있다. 이러한 요법에서는 미세한 자극을 줌으로써 전신의 변화를 가져올 수 있다.

신경을 발화시키려면 약 60㎷의 자극이 적용되어야만 한다. 신경수용기를 누르는 압력은 신경세포를 발화시키는 데 충분한 전압을 만들 수 있다. 그러나, 동종요법 치료제 또는 보석을 몸 가까이 잡고 있는 것은 논리적으로 신경을 직접적으로 발화하게 만들지 못한다. 하지만, AK 근력검사가 보여 주는 것은 인체는 그러한 치료제들에 선택적으로 반응을 한다는 것인데, 심지어 유리병 속에 넣고서도 그렇다. 어떻게 하여 이러한 것이 가능할까? 신경을 발화시키는 과정을 야기할 수 있는 한 과장을 시작하기 위해서 기질은 오로지 한 전자의 이동만을 요구한다. 몸의 가까이에 "에너지가 충만한" 치료제 약간을 지니고 있는 것이, 어떤 이유에서인지 극도로 민감한 기질에 기록될 수 있는데, 그 것은 그 다음 전신에 걸친 멀리 파급되는 반응을 일으킨다.

치료제나 보석 등에 인체에 영향을 주는 전자기장이 존재한다고 주장하는 연구자들이 많다. 미묘한 생물학상의 에너지의 세계적 권위자인 Fritz A. Popp는 별개의 사고방법을 한다. 그는 한때 사적인 담화에서 다음과 같이 말한 적이 있다. 인체에는 영향이 있을지도 모르는 그러한 물질이라도 그 주위에 측정할 수 있을 정도의 전자장 (electromagnetic field)은 없다. 인체에의 영향은 "소나 (sonar) (예를 들면, 박쥐가 청각 신호를 보내고 다시 반사해 오는 음파를 따라서 그의 비행을 만드는 일)와 유사한 일종의 에코 (echo) (반사, 반향)" 현상에 의할지도 모른다 라고 하였다. 인체는 여러 가지의 전자기장을 발생시킨다. 아마도 이러한 전자기는 손에 든 치료제를 통과하여 변화되어 몸에 되돌아온다. 이 돌아온 전자기장은 치료제에 고유한 정보를 전달할 수도 있다. 이러한 것이 기질에 변화를 만들어서 몸 전체로 공명을 할 수도 있다. 그러나 이 설이 올바르다고 하려면 하나의 조건이 있다. 현재로서는 아직 과학적으로 실증되어 있지 않으나, 사람에게도 자장 수용기(magnetic field receptor)가 있다는 것이 증명되어야 한다.

동물은 일반적으로 지구의 자장을 감지할 수 있고, 그것을 이용하여 진행하는 방향을 결정한다. 철새도 지구의 자장을 이용하여 잔뜩 흐려서 나는 방향을 눈으로 확인할 수 없어도, 올바른 방향으로 날아간다. 어떤 실험에서, 사람을 눈을 가리게 하여 방향감각을 상실하도록 빙글빙글 돌리고, 원래의 장소로부터 몇 마일이나 자동차로 이동시키고, 거기서 눈을 가렸던 장소의 방위를 가리키도록 요구 받았다. 시골에서는, 대부분이 상당히 정확하게 이것을 할 수 있었다. 그러나 같은 실험을 도시에서 했을 때, 도시에서는 열차, 전차, 전선, 라디오 등이 지구의 자장보다도 훨씬 강력한 자장을 종종 만들어 내고 있어서, 사람들은 원래 장소를 향해서 그들의 방향을 잡을 수 없었다. 현대 산업 생활에서 존재하는 주변의 전자기장들은 우리들의 전자기적 수용기가 방향을 못 잡게 하는 것처럼 보인다.

눈은 전자기 방사선의 파장이 짧은 대역 (스펙트럼)에 반응하는 전자기 수용기이다. 눈 이외에 사람의 전자기장 수용기와 그 신경생리는 아직 발견되어 있지 않다. 그러나, 상기의 실험은 우리들이 전자기 수용기를 갖고 있을 가능성이 높다는 것을 시사한다. 우리가 전자수용기를 갖고 있다면, 아래의 가설이 AK를 사용하는 치료사들에 의해서 관찰, 응용되면서도 아직 해명이 안 된 많은 현상들을 설명할 것이다:

1. 사람의 손에는 작은 자장이 있다.
2. 모든 자장은 원형이며, 그것들의 근원으로 되돌아간다.
3. 물질을 손에 쥘 때, 손 자체의 자장은 물질을 통과한다.

4. 손의 자장은 물질을 통과함으로써 변화한다.
5. 변화한 자장은 손으로 되돌아가고, 가상적인 전자기장 신경 센서에 의해서 검출된다.
6. 이러한 신경 센서는 받은 자장에 반응하여 발화한다.
7. 직접적으로 또는 신경의 이차적 발화를 통해서, 기질은 들어온 신호의 영향을 받는다.
8. 기본 조정계를 통한 정보 전달 그리고 신경계 신호 전달에 의해서 전신은 영향을 받는다.
9. 이와 같이 손에 쥔 물질의 작은 자극은 전신에 영향을 준다.

몸의 모든 시스템은 기능상 네트워크 속으로 연결되어 있다. 용수철로 연결된 많은 진자들 (pendula)처럼, 몸의 여러 시스템들은 에너지상의 일관성을 갖는다; 그들은 함께 공진한다. 공진은 그 시스템 내의 몸의 질서 즉, 건강을 가져오고, 건강의 증거이기도 하다. 모든 화학반응은 작은 전자기에너지를 만든다. 그러나 몸의 질서유지 에너지의 주요 구조들은 기질에 의해서 생성된다. 그들 중의 하나가 콜라겐이다. 기질의 콜라겐 체인들은 에너지를 전달할 수 있을 뿐만 아니라, 그들 자체가 에너지를 발생한다. 콜라겐에는 압전성 (piezoelectric properties)이 있다. 수정 결정처럼, 기질의 콜라겐 및 더 안정된 결합조직들 (근막, 힘줄, 뼈 등)은 기계적 에너지 (압력, 비틀림, 신전 등)를 전자기 에너지로 변화시키고, 전자기 에너지는 기질을 통해서 공명한다 (Athenstaedt, 1974). 그러나, 기질이 화학적으로 불균형이라면, 몸 속을 공진하는 에너지는 일관성을 상실한다. 예를 들면, 아주 산화된 흰 밀가루나 백설탕은 반복해서 섭취하면 에너지의 일관성은 상실되고, 몸에 해로운 결과를 일으킨다.

종류를 불문하고 특정 장기의 병, 외상, 병소 등의 스트레스 인자들 (stressors)은 국소 부위의 기본 조정계에 변화를 초래한다. 이 스트레스가 계속되면, 몸의 다른 시스템도 나쁜 영향을 받아, 마침내는 전신의 기본 조정계가 정상이 아니게 된다. 이것이 Selye가 지적한 스트레스 인자에 대한 몸의 적응 반응이다. 이러한 상태에서, 새로운 스트레스가 가해지면 몸이 파괴되기가 쉽다. 예를 들면, 감기에 걸리는 등의 추가적 스트레스가 가해지는 것만으로 류마티스를 발병하거나 한다. 기본 조정계가 스트레스에 노출되어 균형을 상실하면, 만성병의 발병 개연성도 증가한다.

Pischinger는 기본 조정계 개념을 제창하였다. 그는 기본 조정계 기능에 대한 하나의 주요 장애가 감염이라는 것을 발견하였다. 일반적인 의학용어는 "감염 병소 (focus of infection)"이다. 대표적인 감염 병소는 편도선, 치아, 충수, 담낭 들이다. Pischinger는 연구를 계속하여, 기본 조정계 기능을 막는 병소들은 흉터 (scar)나 활성을 잃은 치아 (dead teeth) 따위의 감염이 없는 부위들을 포함한다는 것을 밝혔다. 이러한 치아는 썩어 문드러지지만, 조사를 해도 어떤 능동적인 감염은 더 이상 관찰되지 않는다. 이러한 이유로, 1960년대에 이미, Pischinger는 감염 병소 (focus of infection)라는 용어를 포기하고 대신에 병소 (focus)라는 용어를 사용하게 되었다. 레이저, 신경치료, 여러 가지의 크림들 (Bach Rescue Cream, APM Cream®, Ionen Salbe Forte® 등)은 흉터가 만들 수 있는 장애들을 제거할 수도 있다. 골염 노소드 (nosode)로서 활성을 잃은 치아가 "유발될 (provoked)" 수도 있다. 치아 주위에서 장기간 또는 극도의 염증이 생긴다면, 발치하는 편이 좋다. 골염 노소드에 대한 반응이 신속하게 낫는다면, 인체는 그 병소를 없앨 수 있고, 그 치아는 건강에 나쁜 영향을 미치지 않고서 유지될 수 있다.

병소들은 기본 조정계를 방해함으로써 생물의 건강을 해치므로, 병소들을 제거하는 것은 치료 과정에서 가장 중요한 일이다. 죽은 치아나 장기를 외과적으로 제거하거나, 아니면 정상 기능을 회복하기 위해, 예를 들면, 대장과 같은 장기에서 병인 (pathogenic agents)과 구린 물질들을 제거하는 방법이 있다.

생물은 에너지적으로 개방되어 있고, 고도로 네트워크화가 된 시스템이다. 개방 시스템은 일반적으로 율동적인 진동이 가능하다. 예를 들면, 생체리듬은 율동적 진동이다 (Heine, 1997). 개방 시스템은 정기적인 에너지

공급이 필요한데, 그 에너지는 시스템이 이용할 수 있는 형태로 공급되고, 시스템을 통해서 분산할 수 있는 것에 한정된다 (사람의 경우는 음식물이다). 개방 시스템은 피드백 연결되어 있는데, 이것은 개방 시스템이 비선형이라는 것을 시사한다. 비선형이기 때문에 개방 시스템은 자기-조직화가 가능하다. 이것이 뜻하는 것은 개방형 시스템에는 확고한 규칙도 없고, 정확한 장기전망도 세울 수 없지만, 개방형 시스템은 질서가 있는 구조를 가진다 (결정론적 카오스). 이 질서의 특징은 일관성이다. 이것은 개방형 시스템이 레이저 광처럼, 에너지의 위상이나 동일한 주파수속 (frequency bundle)을 포함하고 있다는 것을 의미한다.

생물체 안에 있는 질서는 전자기장 진동의 응집성 (coherence)에 의해서 유지된다. 진동은 인체 내의 반응들이나 외부환경의 전자기장으로부터 발생한다. 체내의 가장 중요한 장들은, 기질 안에 그리고 모든 결합조직들 안에 있는 콜라겐의 압전성 (piezoelectric qualities) 및 초전기성 (pyroelectric qualities)에 의해서 만들어진다. 체내에는 많은 수준의 전자기장들이 있다. 원자는 체온에서 10~15Hz 이상, 분자 (원자의 집합체)는 대략 9~10Hz에서 진동한다. 세포 (분자의 집합체)는 대략 3~10Hz에서 진동한다. 사람은 전체로서 7~10Hz의 주파수로 진동하고 있다. 즉, 세포나 기질로 구성되는 영역은 7~10Hz로 진동하고 있는 것이 된다.

주파수는 자연계에도 존재한다. 지표와 이온층 사이의 대기는 8~10Hz라는 공명주파수를 가진 공명체 (resonant body)를 형성한다 (Schumann, 1954). 이것이 뜻하는 것은 다음과 같다: 지구 주위에 있는 모든 전기 방전들은 8~10Hz라는 공명주파수 (주요 슈만 주파수)를 제외하고 모든 주파수는 약화된다. 8~10Hz라는 슈만 주파수만은 지구 주위에서 자유롭게 공명할 수 있다 (Bergsman, 1994). 우리들은 이 끊임없는 진동 장 안에서 살고 있다. 이러한 진동 비율은 대뇌의 표면, 특히 해마 안에서 감지된다. 해마는 척추동물에 있는 원시 뇌구조로서, 행동을 지시하기 위해서 후각 및 시각 입력을 사용한다. 해마에서는 어떤 상황이 정서적으로 중요한지 어떤지가 결정된다. 포유동물 특히, 인류에서 해마는, 정서반응이나 기억작용을 제어하는 (시상하부도 포함하여) 대뇌 변연계에 연결되고 있다. 시상하부는 주로 자율신경계를 지배하고, 뇌하수체 (master gland)의 기능도 제어하고 있으므로, 시상하부의 기능에 영향을 주는 것은 무엇이라도, 우리들의 건강과 행동에 멀리 뻗어나가는 영향을 준다.

우리들은 지구에 있는 슈만 파동 안에서 진화해 왔기 때문에, 전체로서 신체는 특히, 해마가 슈만 주파수로 진동하고 있을 가능성이 크다. 이와 같은 방식에서, 우리들은 적어도 외부환경과 공진하고 있다고 생각된다. 그러나 공업국에서는, 사람은 유사한 주파수를 가진 강력한 전자기장에 노출되어 있다. 예를 들면, 유럽에서 열차를 움직이는 교류전기의 주파수는 15Hz이다. 이러한 외부의 전자기장이 뇌나 기타 몸의 기능들에 아마도 부정적인 영향을 미치고 있을 것이다. 인간들이 만들어 낸 전자장에 이와 같이 노출된 우리들은 아직 몇 세대밖에 경과하지 않고 있다. 많은 세대를 거쳐 비로소, 이러한 전자장의 사람의 구조나 기능에 초래하는 영향이 밝혀질 것이다.

시상하부는 직접적, 간접적으로 신경전달물질 그리고 신경펩티드라 불리는 관련 화학물질의 방출을 제어한다. 시상하부는 감정이 일어나는 뇌 속의 부위이다. 감정의 상태는, 시상하부를 통해서, 아드레날린, 세로토닌, 도파민, 엔도르핀, 인슐린, 글루타민 등의 다종다양한 신경 펩티드들을 방출시킨다. 이것들은 기질에 직접적인 영향을 주며 그래서 전신 건강에 영향을 준다. 특정 신경펩티드는 뇌 속에서 생성되어, 신경을 경유하여 표적 장기들에 도달한다. 이러한 신경펩티드 중 몇 가지 종류는 병을 예방한다. 기타는 표적 장기의 병을 촉진한다. 감정 상태가 건강에 영향을 주는 방식들 중의 이것도 하나일 수 있다.

Heine는 연구에 의해서 다음의 것을 실증하였다. 미해결의 감정적 외상은 근육 및 힘줄의 접합부에 있는 신경종말로부터 신경전달물질 물질P의 방출을 촉진한다. 이것은 콜라겐을 6각형 구조를 띠게 한다 (Heine는 전자현미경으로 이 사실을 관찰하였다). 이 콜라겐의 6각형 구조는 콜라겐의 보통의 형태보다 훨씬 질서가 있다. 이미 설명한 대로, 구조 과다는 (또는 구조 과소도) 죽음을 의미한다. 콜라겐의 6각형 구조는 섬유근육통에 의해서 통증이 생기는 바로 그 부분에 출현한다. Heine는 이 구조과다 콜라겐을 "감정 흉터 (emotional scar)"라 불렀다 (Heine, 1990). 이 Heine의 연구는 정신적 원인에 의해서도 병이 발생한다는 것을 과학적으로 실증한 것으로, 중요하고 동시에 획기적인 연구라 할 수 있을 것이다.

체내에서는 다양한 전자기장이 발생한다. 화학적 반응은 모두 전자기장을 형성한다. 가장 중요한 전자기장들 중의 일부는 기질 및 관련 결합조직에서 발생한다. 콜라겐섬유는 압전성이고 초전기성이다. 이것은 콜라겐섬유가 신장되거나 데워지면, 전위 (electrical potential)가 발생한다는 것을 의미한다. 콜라겐섬유 및 콜라겐섬유에 붙어 있는 당단백질 복합체는 기질 속에서 수분과 대전금속이온을 결합시킨다. 콜라겐섬유 및 당단백질 복합체는 모두, 생체 내에서 일어나는 가장 미세한 변화를 전기적으로 전달하는 바이오센서로서 기능한다. 콜라겐섬유는 다이오드 (diode)이다; 그것들은 전자를 한 방향으로만 흘린다. 기질에 있는 콜라겐 섬유들은 그렇게 배열되어 있어서 그것들 중의 일부는 에너지를 세포방향으로 움직이게 하고 (구심성), 어떤 것은 세포로부터 떨어지도록 전달하는 (원심성) 작용을 한다. 그러므로, 콜라겐 섬유의 구심 경로는 기질 신경원 네트워크에서부터 세포에로 응집적인 전자기 에너지를 운반한다. 그리고 원심 경로는 반대로 세포에서부터 기질로 에너지를 운반한다.

기질의 바이오센서 네트워크는 고전적 인과율적 그리고 yes-no 방식이 특징인 다른 일반적인 전기회로와 완전히 다르다. 일반적인 네트워크는 그 구성요소의 무엇인가 잘못되면 기능을 하지 않는다. 정해진 위험 수준에 측정치가 도달하기까지, 교정은 일어나지 않는다. 바이오센서 네트워크는 완전히 다른 방식인, "파지 논리 (fuzzy logic)"으로 제일 잘 설명할 수 있는 양자물리학의 개념으로 작용한다 (Heine, 1997). 파지 논리는 안정된 화상을 얻기 위해 현재 비디오 카메라에서 사용된다. 이것은 카메라가 흔들렸다 해도 안정된 화상을 유지하는 일종의 "카메라 항상성"이다. "when-then" 논리에 의해서 작용하기 때문에, 파지 논리 네트워크는 강인하다. 많은 부분들이 고장 날 수 있는데 그러나 기능 자체는 약화되는 일은 있어도, 기능이 갑자기 정지하는 일은 없다. 파지 논리 네트워크와 같은 시스템은 작용력이 서서히 쇠퇴한다. 그러므로 어려운 상황아래에 있어도, 바이오센서 네트워크에 의해서, 기질은 몸의 항상성을 유지하기 위해 "when-then" 형태의 미세 조정을 끊임없이 반복하는 것이 가능하게 된다. 파지 논리 네트워크와 같은 시스템이 부분적으로 기능저하를 일으켰다 해도, 내적 수복기전이 작동함으로써, 또는 외부로부터 치료를 시행함으로써, 정상적인 기능을 회복할 수 있다.

바이오센서는 절대치가 아니라 패턴을 식별하도록 되어있다. 이러한 것은 한편으로 뉴턴역학과 양자역학 그리고 다른 한편으로 고전의학과 생물의학 사이의 평행한 차이를 비교할 좋은 기회를 우리들에게 제공한다. 고전의학은 절대치를 구한다. 당신이 불편함을 호소한다면, 주류의 하나 또는 "학파" 의학의 주된 도구는 혈액에 대한 현재 상태의 실험실 검사다. 예를 들면, 혈당치가 어떤 일정수준보다 높다는 것만으로 문제가 있다고 진단된다. 고전적 "학파 (school)" 의학은 높아진 것을 상쇄시키기 위한 특정 화학물질을 처방한다. 종종 진지하게 병의 원인을 찾아내려고도 하지 않고, 학파의학은 이러한 방법으로 증상을 치료하려고 한다. 학파의학의 의사는 복수의 병인이 있을지도 모른다고는 좀처럼 생각하지 않는다.

이에 반해서 생물의학은 행동, 구조, 기능의 패턴 사이의 연관성에 주의를 기울인다. 영양분 및 수분의 섭취, 운동, 전자기장, 사회적 상황, 기질에 영향을 주는 여러 내적/외적 요인 등을 계속적으로 모니터 하여, 교정하는 것에 의해서 건강이 고려된다. 생각할 수 있는 모든 원인인자들을 (자주 AK 테크닉을 사용해서) 검사함으로써, 생물의학의 의사는 환자의 전체 시스템에 걸쳐 무엇이 잘못인가에 관한 폭 넓은 그림을 그린다. 의사는 증상보다도 오히려 원인들을 치료하려는 위치에 놓이게 된다. 의사는 즉각적인 교정적 수단에 영향을 줄 뿐만 아니라, 환자에게 생물의학의 개념에 대해서 다음과 같이 조언할 수 있다: 기질의 질을 향상시키도록 매일 노력하시오. 그렇게 함으로써 전신의 건강을 증진시킬 수 있습니다."

콜라겐섬유와 당단백 복합체의 화합물은 사람의 체온인 37℃에서 압전성 에너지가 최고가 된다. 또한 물의 액정분자구조도 역시 37℃에서 에너지는 최소가 되고 매우 정연하게 된다. 이러한 것들이 잘 조합되어, 신호는 용이하고 동시에 실질적인 에너지 손실도 온도상승도 없이, 기질이라는 액성 매체를 통과한다 (Heine, 1997). 그러므로 몸의 어딘가에 발생한 장애가 거의 순식간에 몸의 모든 부분에 등록된다.

기질을 통한 이러한 에너지 전달은 인체 전체에 정보를 전달시킨다. 이 기능이 없다면 생명은 죽을 것이다. 더욱이, 생명을 유지하려면, 세포와 (기질이 점유하고 있는) 세포간극과의 사이에 온도 차이가 있어야 한다. 실제로, 세포는 기질보다 고온이어야 한다. 온도 차가 작을 때, 대사과정은 오래 걸린다. 온도 차가 제로일 때, 대사는 전혀 일어나지 않는데, 그것은 죽음을 의미한다. 모든 생명과정 (현상)은 기질을 통해서 일어나는 것이기 때문에, 기질의 에너지 및 열 생성 화학적 과정은 세포의 그것에 비해서 에너지를 덜 요구하는 것이 중요하다.

기질의 기능은 전신을 위한 조정계를 형성한다. 이 기본 조정계는 다양한 수준의 서브시스템을 포함하고 있다. 서브시스템은 비교적 독립성을 유지하면서도, 전체 시스템 및 그것의 부분들의 모두에 의해서 영향을 받는다. 많은 수준에서 기능 패턴이 프랙털 반복성을 나타내고 있다. 이 단원의 모두에서 설명한 것처럼, 이것은 결정론적 카오스라는 전체 비선형계에 특유한 것이다.

침술 (acupuncture)의 경혈은 기본 조정계와 기능적 연관성을 갖는다. 침술의 "경혈 (point)" 개념은 한때 연구를 매우 방해했다. 비엔나 대학의 Pischinger 지도 하에, G. Kellner는 침술에서 경혈의 신체 양상에 해당할지도 모르는 피부의 특수한 신경 종말을 찾았었다. 최종적으로는 침술의 경혈에 대응하는 명확한 신체 구조는 존재하지 않는다고 결론을 내렸다 (Kellner, 1979).

그러나 북경어에서, "경혈 (point)"이라 번역된 단어는 실제 "구멍"을 의미한다. 이 직역을 적용하는 것이 침술의 경혈을 규정하는 데 유익하다는 것을 알았다. 361개의 전통 경혈 중, 정말로 82%가 신체 표피의 근막 구멍 위에 있다. 최소의 경혈 〔예: 경거(經渠), Lung 8〕은 직경 약 2㎜이다. 최대의 경혈〔예: 지실 (志室), Bladder 52〕은 약 8㎜이다. 나머지 18%의 대부분은 뼈나 경막을 통과하는 다른 종류의 구멍들 위에, 또는 잘 구분된 해부학적 부위 안에 있다. 모든 경우에서, 경혈은 느슨한 껍질의 결합조직으로 싸인 신경 및 혈관의 작은 다발로 구성되는데 그것은 표피 가까이 도달하기 위해서 다른 조직들을 관통한다 (Heine, 1997, Zerlauth, 1992).

혈관 및 신경으로 구성되는 다발의 물과 화학적 내용물들은, 모두 전기 전도성을 가진다. 대조적으로, 근막 조직은 전기저항체이다. 이 때문에, 침술의 경혈은 피부의 다른 점들보다도 전도도가 높다. 침술의 경혈의 정확한 장소를 찾기 위한 전기전도도 측정 소형 장치가 인기를 모으고 있다. 나중에 볼 것이지만, 경혈점들의 그룹인 경락은 특정 장기의 기능 및 인체의 작동과 연관이 있어서, 특정 조정계에 의미 있게 할당되어 있다. 특정 경혈점과 연관이 있는 조정계가 균형이 무너지면, 경혈의 전기 전도도는 측정할 수 있을 만큼 변화하고, 또한 경혈을 만지면 아프게 된다 〔"통증유발점 (trigger point)"〕. 이러한 "활성" 경혈에 적절한 자극을 주면 조정계는 헤아릴 수 없는 치료효과를 가져온다. 따라서 침술의 경혈은 조정계의 기능을 찾아내고, 또한 기능에 영향을 주기 위한 창 (window)이 된다 (Bergsman, 1990).

중국의 전통의학 (중의학)에서, 침술의 경혈들을 연결하는 선이 있고, 우리들 서양인은 이 선을 *meridians(경락)*이라 부른다. 경락의 경혈들은 서로가 연결되어 있는 근육과 힘줄을 따라서 존재한다. 이러한 근육 군들은 함께 작용해서 특정한 몸의 움직임을 만들어낸다. 그러므로 경락이 위치한 근육이나 관련 결합조직 (근막 및 힘줄)은 기능적으로 운동학적 체인 (kinetic chain)이라 불린다. 이것을 Bergsman부자가 제창하고 (1988) Stecco가 근전도를 연구하여 발전시켰다 (1996). 그들은 팔을 뻗는 것 같은 단순한 움직임 동안, 근막-근육-힘줄의 완전한 체인을 따라 근육 수축 전위 (potential) 빈도가 증가하였다는 것을 실증하였는데, 그 움직임에 직접 관여하지 않는 근육에서 조차 활동전위가 증가하였다. 게다가, "활성" 경혈을 자극함으로써, 이러한 경혈에서부터 떨어진 부위에 통증을 발생시키는 것처럼 보이지만,

그러나 통증을 발생시킬 수 있었던 것은 항상 근육 및 결합조직상의 관련 체인을 따라서만 가능하였다.

신경(neural) 치료에서, 아픈 통증유발점 (trigger point)에는 국소 마취를 한다. 마취를 함으로써, 그 부위의 신경과 기질 사이의 에너지 전위(potential)는 일시적으로 균형을 이룬다. 균형을 이룸으로써 통증은 일시적으로 억제된다. 또한 균형을 이루는 것은 방해를 주는 증상들을 제거시키는 국소 기본조정의 오래가는 재건을 도모할 수 있다. 경혈에 약제를 주입하지 않고 침을 찔러 넣는 것은 신경과 기질 사이에 단락 (short-circuit)을 일으켜, 마찬가지의 결과를 만들어낸다. 게다가, 침을 찔러 넣음으로써 생긴 작은 상처가 치료되는 과정은 염증을 포함한다; 염증은 침을 찔러 넣은 부위에 계속적인 치료 자극을 만든다.

경혈점들이 위치한 근육들과 결합 조직의 체인들은 동양의학에서 경락들의 신체적 운반자들이다. Goodheart는 몸의 여러 가지 근육, 선 (glands), 기타의 장기와 그들의 기능을 14개 그룹으로 분류하여, 동양의 침술의 14개 경락과 연관시켰다. 모든 AK치료는 이들 14개 그룹의 하나, 또는 그 이상에 영향을 주는 것을 목표로 하고 있다.

Pischinger의 연구에 따르면, 특정의 경락-장기 시스템에 연결되는 몸의 어느 부위는 하나의 조정계에 속한다. 그렇다고 하면, 이들 14개의 조정계의 기능을 저하시키고 있는 것들을 조사하고 동시에 교정하는 것은 AK가 대처해야 할 일이라 할 수 있을 것이다. 불균형을 명확히 교정함으로써, 조정계에 속하는 기질의 질 및 기능이 향상된다.

Hauss는 1994년, 공업선진국에서 가장 흔한 질병의 하나는 "간충조직 비특이성 반응 (unspecified reaction of the mesenchyme)"이라고 단정하였다. 간충조직은 기질을 포함한 모든 결합조직의 모체 (원천)이다. 어떠한 병에 걸리는가, 그리고 어느 장기가 침해되는가라는 것은 유전적 인자, 스트레스 또는 손상의 형태, 그리고 병소, 영양 및 장애가 되는 에너지 장 따위에 달려 있다.

생물의학의 치료 테크닉은 모두 하나의 목표를 지향한다: 기질 기능의 향상이다. 생물의학이라는 다차원적 접근법 안에서, 어떤 병에 대해서 기질에 영향을 주는 다종다양한 모든 인자들은 진단 및 병을 위한 교정 수단의 처방에 있어서 고려된다. 환자 자신, 환자의 온갖 측면, 환자의 생활 상황에 대한 개인적인 관심을 통해서, 생물의학 방법들은 기질의 건강 및 최적 기능을 도모한다.

AK는 생물의학을 위한 이상적인 진단법을 제공한다. 어떠한 스트레스도, 조정계에 나타난 장애부위와 연관성이 있는 근육에 약화 또는 과긴장을 초래한다. 종류를 불문하고, 스트레스에 오랫동안 노출되면 몸은 적응반응을 일으킨다. 적응반응에는 일반적으로 전신성 과긴장이 관찰되고, 몸 전체에 기질의 다양한 기능을 막는다. 현대 AK에서의 (적어도 ICAK-D에서의) 첫째 과제는 근력검사로 밝혀진 기본 조정계 기능의 차단을 제거하는 것일 것이다.

조정계를 방해하고 있는 다양한 원인은 밝힐 수 있다. 그 시스템에 연관성이 있는 정상 또는 과긴장성 근육을 약하다고-검사된 근육으로 변화시키고 있는 사항을 검사하면 된다. 예를 들면, 소장 (small intestine)과 상호관계에 있는 넙다리곧은근이 근력검사에서 과긴장 상태라고 판단된 경우, 극히 소량의 칸디다 항원(candida antigen)을 입에 넣어 혀 위에 놓으면 된다. 이렇게 함으로써 과긴장성 근육이 이제 약하다고 평가되면, 소장에 칸디다균이 이상증식하고 있을 가능성이 크다. 히스타민계의 알레르기로 인해서 근육이 과긴장 상태라면, 히스티딘 (histidine)의 약병을 쥐고 있는 것이 과긴장성 근육을 약하다고 평가되게 할 것이다. 그리고 동종요법 (homeopathy)의 희석제 D12의 히스타민 약병을 쥐고 있는 것은 과긴장성 근육을 정상긴장성근육으로 검사된다. 조정계의 건강을 증진하는 여러 방법들이 비슷하게 정해질 수 있다. 봄에서 약하다고-검사된 근육을 선정해서, 그 근육을 정상상태로 변화시키는 일을 찾아내면 되는 것이다.

위에서 언급한 예에서, 넙다리곧은근은 칸디다 항원을 입안에 넣었을 때 약하다고-검사된 근육으로 변화하였다. 칸디다 항원을 혀 위에 넣고 있는 동안은 넙다리곧은근은 약하다고-검사된 상태를 유지할 것이다. 이 때 넙다리곧은근은 항칸디다 치료에 있어서 훌륭한 지표근육이 된다. 넙다리곧은근을 정상긴장 상태로 변화시키는 항칸디다 제제 [라파초 (lapacho), 포도씨유, Nystatin, Ampho-Moronal® 등]는 위에서 언급한 환자에게 최고의 효과를 발휘한다 (Gerz, 1996). 몸에서 약하다고-검사된 근육을 찾아낼 수 없는 경우, 장애를 일으키고 있는 장기나 신체 부위에 TL을 시행하면 좋다. TL함으로써, 선정된 조정계에 연관성이 있는 약하다고-검사된 지표근육을 발견할 수 있다. AK는 이러한 천재적이고 간단한 테크닉들은 오늘날 생물의학에서 AK를 진단을 위하고 적절한 개개인의 치료를 결정하기 위한 최적의 도구로 빨리 만들고 있다.

제 3 장

근력검사

The Muscle Test

근력검사의 이론, 순서, 해석

Theory, Procedure, and Interpretation of Muscle Testing

근력검사는 응용 근신경학 (AK)의 중심도구다. 근력검사는, 필요한 감각 자각과 경험을 갖고서 시행하면, 근육의 생리학적 작용, 신경수용기, 및 근 수축과 연관되는 신경을 정확히 검사할 수 있다. 그것은 테스트되는 근육의 전체 근력 활성화를 요구하는 강한 근력 검사다. 그것은 환자가 시작하는 근력검사인데, 압력을 계속적으로 올려가는 환자의 검사 압력에 대해서, 치료사는 반대방향의 같은 압력을 적용하여 정확히 반응하는 완전한 책임을 가진다. 검사를 시작하는 것은 환자, 이것에 반응하는 것이 치료사이므로, 환자는 검사를 받기 전에 특별한 훈련을 받을 필요는 없다.

근력 검사를 하는 사람 그리고 이제까지 AK 근력검사 테크닉과 상이한 방법으로 근력검사를 해온 사람들에게, AK 테크닉 연구와 그 결과의 비교는 놀라움과 풍요로움을 보여줄 수 있다. 근육검사법의 한 종류인 "Touch for Health" 코스의 근력검사는 치료사가 검사 압력을 가하기 시작한다. 치료사가 천천히 부드럽게, 높여가는 압력에 대해서, 정확히 반응하는 것은 고객(client)이다 (Touch for Health 치료사의 상대방은 "고객"이지 "환자"는 아니다). 이 절차를 위해서, 고객은 우선 올바르게 대응하는 방법을 배워야만 한다. (바라건대) 치료사는 고객/환자보다 경험이 풍부하므로, 환자부터 시작하는 AK 근력검사 쪽이 잘못되거나 거짓 결과를 만들 가능성이 낮다고 할 수 있다.

두 타입의 근력검사도 각각의 이점과 적용 영역이 있을 것이다. 그것은 그렇다 치고, 성실한 키네시올로지의 학생이라면, AK 본래의 개념과 테크닉을 연구하여 학습할 의무가 있다. 어떠한 노력을 요하는 분야에서도, 나중의 지류의 가치를 탐구하기 전에, 우선 원천으로 거슬러 올라가는 것이 현명한 방법이다.

AK 근력검사를 실행하려면, 근육의 각 끝에 부착하는 뼈가 근육을 부분적 또는 완전히 수축시키는 위치에 있어야 한다. 치료대상의 근육이 가급적 다른 근육들의 협력을 받지 않는 주동근으로 되는 검사 자세를 선택한다. 또한 치료사에게 역학적으로 이점을 주는 검사 자세와 접촉점을 선택한다. 이것에 의해서, 치료사는 언제라도 환자가 적용하는 압력보다도 강한 압력을 가할 수 있다. 힘이 약한 치료사가 힘이 세고 우락부락한 근육을 가진 환자를 검사하는 경우는 예외가 된다.

치료사는 원하는 근육의 수축에 맞서서 압력을 가하기 위해서 신체 영역 위를, 손을 넓게 펴서 부드럽게 접촉한다. 보통 이 위치는 근육의 종지가 부착하는 뼈의 먼쪽(몸통에서 먼) 끝이다. 가능하면, 피부 가까이에 놓인 관절 또는 뼈의 위는 직접 누르지 않도록 한다. 검사 압력을 가하는 부위에 통증이 만들어지지 않도록 주의한다. 치료사는 계속적으로 반대 압력을 가하지만, 환자가 가압하는 속도와 일치하는 속도로만 가압해야 한다. 치료사가 맞서는 압력을 지나치게 빠르게 적용한다면, 작은 압력 조차도, 어떠한 근육이라도 검사결과가 약해 질 것이다.

AK 근력검사에서, 근력검사를 받는 환자는 검사 받는 근육을 힘을 증가시켜서 최대치에 도달할 때까지 수축시킨다. 치료사는 환자의 근 수축에 의해서 발생하는 정반대의 방향으로 저항력을 가하며, 사지나 기타의 신체 부분이 원래의 검사 자세로부터 움직이지 않도록 한다. AK 근력검사의 가장 중요한 부분은 그 후, 치료사가 시도하는 기시에서 종지를 멀리 벌려서, 수축된 근육을 늘리는 것이다. 치료사가 환자의 관절이 그의 검사 압력에 맞서서 "고정 (lock)"되었다고 느낄 때 즉, 검사되는 근육의 수축력이 최대 또는 거의 최대에 도달했을 때, 치료사는 아주 조금 더 (오직 2~5%) 세게 민다. 환자는 이 여분의 압력에 견디어 신체 부분을 원래의 위치에 머무르게 하거나 (이 때 근육은 강하다고 검사된다), 또는 이 여분의 압력에 저항할 수 없어, 검사된 신체 부분은 원래의 위치에서 벗어나 움직인다 (이 때 근육은 약하다고 검사된다).

근력검사 초기 단계에서, 치료사와 환자는 반대 방향의 같은 힘을 가하고, 그 근육은 움직이지 않고 수축한다 (등척성 수축). 근력검사의 나중 단계에서, 치료사는 환자의 최대 등척성 수축을 넘는 힘으로 밀어서, 환자의 근육을 늘리려고 한다 (편심성 수축). 원래의 검사 자세를 유지하려면, 환자는 최대 이상의 힘을 내야 한다.

어떻게 하면 그것이 가능할까?

의도적으로 낼 수 있는 최대의 힘은 스트레스 상황에서 낼 수 있는 크기보다 작다. 어린이나 애완동물이 자동차에 깔린 경우, 사람들은 자동차를 들어올릴 수 있고, 실제로 들어올린 예가 있다. 이 힘은 정상적인 상황에서 그들이 낼 수 있는 힘을 훨씬 초과하고 있다. 우리들에게는 의도적으로 이용할 수 있는 이상의 에너지의 저장이 있다 (최소한 30% 이상이라 추정된다). 근력검사의 나중 단계에서, 환자는 일반적으로 가능한 힘 이상의 근력 저항이 요구되고, 그것에 의해서 스트레스로 빠진다. 그와 같이, 근력검사는 환자가 스트레스 상태에서 이용가능한 잉여 에너지의 저장에 무의식적으로 접근할 수 있는지 아닌지가 평가된다.

AK 근력검사가 기능하기 위해서는, 근력검사의 피험자 즉, 환자는 정신적으로 검사 받는 것에 동의하고, 적용되는 압력에 저항할 마음을 가질 필요가 있다. 손발에 가해지는 압력은 근육 (힘줄, 인대, 관절 및 피부) 내의 다양한 신경 수용기들에 의해서 감지되고, 지각신경을 통해서 중추신경계에 전달된다. 중추신경계는 전달된 신경신호를 처리하여, 검사 압력에 저항하기 위해 필요한 신호를 생성한다. 그 다음 이 신호는 운동신경에 의해서 검사 받는 근육에 전달된다. 근육은 수축하여 반응한다. 보통, 근육의 신경 및 근육 회로의 어떤 링크가 정상적으로 기능하고 있지 않으면, 근육은 검사 압력에 저항할 수 없다. 이러한 경우, 그것은 검사 결과 약하다고 말해진다.

경험이 풍부한 치료사라면, 약하다고-검사되는 근육과 정상긴장성 근육을 간단히 구분할 수 있다. 정상긴장성 근육을 검사하면, 벽을 미는 것처럼 느껴진다. 근육은 그다지 애쓰지도 않고 뼈를 제자리에 고정 (lock)하고, 최대 자각 수축에 도달한 이후 여분의 압력에도 저항할 수 있다. 이에 반해서, 약하다고-검사되는 근육은 바로 항복하며, 흐늘흐늘하고 부드러운 느낌이다.

"약하다고-검사되는" 근육은 반드시 근력이 약한 것은 아니다. 정말 약한 근육을 육체적으로 강화하려면, 수주일간에 이르는 피트니스 훈련이 필요하다. 약하다고-검사되는 근육을 교정하여, 검사 결과가 강해지기까지에는, 보통 극히 단시간밖에는 걸리지 않는다. 이것이 근력검사와 강화 테크닉을 위한 특유의 가치가 있는 기반이다. 근력검사에서 근육이 강하다고 평가되면, 피트니스 훈련의 진행도 빨라지고 근육을 상하게 할 가능성도 낮다.

AK 근력검사는 근육이 타당한 정도의 강한 근력을 낼 수 있는지 아닌지를 검사하는 것이다. 환자는 모든 가능한 이점이 주어진다. 환자는 검사를 시작하여, 자기의 페이스로 압력을 올려간다. 검사의 초기 단계에서, 환자는 치료사에 맞출 필요는 없다. 이에 반해서, 치료사는 반대 방향의 동등한 압력을 일정한 세기로 서서히 증가하는 등척성 압력을 가할 책임이 있다. 다음으로 치료사는 검사되는 근육의 수축력이 언제 최대가 되는지를 추정할 수 있어야 한다. 비록 짐승같이 강한 힘은 여기서 측정되는 한 요소이지만, 이것은 검사되는 가장 중요한 요소는 아니다. 짐승같이 강한 힘은 얼마만큼의 중량 또는 힘을 그 근육이 견딜 수 있는지의 측정 수단이다. 환자가 검사 자세로 들어올릴 수 있는 최대치에 도달할 때까지, 증가되는 중량을 가진 중량물을 차례차례 들어올리게 하는 것은, 그 근육의 강한 내구력을 측정하는 방법의 하나이다. 환자가 뻗은 팔에 중량을 가하고, 환자에게 그것을 지지시키는 것도, 강한 힘을 측정하는 또 하나의 방법이다. 위의 두 예들 모두에서, 전체 하중을 한번에 환자에게 적용해도 된다. 그러므로, 환자에게 가해지는 힘은, 하중 후, 일정하게 유지된다. 근력검사 동안, 그 힘은 끊임없이 증가된다.

검사의 두 번째 단계에서, 근력검사는 자동적으로 저장 에너지를 불러내는 환자의 신경계와 "기본 조정계" (Pischinger, 1975)의 능력을 측정하는 것인데, 이를 위해 정상적인 최대 수축에 도달한 후에, 가해진 추가적인 검사 압력에 맞서기 위해서 자동적으로 저장 에너지를 소집하는 것이다. 이 단계에서, 근력검사는 신경계가 어떻게 그 검사를 감시하고, 반응하는가를 측정하는 것이다. 이 시점에서 근육이 검사 결과 강한가 (버틸 수 있는가), 약한가 (굴복하는가)가 판정된다. 그러나, 일부 환자들은 검사의 시작 자세를 취할 수 없거나, 전혀 가압할 수 없는 경우가 있다. 이 경우의 근육은 실제로는 극도로 약해도, 검사에서는 약하다고 검사된다.

모든 사람들은 적어도 특정 조건 하에서, "약하다고 검사되는" 근육을 갖고 있다. 이러한 근육을 정상긴장성으로 검사되게 다시 만드는 것은 AK의 주요 목표의 하나이다. 이른바 검사에서 약하다고-검사된 근육의 강화는 실제로는 신경계의 자각과 신체 제어에 대한 미세-조정이다. 이 조절 프로세스에 의해서 높은 수준의 개인적 기능이 생성된다. 검사 결과가 "너무 강하다"라고 평가되는 근육에 대해서는 95페이지의 "전신성 과긴장성"을 참조한다.

치료사의 선입관과 공평성
Examiner Prejudice or Impartiality

책임이 있는 치료사는 AK에서의 새로운 발견과 개발에 관해서 항상 열린 마음을 가지려고 한다. 이 열린 자세는 환자에 대한 근력검사에도 미치게 된다. 치료사가 근력검사 결과가 강한 것은 아닌가, 또는 약한 것은 아닌가라

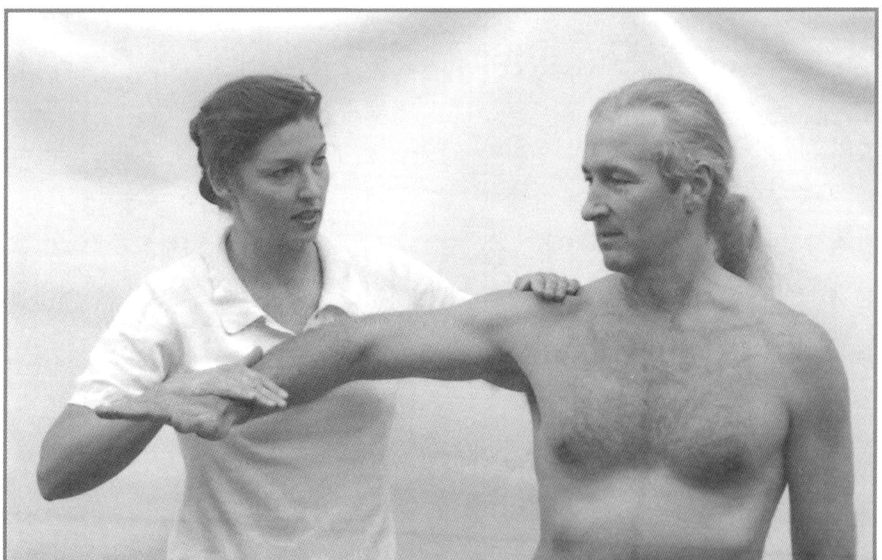

그림 3-1 팔의 끌어내림 또는 "델타" 검사

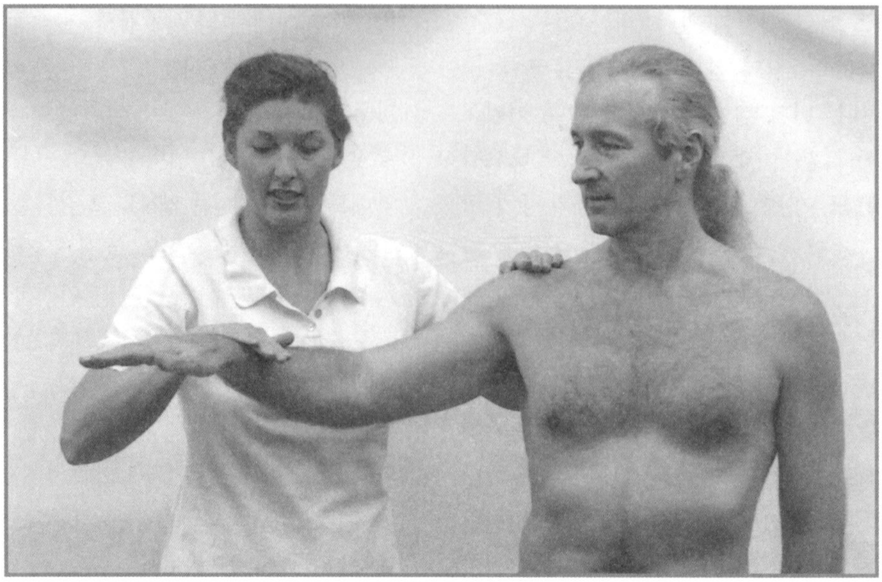

그림 3-2 어깨를 회전시키는 델타근의 검사

고 예상한다면, 그 생각은 즉각 근력검사의 결과에 반영되는 것 같다.

유명한 전문적 치료사 조차도, 근력검사의 결과에 선입관을 가짐으로써 잘못된 결과를 내는 일이 있다. 이것의 예로, AK를 그 저서에 의해서 보급하였고, "델타(delta)"근 (중간 어깨세모근)의 전문가인 John Diamond는 누구라도 설탕을 입에 넣으면, 근력검사 결과가 약해진다고 확신하고 있었다. 하지만 환자에게 스위칭 (신경부조화를 보라, 86페이지 참조)이 있는 경우는, 예외가 된다는 것을 Diamond는 주장하였다. 다른 치료사가 이 가설을 검증하였더니, 피검자가 설탕을 입에 넣고 있는지 아닌지를 모르고 검사하면, 동일한 결과들이 얻어지지는 않았다. 정말로, 저혈당의 증상사례에서는 때때로 백설탕도 약하다고-검사되는 근육을 강화시킨다는 것을 알았다. 믿을 수 있는 근력검사의 결과를 원한다면, 또한 자극에 대한 정말의 반응을 판정하고 싶은 것이라면, 예상되는 결과에 대해서 예견을 갖지 않도록 하는 것이 최선이다

치료사의 선입관의 문제 이외에도, AK를 사용하는 많은 치료사들은 John Diamond가 전문으로 하는 델타근의 검사 자체가 신뢰성이 가장 낮은 근력검사라고 지적한다. 환자는 손의 위치를 바꾸지 않고 어깨를 (의식적으로 또는 무의식적으로) 돌릴 수 있으므로, 이 검사 파라미터들의 변화는 인지하지 못하고 진행한다. 이러한 변화에 의해서 다른 근섬유들이 근력검사에 작용하기 때문에, 결과는 검사마다 다르게 된다 (그림 3-1, 그림 3-2).

치료사가 근력검사에서 특정의 결과를 바라거나, 또는 두려워하면, 그 정신, 감정의 상태가 검사의 방법을 바꿀 것이다. 치료사는 약간 틀린 방향으로, 또는 상이한 압력 또는 상이한 속도로 가압할지도 모른다. 정신적 의도 또한 근력검사 결과에 영향을 주는 일이 있다. 치료사는 결과가 항상 예상대로가 아니라는 것을 기뻐해야 한다. 이것은 근력검사의 결과가 치료사의 선입관에 의해서 제어되어 있지 않다는 증거일지도 모른다. 우수한 치료사는 선입관이 아니라, 중립적인 호기심만을 가진다. 진실의 발견에만 관심을 갖고, 자기의 선입관을 정당화하는 것에는 무관심하다.

근력검사의 적용

Applications of Muscle Testing

근력검사에는 두 가지 적용방법이 있다. 위에서 언급한 첫 번째 적용 방법에서는, 다른 자극을 관여시키지 않고

다양한 근육을 검사한다 *(초기 in the clear 근력검사)*. 이런 종류의 근력검사에서, 그 근육과 관련된 신경계 부분 회로 전체의 기능적 완전성, 즉 "기본 조정계" (Pischinger)와 근육 자체의 기능만이 평가된다. 이 종류의 근력검사는 표준적인 의과 학교의 이수과정에서 교수된다. 예를 들면, 척주를 다친 후에, 의사는 손상영역 가까이에 있는 척추에서 나오는 신경들과 연결되는 근육들을 검사할 것이다. 이러한 근육이 약하다고 평가되면, 그 약하다고-검사된 근육을 활성화시키는 신경이 압박되어 있거나, 손상을 받았다고 간주된다.

두 번째 종류의 근력검사에서, 초기에 in the clear 정상긴장성 이라고 검사된 한 근육을 *지표근육 (indicator muscle)*으로 사용해서, 다양한 문제의 가능성과 기능을 평가한다. 예로, 치료사는 환자에게 각종의 자극 (영양소, 약품, 알레르겐, 감정, 무리한 자세, 스트레스를 상기시키는 기억 등)을 주어 "도전 (challenge)"을 적용하고, 근력검사의 결과에 미치는 이들 도전의 영향을 체크할 수 있다. 또한, 환자가 문제가 있는 인체 영역에 접촉하면, 이전에 정상긴장성 지표근육은 보통 검사상 약해진다. 근력검사 결과의 세기가 환자가 자기 자신을 접촉하는 것에 의해서 영향을 받는다는 이 현상은 "치료적 접촉검사 (therapy localization; TL)"이라 불린다. TL은 실제로는 "접촉 도전 (touch challenge)"이다. AK 마법의 대부분은 건강에 영향을 미치는 요소의 대부분을 도전이나 TL과 함께 지표근육을 사용해서 검사할 수 있다는 사실에 있다.

도전
Challenge

AK에서의 도전은 손을 사용한 근력검사에 의해서 측정되는 것 같은 자극에 대한 신체 반응을 검사하기 위해서 사용되는 진단도구이다. 자극들은 양성 또는 음성이며, 신체의 구조, 신체의 화학, 또는 정신 기능에 영향을 준다. 도전은 건강의 3대 요소 (구조, 화학, 정신)의 상호작용을 밝혀낸다. 이 삼각형의 한 변에 도전을 적용하면, 다른 변의 요소들은 현저한 변화를 받는다. 어떤 종류의 도전은 신체의 모든 검사 세기에 영향을 준다. 다른 종류의 도전은 선택적으로 특정 근육에만 영향을 준다.

도전을 근력검사와 함께 사용하면, 어떤 장애의 내재요인들이나 교정 방법들 발견하는 데 도움이 된다. 일반적으로, 한 문제를 교정할 수 있는 어떤 도전은, 적절히 시행된 도전에 의해서 교정을 실시하면, 그 문제 때문에 검사상 약한 근육을 강화 시켜서 정상상태로 만들 수 있다.

한 문제를 악화시키게 만드는 것은 대부분의 정상긴장성 근육을 약하게 한다. 근육이 어떤 문제가 원인으로 검사 결과가 약한 경우, 도전을 사용해서, 필요한 교정 수단을 발견할 수 있다. 또한 한 증상과 연관된 검사 결과가 약한 근육을 정상긴장성으로 만들 수 있는 도전은 그 증상을 교정하는데 도움이 된다. 도전을 사용해서, AK는 독특한 진단 방법을 제공하는데, 치료사가 생체 장애의 형태와 특정 환자에게 맞는 최적 치료의 정확한 형태를 동시에 결정할 수 있다는 것이다. 치료 처치의 적용 후, 그 교정에 도전함으로써, 기대한대로 치료효과가 있는지 아닌지를 확인할 수 있다.

원래, Goodheart는 뼈를 누를 때의 (동시 또는 그 후의 근력검사에 미치는) 효과를 가리킬 때만 "도전 (challenge)"이라는 말을 사용하였다. 현재는, 도전이라는 용어의 의미는 확대되어, 두 번의 근력 검사 사이에 환자에게 생기는 어떤 것들이 포함된다.

AK의 의사 양성을 위해, AK협회 독일지부에서는 "도전"을 아래와 같이 정의하였다.

도전의 정의 (IMAK)

AK에서, 선택된 유발 또는 기타의 자극을 적용하는 동안, 또는 적용 후에 하나 이상의 근육들에 대한 검사를 도전이라 한다. 도전에서, 선택된 구조, 화학, 및 정신적 검사 자극이 환자에게 주어진다.

도전의 종류:

1. 구조/역학

a) 척추뼈 및 골반
b) 머리뼈 및 머리, 목, 턱의 악구강계
c) 근육
d) 사지 관절
e) 내부 장기 (내장 정골요법)
f) 피부

2. 가장 넓은 의미의 해석에서, 도전을 사용해서, 우리는 환자가 어떤 종류의 자극에 대해서 어떻게 반응하는지를 검사할 수 있다. 자극에는 온갖 종류의 평정을 혼란 시키는 요소가 포함되지만, 의약품이나 지원(support)요소도 포함된다. 이 경우, 반드시 근육, 장기, 및 경락 (meridian)과의 알려진 대응들을 사용할 필요는 없으나, 아래의 원칙에 따라서 "지표근육"을 사용해서 검사할 것을 권장한다:

도전에 대한 지표근육의 가능한 반응

검사상 약한 근육은
– 검사상 약한 그대로이거나, 과긴장성이 되거나, 정상긴장성이 된다.
정상긴장성 근육은
– 검사상 약하게 되거나, 정상긴장성 그대로이거나, 과긴장성이 된다.
과긴장성 근육은
– 검사상 약해지거나, 정상긴장성이 되거나, 과긴장 상태 그대로이다.

치료대상 영역:

- 의약품 또는 기타의 온갖 치료 수단
- 장애 부위 또는 병소
- 알레르겐 그리고 인체가 소화 (digesting) 또는 기타의 처리가 어려운 기타의 물질
- 독소
- 심리적 문제
- 기타의 모든 스트레스-유발 요소 (환경, 지인성 질병 등)

도전을 사용한 검사결과는 임상적 경험, 생리학적 견해, 일반 상식과 비교할 필요가 있다. 특히 판정이나 검사가 어려운 경우에, 이것은 필수적이다. 어떠한 경우도, AK-검사를 단독의 진단 수단으로서 사용해서는 안 된다 (Gerz, 1996).

도전을 바르게 시행하려면, 치료사는 찾고 있는 것은 무엇인가를 인식할 필요가 있다. Goodheart가 흔히 말하는 것처럼, "알고 있는 것 밖에 발견할 수 없기" 때문이다. 도전의 목적과 도전을 정확하고 동시에 충분히 실행하는 방법을 아는 것이 도전 성공의 비결이다. 생체에 과도한 스트레스를 주는 것이라도, 바르게 검사하면, 긍정적인 도전이 된다.

도전에는 아래의 4가지 형태가 있다:

- 구조적 또는 역학적 도전
- 감정적 도전
- 기능-신경학적 도전
- 화학-물리/에너지-전자기 도전

1. 구조적 또는 역학적 도전
Structural or Mechanical Challenge

이 종류의 도전에서, 치료사는 상기의 정의에서 열거한 구조를 (a–f) 검사할 수 있다. 이 범주는 다시 아래의 3 가지로 세분된다:

지속 (또는 정적) 도전,

동적 (반발 또는 비반발) 도전,

호흡 도전

지속 (또는 정적) 도전

정의: "지속 또는 정적 도전은 역학적 도전의 하나의 형태이며, 이 도전에서는 하나 이상의 신체구조가 움직여져, 다음의 AK 근력검사가 완료할 때까지 그 새로운

자세가 유지된다" (Gerz, 1996).

지속 도전에서는, 자세의 변화 또는 신체에 대한 정적 압력 적용의 효과가 검사된다. AK검사에서는, 환자가 누워있을 때는 강화된 근육이, 환자가 일어서면 다시 검사상 약해지는 일이 흔히 관찰된다. 즉, 이 예에서, 서는 것이 지속 역학 도전이다. 또한 역학적 도전을 사용해서, 각종 물리치료가 환자에게 도움이 되는지 아닌지를 판단할 수도 있다. 아탈구된 (제 위치에서 벗어난) 뼈를 가야 할 필요가 있는 방향으로 정적 가압해서 잡고 있는 것은, 아탈구에 의해서 검사상 약한 근육을 강화시킬 것이다.

동적 (반발 또는 비반발) 도전

정의: "동적 도전은 역학적 도전의 하나이고, 하나 이상의 신체 구조가 능동적 또는 수동적으로 움직여졌다가, AK 근력검사 전 또는 검사 중에 풀어진다." (Gerz, 1996)

AK 근력검사에서 흔히 관찰되는 양성 동적 도전의 예는 보행, 계단 오르기, 기타 육체 운동이 시행된 후에 다시 근력검사 결과가 약해지는 것이다.

종전의 정골요법 (osteopathy)에서는, 모든 뼈들 사이의 문제들을 "병변 (lesions)"이라 부르고 있다. 독일의 도수 치료사들은 이것을 "봉쇄 (Blockierung)"라 부르고 있다. 미국의 어떤 카이로프랙틱 학교에서는, 이 병변을 다시 "아탈구 (subluxation)"와 "가동제한 (fixation)"으로 분류하기도 한다. Goodheart는 이러한 학교의 하나에서 학습하였다. 이 때문에, AK에서도, 뼈들 사이의 병변을 아탈구 및 가동제한의 작은 그룹으로 분류하였다.

a) 아탈구 (subluxation)

사지의 관절에 의해서 결합되어 있는 2개의 뼈가 바른 정렬 (alignment)에 있지 않으면 (아탈구), 관절의 움직임에 의해서 스트레스가 발생한다. 이러한 경우, 구조적 도전 (치료사에 의한 2개의 뼈의 이동)에 의해서, 아탈구의 존재 그리고 뼈들을 재배열 시키기에 필요한 바른 가압 방향이 명백해진다 (그림 3-3, 그림 3-4). 임상에서, 대부분의 치료사들은, 사지의 관절들을 검사할 때에, 2개의 뼈를 반대 방향으로 밀어서, 그들을 풀고, 그 다음 이 도전이 한 지표근육을 약하게 만드는 지를 검사한다. 이 경우, 치료사는 조수가 없기 때문에, 이 새로운 위치를 움직이지 않도록 유지하면서 지표근육을 검사할 수는 없다. 이 때문에, 이와 같이 실행되는 도전은 동적 도전이다. 다만 척추뼈, 골반, 두개골 봉합의 도전들과는 달리, 반발 효과는 검사되지 않는다. Gerz는 이 종류의 도전을 "비반발 도전 (non-rebound challenge)"이라 불렀다.

한 특정 근육이 아탈구가 원인으로 검사에서 약하다고-검사된 경우, 그 근육을 가장 강화시키는 비반발 도전 방향이 올바른 조정 방향이다. 이것이 가장 바람직한 테크닉이다. 이러한 근육을 찾을 수 없거나, 검사될 수 없다면, 초기에 정상긴장성이라고 검사되는 인체의 거의 모든 근육들이 지표근육으로서 선택될 수 있다. 이 경우, 관절을 도전하여, 지표근육이 가장 약하게 되는 방향을 판정할 수 있다. 관절은 이 방향으로 아탈구를 일으키고 있다. 그 반대 방향으로 조정을 실행한다. 어느 경우도, 조정은 관련되는 뼈의 자연적인 위치를 향한 방향으로 실시한다. 이 때문에, 이 테크닉을 "직접" 교정이라 부른다. 전통적 카이로프랙틱 테크닉에서는 교정 방향으로 한 번 이상의 강하면서 단독적인 밀어서 조정하기를 실행한다. 일부 치료사들은 부드럽게 민 후, 신체가 풀어져서 그것의 자연적 위치로 되돌아 가는 것을 기다린다. 밀어서 (thrust) 조정하기 또는 뼈들을 적절한 방향으로 다시 되돌리는 여러 번의 부드러운 가동술 따위가, 성공적일 때, 그 관절에 대한 도전은 지표근육을 더 이상 약하게 만들지 않을 것이다.

b) 가동제한 (fixation)

정의: AK에서, 가동제한이란 두 개 이상의 뼈들이 정상적인 정렬로 있지 않은 기능장애를 말한다. 종종 척추뼈들이 서로 고정되어 (locked), 그들 사이의 움직임을 방해한다. 아탈구와는 달리, 가동제한은 그 부위 자체에

대한 TL에 의해서 검출할 수는 없다 (Gerz, 1996). 때때로 그 부위 내의 근육 장애와 고유수용기의 장애 때문에, 인접하는 척추뼈들이 움직이지 않게 되는 일도 있다. 그 때 그것들은 가동제한이 있다고 본다. 그것들 사이의 움직임은 작아지거나 완전히 없어진다. 이러한 가동제한은 TL만으로는 식별할 수 없다. 그러한 가동제한을 체크

사지의 아탈구 도전

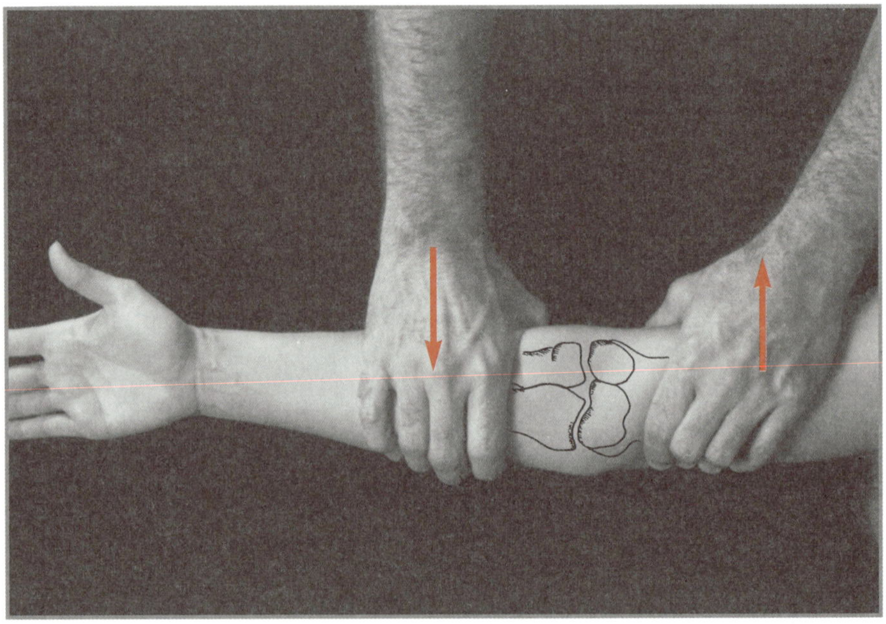

그림 3-3 아탈구의 교정에 사용되는 가압의 방향은 아탈구로 인해서 검사상 약한 근육을 강화시킬 것이다.

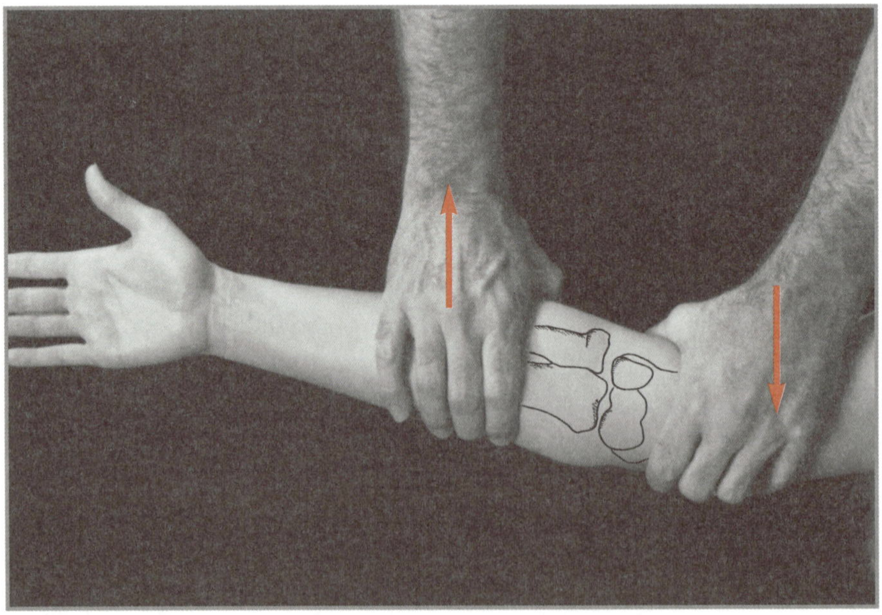

그림 3-4 아탈구를 크게 하는 가압의 방향은 대부분의 강하다고 평가되는 지표근육들을 약하게 만들 것이다.

하려면, 치료사는 척추뼈들이 자유로이 움직이는지 아닌지를 촉진하거나, 의심이 가는 척추뼈들을 반대 방향으로 동시에 밀어서, 동적 도전 (challenge)을 시행한다. 이 동적 도전은 일반적으로 그 부위를 TL하고 있는 동안, 환자에게 그 부분의 척주를 굽히고 펴라고 시킨다. 보다 구체적으로 말하면, 치료사는 엄지와 검지로 비트는 압력 (twisting pressure)을 가하면서, 한 척추뼈의 끝(가시돌기)을 좌측으로 밀고, 옆에 있는 척추뼈의 끝을 우측으로 미는 것이다. 환자의 굽힘 (또는 폄)도 치료사가 적용하는 비트는 압력도, 그 이후의 검사 동안 줄곧 유지할 필요는 없다. 두 경우에서, 의심스런 영역의 TL은 동작하는 동안 줄곧 적용하고, 지표근육의 근력검사를 하는 동안도 계속할 필요가 있다. 척주의 움직임에 의해 지표근육이 약해지는 경우, 움직여진 부위의 척추뼈들 사이에 가동제한이 존재할 가능성이 있다. 가동제한을 교정하려면, 관련되는 척추뼈들의 하나를 반드시 고정하고, 인접하는 척추뼈를 움직인다. 가동제한인 척추뼈들이 움직여서 서로가 떨어질 때, 해방음 (쿵 소리)이 들리는 일이 있다. 그러나, 소리를 내지 않고 교정이 이루어지는 경우도 있다.

반발도전 / 호흡도전

"반발 도전 (rebound challenge)"이라는 용어 그 자체는 비논리적이다. 실제로, 반발은 도전의 형태가 아니라, 특정 신체의 특정 부분에 적용된 동적 도전에 대한 반응의 하나이다. 그러함에도 불구하고, "반발도전"이라는 말은 척추뼈, 머리뼈, 골반 들의 정렬불량 교정을 위한 방향을 판단하기 위해 사용되는 동적 도전을 나타내는 것으로서 AK에서 사용되고 있다. 문제가 있는 뼈를 0.5~3㎏ 정도의 압력으로 민 후, 푼다. 다음으로 징싱긴장성 지표근육이 약해지는지 아닌지를 검사한다. 지표근육을 가장 약하게 하는 가압 방향이, 교정적 밀어서 조정하기(thrust) 또는 부드러운 도수조작을 위한 방향이다. 그 다음 가장 양성적 도전 방향이 반복되는 동안, 환자는 다양한 단계의 호흡을 유지한다. 검사는 아래와 같이 실시된다:

1. 환자는 숨을 반만 들이 마시고 이 숨을 유지한다. 치료사는 이전에 약하게 만든 방향으로 뼈를 밀고, 지표근육을 검사한다.
2. 환자가 최대로 숨을 들이 마신 상태에서, 이 과정을 반복한다.
3. 환자가 숨을 반만 내 쉰 상태에서, 이 과정을 반복한다.
4. 환자가 최대로 숨을 내 쉰 상태에서, 이 과정을 반복한다.

이러한 호흡 단계들 중의 어느 하나에서, 그 근육은 약해지지 않을 것이다. AK에서는, 지표근육을 약하게 만들지 않는 호흡 단계를 환자가 유지하고 있는 동안, 교정적으로 미는 조정이 지표근육을 이전에 약하게 만든 방향으로 부드럽게 반복적으로 행해진다.

이 예에서, 그 호흡 단계가 "호흡 도전 (respiratory challenge)"이라는 것에 유의하기 바란다. 호흡을 멈추고 있기 때문에, 그것은 일종의 지속적 도전 (sustained challenge)이기도 하다. 어떤 호흡 단계를 멈추고 있는 것만으로 지표근육을 약하게 만들 때, 두개장애 (또는 호흡에 관계되는 근육 또는 가로막의 문제)가 시사된다. 지표근육의 검사결과를 약하게 하는, 또는 검사상 약한 근육을 검사상 강하게 만드는 특정 호흡 단계는 특수한 두개장애 (cranial fault)를 시사한다. 도전과 교정의 정확한 대응에 대해서는, 문헌을 참조하기 바란다 (Walther, 1983, Gerz, 1996). 호흡 도전에 의해서 두개장애의 존재가 명백해지면, 다음으로 그 장애를 도전하여 확인한다. 단순한 두개봉합장애라면 TL할 수 있으나, 두개장애의 대부분은 TL할 수 없다. 이 때문에, 두개장애의 존재는 도전에 의해서 확인해야만 한다.

초기의 AK에서, 반발 도전 현상은 다음과 같이 설명되고 있었다: 뼈를 그것의 정상 위치를 향해서 밀면, 뼈를 제 위치에서 벗어나게 잡고 있는 과도하게 긴장된 근육을 더 신장시킨다. 이것은 뼈를 밀었던 힘이 풀릴 때, 이 근육들은 일시적으로 훨씬 더 긴장하여 반응하기 때문에, 이미 아탈구가 된 뼈를 제 위치에서 더 끌어당겨서, 더 큰 스트레스를 만들어서, 그 결과 지표근육이 약해진다고 생각되고 있었다. 이것이 이러한 도전 종류의 "반발" 양상이다. 이러한 믿음은 척추 및 엉치뼈 아탈구 그리고 단순한 두개 봉합 장애에 관해서는 올바르다고 생각되지만, 기타의 두개장애나 사지의 장애는 들어맞지 않는다.

이전의 AK에서, 머리뼈에 대한 양성 반발 도전의 방향이 그 뼈를 그것의 자연적인 위치로 되돌려 움직이기 위해 필요한 방향을 나타내고 있다고 간주되어 있었다. 그러나, 정골의사들은 이러한 두개장애를 정반대의 방향으로 치료한다. 이 모순은 "뼈를 더욱 병변을 만드는 방향으로 움직여서, 올바른 위치로 되돌린다"라고 하는 AK의 표현의 정정에 의해서 해결되었다. 양성 도전을 없애는 호흡단계에서 시행함으로써, 이 AK 테크닉은 효력을 발휘한다. 다만 정골요법 그리고 실제로 연관성이 있는 생리학과의 일치를 보기 위해서, 그 테크닉과 그 기능 방식에 대한 해설이 바뀔 필요가 있었다. 이러한 이유 때문에, "반발 도전"이라는 용어도 문제가 있다고 하여, 다시 정의가 내려지고 있다. AK를 사용하는 치료사들이 두개장애에 대해서 시행하는 것을 일종의 "반발 교정"이라고 하는 것이 보다 정확한 설명일지도 모른다. 머리뼈는 그 자연적 위치를 향해서가 아니라, 양성 TL을 중화시키는 호흡 단계 상에서 더 병변(lesion)을 만드는 방향으로 밀린다. 이 때문에, 이 방법을 "간접" 교정이라 한다. 이 경우, 치료사는 병변을 크게 하는 방향으로 머리뼈를 미는 동안, 멈춰진 호흡 단계가 교정을 향해서 병변을 벗어나는 압력을 제공한다. 그가 그렇게 할 때, 머리뼈들을 연결하고 있는 탄성 조직들이 신장된다. 이러한 조직이 풀리면, 그들은 뼈들을 자연적인 위치로 당겨서 되돌리려고 한다. 교정 동안 멈춰진 호흡 단계가 교정의 동력이고, 부드러운 교정 압력이 풀어질 때, 머리뼈를 그것의 실제 위치로 움직인다고 해도 상관없다.

그러나, 도전과 교정, 두개장애를 찾아서 교정하는 AK 테크닉은 비교적 빠르고 쉽게 실행할 수 있다고 기술한다. 정골요법 치료와 달리, 그것은 미세한 촉진 능력을 필요로 하지 않는다. 교정을 위한 정확한 벡터는 미리 검사할 수 있다. 검사된 호흡 단계는 그 교정을 보조한다. 또한 치료사와 환자의 쌍방이 진단과 교정 과정에 관여할 수 있다.

좋은 의도를 갖고 있다 해도 훈련을 받지 않은 치료사는 무심코 손상을 주는 일이 흔히 있으므로, 모든 뼈의 조작은 훈련을 쌓은 카이로프랙터나 정골의사에게 맡겨야 한다.

2. 감정적 도전
Emotional Challenge

"감정적 도전에서, 환자를 잠재적으로 긍정적 또는 부정적 감정 또는 상상에 노출시키고, 또는 그 직후에 근력검사를 시행한다" (Gerz, 1996).

치료사가 지표근육을 검사하는 동안, 환자에게 잠재적인 요인을 보여주거나 상상을 시키거나 또는 생각하게 하여, 정신적-감정적 요인들이 도전될 수 있다. 예로, 스트레스에 충만한 감정적 경험을 떠올리게 하면, 지표근육은 약해진다. 위장 (stomach)과 Chapman의 감정반사에 연관성이 있는 큰가슴근 빗장부는 다른 지표근육들보다, 감정적 스트레스에 더 일관되게 약해진다.

오감으로부터 받는 감각적 인상은 감정적 도전으로서 기능하는 정신적 요인이 된다. 이러한 도전들은 거울 속에 누군가가 자기 자신을 보는 것, 누군가의 목소리 또는 자신의 목소리를 듣는 것, 누가 나를 엿듣고 있다고 생각하는 것, 자기 자신의 체취를 맡는 것 등을 포함한다. 심리학자는 이 테크닉을 사용해서, 해결되어 있지 않은 주목해야 할 감정적 스트레스를 즉각 식별한다고 한다.

일반적으로 "감정적 도전"은 환자에게 어떤 감정을 체험시키거나 어떤 상황을 상상시켜서, 그것이 지표근육에 미치는 영향을 검사한다. 정상긴장성 근육이 검사결과가 약하거나 과긴장성으로 되는 경우, 검사된 감정은 부정적 영향을 가진다. 검사결과가 약하거나 과긴장성 근육이 정상긴장성으로 될 때, 검사된 감정은 긍정적 치료 효과를 가진다.

환자가 접촉되는 것에 대해서 감정적 어려움을 가지고 있는 경우, 치료사가 도전을 실행하기 위해 환자에게 접촉하면, 의도하지 않게 이러한 정신적 요인을 검사하는 것이 된다. 이러한 가능성을 방지하기 위해, 치료사는 최초에 반사점 또는 의심되는 장애 개소로부터 멀리 있다고 알려진 일부 인체 부위에서 새로운 환자에 대한 접촉이 (지표근육에) 미치는 영향을 먼저 평가하는 것이 현명하다.

3. 기능-신경학적 도전
Functional-Neurological Challenge

"안구 잠금 (Ocular lock)"의 검사 (87페이지 참조)는 신경학적 기능에 대한 도전의 예이다. 이 도전에서는, 각종 고유수용기, 좌우의 뇌 및 뇌의 관련 중추의 통합기능을 필요로 하는 복잡한 움직임들이 검사된다. 이 종류의 도전은 상급 AK 진단 테크닉의 중요한 부분을 차지하고 있다.

4. 화학-물리 도전 또는 에너지-전자기 도전
Chemical-Physical/Energetic- Electromagnetic Challenge

"이것은 환자를 화학 또는 물리 검사 자극에 노출시키면서, 또는 그 직후에 시행하는 AK 검사이다" (Gerz, 1996).

화학-물리 도전에는 아래의 것이 있다:

- 온갖 종류의 치료약
- 모든 음식과 음료
- 입에 넣는 기타의 모든 비독성 물질 (치과 치료제, 양치액, 순한 약 등)
- 실내 공기검사
- 카펫, 매트리스, 베개, 벽장 등의 공기검사
- 독성 또는 알레르기 발산물질의 소재 검사 (카펫, 목재 등)
- 온갖 종류의 화장품
- 온갖 종류의 향수, 에센셜 오일 및 기타의 향료물질

에너지-전자기 도전에는 아래의 것이 있다:

- 동종요법, Bach 꽃 요법 등
- 온도
- 물리치료
- "지리적 에너지 (Geopathic energies)"
- 빛, 색깔
- 음향, 음악 (Gerz, 1996)

화학-물리 도전에는 음식물, 알레르겐, 의약품 등의 물질들의 영향을 검사하는 경구, 비강 및 피부 접촉 도전들이 포함된다. 또한 전자기 에너지나 "불가사의한" 에너지, 동종요법 치료제들 및 꽃 에센스 등 에너지 치료제들도 이 그룹에 포함된다. 이러한 도전에 의해서 온도, 어떠한 물리요법 테크닉, 병인이 되는 지리적 에너지, 음향이나 음악, 빛, 색깔 등의 영향을 검사한다.

건강의 3대 요소의 화학적 측면에 양성 도전이 주어질 수 있는데, 영양물 (음식, 비타민, 미네랄, 선 추출물, 또는 기타의 영양소) 또는 약제를 입 안에 넣어, 환자에게 그것을 씹어서 맛보도록 지시하는 것에 의해서 적용할 수 있다. 이것은 "경구도전 (oral challenge)"이다. 씹은 물질이 검사상 약한 근육을 정상긴장성으로 만든다면, 그것은 적절한 교정 수단이다. 반대로, 특정 장기에 부정적인 영향을 미치는 물질을 입에 넣으면, 관련되는 근육과 기타 대부분의 근육을 일시적으로 약하게 하거나 과긴장성으로 만든다. 개개의 영양소의 검사에 대해서는, 다른 화학물질, 결합제, 착색제 등을 함유하지 않는 극도로 순수한 시료 (sample)를 사용할 것을 강력히 권장한다.

비독성 물질을 검사하는 표준적 AK 검사법에서는 물질을 입에 넣거나, 냄새가 있는 물질인 경우는 냄새를 맡아 검사를 할 수 있다 〔"비강 도전 (nasal challenge)"〕. Walther는 분무기를 사용해서 흡인하는 허브 (herbs), 동종요법 조합제, Bach 꽃 요법 등을 검사에 응용할 것을 권장하고 있다. 허브 향을 흡인하면서 검사하는 것은 그 결과, 검사상 약했던 근육이 정상긴장성으로 되는 것이라면, 그것은 우수한 비강 도전의 적용이다. 공기 시료 (air sample)를 청결한 병에 수집하여, 그것을 냄새를 맡아 검사할 수도 있다. 마찬가지의 검사를 카펫이나 가구로부터 발산하는 가스에 대해서도 시행할 수 있다. 이를 위해서, 병의 뚜껑이 검사 대상물을 향해서 30분 정도 열린 채로 둔 다음 뚜껑을 닫는다. 품목을 직접 검사하려면 움직이지 않는 것이 가장 좋지만, 그렇게 되지 않는 경우도 있다. 에센셜 오일의 향기는 치료효과가 있다. 냄새를 맡고 근력검사로 평가함으로써, 온갖 종류의

향을 검사할 수 있다.

허브는 괜찮지만, Walther가 권장하는 분무에 의한 Bach 꽃 요법이나 동종요법 치료제의 비강 검사는 그다지 좋다고는 할 수 없다. 이러한 검사는 극단적으로 희석되어 있다고 해도 소량이기는 하지만 영향을 주는 물질을 환자에게 흡인시키는 것이 되기 때문이다. 이러한 방법으로 다수의 요법을 검사하는 것은 전혀 추천할 수 없다. ICAK-D에서는, 이 표준적인 ICAK 테크닉은 시대에 뒤떨어진 것으로 간주되고 있다.

Bach 꽃 요법이나 동종요법의 조합제와 같은 신비로운 에너지 (subtle energy) 의약품에는 유리병을 통한 피부접촉에서 조차도, 정확하게 검사가 가능한 특별한 에너지 성분이 함유되어 있는 것 같다. 확립된 유럽의 각종 진단방법은 이 현상을 이용하고 있다 (예: Voll Electro-Acupuncture). 이 기전은 완전히 해명되어 있지 않고, 극히 고감도의 기질과 인체의 에너지 장에서 발견된다고 생각된다.

영유아나 어린이는 어떠한 물질의 피부검사에도 정확히 반응하는 일이 많다. 즉, 문제가 있는 이 테크닉이 언제 효과적으로 작용하는지, 그 명확한 분기선은 없다. 이 때문에, 보통의 모든 비독성 물질을 입 또는 코에 의해서 검사하는 것이 강력하게 추천된다.

오류를 피하기 위해, 여러 형태의 물질들은 각각 고유의 방법으로 검사할 필요가 있다. Traumeel® 같은 동종요법 치료제의 작은 유리병 (vial)은 검사하면, 손상 등에 의한 근력 저하를 완전히 무효로 할 수 있다. Traumeel 정제 (tablet)는 손에 쥐는 것만으로 같은 검사 결과를 얻을 수 있다. 이러한 동종요법 치료제의 에너지 성분은 치료제를 손에 쥐는 것만으로 간단히 검사할 수 있다. 그러나, 동종요법 정제는 락토오스 (lactose)를 베이스로 하여 제조되어 있다. 손으로 쥐는 검사에서, 신체는 영양물로서 락토오스를 인식하지 않고, Traumeel 내의 에너지를 가진 치료제만을 인식하는 것 같다. 환자가 락토오스에 과민증이 있는 경우에도, 손에 쥐는 검사로는 이 문제는 검출되지 않는다. Gerz는 손으로 쥐는 검사에서 락토오스 과민증을 간과하였기 때문에, 신경피부염반응을 일으킨 증례를 보고하였다. 이러한 문제는 검사 물질을 혀 위에 올려놓으면 바로 판명된다. 치료사가 이러한 정제를 락토오스 과민증인 환자의 혀 위에 올려놓으면, 대부분의 정상긴장성 근육이 약해지거나 과긴장성이 된다. 이 문제는 순수 락토오스 정제를 사용하여 검출할 수도 있다.

Hans Selye는 극단적인 온도는 신체에 주는 스트레스가 가장 크다고 생각하였다. 이것은 신체에 열 또는 냉기를 도전으로서 적용하면 간단히 검사할 수 있다.

열, 냉, 마이크로파, 전기적 자극 및 기타 물리요법 테크닉은 도전으로서 적용할 수 있고, 그 영향의 타당성은 근력검사로 평가할 수 있다. 도움이 되는 치료형태라면, 환부에 적용하였을 때, 문제에 의해서 검사상 약한 근육을 강화시킨다. 다른 방법으로, 이 검사에는, 문제 부위로의 TL이 그런 검사를 위해서 사용될 수도 있다.

지리적 에너지의 영향은 근력검사에 의해서 판정할 수 있다. 그렇게 하기 위해서, 치료사는 환자를 동반해서 환자의 자택 또는 직장의 여러 장소에서 검사를 시행한다.

현재는 다양한 음악 요법이나 색채 요법의 시스템이 보급되어 있다. 근력검사와 도전을 사용하여, 음향, 음악, 빛, 색깔 등을 검사해서, 치료 수단으로서의 유용성을 평가할 수 있다.

도전 사용법의 단계적 적용의 설명에 대해서는 "물질 및 기타 자극에 대한 검사" 항 (116페이지)을 참조하기 바란다.

치료적 접촉검사

Therapy Localization

환자가 문제가 있는 신체 부위에 손을 댄다면, 이전에 정상긴장성 지표근육은 약하다고 검사될 것이다. Goodheart는 이 현상을 치료적 접촉검사 (therapy localization; TL)라 이름 붙였다. 이것은 치료형태가 아니라 진단 테크닉이다. 정확하게는 "진단 접촉검사"라 할 수 있을 수 있다.

Goodheart는 TL을 아주 우연히 발견하였다. 어떤 여성 환자의 근력검사를 하였더니, 이렇다 할 이유도 없이 결과가 매번 달랐다. 여러 근육들이 검사상 강했다가, 약해지고, 그 다음 Goodheart가 어떤 것도 하지 않았는데도 강하다고 검사되었다. 그는 동료를 불러서, 그가 환자에게 근력검사를 하는 동안, 무엇이 일어나고 있었는지를 관찰했다. 그가 본 것은 여성은 팔을 교차시키고 있었고, 한쪽 손목을 다른 쪽의 손 위에 올려놓고 있었다. 그 다음 여성은 손을 교체하여 반대 손목을 쥐었다. Goodheart는 실험을 시행하여, 맥박을 측정하는 위치에 해당하는 손목 표면상의 점들 (points)을 만졌더니, 여러 근육 검사들이 약해지거나 강해지거나 하는 것을 발견하였다. 그 후, 이 점들은 중국 의학의 진단에서는 잘 알려져 있다는 것을 알게 되었다. AK의 역사에서는 흔히 있는 일로, Goodheart는 이 우연의 발견을 이용하여, 유익한 AK 테크닉을 고안하였다.

TL은 실제로는, "국소 도전 (localization challenge)" 이다. 치료사가 환자에게 약간의 자극을 적용하는 기타의 도전과는 달리, TL에서는 환자는 자기 자신을 만진다 (또는 치료사가 환자에게 접촉한다). 대부분의 경우에서, 환자와 치료사의 어느 쪽이 그 점을 만져도 차이는 없다. 다만, 경우에 따라서, 치료사가 점을 만지면 결과가 다른 일이 있다. 이러한 오류를 피하기 위해, 가능하고 편리하다고 생각될 때는, TL을 사용한 모든 검사에서는 환자에게 자신이 만지도록 지시할 것을 권장한다.

양성 TL (근력검사의 반응을 바꾸는 TL)은 접촉하고 있는 점에 무언가 문제가 있는, 또는 문제가 연관되어 있다는 것을 시사한다. 처음에 지표근육은 검사상 약하거나, 정상긴장성 또는 과긴장성일 것이다. 신체를 만짐으로써 그 후의 근력 검사의 근긴장이 변화하는 경우, 그것은 양성 TL이다. 손상 조직, 감염, 근육 기능장애, 아탈구, 질환 조직, 기능부전 또는 손상된 고유수용기, 활성 반사점, 침술요법의 경혈 등의 부위에 TL이 실시된다. 다만, *TL만으로는, 만진 점의 무엇이 나쁜가 까지는 알 수 없다.* 양성 TL의 원인을 밝혀내려면, 다른 진단 테크닉을 사용할 필요가 있다.

활성 TL영역을 간단히 발견하려면, 손바닥 전체를 사용해서 넓은 면적에 접촉하면 된다. 만약 이것으로 양성 TL이 일어나면, 각 손가락을 사용해서 정확한 영역을 판정할 수 있다. 이것이 표준적인 AK 임상이다. 다만, 극성 (polarity)의 미세한 차이에 따라, 어떤 손가락의 TL이 별개의 손가락과는 다른 반응이 일어나는 일이 있다. 이 문제를 회피하기 위해, Gerz는 2~3개의 손가락 끝을 함께 사용해서 TL을 시행할 것을 권장한다.

TL을 사용해서, 특정의 문제에 어떤 치료가 효과적인가를 사전에 판단할 수 있다. 근력 저하에 반사점이 관계하고 있는 경우, 환자가 반사점에 접촉하고 있을 때에 근력검사를 시행하면, 검사상 약한 근육이 강하다고 검사될 것이다. 예를 들면, 근력검사의 결과가 약하였던 경우, 연관되는 신경림프반사점을 문지르면, 종종 그 근육은 검사상 강해진다. 이것이 특정 경우에 효과적인지 어떤지를 (어떤 교정이 실행되기 전에) 보기 위해서, 환자는 이 근육의 신경림프 반사점을 만진다. 이 점을 만지면서, 재차 근력검사를 시행한다. 이 접촉만으로 근력검사 결과가 일시적으로 강하다고 검사된 경우, 그 교정 자극 (신경림프 반사점에 대한 센 마사지)을 적용하는 것에 의해서, 그 근육은 그 후의 검사에서 강해지고, 그 상태가 지속한다. 약하다고 검사된 근육을 강화시킬 가능성이 있는 기타의 반사점들이나 교정 테크닉들도 마찬가지로 검사하여, 잠재적인 강화 효과를 조사할 수 있다.

TL은 한 점을 얼마만큼 오래 치료해야 하는지를 검사하는데 사용될 수 있다. 근력검사의 결과가 약한 경우, 그 신경림프 반사점에 접촉하면, 그것을 잠정적으로 검사상 강하게 만든다. 이 경우, 신경림프 반사점을 마사지한 후, 그 근육은 검사상 강하고, 그것이 지속한다. 비록 대부분이 그렇지만, 그 근육은 여전히 신경림프 반사점 마사지를 더 요구할 수 있다. 이것을 판단하려면, 신경림프 반사점을 TL하면서 근력검사를 재차 시행한다. 그 결과, 근력이 다시 저하하면, 신경림프 반사점 마사지는 불충분하였던 것이 된다. 마사지가 충분히 시행되어 있으면, 반사점을 만져도 근력이 저하하는 일은 없다.

TL의 주된 용법은 이미 아는 문제의 원인을 찾기 위한 테크닉으로서다. 예를 들면, 아탈구된 발목에 대한 성공적인 치료는 환자가 일어서거나 보행을 하면 상실되는 일이 있다. 환자에게 한쪽 손으로 발목을 만지게 하면,

지표근육이 약해진다. 만약, 환자에게 차례차례로 일련의 가능성 있는 점들을 만지게 함으로써 또 다른 점을 발견할 수 있다면, (발목을 잡고 있는 동시에 환자의 다른 쪽 손으로 만지는 것에 의해서) 근육을 다시 강화시키게 하는 점 (point)을 발견할 수 있다. 따라서, 강화시키는 점과 연관성이 있는 무엇인가가 발목 문제의 원인일 수 있다는 추론은 타당하다. 보통, 그 다른 점과 연관성이 있는 문제를 교정함으로써, 발목 아탈구의 재발을 방지할 수 있다. 환자의 양손은 이 과정에 사용되기 때문에, 지표로서는 다리의 근육을 사용할 필요가 있다. *이 양손 TL (double TL)*은 한 문제에 대한 내재 원인을 찾는데 사용되는 공인된 AK 테크닉이다.

이미 언급한 것처럼, 한쪽 손으로 문제 부위에 접촉하는 것은 보통은 지표근육의 검사결과를 약하게 한다. 동시에 다른 손으로 이마를 잡고 있으면 (양손 또는 double TL), 약해졌던 지표근육이 검사상 강해지고, 그 문제의 주된 원인은 감정적인 것이라는 것을 알 수 있다.

일부 경우에서, 관련되는 장기/선이 기능장애를 일으키고 있다는 것을 알고 있어도, 근력검사의 결과가 정상 긴장성인 경우가 있다. 그러나, 환자에게 그 장기(또는 장기의 반사점)를 TL (촉진)시키면, 보통은 연관되는 근육을 약하게 만들고, 또한 경우에 따라서는 정상긴장성 근육이 약해진다. 그 점 (point)에 다시 접촉하고 있는 동안 그 근육을 재강화시키는 어떤 도전 (의약품, 영양물질, 기타 치료적 개재)을 적용하는 것은 선 (glands) 또는 장기를 정상 기능으로 되돌리는 효과가 있다. 이 예에서, 환자가 자기 자신을 만지면서 TL을 시행하면, 근력검사 결과가 약해지는 것에 주목하기 바란다. 동시에, 교정적 의약품, 영양물질, 또는 치료개입에 의해서 실시되는 도전에 의해서, 그 근육을 다시 검사상 강하게 만든다.

치료를 필요로 하는 한 상태에 대한 반사점이, 별개의 요인을 동시에 검사하지 않는 한 TL할 수 없는 경우가 종종 있다. 예를 들면, 부은 조직이 그 영역의 림프의 흐름을 좋게 하는 필요성을 나타낸다고 한다. 그 조직 자체를 만지는 것은 TL이 되지만, 그러나 (그 영역의 림프 배액을 촉진시키는) 관련 신경림프 반사점에 접촉하는 것 단독으로는 TL되지 않는다. 그 조직에 접촉하고 (지표근육을 약하게 만든다), 동시에 그것과 관련되는 신경림프 반사점에도 접촉하는 것이 지표근육의 근력을 회복시킨다면, 그 점에 대한 신경림프 마사지가 필요하다. 치료를 필요로 하는 특정의 점들만을 검사할 때 TL되지 않지만, 그러나 동시에 다른 요인에 TL을 적용하면 TL할 수 있는 이유는 완전하게는 해명되어 있지 않다. 이것은 신체의 보상기전 (mechanism of compensation)에 의한 것이라 생각된다.

너무 장시간 어떤 활성점 (active point)에 접촉하고 있으면 (경우에 따라서는, 10초 이상이라도 긴 일이 있다), 그 점은 더 이상 TL을 일으키지 않는 경우가 있다. 효과적인 양성 TL은 곧 되돌아오므로, 이 경우는 이미 치료 능력이 없는 것처럼 보인다. 이 때문에, 환자에게 하나의 점 (point)을 너무 장시간 TL시켜서는 안 되는데, 그렇지 않으면, 양성 TL이 일시적으로 상실될 수 있다. 또한, 환자가 무심코 활성점들에 접촉해서, 검사결과가 바뀔 수 있는 가능성을 피하기 위해, 근력검사 도중 환자의 손을 자신의 몸에서 떼어놓는 것도 중요하다.

피부 감각이 없는 경우, TL은 보통은 기능하지 않는다. 그러나, Goodheart는 감각을 상실하고 있는 신체의 반대 측의 뇌를 활성화하면, TL이 피부 감각을 상실하고 있는 영역의 기능을 회복할 수 있다는 것을 발견하였다. 좌측 반구는 예를 들면, 구구단의 7단을 소리를 내고 암송시키는 등, 정신적 수학을 시켜서 활성화할 수 있다. 우측 반구는 즉흥곡 (그 자리에서 자연히 떠오른 곡)을 허밍 시킴으로써 활성화할 수 있다. 항상 효과적인 것은 아니지만, 이 테크닉은 피부감각을 상실하고 있는 신체 영역에 검사점 (test point)이 있는 환자에게는 시도해볼 가치가 있다.

Walther의 보고에 따르면, "고성능" TL은 엄지와 새끼의 끝을 합치고, 나머지 세 손가락으로 신체에 접촉하면 얻을 수 있다고 한다. TL의 결과가 불명료하고, 보다 높은 감도가 요구되는 경우, 이 테크닉은 유용할 수 있다. 일설에 의하면, 다른 어떠한 손가락과도 서로 맞설 수 있는 엄지 (인간 특유의 것이고, 이것에 의해서 인간은 도구를 정확히 사용할 수 있다)를 활성화하면, 고위

뇌 중추가 활성화되어, 그 결과로서 TL이 보다 고감도가 된다고 한다.

TL은 전자기 특성 (electromagnetic characteristics)을 가지는 에너지 현상이라는 것을 시사하는 약간의 증거가 있다. 손으로 잡은 철사를 접촉하는 것은 손으로 직접 접촉하는 것과 같은 효과가 있기 때문에, TL 에너지가 활성점 (active point)과 환자의 손을 연결하는 금속선을 흐른다. 금속선을 절반으로 절단하고, 2개 사이에 다이오드를 삽입하여, 전기에너지를 한쪽 방향으로만 흐르도록 제한한다. 이러한 검사회로를 사용하면, TL 에너지가 환자의 손으로부터 치료 전의 활성점을 향해서 흐른다는 것이 입증된다. 그 점에 대한 불충분한 치료 후에서는, TL 에너지가 활성점으로부터 손으로 향해서 흐르는 것도 볼 수 있다. 에너지가 흐르는 방향이 역전하는 이유는 불명이다. 다만 이 실험은 적어도 TL이 어떤 의미에서 전기와 관련된 유사한 현상이라는 것을 시사한다.

탈수증은 TL 효과를 약화시킨다. 물을 마시거나 손가락 끝을 적시면, 근육 강도에 미치는 TL의 효과를 높일 수 있다. 전기는 젖은 연결부를 통해서 보다 쉽게 흐르므로, 이것도 TL이 전기와 공통적인 어떤 특성을 갖는다는 것의 증거가 된다.

전기와 마찬가지로, TL 에너지는 도자기 그릇이나 나일론, 플라스틱 등의 합성 재료에 의해서 차단 (block)된다. 다만, TL 에너지는 양모, 면, 종이, 목재 등, 전기를 차단하는 물질을 통해서 흐른다. 하지만 전기의 전도체인 납을 통해서 흐르는 일은 없다. 또한 현재 잘 알려진 에너지 이외에도, 여러 많은 종류의 에너지가 존재한다. 그렇기는 하지만, TL이 전기에 정확히 맞먹는 것은 아니라고 단언할 수도 없을 것이다. 아직 많은 연구의 여지는 있다고는 할 수 있지만, TL은 신체 내의 복잡한 신호체계의 존재를 암시한다.

TL에 연관성이 있는 에너지의 실태에 가까운 것은 이제까지 축적된 서양의 개념보다, 고대 중국의 경락계의 개념이 아닐까? 비록 우리는 TL에 관한 기전을 완전히 이해하고 해명할 수는 없지만, 그 기능기전을 정확히 설명할 수 없다는 이유만으로 이러한 테크닉을 사용하지 않는 것은 실로 어리석은 일이다. 다음의 1-3에서 TL의 가치는 광범위한 임상 응용에서, 반복해서 증명되어 왔다:

1. 숨겨진 문제들의 발견
2. 이미 아는 문제들에 대한 치료 형태의 발견
3. 치료가 충분한 지의 판단

대리 검사
Surrogate Testing

일부 경우에서, 근력 검사가 불가능할 때도 있다. 무의식, 코마, 또는 신체적으로 손상이 있는 환자는 근력 검사를 받을 수 없다. 극도로 약해서 근력 검사를 쉽게 받을 정도의 충분한 근력이 없을 수도 있다. 아이들은 너무 어려서 근력 검사 절차를 이해하고 수행할 수 없다. 직접적으로 근력 검사를 받을 수 없는 모든 사람들에게, 대리 검사가 사용된다.

Goodheart는 그가 TL을 알기도 전에 우연히 대리 검사를 발견했다. 한 여성의 작은원근은 검사상 강했다. 그는 전화벨 소리에 방해를 받았다. 그가 다시 돌아 왔을 때, 그는 작은원근을 다시 검사했는데 그것은 검사상 약했다. 그녀는 아기를 안고 있었고, 그래서 그녀에게 아이를 내려 놓게 한 다음 작은원근을 다시 검사 했다. 그것은 다시 강했다. 그는 그 허약이 그녀가 아이를 안고 있었던 방식과 관련이 있다고 추론했다. 이 가설을 검사하기 위해서, 그는 그녀에게 그냥 손을 뻗어서 한 손으로 아이를 만지라고 시켰다. 작은원근은 다시 검사상 약해졌다. Goodheart는 "나는 너무 흥분해서 이성을 잃었다고 생각했다."고 *You'll Be Better*에서 썼다. 이것은 입증할 수 있고 반복될 수 있는 현상이라는 것을 계속된 실험이 입증했다. 그는 일종의 에너지 전달이 생긴다는 것을 추론했다.

대리 검사에 있어서 오류의 가능성은 환자를 직접 검사할 때보다 더 크다. 대리인은 TL 또는 도전에 대한 반응을 갖지 않는 다는 것을 염두에 두어라, 그렇지 않는다면 이것은 환자의 반응으로서 해석될 수도 있다. 자세의 변화 또는 기타 변수 또한 근력 검사 결과를 바꿀 수 있다.

아기 대리 검사

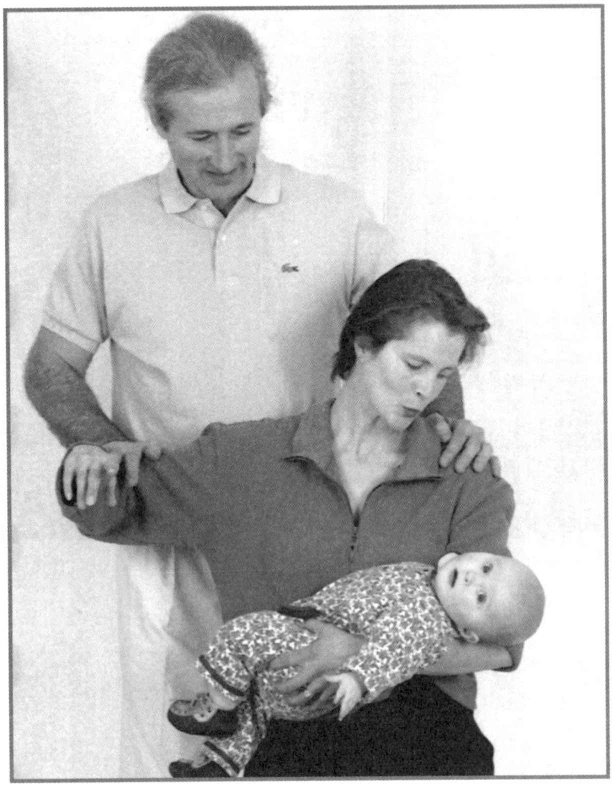

엄마는 피부 접촉 없이 아기를 안고 있다.

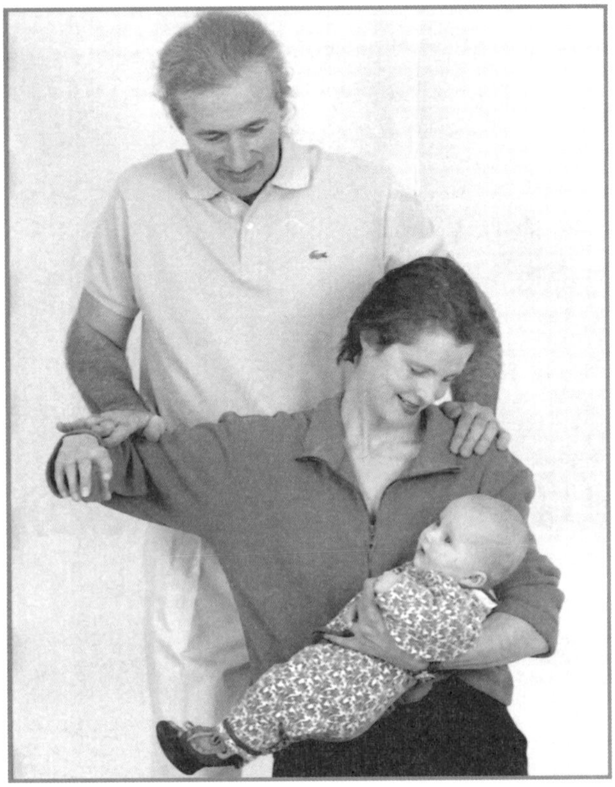

엄마는 피부를 접촉하고 아기를 안고 있다.

대리 검사 테크닉

1. 대리인에게서 쉽게 검사할 수 있는 정상긴장성 근육을 찾아라. 대리 검사에서 사용될 같은 자세로 검사해라. 만약 엄마가 아기를 안고 검사할 예정이라면, 엄마는 우선 아기와 피부 접촉 없이 검사되어야만 한다. 대리인은 계속하기 전에 선택된 지표근육을 정상긴장성으로 만드는 교정 테크닉들이 필요할 수 있다.
2. 대리인과 환자는 피부 접촉을 한다. 배꼽, 손바닥 또는 발바닥 같은 에너지가 쉽게 교환될 수 있는 민감한 부위가 추천된다. 아직 TL 이나 도전이 적용되지 않는다.
3. 만약 지표근육이 정상긴장성으로 있다면, 환자에게 무엇이 나쁜지를 검사하기 위해서 TL 또는 도전이 사용될 수 있다. TL 또는 도전은 (대리인 또는 환자

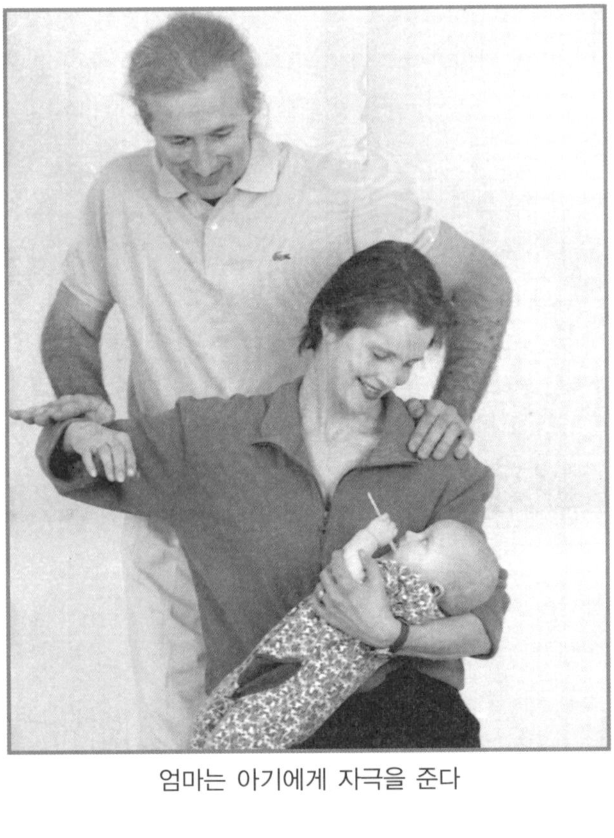

엄마는 아기에게 자극을 준다

자신에 의해서) 환자의 몸에 직접 적용돼야만 한다. 약품 또는 음식은 환자 입 속에서 직접 검사해야만 한다.

4. 근육이 약하다고 검사되면, 약품, 음식 또는 기타 치료가 환자에게 긍정적인 효과를 주는 것을 확인하기 위해서 TL 또는 도전과 함께 사용될 수 있다. 이것들은 그 근육을 정상긴장성으로 검사되게 만들 것이다.
5. 대리인과 환자와의 간단한 접촉이 대리인의 지표근육을 검사상 과긴장성으로 만든다면, 대리인을 바꾸거나 아니면 그 근육을 정상긴장성으로 만드는 것을 찾으려고 노력해라. 그 원인이 환자, 대리인, 또는 그 둘의 상호작용에 있을 수 있기 때문에 이것이 까다로울 수 있다. 대리인을 바꿀 수 없다면, 예로, 아기가 엄마와 떨어지지 않으려고 해서, 세 번째 사람이 대리인으로 쓰일 수 있다. 이 예에서, 치료사는 아기와 접촉하는 엄마를 접촉하고 있는 대리인을 검사한다. 대리 검사는 이러한 사람의 사슬을 통해서 효과를 발휘하지만, 각각의 추가 사람이 체인에 이용될 경우 오류의 가능성이 더 커진다 (Gerz, 1996).

Goodheart는 환자를 직접 검사할 수 없는 힘든 상황에서만 대리 테크닉을 쓰라고 추천한다 (Goodheart, You'll Be Better). 아기의 음식을 검사하기 위한 대리인을 사용하는 예는, 부록 VIII "임상 증례"를 보라.

제 4 장

예비검사

Pretests

정확한 검사를 위한 지표근육 준비 방법

How to Prepare an Indicator Muscle for Accurate Testing

근육을 도전 또는 치료적 접촉검사 (therapy localization; TL)의 사용에 의해서 다른 기능을 위한 지표로서 사용하기 전에, 우선 근육 그 자체의 "초기 (in the clear)" 기능을 설정할 필요가 있다. 신뢰할 수 있는 정확한 중량의 측정에는 사전에 저울의 눈금을 0으로 설정하는 "검사전 (pre-test)" 교정이 필요하다. 마찬가지로, 특정의 사전 체크나 필요한 조정이 완료되어 있지 않으면, 한 근육을 지표로서 사용해도, 결과는 신뢰할 수 없다. 근력검사의 초심자가 기껏해야 혼합된 결과밖에 얻을 수 없는 것은 이 때문이다. 지표근육이 정확한 결과를 나타내기 위해서는 근육이 정상긴장 상태에 있어야만 한다: 그것은 검사상 강하지만 약해질 수 있다. 게다가, 신경계 (nervous system) 전체 그리고 특히 그 근육과 연관성이 있는 신경계 부분이 아래에 언급하는 것처럼 유기적인 방식으로 기능을 하고 있어야 한다.

A. 탈수증은 있는가?

A. Is Dehydration Present?

응용 근신경학 (AK)에서는 탈수증 (dehydration)을 1회로 직접 검사하는 방법은 없다. 다만, 환자에게 아래의 증상이 관찰될 때는 탈수증이 의심된다:

- 건조한 비늘모양의 피부
- 건조한 입
- 부종
- 약하다고-검사된 근육의 대부분이, 수분을 공급한 후에 정상긴장성이 된다.
- 일관되게 활성적인 신경림프반사 (NL)점
- 림프계의 울혈
- 환자가 먼저 손가락 끝을 적시지 않으면, TL이 정상적으로 기능하지 않는다.

이상의 항목들의 대부분은 검사 후반이 되지 않으면 명백하게 되지 않는다. 탈수증은 매우 흔하다. 일반적으로 너무 많은 물을 섭취하는 사람은 거의 없다. 다른 음료들은 순수한 물만큼의 긍정적인 영향을 갖지 않는다. 신장 장애나 울혈성 심부전의 의심이 있는 경우를 제외하고, 환자에게 물을 많이 마시도록 권장하는 것은 보통 좋은 생각이다.

또한, 환자의 신체로부터 대량의 수분이 상실되면, TL이 제대로 기능을 하지 않게 된다. 치료사가 TL 검사를 위해서 환자에게 접촉한다면, 그 역시 충분한 물을 섭취해야만 한다. TL은 일종의 전기적 현상으로 간주되고, 에너지 교환을 위해 조직 내에 충분한 수분을 필요로 한다. 다음의 예비검사를 위해서, TL은 정확히 기능을 해야만 한다. 그러므로, 예비 검사를 시행하기 전에, 환자와 치료사 모두 유리컵 한 잔의 물을 마실 것을 권장한다.

B. 근육이 "초기에 (in the clear)" 강하다고 평가되는가?

B. Does the Muscle Test Strong in the Clear?

근력검사를 시행하기 위해, 치료사는 우선 검사 허락을 받는다. 환자가 처음으로 근력검사를 받는 경우, 치료사는 검사의 내용이나 실제로 무엇을 검사하는가를 설명한다. 다음으로, 올바른 검사 위치로 환자를 안내한다. 또한, 넓은등근을 검사하기 위해 팔꿈치를 완전히 편 상태로 하는 등의 자세 요건을 설명한다. 각 근력검사의 동작범위에 의해서, 신체 부분의 실제의 움직임이 직선이 아니라, 원호 (arc)라는 것을 설명한다. 치료사는 이 동작 원호를 정확히 사용해서, 검사의 범위와 방향을 보여준다.

다음으로 치료사가 환자에게 알리는 것은 치료사의 고정하는 손에 맞서서 환자가 팔 (또는 신체의 다른 피검사 부분)을 움직이려는 시도로, 근육을 수축시켜서 환자가 근력 검사를 시작할 것이라는 것이다. 환자가 근육 장력을 할 수 있는 만큼 최대 수축상태로 만들기까지에는, 약 2초가 소요된다. 환자는 반동을 주지 않고, 오직 한번의 계속적인 압력의 증가로서 민다. 환자가 최대수축에 도달하면, 치료사는 그보다 아주 약간 강하게 환자를 민다. 환자는 치료사의 압력에 대항해서 최대 수축을 유지한다.

다음으로, 치료사는 검사에 필요한 곳에 손을 놓는다. 특정 검사에 필요하다면, 다른 손으로 환자를 고정한다. 다음으로, "할 수 있는 만큼 세게 미세요"라고 말하거나, 환자에게 근육을 수축하기 시작하라고 말로 신호를 보낸다. 환자의 팔 (또는 다른 피검사 영역)을 고정하기 위해 필요한 반대 측의 압력을 주어, 움직이지 않도록 하는 것은 치료사의 책임이다. 그 다음, 최대 수축에 도달한 후, 치료사는 단순히 저항 압력을 주는 것만이 아니라, 그 보다 2~5% 이상의 압력을 건다.

치료사가 압력을 더 가하면, 그 근육에 그 관절을 제자리에 "고정 (lock)"시키거나 (강하다"고 평가된다), 그

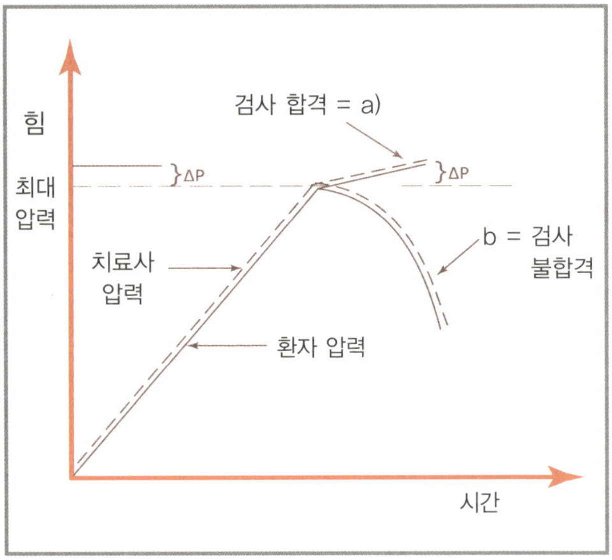

그림 4-1 근력 검사에서 적용된 압력과 시간의 관계

근육 강도는 특징적으로 "무너져서", 항복한다 (약하다"고 평가된다) (그림 4-1).

근육이 약하다고 평가되면, 필요에 따라 적용되는 몇 가지의 다른 테크닉으로 강화시킬 수 있다. 이것들은 다음과 같다:

- 근육의 기시와 종지의 마사지
- 신경림프 반사점 마사지
- 신경혈관 반사점을 잡아서 가볍게 당기다
- 근육 고유수용기의 도수조작

각각의 강화 테크닉을 적용한 후, 근육을 재검사하여, 치료가 성공하였는지 어떤지를 평가한다. 현재의 근력검사의 결과가 강한 경우, 환자의 손을 최후의 처치 영역에 놓고 근육을 재검사하여, 그 교정이 도전된다. 근력검사의 결과가 그래도 강하다면, 근육은 충분히 치료된 것이 된다. 다시 약해지는 것 같으면, 거듭되는 치료가 필요하다. 이것은 AK에 있어 아주 멋진 것들 중의 한 예이다: 이것에 의해서 한 문제에 대한 교정이 충분하였는지, 그리고 교정이 더 필요한지를 판단할 수 있다.

적절하게 분리되어 직접 검사가 가능한 근육은 지표근육으로서 사용할 수 있다. 지표근육으로서 선택된 근육의 검사결과가 약하고, 치료사가 검사상 약한 근육을

강화시키는 것이 곤란한 경우는, 초기에 정상긴장성이라고 검사되는 또 다른 근육을 찾아서, 지표근육으로서 사용할 필요가 있다.

일반적으로 AK에서는, 다양한 근육이 지표근육으로서 사용되고 있다. 그 중에서도, 가장 흔히 사용되는 것은 고정을 요하지 않는 근육이다. 이것은 치료사의 (그리고 환자의) 다른 손을 TL을 하게 남겨 둔다. 넓은등근(광배근)도 흔히 사용된다. 다만, 환자는 검사를 하는 동안, 팔꿈치를 굽힘으로써, 검사상 약한 넓은등근이 강하다고 평가되는 일이 있으므로 주의가 필요하다. 다리 근육을 선택하면, 환자의 양손이 비어, 양손 TL이 가능하게 되므로 지표근육으로서 가장 적합하다. 넙다리곧은근(대퇴직근)은 우수한 선택이다. 이것은 신체 중에서 가장 강한 근육이며, 피로함이 없이 반복검사에 견딘다. 다만, 건장한 환자의 넙다리곧은근은 너무 강하다. 만약 그렇다면, 몸이 약한 치료사는 AK 근력검사에 필요한, 완전히 수축한 근육에 반복해서 저항 압력을 가하는 것이 불가능해지는 일도 있다. 그런 경우 멋진 대체 근육은 궁둥구멍근이다. 궁둥구멍근을 지표근육으로 사용하려면, 환자의 무릎은 치료사의 가슴에 대고서 고정될 수 있다 (191p를 보라).

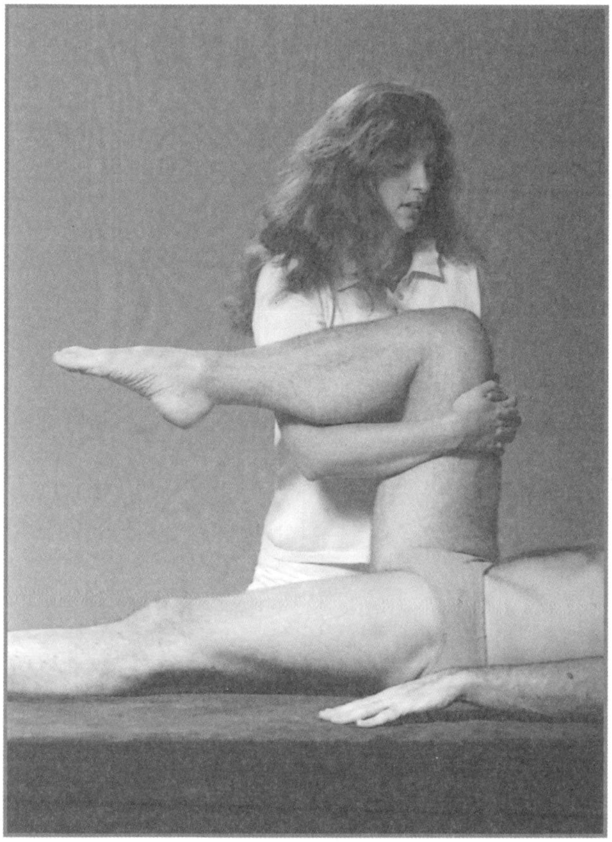

그림 4-2 양손을 사용한 넙다리곧은근의 근력검사

넙다리곧은근은 엉덩관절와 (관골구)의 바로 위에 있는 골반과 무릎뼈 (슬개골)를 연결하고 있다. 인대는 무릎뼈를 정강뼈에 연결한다. 넙다리곧은근은 넙다리를 엉덩관절와 (hip socket)의 위에서 굽히고, 발을 무릎 주변에서 펴게 한다. 아래에 설명하는 넙다리곧은근의 근력검사에서, 넙다리를 굽히는 동작만을 검사한다.

넙다리곧은근의 근력검사 (그림 4-2)

1. 우선, 치료사는 검사의 시연을 한다. 최초의 자세로 환자는 등을 대고 누워서, 무릎과 엉덩관절을 90° 굽힌다. 이것에 의해서, 넙다리곧은근이 부분적 수축을 일으키는 자세가 된다. 검사에서는 무릎 바로 위의 넙다리를 머리와 반대 방향 (발 쪽)으로 당긴다 (또는 민다). 이것은 그 다리를 치료대를 향해서 똑바로 밑으로 그리고 다른 다리와 평행인 쉬는 포지션으로 움직인다. 검사 중에 넙다리를 회전시켜서는 안 된다.
2. 검사를 설명할 때, 치료사는 검사 동작 범위 (원호)를 환자에게 안내하는데, 이 때 환자는 저항 없이 하게 한다. 이것은 관련 부분의 신경계에, 다가 올 검사 동안, 비슷한 동작을 예상하라고 상기시켜 준다. 그 다음에 환자의 발을 시작 위치로 되돌린다.
3. 치료사는 손을 벌려서 환자의 위쪽 허벅지 무릎 몸쪽을 잡는다.
4. 치료사는 환자에게 "가능한 세게 미세요,"라고 말하고, 환자 다리를 제자리에 고정시키기 위해서 필요한 맞서는 압력으로 대응한다.
5. 환자가 최대 수축에 도달하면, 치료사는 단지 고정하는 것을 넘어서, 그보다 2~5% 이상의 압력으로 능동적으로 민다. 다음으로 치료사는 환자의 다리가 확고하게 고정되어 있는지 (근육은 강하다고 검사된다),

마지막의 압력을 가했을 때에 위치를 유지할 수 없게 되는지 (근육은 약하다고-검사된다)를 신중하게 판단한다.

6. 근력검사의 결과가 약한지 아닌지의 판단이 되지 않는 경우, 치료사는 환자에게 넙다리곧은근을 더 강하게 수축시키라고 요구한다. 그 다음에 검사를 반복한다. 일반적으로, 정상긴장성 근육은 검사를 여러 번 반복한 후도 변화하지 않고 강하다고 평가된다. 하지만, 약하다고-검사된 근육은 검사를 한 번 이상 반복하면 결과는 더욱 약해진다. 근력검사의 결과가 약한 경우, 이 약한 상태의 근육을 사용해서, TL 또는 도전에 의해서, 검사결과를 강하게 하기 위해 무엇이 필요한지를 판정할 수 있다. 또는 치료사가 정상긴장성 지표근육을 사용하여 검사를 시작하기를 원한다면, 약한 근육을 강화시키거나 또는 다른 근육을 선택하여 검사를 다시 시작해라.

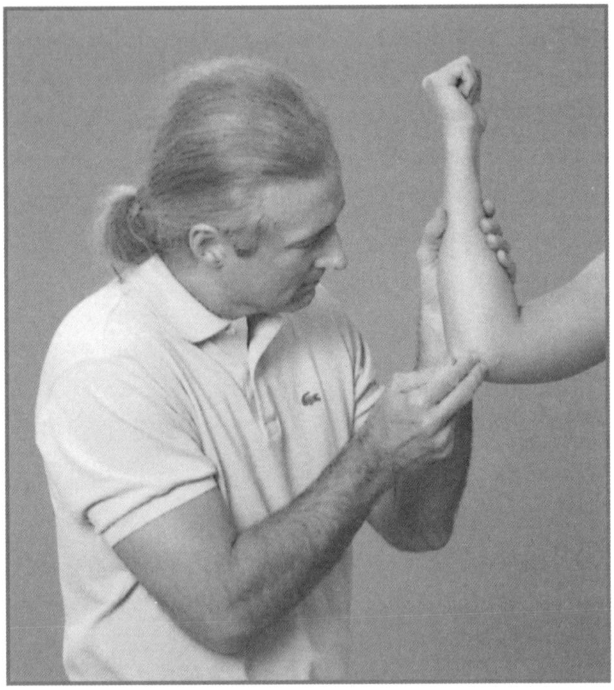

그림 4-3 넙다리곧은근의 진정혈인, 소장8 (소해)을 두드려서 그 근육을 약화시키다.

C. 근육을 약하게 할 수 있는가?

C. Can the Muscle Be Weakened?

AK에서, 정상긴장성 근육이 약해질 수 있다는 (즉, 정상긴장성이고 과긴장성은 아니다) 것을 검사하기 위해, 일반적으로 4가지 테크닉이 사용된다. 그것은 신경근방추세포 도수조작, 경락의 진정혈, 자석의 적용 및 관련 경락의 자연적인 주행을 역으로 하는 스트로크이다. AK 자격취득자에 의해서 실시되는 검사에 대해서, 1994년 몬테카를로 유럽회의에서, 그 경락의 진정혈에 대한 TL이 한 근육이 검사 결과 약하게 될 수 있는가를 확인하는 테크닉으로서 통계적으로 가장 효과적이라는 것이 확인되었다. 다음으로 효과적이라고 한 것은 방추세포의 도수조작이었으나, 큰 근육 안에서 방추세포들의 정확한 위치를 찾는 것은 까다로울 수 있다. 그 회의에서, 유럽의 AK 자격취득자 (diplomat)들은 "정상긴장성" 및 "과긴장성" 근육들에 관한 실제로 쓰이는 정의를 결정했다:

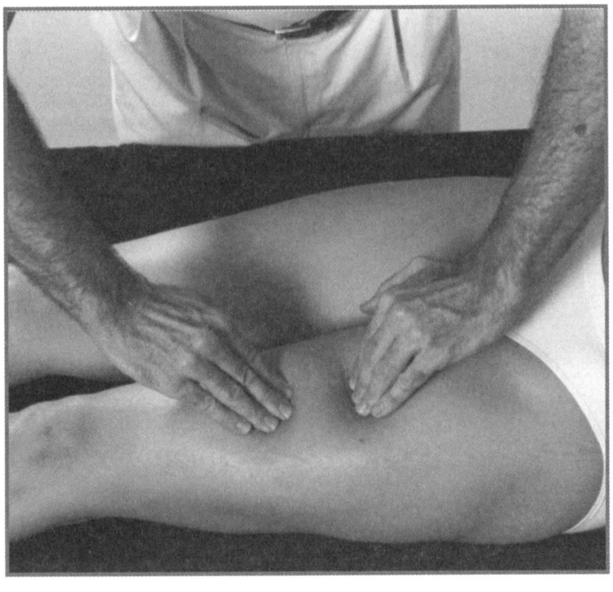

그림 4-4 신경근방추세포의 도수조정에 의해서 넙다리곧은근을 약화시킨다.

정상긴장 상태의 정의

한 근육이 강하다고 증명되었을 때, 이 근육이 정상긴장 상태인가 과긴장 상태인가를 판정하려면, 더 식별을 할 필요가 있다. AK에서, 정상긴장성 근육은 강하지만, 아래 절차들 중의 하나를 사용해서 약하게 할 수 있는 근육이라 정의되어 있다:

a) 검사되는 근육이 위치하는 신체의 한쪽에서, 그 근육과 연관성이 있는 경락의 진정혈 (sedation point)에 대한 TL (그림 4-3).

b) "경락의 역주행".

관련되는 경락에 접촉하여, 경락의 가장 위의 경혈에서부터 가장 아래의 경혈을 향해서 (경락의 주행과 역행해서) 손바닥으로 가볍게, 그러나 신속하게 스트로크 (stroke)를 한다. 이것에 의해서 관련되는 근육이 약 10초간 억제된다 (약화된다).

c) 신경근방추세포의 도수조정 (그림 4-4).

근복의 중앙에 접촉하고, 양쪽 손가락 끝들을 약 5-10 ㎝ 간격을 두고 서로 마주보게 한다. 다음으로 양손을 함께 비교적 강한 압력으로 짧게 5회 민다. 이것에 의해서 근복과 그 섬유를 접근시킬 수 있다 (짧게 만든다). 그 결과, 그 근육은 최대 10초까지 억제된다 (약화된다).

d) 근복의 중앙에 놓인, 강한 막대 자석 (최소 2000 Gauss)의 두 극의 어느 것인가의 한쪽이 일시적으로 근력을 억제한다 (약화시킨다). 근력의 세기에 미치는 자석의 N극과 S극의 영향에 대해서, 얼핏 보기에 모순이 있는 반응이 관측되고 있다. 이 때문에, 현시점에서, 양극 모두를 검사할 것을 권장한다.

상기의 어느 것인가의 방법으로도 근력이 저하하지 않는 경우, 이 근육은 과긴장 상태라 정의된다. 근육의 상태 평가에는 상기의 절차를 2개 이상 사용할 것을 권장한다 (Gerz, 1996).

지표근육으로 넙다리곧은근의 근력검사 (계속)

7. 상기의 4개의 약화 자극의 어느 것인가를 적용한 후, 치료사는 넙다리곧은근을 재검사한다. 검사의 결과가 약해져 있으면, 지표근육을 준비하는 두 번째 검사는 합격이다. 여기서 약하다고 평가되면, 새로운 환자는 약하다고 검사된 근육은 어떠한 것인지를 처음으로 체험하게 된다.
8. 치료사가 자석을 제거하거나 또는 진정혈에서 TL을 제거하면, 그 근육은 다시 강하다고 검사된다. 신경근방추세포 조정 또는 "경락의 역주행"이 사용된 경우, 근육은 약 10초 후에 다시 강하다고 검사된다. 치료사는 검사를 진행하기 전에, 넙다리곧은근을 재차 검사하여, 검사결과가 다시 강한지를 확인한다. 이제 넙다리곧은근이 강하다고 검사되고, 약하게 될 수 있다면, 지표근육으로서 사용하기 위한 준비가 되었다.

과긴장성 근육의 교정 테크닉은 다음 항에서 설명한다. 넙다리곧은근 (또는 기타의 지표근육)을 치료사가 알고 있는 방법으로 정상긴장 상태로 만들 수 없는 경우, 다른 지표근육을 선택하여, 다시 시작 해야 한다.

D. 개별 근육은 과긴장 상태에 있는가?

D. Is the Individual Muscle in a Hypertonic State?

종종 상기의 테크닉들이 근력검사 결과를 약하게 할 수 없는 경우가 있다. 근력검사 결과가 강하지만, 그것을 약하게 할 수 없는 경우, 이것을 과긴장성이라 한다. AK에서는 이 근 긴장 상태는 다양한 이름으로 불린다. 이 상태는 처음에 Sheldon Deal에 의해서 "Frozen Muscle = 동결근육"으로 기술되었다. Joe Schaffer는 "Over-Facilitated = 과잉-촉진"이라는 용어를 사용하였다. Hans Garten은 이것을 "Hyper-reactive = 과다반응성"이라 불렀다. 근육의 과긴장의 원인은 보통 스트레스이다. 각 근육들이 과긴장 상태라 평가되는 경우, 아래의 테크닉을 사용해서, 그 원인을 찾아서 교정을 함으로써, 종종 다시 검사를 할 수 있게 만들 수 있다.

검사 이외의 어떠한 것에 *정신적*으로 사로잡혀 있으면 (정신적 스트레스), 근육들의 일부 또는 전부가 검사에서 과긴장 상태를 나타내는 일이 있다. 이 경우, "자, 함께 시작합시다. 긴장을 푸세요. 내가 검사하는 동안 숨을 쉬세요 그리고 검사를 받을 준비를 하세요"라고 말을 걸어, 환자를 현실로 되돌아오게 하여, 검사가 가능한 상태로 한다. 이것은 표준 AK 테크닉은 아니다.

그 스트레스는 화학적일 수도 있다. 근육은 신체가 일부 영양소가 부족하거나, 일부 약물 (의약품, 허브, 비타민, 미네랄 등)을 필요로 하기 때문에, 과긴장 상태가 되는 일이 있다. 환자가 필요한 영양물이나 약물을 입에 넣으면, 과긴장성 근육은 검사가 가능한 상태가 된다. 특정의 근육에 필요한 영양물에 대해서는 제6장 (근력검사)에서 설명한다.

또한 구조적 스트레스도 있다. 근육고유수용기의 기능부전이 원인으로 근육이 과긴장 상태가 되는 경우가 있다. 이 경우, 고유수용기의 조작 (신경근방추세포의 근접이나 골지힘줄기관의 스트레칭)에 의해서, 과긴장성 근육을 이완시켜, 정상긴장성으로 만들 수 있는 경우가 많다.

길항근의 저긴장이 원인으로, 주동근의 긴장이 높아져서, 촉진 과긴장 (palpatory hypertonic)이 되는 경우도 있다. 이러한 근육들은 일반적으로 검사결과 과긴장 상태가 된다. 이러한 사례에서, Goodheart는 저긴장성 근육을 강화시키는데, 그것은 과긴장성 주동근의 긴장을 낮춰서, 정상긴장성으로 검사되게 만드는 효과가 있다. 이것은 근육의 과긴장성 근육들의 구조적 원인과 교정의 한 예이다.

근육의 과긴장 상태의 또 하나의 구조적 요인은 탈수증이다. 상부등세모근은 특히 이 문제를 일으키기 쉽다. Kinesiology 트레이닝 코스에서, 나는 상부등세모근이 뭉치고 아팠었다. 마사지사가 코스에 참여하고 있었기 때문에, 뻐근한 근육을 마사지하여 줄 것을 부탁하였다. 그녀는 나갔다가, 물이 든 두 개의 큰 컵을 가지고 돌아와서, 물을 마시도록 지시하였고, 나는 물을 마셨다. 약 20분 후에 그녀는 나에게 물었다. "근육의 뻐근함이 이제 어떻습니까?" 놀랍게도, 통증은 완전히 없어지고, 과도한 긴장도 거의 없어져 있었던 것이다.

응용 생리학의 창시자인 Richard Utt는 근육 수축의 일곱 상태의 창안자이다. 이 개념은 Utt의 치료사이자 교사인 Sheldon Deal에 의해서 AK에 도입되었다. Utt는 과긴장성인 각 근육들을 경우에 따라서는 검사를 가능하게 하는 아래의 테크닉들을 고안하였다: 환자는 과긴장성 근육을 최대한으로 뻗는다. 치료사는 그 위치에서 손 (또는 발)을 지지하고, 환자에게 그 근육을 치료사의 지지압력에 대항해서 (등축성으로) 수축시킨다. 다음으로, 근육을 완전한 수축 위치에 놓고, 그 사지는 그 위치에서 지지된 다음, 환자는 근육을 뻗으려고 시도한다 (그것의 길항근을 수축시킨다). 이것에 의해서, 근육 그 자체, 길항근 및 힘줄과 관절의 모든 신경수용기들이 근육 활동의 양쪽 끝에서 활성화한다.

서브를 기다리고 있는 테니스선수는 주변을 점프하여 근육의 고유수용기들을 활성화시킨다. 이것에 의해서, 선수의 신체 부분들의 정확한 위치와 중량에 관한 지각정보의 흐름이 신경중추에 보내진다. 신경중추는 이 모든 운동감각 정보를 사용해서, 보다 정확한 반응을 지시할 수 있다. 테니스선수의 점프와 마찬가지로, 이 스트레칭을 한 다음 근육과 길항근을 긴장시키는 테크닉에 의해서, 근육의 수축과 신장의 양 극단에 관한 감각정보의 흐름이 신경중추에 전달된다. 따라서 신경근방추세포들과 기타의 고유수용기들이 보다 정확히 반응한다. 이제 이러한 "새롭게 활성화한" 신경근방추세포들이 근접될 때, 그들은 틀림없이 근육을 약하게 검사되게 만든다.

개개 과긴장성 근육들은 과긴장근육은 골칫거리이지만, 상기의 테크닉들 중의 하나 이상을 사용하여 치료할 수 있다. 보다 중대한 문제는, 거의 모든 근육이 과긴장성이라고 검사될 때 생긴다. 이에 대해서는, 95페이지의 "전신성 과긴장성"의 항에서 상세하게 해설한다.

신경계의 부조화 (스위칭)은 없는가?

(Is Neurologic Disorganization (Switching) Present?)

신경계의 부조화란, 부정합 즉, 신경계와 신체의 혼란 상태를 말한다. 신경계의 부조화는 진단 결과가 역전된다는 것 때문에, 일반적으로 "스위칭 (switching)"이라 불린다. 스위칭은 잘못된 정보를 제공함으로써, 근력검사의 결과를 바꿔버리는 경우가 있다. 스위칭이 존재하면, 지표근육을 검사한 결과, 실제의 문제는 신체의 우측에 있음에도 불구하고, 신체의 좌측에 문제가 나타나는 경우가 있다. 예를 들면, 우측 어깨를 올리고 다니는 환자가 있다고 하자. 이것은 논리적으로는 어깨를 올리는 우측 상부등세모근이 과긴장 상태이거나, 어깨를 내리는 우측 넓은등근이 저긴장 상태라는 것을 시사한다. 하지만, 근력의 검사결과에서는, 넓은등근이 약한 것은, 예측되는 우측이 아니라 좌측이 된다. 이 경우, 시각적 신체언어 (body language)와 근력검사의 결과는 일치하지 않는다. 결과는 좌우가 바뀐다. 모순된 진단결과를 나타내는 이러한 부정합이 있는 경우, 다른 검사로 진행하기 전에 (아래에 제시하는 테크닉을 사용해서) 부정합을 교정할 필요가 있다. 그렇지 않으면, 일부 검사결과와 이에 기초하는 치료의 적용이 부정확하게 된다. 아래의 예비검사 E~H는 모두, 신경계의 혼란에 관한 테스트와 교정이다.

E. 안구 잠금

E. Qcular Lock

신경계 부조화 (스위칭)를 검사하는 일반적인 방법의 하나가, 두 눈의 조화 혼란인 안구 잠금이다.

2개의 뇌반구들이 그들의 활동을 동기화하기 시작할 때까지인, 보통 생후 2-5개월까지, 아이들은 두 눈의 움직임을 동기화할 수 없다. 경우에 따라서는, 태어나서 수십 년이 지나도 생각하는 대로 동기화를 안정시킬 수 없었거나, 바로 동기화가 상실되어버리거나 하는 경우도 있다. 큰 스트레스를 받으면, 누구나가 정상적인 동기화의 일부를 상실하여, 스위칭 상태에 빠진다.

신경계가 부조화인 (스위칭) 있는 환자는 종종 두 눈의 정합성 (coordination)에 장애가 있다. 환자가 "안구 잠금" 상태에 있으면, 특정한 한 방향을 본 경우에 지표근육의 검사결과는 약해진다. 이 안구 잠금 검사는 환자에게 가능한 한 방향의 먼 곳을 보게 한 다음, 지표근육을 검사하는 것이었다. 검사하는 방향은 보통은 상 · 하, 좌 · 우이다. 치료사에 따라서는 4개의 대각선 방향을 검사하기도 한다. 다만, 안구 잠금이 있는 일부 환자들에게서, 두 눈의 정확한 각도가 매우 명확하게 얻어져야만 하는데, 그렇지 않으면 지표근육은 약해지지 않을 것이다. 위에서 언급한 8개의 눈 위치들의 검사결과가 모두 강해지는 경우도 있는데, 문제가 되는 정확한 각도가 그들의 둘 사이에 있기 때문이다.

침대에서 책을 읽으려고 하다가 곧 잠들어버리는 환자는 안구 잠금이 있는 경우가 많다. 독서에서 두 눈을 전후로 움직이는 활동은 신경계 기능을 크게 방해하기 때문에, 강한 수마가 엄습하기 때문이다. 자동차의 운전도 도로의 정황을 확인하기 위한 두 눈의 전후 운동을 필요로 한다. 이러한 환자는 운전 중에 졸음이 오는 일이 있으므로, 이것은 매우 위험하다.

Leaf가 1995년에 시행한 안구 잠금 검사에서는, 환자의 머리를 한쪽의 어깨로 돌린 다음, 반대 측을 보게 하고, 다음으로 머리를 반대 측의 어깨로 돌려서 반복하여 검사를 시행하였다. 또 하나의 잘 알려진 안구 잠금 검사는 환자에게 보통대로 좌에서 우로 문자를 큰 소리로 읽게 하고, 다음으로 반대로 우에서 좌로 읽게 한다는 것이다. 각각의 절차 후, 지표근육을 검사한다. 지표근육이 약해지면 안구 잠금이 존재한다.

최근에는 보다 근대적인 검사법이 고안되어, 두 눈의 모든 위치를 간단히 체크할 수 있게 되었다. 치료사는 환자의 얼굴 앞 또는 주위에 손가락으로 시계방향으로 원을 그리고, 환자는 치료사의 손가락 끝을 눈으로 좇는다. 그 다음 그는 지표근육을 검사한다. 다음으로 반시계방향으로 원을 그리고, 지표근육을 재차 검사한다. 환자는 가능한 한 멀리 눈으로 좇아야 하므로, 원은 충분히 크게 그리는 것으로 한다. 그리고 원은, 환자가 치료사의 손가락 끝에 편안하게 초점을 맞출 수 있도록, 환자로부터 멀리 떨어져서 그린다. 그렇지 않으면, 초점을 맞추는 것에 집중하기 때문에, 안구 잠금이 존재하지 않는데도 지표근육이 약해지는 일이 있기 때문이다.

환자의 눈은 보통, 문제가 있는 방향을 지나갈 때, 불규칙적이고 갑자기 움직일 것이다. 환자의 눈이 이와 같은 움직임을 한다면, 문제가 있는 방향을 찾을 수 있다. 특히 그 방향을 볼 때, 지표근육의 검사결과는 약해진다.

검사결과가 약해지는 방향으로 눈이 고정되면, 환자에 따라서는 감정 상태가 불안정해지거나, 목의 뒤 또는 기타의 근육군이 과긴장 상태가 되거나 하는 일이 있다.

안구 잠금을 영구적으로 고치려면, 보통, 머리뼈 또는 골반 장애의 카이로프랙틱 치료가 필요하다. 이 치료가 시행되지 않는 한, 보행 등의 특정의 신체 활동에 의해서, 안구 잠금 상태가 되돌아오게 만들 것이다. 배꼽 및 신경 (腎經, kidney meridian)의 끝 경혈인 유부 (兪府, K 27s)를 마사지함으로써, 안구 잠금이 일시적으로 교정될 수 있다. 이것은 아래에 설명하는 스위칭의 치료에서 실행되는 교정과 같다. 가장 효과적인 치료는 환자에게 근력검사가 약해지는 방향을 보게 하면서 유부들과 배꼽을 마사지하는 방법이다.

비록 안구 잠금에 대한 상기의 단순한 교정은 일반적으로 일시적인 효과밖에 없으나, 환자가 정합성이 있는 눈의 움직임을 필요로 하는 독서나 기타의 동작을 시행하기 전에, 환자가 자신이 시행하는 치료로서 아주 도움이 된다. 모든 형태의 스위칭의 교정에서처럼, 이것에 의해서 키네시올로지 검사의 정밀도를 개선시킬 것이다.

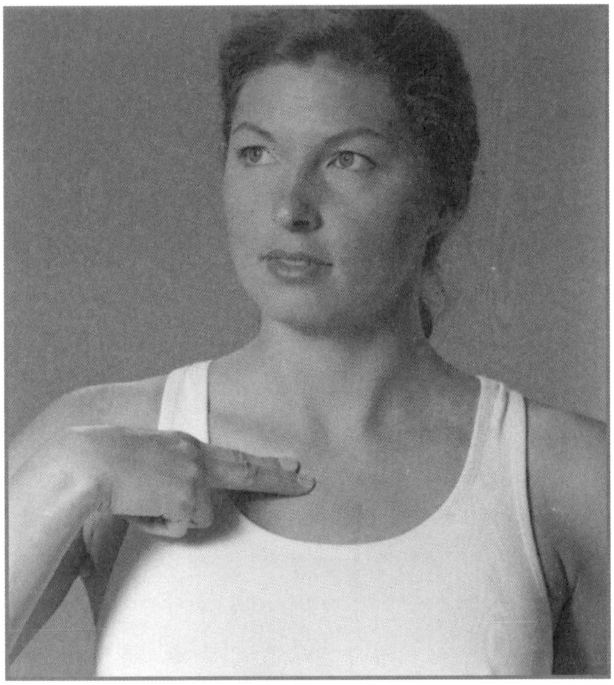

그림 4-6 유부의 TL

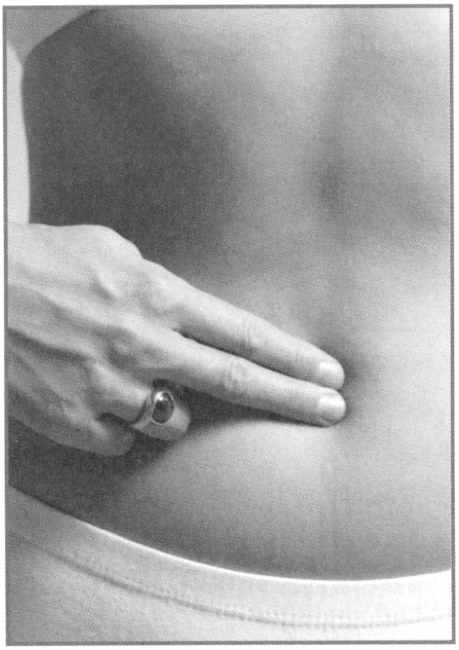

그림 4-5 배꼽의 TL

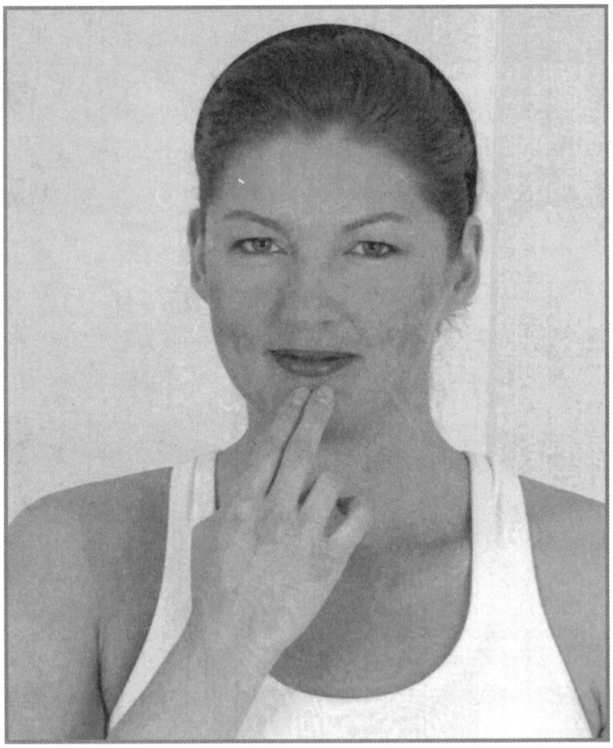

그림 4-7 승장의 TL

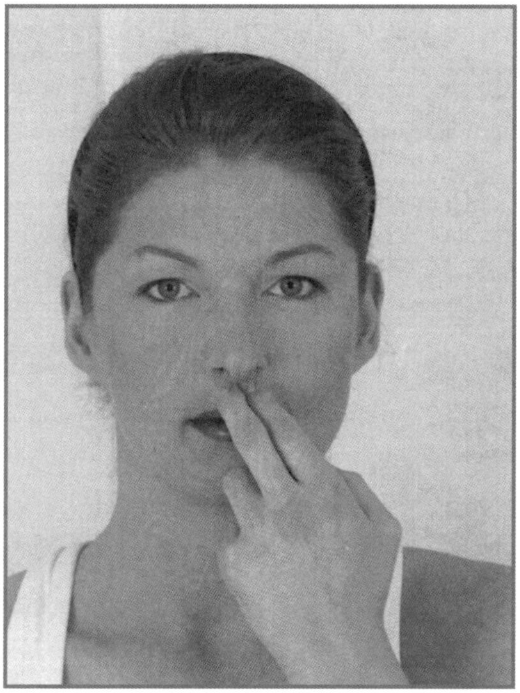

그림 4-8 태단의 TL

따라서, 치료사는 예비검사 절차의 일환으로서 안구 잠금의 체크하고 교정하는 것이 권장된다.

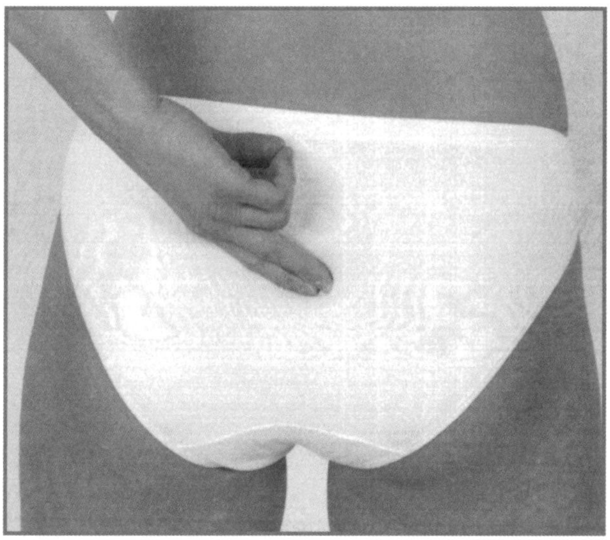

그림 4-9 장강의 TL

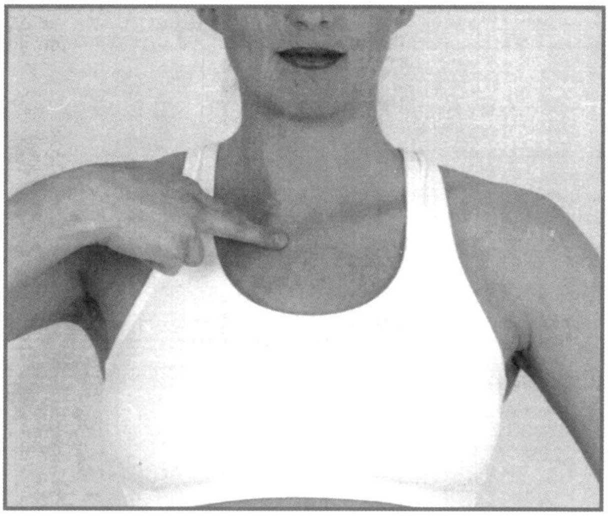

그림 4-10 배꼽 + 한쪽 유부 (K27)의 TL

F. 유부 (K 27)와 안구 잠금 (ocular lock)의 교정

F. Kindey 27 and Ocular Lock Correction

스위칭의 검사를 하려면, 환자에게 특정 점들을 만져 TL을 하고 있는 동안, 치료사는 지표근육의 근력검사를 시행한다. 스위칭의 검사에 가장 흔히 사용되는 것은 아래의 점들 (points)이다:

- 배꼽 (naval) (그림 4-5)
- 유부 (兪府, K 27) — 빗장뼈와 복장뼈가 만나고, 복장뼈, 빗장뼈, 제1갈비뼈의 연결부 바로 아래에 있는 신경 (kidney meridian)의 말단의 점 (그림 4-6)
- 승장 (承漿, CV 24) — 아랫 입술 중앙의 바로 아래에 있는 임맥 (任脈, conception vessel)의 말단의 점 (그림 4-7)
- 태단 (兌端, GV 27) — 윗 입술 중앙의 바로 위에 있는 독맥 (督脈, governing vessel)의 말단 바로 옆의 점 (그림 4-8)
- 장강 (長强, GV 1) — 꼬리뼈의 끝에 있는 독맥의 시작점 (그림 4-9)

상기의 (배꼽을 제외한다) 어느 것인가의 경혈들에 접촉하였을 때, 이전에 정상긴장성 지표근육이 검사결과 약해지는 경우, 스위칭이 존재한다. 환자가 정확한 유부 (k 27)의 영역에 접촉하고 있음을 확인한다. 검사의 결과 약하였던 점을 마사지하면, 스위칭은 일시적으로 교정된다. 정확한 절차는 아래와 같다:

배꼽은 처음 2개의 스위칭 검사에 사용되므로, 다른 검사로 진행하기 전에, 배꼽에 대한 TL의 검사결과는 강해야 한다. 배꼽에 접촉한 것만으로 지표근육이 약해지는 경우, 배꼽 흉터로 기인한 장애를 해소할 필요가 있다. 이를 위해서는 Bach Rescue Remedy® 크림, APM 크림®, Ionen Salbe Forte® 등을 배꼽에 문질러 바르거나, 배꼽 흉터 조직에 레이저 광을 조사한다. 그 다음 진행하기 전에, 배꼽에 대한 TL에 의해서 지표근육이 더 이상 약해지지 않는 것을 확인한다.

아래는 주된 스위칭 진단검사이다:

- 배꼽과 좌측 유부 (K 27)의 TL
- 배꼽과 우측 유부 (K 27)의 TL (그림 4–10)
- 좌우 유부 (K 27)의 TL (그림 4–11)
- 좌우 유부 (K 27)의 교차 TL (그림 4–12). (이것을 시행하려면, 환자는 오른손으로 좌측 유부에 접촉하고, 왼손으로 우측 유부에 접촉한다. 환자가 잘못된 유부 영역에 접촉하지 않도록 세심한 주의가 필요하다. 또한, 양손이 서로 접촉해서는 안 된다).

상기 4개의 검사에서 검출된 불균형을 일시적으로 교정하려면, 검사결과가 약하였던 두 점 (배꼽 + 좌측 유부, 배꼽 + 우측 유부, 좌우 유부 또는 교차 유부)을 20초간 마사지한다. 만약 좌우 유부의 교차 TL의 검사결과가 약한 경우, 그 점들을 마사지를 하는 동안 반드시 손을 깍지를 끼게 한다. 활성화된 점에 다시 TL을 시행하고, 지표근육을 재검사하여 교정이 성공하였는지 아닌지를

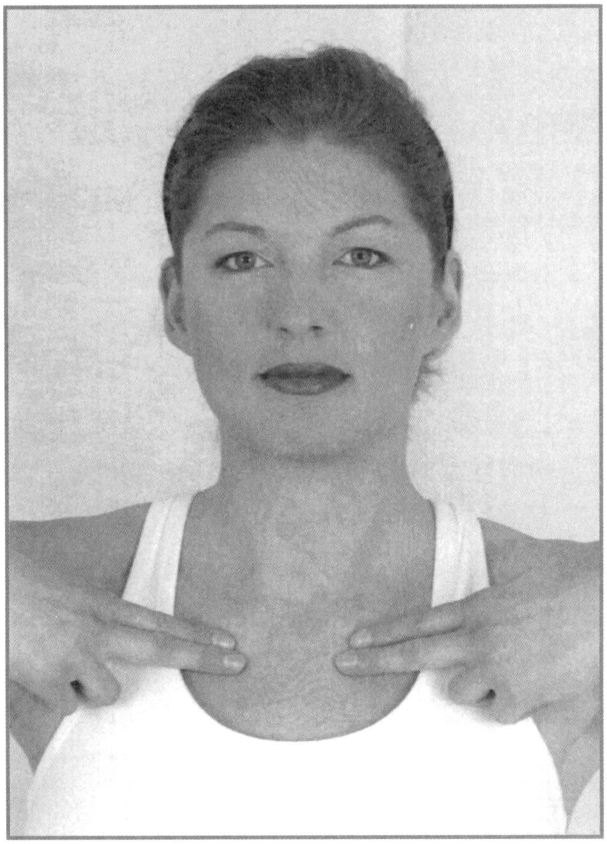

그림 4–11 좌 · 우 유부 (K27s)의 TL

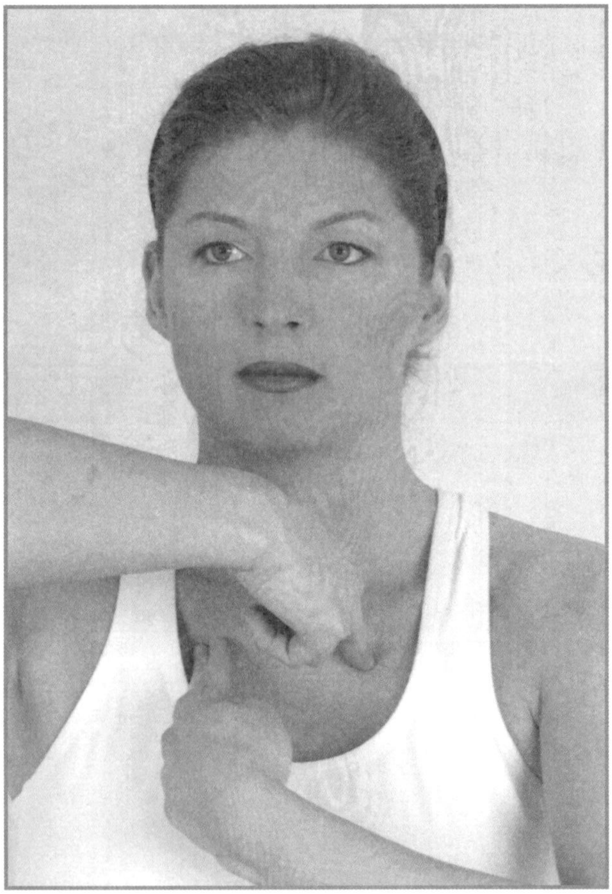

그림 4–12 좌 · 우 유부 (K27s)의 교차 TL

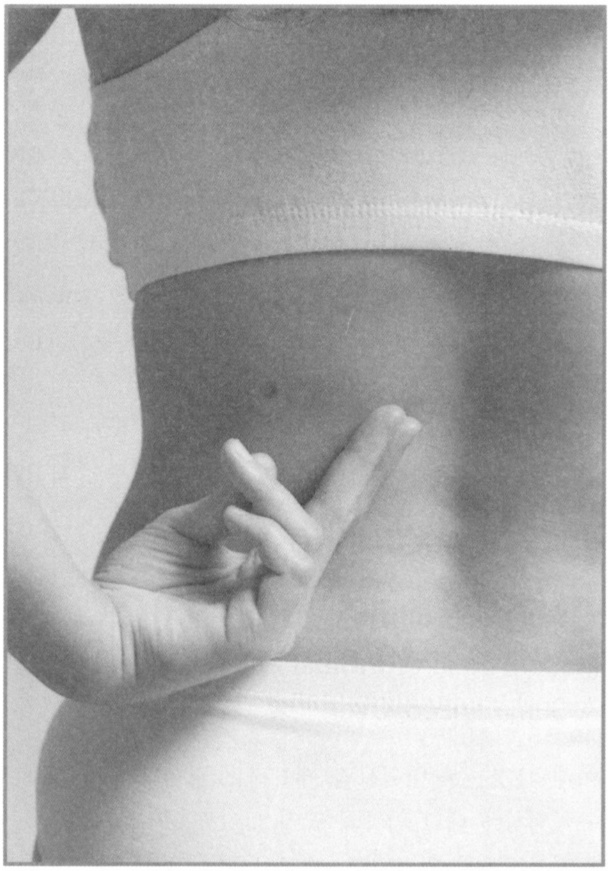

그림 4-13 보조유부 (auxiliary K 27)의 TL

체크한다. 검사결과는 이제 강해져야 할 것이다. 유부 (K 27)들의 마사지 전에 안구 잠금이 존재한 경우, 지금은 없을 것이다. 이것은 환자를 지표근육이 약해진 방향을 쳐다 보게 하여 체크할 수 있다. 지표근육이 더 이상 약해지지 않으면, 안구 잠금은 교정되어 있다. 어떤 문헌에 따르면, 안구 잠금을 교정할 때, 환자가 지표근육이 약해진 방향으로 쳐다보고 있는 동안, 유부 (K 27)들을 마사지하면 좋다고 한다.

그래도 ocular lock이 해소되지 않는 경우, Walther는 환자에게 지표근육이 약해진 방향을 쳐다 보게 하고, 2회 코로 강하게 숨을 들이마시게 할 것을 제안하였다. 이 2회의 코의 훌쩍거림의 후에 지표근육의 검사결과가 약해지면, 치료사는 환자의 코의 양측을 약 1분간 가볍게 두드린다. 이것으로 안구 잠금 상태는 거의 해소되거나, 적어도 일시적으로는 해소된다.

G. 보조유부

G. Auxiliary K 27

유부들과 배꼽을 마사지한 후에도 스위칭의 징후가 아직 존재하는 경우, 환자는 흉추11 (T11)의 가로돌기 옆에 있는 각 "보조유부 (auxiliary K 27)" 경혈점을 TL한다 (그림 4-13). 이들 중의 어느 점이 TL에 의해서 지표근육이 약해지면, 검사에서 약하였던 보조유부와 배꼽을 마사지한다. 그 후, 검사에서 약하였던 보조유부를 TL해 보면, 지표근육 검사는 더 이상 약해지지 않는다. Walther (1988)는 이런 방식으로 이 점들 (point)을 기술했다. Gerz (1996)는 배꼽의 바로 뒤인, L1-L2옆쪽에서 아주 약간 낮게 있는 점들을 찾았다.

H. 임맥 (승장)과 독맥 (태단, 장강)

H. Central (Conception) Vessel and Governing Vessel (CV 24, GV 27, GV 1)

만약 승장 (CV 24), 태단 (GV 27), 장강 (GV 1)에 대한 TL이 지표근육을 약하게 한다면, 치료사는 승장과 곡골 (曲骨, CV 2; 두덩뼈 꼭대기에 있다)을 20~30초 꽉 누른다. 다음으로 꼬리뼈의 끝에 있는 회음 (GV 1)과, 동시에 곡골 (CV 2)에 20~30초 동안 부드럽게 접촉한다. 이 점들을 교정하는 또 하나의 방법은 검사에서 약하였던 승장, 태단, 장강을 그냥 마사지하는 것이다. 교정이 성공하였는지 어떤지를 체크하려면, 승장에 TL 그 다음 태단에 TL을 시행하고, 이전과 마찬가지로 지표근육을 검사한다. 이제 지표근육은 강해져 있을 것이다. 그렇게 되지 않는 경우, 제6갈비뼈와 제7갈비뼈 사이의 공간에서, 갈비뼈들이 척주와 만나는 부근을 TL한다. 이것이 지표근육을 약하게 만든다면, 승장, 태단, 장강의 교정이 뒤를 잇기 전에, 환자는 그 부위에 대한 카이로프랙틱 교정이 필요할 수 있다.

스위칭은 치료 후도 AK 진단 세션의 어떤 일순간에 되돌아가버리는 경우가 있다. 그렇게 스위칭을 만드는 잘못된 반응들을 회피하려면, 스위칭이 언제 일어나는 때를 (신체 언어에 의해서) 감지하는 방법을 학습하면 좋다. 스위칭을 나타낸다고 생각되는 신체언어(body language)에는 정합성의 결여, 물체에의 충돌, 숫자, 말 및 음절의 혼란, 말더듬, 갑작스럽게 목소리가 높아짐, 피부색의 변화, 비대칭 자세, 요구된 것과 반대의 일을 함 등이 있다. 환자가 이러한 어느 것인가의 동작을 나타내면, 치료사는 스위칭을 재차 검사하여, 필요에 따라 교정을 시행한다.

스위칭의 내재하는 원인을 판정하여 교정하는 많은 상급 AK 절차가 있다. 원인이 찾아지면, 환자의 건강 장애의 원인도 판명된다. 이러한 원인이 발견되어 교정되기까지, 스위칭은 몇 번이나 나타난다. 이러한 상급 테크닉에 대해서는 이 책에서 상술하지 않지만, 후학을 위해 그 일부를 아래에 열거한다. 다만, 이러한 상급 테크닉을 마스터하기까지, 치료사는 이 항에서 해설한 단순한 테크닉을 사용하여, 적어도 스위칭을 일시적으로 해소시킨 다음에, 다음의 AK 검사를 시행할 것을 권장한다.

스위칭의 원인과 더 오래가는 교정을 찾으려면, 배꼽과 유부 (K 27)를 마사지하거나, 독맥 및 임맥 점들을 자극하지 말아야 한다. 대신, 활성 스위칭 점들을 TL하고, 동시에 의심스러운 스위칭의 원인들에 TL (이중 TL)하든지 도전한다. 스위칭 점들에 대한 활성 TL을 제거하는 TL 또는 도전이 스위칭의 원인이다. 이 원인을 바르게 처치함으로써, 스위칭의 교정은 보다 오래 지속한다. 일반적인 원인들은 건강의 3요소인 구조, 화학, 정신의 어느 것인가에 존재한다.

구조적 원인에는 치아의 교합 (occlusion), 턱관절 (jaw)의 기능, 두개장애, 아탈구된 뼈 등이 있다. 안구 잠금이 존재하는 경우, 스위칭의 원인은 거의 항상 구조적이다. 스위칭을 일으키는 가장 흔한 아탈구 (subluxation) 부위들은 목뼈, 골반, 및 발이지만, 그러나 신체 어디에서도 있다. 스위칭의 기타의 원인은 총배설강 동기화 (cloacal synchronization), "경사, 횡전 및 편요 (pitch, roll, yaw)", 보행, 경막 (dura)의 긴장 등이 있다.

스위칭의 화학적 원인은 신경전달물질에 영향을 주는 영양 물질과 연관성이 있다. 보통은 아드레날린, 콜린, RNA 등의 물질이 검사된다.

활성 스위칭 점들과 이마 (이마뼈의 융기)에 대한 이중 TL이 양성 TL을 제거할 때, 스위칭의 원인은 정신적/감정적인 것이다. 유부 (K 27)의 교차 TL이 활성인 경우도, 감정적인 스위칭이 있다는 것을 시사한다. 이 경우, 같은 측의 팔과 다리의 움직임에서는 근력검사는 강해지고, 맞서는 측 (반대측) 움직임에서는 근력검사는 약해진다. 보통, 그 결과는 정반대가 된다. 또한, 교차 유부(cross K 27)가 활성인 경우, 과민증을 포함하는 감각 장애가 일어난다. 교차 유부는 종종 정신분열증 (schizophrenia) 증례에서 나타난다. 다만, 교차 유부에 대한 활성 TL만으로 정신분열증을 나타내는 것 아니다.

다시, 다른 AK 절차들을 시도하기 전에, 상기의 예비검사를 모두 시행하거나, 적어도 일시적 교정을 시행할 것을 강력히 권장한다.

근력검사의 예비검사 개요

Muscle Testing Pretests
A Summarized Overview

아래의 것은 예비검사의 개략적 설명이다. 예비검사는 근력검사에 대한 일종의 교정으로 사용되고, 정확한 근력검사결과를 얻으려면, 예비검사를 실행할 필요가 있다. 독자는 상세한 것에 대해서는 앞에서 언급한 설명을 참조하기 바란다. 아래의 A에서부터 H는 앞에서 언급한 예비검사의 기술이다.

A. 탈수증이 있는가? (81페이지)

환자에게 탈수증이 있으면, TL이 바르게 기능을 하지 않는다. 이 때문에, 근력검사를 시행 전에, 치료사와 환자는 컵 한 잔의 물을 마실 것을 권장한다.

B. 근육은 "초기에" 강하다고 평가되는가? (82페이지)

1. 근력검사의 허락을 받는다.
2. 근력검사의 내용을 설명한다. 환자가 근력검사를 시작하며, 최대수축에 도달하기까지 2초 내에 수축력을 일관되게 올려가도록 환자에게 설명한다. 수축하는 동안은 움직이지 않도록 저항을 만든다. 다음

으로 아주 조금 강한 압력을 가한다. 환자는 검사되는 팔 또는 기타의 신체 부분이 움직이지 않도록 이것에 저항한다.

3. 환자의 신체를 바른 검사위치로 부드럽게 안내한다.
4. 검사 범위와 방향을 저항 없이 실제로 보여준다. 검사하는 동안 팔꿈치를 완전히 편 상태로 유지하는 등 환자의 자세 요건을 설명한다.
5. 저항을 가하기 위해 필요한 위치에 손을 놓는다.
6. 필요에 따라서 치료사의 다른 손으로 환자를 고정한다.
7. "가능한 한 강하게 미시오"라 말하면서, 환자에게 검사의 시작을 지시한다.
8. 근육이 관절을 고정하고, 수축력이 최대에 도달하였다고 느낄 때까지 저항한다. (최대 수축에서 수축력의 증가가 멈춘다).
9. 그 다음 약 2~3% 이상의 누르는 압력을 가한다.
10. 근육이 검사 위치를 계속 유지하면, 그것은 강하다고 검사된다. 근육이 "무너지고" 검사되는 신체 부분이 압력에 굴하여 움직이는 경우, 근육은 약하다고 검사된다.

근육이 강한 채로 있으면, 최초의 검사는 합격이다. 그렇지 않으면, 검사를 속행하기 전에 근육을 강화하거나, 검사에서 강하다고 평가되는 다른 근육을 찾아낸다.

C. 근육을 약하게 할 수 있는가? (84페이지)

1. 방추세포를 근복에서 근육의 길이와 평행으로 꼭 집는다. 근육의 앙 끝에는 접촉하지 않도록 한다.

기타의 옵션:

a) 이 근육과 연관성이 있는 경락의 진정혈에 TL하거나, 가볍게 두드린다.

b) 자석의 N극을 근복 위에 놓는다. "N극"이란, 지구의 북극과 같은 자성을 뜻한다. 자석의 바늘은 이 자극을 향해서 가리킨다.

c) 경락의 자연적인 방향을 역행해서 스트로크를 한다.

2. 근육을 재검사한다. 만약 그것이 이제 검사상 약해지면, 두 번째 검사는 합격이다. 근력을 저하시키는 자극 (stimulus)이 제거된 이후, 근육은 10초 이내에 자기-교정을 한다. 이것을 체크하여, 근력검사 결과가 다시 강해지는 것을 확인한다.
3. 근력이 약해지지 않은 경우, 과긴장성이 약해지도록 과긴장성을 없애거나, 아니면 양쪽의 검사에 합격하는 다른 근육 (강하다고 평가되고, 그것을 약하게 할 수 있는 근육)을 찾아낸다.

D. 개별 근육은 과긴장 상태에 있는가? (85페이지)

상기 테크닉을 사용하여 근육을 간단히 약화시킬 수 없는 경우, 아래의 테크닉을 사용해서 근육을 교정한다:

1. 환자에게 "긴장을 푸세요. 자, 함께 시작합시다. 검사하는 근육만을 긴장시키세요. 검사하는 동안 숨을 쉬세요 그리고 검사를 받을 준비를 하세요" 라 고 말한다.
2. 손발을 움직여서, 근육을 최대한으로 수축시킨다. 손발을 그 상태로 고정한 채로, 환자는 손발을 근육의 폄을 향해서 움직이려고 시도하라고 시킨다. 다음으로 손발을 근육이 최대한으로 폄되게 움직인다. 손발을 그 위치에서 고정한 채로, 환자는 손발을 근육의 수축을 향해서 움직이려고 시도하라고 시킨다. 신경근방추세포를 상기의 단계 C의 1처럼 근접시키고, 근육을 재검사한다.
3. 환자에게 큰 컵 한 잔의 물을 마시게 한다. 그 다음에 근력을 재검사한다.
4. 과긴장근육을 정상긴장 상태로 만들 수 있는 기타의 테크닉을 시도한다.
5. 상기 4개의 근력 약화 테크닉의 하나를 적용하고, 재차 근력검사를 시행한다. 적어도 2개 이상의 약화 테크닉을 시도한다. 그래도 근력을 약화시킬 수 없는 경우는, 다른 근육을 선택하여 다시 시작해라.

양측성 과긴장성 근육 또는 거의 모든 전신성 과긴장성 근육들의 경우에 대한 처치는 95페이지의 "전신성 과긴장성"을 참조하기 바란다.

신경계의 부조화 (스위칭)는 없는가?

(Is Neurologic Disorganization (Switching) Present?)

E. 안구 잠금 (87페이지)

1. 환자에게 환자 얼굴의 정면에서 시계방향으로 원을 그리는 치료사의 손을 눈으로 좇도록 지시한다. 환자가 머리를 움직이지 않고, 가능한 멀리 추적할 수 있도록, 충분히 큰 원을 그린다. 환자의 눈에 불규칙적인 움직임이 없는지 관찰한다.
2. 지표근육을 검사한다.
3. 환자는 반시계방향으로 원을 그리는 치료사의 손을 눈으로 좇는다. 환자의 눈에 불규칙적인 움직임이 없는지 관찰한다.
4. 지표근육을 검사한다.
5. 어느 한 쪽의 방향을 보았을 때에 지표근육의 검사결과가 약해지는 경우, 안구 잠금이 존재한다.
6. 환자에게 환자의 눈이 점프하거나 홱 움직이는 방향을 보게 하여, 지표근육을 재검사한다.
7. 지표근육의 검사결과가 강하면, 환자에게 약간 다른 방향을 보게 하고, 다시 검사한다.
8. 지표근육을 약하게 만드는 눈의 추적 방향이 안구 잠금의 방향이다. 안구 잠금은 아래의 단계에서 교정하고, 재검사한다.

F. 유부 (kidney 27)와 안구 잠금 (ocular lock)의 교정 (89페이지)

1. 배꼽에 TL한다. 이것에 의해 지표근육이 약해지면, Bach Rescue Remedy®크림, APM 크림®, Ionen Salbe Forte® 등을 적용하거나, 레이저광선을 조사하여, 배꼽 흉터의 영향을 제거한다.
2. 환자가 배꼽과, 빗장뼈와 복장뼈가 만나는 곳 바로 아래에 있는 좌측 유부 (K 27)에 접촉하고 있는 동안, 지표근육을 검사한다. 배꼽과 우측 유부를 TL하여, 검사를 반복한다. 양 유부들에 TL하고 검사한다. 양 유부들에 교차 TL을 하고 검사한다.
3. 이러한 4가지 검사 중 어떤 것에서 지표근육이 약해진 경우, 검사에서 약하다고 판정된 2개의 점을 20초 동안 마사지한다.
4. 검사에서 약하다고 판정된 2개의 점에 접촉하면서 지표근육을 검사한다. 지표근육의 검사결과는 더 이상 약해지지 않아야 할 것이다.
5. 유부 (K 27)들을 마사지하기 전에 안구 잠금이 존재했던 경우, 그것은 이제 없어야만 한다. 환자에게 이전에 약하게 만든 방향을 쳐다 보게 하고, 지표근육을 다시 검사한다. 지표근육의 검사결과가 이제 강하다면, 안구 잠금은 더 이상 존재하지 않는다.
6. 안구 잠금이 아직 존재하는 경우, 환자를 근력검사가 약해진 방향을 쳐다 보게 하고 있는 동안, 유부 (K 27)들을 마사지한다.
7. 안구 잠금이 그래도 해소되지 않는 경우, 환자를 근력검사가 약해진 방향을 쳐다 보게 하고 코로 2회 깊이 숨을 들이 마시게 한다.
8. 환자를 근력검사결과가 약해진 방향을 쳐다 보고 있는 동안, 지표근육을 검사한다. 지표근육의 검사결과가 약하다면, 환자의 콧등의 양측을 약 1분간 가볍게 두드린다.
9. 환자를 이전에 약하게 만든 방향을 쳐다 보게 하고, 코로 2회 숨을 들이 마시게 한다.
10. 지표근육을 다시 검사한다. 그것은 이제 강하다고 검사되며, 안구 잠금은 더 이상 존재하지 않아야 한다.

G. 보조 유부 (91페이지)

1. 신경계 부조화의 징후가 아직도 존재하는 (모순된 진단정보가 존재하는) 경우, T11/L2의 가로돌기

가쪽에 위치한 보조 유부 점들의 각각에 TL한다.

2. 지표근육을 검사한다.
3. 지표근육의 검사결과가 약하다면, (T11//L2의 가쪽에 있는) 활성 보조 유부와 배꼽을 동시에 마사지한다.
4. 다시 T11/L2의 가쪽에 TL하고, 지표근육을 재검사한다. 지표근육의 검사결과가 이제 강해지면, 이 문제는 해소된 것이 된다.

H. 임맥 (승장)과 독맥 (태단, 장강) (91페이지)

1. 승장 (아랫입술의 아래)을 TL하고, 지표근육을 검사한다.
2. 태단 (윗입술의 위)을 TL하고, 지표근육을 검사한다.
3. 장강 (꼬리뼈의 끝)을 TL하고, 지표근육을 검사한다.
4. 승장 (CV 24), 태단 (GV 27), 장강 (GV 1)의 어느 것인가에 접촉하였을 때 지표근육이 약해지면, 승장과 곡골 [CV 2, 두덩뼈 (치골)의 상부 중앙 가장자리]를 20~30초 꽉 누른다.
5. 다음으로 장강 (꼬리뼈의 끝)과 배꼽을 20~ 30초 동안 부드럽게 잡고 있는다.
6. 승장을 TL하고, 지표근육을 검사한다. 태단을 TL하고, 지표근육을 검사한다. 양 쪽의 검사결과는 이제 강해져 있어야 할 것이다.
7. 대체교정 (alternate correction)은 검사결과가 약하였던 승장, 태단 또는 장강을 그냥 마사지하는 것뿐이다. 이전의 검사결과가 약하였던 점 (point)을 다시 TL하고, 지표근육을 검사하여, 교정된 것을 확인한다.

전신성 과긴장성

General Hypertonicity

"전신성 과긴장성"이란 대부분의 근육이 과긴장 (검사결과는 강하지만, 그러나 보통의 테크닉으로 약하게 할 수 없다)인 상태를 가리킨다. 근육의 전신성 과긴장 상태의 원인은 환자의 건강 장애의 주요 원인이기도 하다. 많은 경우 원인을 찾아내어 치료함으로써, 신경계의 부조화를 포함하는 많은 이차적 문제가 해소된다. 이 때문에, AK 테크닉의 이런 양상에 경험 있는 많은 치료사들은 검사를 시작할 때에 그것을 스위칭을 검사하기 위한 표준 임상으로 더 이상 만들지 않는다.

과긴장성 근육에 대한 테마는 AK를 사용하는 치료사들에 의해서 최근에 주목을 받게 되었다. 최근까지, 대부분의 치료사는 근력검사의 결과를 "강하다=정상", "약하다=지나치게 작다—비정상"이라는 단순한 카테고리를 사용해서 분석하고 있었다.

다소나마 과학적 과정의 지식이 있는 사람들에게, AK 근력검사는 알기 쉬운 것이다. 그것은 단지 하나의 실험이다. 근력은 강하거나 약하다고 검사된다. 검사결과가 강하면 OK이고, 약하면 문제가 있다. 검사결과가 강한 경우, 기타의 요소를 그 방정식 (검사 상황)에 부가하여, 근력검사 결과를 약하게 만드는 것을 찾을 수 있다. 검사에서 강하였던 근육을 약하게 하는 요인은 신체에 부정적인 영향을 미치는 것으로 간주된다. 근력검사의 결과가 약하면, 다른 요소를 검사에 부가하여, 근력검사 결과를 강하게 하는 요인을 찾을 수 있다. 검사 결과가 약하였던 근육을 강하게 하는 요인은 신체, 특히 검사결과가 약하였던 근육과 연관성이 있는 장기와 선 (glands)에 긍정적인 영향을 미치는 것으로 간주된다. 이 단순한 "강한가 약한가"의 모델은 지금도 많은 AK에서 사용되고 있고, 현재의 Touch for Health를 기반으로 하는 키네시올로지의 대부분에서 사용되고 있다.

다만, 의료 분야에서, 진단 측정 결과는 수치가 지나치게 낮은가, 적정치인가, 지나치게 높은가로 판정된다. 적정치란 보통, 신체가 정상으로 기능하고 있다고 간주되는 범위 내의 수치를 가리킨다. 혈압, 맥박, 영양소의 양, 혈액 성분, 공복의 수준, 체온, 피부의 반응, 반사 및 의료계에서 검사되는 기타의 거의 모든 파라미터는 지나치게 낮은가, 정상 범위인가, 지나치게 높은 가로 평가된다.

앞에서 언급한 것처럼, AK에서는 이제까지 근력검사

의 결과를 지나치게 낮거나 (약하다) 강하거나 (정상)로 정의하고 있었다. 그렇다면, "지나치게 높은" 결과는 어디에 있는가? 과긴장성 근육은 이 논리적으로 누락된 "지나치게 높은" 결과이다. AK가 주장되고 있는 것 같은 효과적인 의료 진단 방법이라 인정되기 위해서는, 이 "지나치게 높은" 제3의 카테고리를 검사하는 신뢰할 수 있는 테크닉을 표준 AK 진단에 포함시킬 필요가 있다. 이것은 최근 Wolfgang Gerz에 의해서 제창되었고, 현재 ICAK-D에 의해서 표준 임상으로서 채택되고 있다. 미국의 ICAK은 더 느리게 움직이고 있다. 일반적으로, 어떤 새로운 AK 테크닉이 미국 ICAK에 의해서 공인되기 위해서는 10년 이상의 검증기간을 필요로 한다. 하지만 의료는 ICAK보다 빨리 움직인다. 독일어권 내에서 AK를 사용하는 메디칼 의사의 대부분은 새로운 지식이 공인되는 것을 10년이나 기다릴 수 없다. 그들은 이론적 모델과 치료 기술을 그들의 의료 업무에 통합하여, 환자를 돕기 위한 능력을 지금 바로 높일 수 있기를 바라고 있다.

독일인 의사이고 ICAK 회원인 Gerz는 *대체의학(Naturheilverfahren)* 을 시행하는 특별 자격을 취득하였다. 그의 활동은 AK의 다양한 진단 및 치료 테크닉을 대증요법(allopathic medicine) 및 대체의학(complementary medicine)과 통합하기 위해 크게 공헌하였다. AK 근력검사에서의 상실된 "지나치게 높은" 결과의 인식과 논쟁에 필요한 지식은 그의 의사로서의 배경에 의해서 주어졌다.

Gerz의 임상에서, 그는 점점 더 많은 그의 환자들 안에서, 양성 도전 또는 TL이 거의 시행되지 않고서, 모든 근육들이 강하다고 검사되는 것을 주목했다. 이들 환자의 대부분은 명백한 건강 문제들을 갖고 있었으나, 장애가 있는 장기와 연관성이 있는 근육들은 모두가 강하다고 검사되었다. 다만, 검사를 더 해보았더니, 이러한 근육의 대부분 또는 모두가 보통의 방법으로는 약화되지 않는다는 것이 밝혀졌다: 이러한 근육은 과긴장 상태였던 것이다. 하지만 Gerz는 어떻게 처치해야 할지를 몰랐다. 그는 문헌을 찾아서, 그 문제가 있다는 것을 보여주는 일반 정보는 입수하였으나, 교정 방법에 관해서는 거의 입수할 수 없었다.

카이로프랙틱의 창시자인 D. D. Palmer가 "모든 카이로프랙터들은 과잉 또는 불충분한 에너지는 질병이라는 것을 우리들의 학문의 기본원리로 할 것을 바란다"라고 그 기본적인 문제를 일반적으로 언급했다.

초기의 AK에서는 Goodheart가 『*You'll Be Better*』(제6장 7페이지)에서 다음과 같이 언급하고 있다. "만약 간장 (liver)이 장애 에너지 패턴을 가진 경우, 이 장애는 그 에너지 패턴과 연관성이 있는 근육 안으로 '넘쳐 흘러가서', 그 근육은 *지나치게 강하거나 지나치게 약하다고 검사된다.*" Walther (1981)는 반응근들이라는 테마 하에 개개 촉진-과긴장성 근육의 한 예를 논의했다. 한 반응근의 경우에서 한 촉진-과긴장성 근육의 긴장을 낮추려는 치료는 신경 수용기들의 도수조작을 통해서 한다. 다만, AK 과긴장성 근육들 (검사결과는 강하지만 약화시킬 수 없는)의 증례는 거의 무시되어온 것 같다. Goodheart는 그러한 상태가 존재하는 일이 있다고 언급하고 있을 뿐이고, 그 교정 방법에 대해서는 설명하지 않았다. 많은, 또는 대부분의 근육이 과긴장성으로 검사되는 증례들에 대해서도, 초기의 문헌에서는 언급하지 않았다. 그 이유의 하나는 20년 전에는 이러한 증상 사례가 거의 없었다는 것이다. 이러한 현상이 널리 문제로서 부상한 것은 최근의 일이다. 식품, 물 및 공기의 오염에 더하여, 현대의 라이프스타일에 의한 스트레스 등이 근육의 전신성 과긴장 상태가 만연하는 주된 원인이라 생각된다.

Walther는 그의 저서 『*Synopsis*』 중에서, 다른 진단 요소와 근력검사 사이의 상관관계가 결여된 것에 대해서 다음과 같이 적고 있다. "상관관계가 명백히 결여된 것을 계속적으로 조사한 결과, 근육과의 연관성이 명백해졌다; 다만 이것은 과긴장성 근육 또는 준임상적 연관성일 수 있다" (1988). Walther에 따르면 "준임상적(subclinical)"이란 문제가 있는데도 신체가 그것을 보상해온 상태를 말한다. 그래서 그 문제는 직접 관찰할 수 없다. 예를 들면, 부상을 당한 무릎에 고통스런 스트레스가 걸리는 것을 피하기 위해, 신체는 근육을 긴장시켜서, 자세를 바꿀 수 있다. 신체가 이 보상 자세를 계속 취하는 한, 무릎의 통증은 나타나지 않는다. 다만, 그 문제는 존재하고 있어서, 보상이 제거되면, 즉, 환자를 서게 하여 바른 자세로 똑바로 걷게 하면 그 문제가 나타난다. Walther는 잇달아서 준임상적인 연관성을 (근육 신장 반응 등에 의해서) 찾아내는 방법을 기술하였으나, 과긴장성 근육에 관해서는 정의도 해설도 하지 않고, 또한 지시도 하지 않았다.

1992년 브뤼셀에서, Gerz는 과긴장성 근육에 대해서 Goodheart에게 질문하였다. Goodheart는 과긴장성 근육에 대해서 알고 있었고, 경험으로 이러한 원인은 보통 경락의 불균형, 특히 삼초경 (三焦經, triple heater meridian)의 불균형이라 생각된다고 대답하였다. 삼초경이 항상 스트레스반응과 연관성이 있는 흉선 및 갑상선과 연관성이 있었다는 것은 주목할만한 가치가 있다.

문헌이나 트레이닝에서 거의 언급되어 있지 않기 때문에, AK 테크닉을 사용하는 많은 치료사들이나 키네시올로지의 다른 부문의 많은 치료사들은 "과긴장성 근육"의 현상을 단순히 무시하였다. 근력검사의 결과가 강하면, 근육은 정상적으로 기능하고 있다고 간주하고, 아무런 주의도 기울이지 않았다. 검사에서는 강하지만 약하게 할 수 없는 근육을 발견한 다른 치료사들은 단순히 그것을 무시하고, 약하게 할 수 있는 다른 근육을 찾아내어, 지표근육으로서 사용하였다. 그러나, 모든 근육들이 강하다고 평가되고, 그것을 약하게 할 수 없었던 경우, 어떠한 해결책을 필요로 하였다.

"종종, 모든 근육이 강하고 많은 증상을 가진 환자에게, 구리 (copper)가 도움이 된다"고 하는 Michael Lebowitz의 견해가 최종적으로 Gerz에게 마침내 문제해결의 실마리를 주었다 (Lebowitz/ Steele, 1989). 이 대체의학 연수에서, Gerz는 근육의 경련이나 쥐 (cramp) 등의 증례에 동종요법 치료제로서 구리가 주어진다는 것을 알았다. 근육 경련이나 쥐는 극도의 과긴장 상태의 예이다. 실험의 결과, 몸의 분자 성분을 영양으로 조절하는 일정량의 구리 (순수 물질), 또는 동종요법의 희석제 내의 구리에 의해서, 때때로 과긴장성 근육이 정상긴장성으로 된다는 것이 밝혀졌다. 이러한 경우, 예상되는 환자의 문제로서 근력 저하의 특징이 관찰되었다. 다만, 구리를 경구 투여했더니, 모든 근육들이 과긴장성이라고 검사된 환자들의 일부에서만 이러한 바람직한 결과가 만들어졌다.

모든 근육이 과긴장 상태인 한 환자가, 갑자기 또는 예상외로 많은 근육들이 약하다고 검사되었다. Gerz는 환자가 한쪽 손으로 다른 쪽 손을 잡고 있는 것에 주목하였다. 실험에 의해서, TL하였을 때, 차단된 근육들을 약하다고 검사되게 만드는 특정의 점 하나를 찾았다. 이 점 (spot)은 약지와 새끼 손가락관절 사이 공간의 몸쪽에 있는 중저 (中渚, triple heater 3)이다. 이것에 의해서, 차단된 근육들은 삼초경의 불균형과 연관성이 있다고 하는, Goodheart의 관찰이 확인되었다. Gerz는 이것을 새로운 종류의 도전이라고 생각했다. 그는 하나 이상의 과긴장성 근육들을 약하다고 검사되게 만들 수 있는 어떤 도전을 *슈퍼도전 (super-challenge; SC)*이라 명명하였다.

그 후의 실험에서, 다양한 도전이 과긴장성 근육을 "부술 수" 있다는 것이 밝혀졌다. 과긴장 근육을, 검사결과는 강하지만 약화시킬 수 있는 정상긴장성으로 검사되게 만드는 효과가 있는 일부 도전도 있었다. Gerz는 과긴장성 근육을 정상긴장성으로 만들 수 있는 도전을 "*정상긴장성 도전 (normotonic challenge; NC)*"라 명명하였다. 슈퍼도전은, 과긴장성 근육들의 원인을 밝혀내기 위하여 고안되었다. 과긴장성 근육들의 원인을 바로잡기 위해 환자가 필요로 하는 것은 많은 경우, "정상긴장성 도전"이었다.

또, 어떤 도전은, 검사결과가 약한 근육과 정상긴장성 근육의 어느 쪽도 과긴장 상태로 만들 수 있다. 이러한 도전을 *과긴장성 도전 (hypertonic challenge; HC)*이라 한다. 이 도전에 의해서, 신체는 매우 강한 스트레스를 받으며, 곧바로 강한 순응 반응을 나타낸다.

Gerz는 전신성 과긴장 상태인 모든 환자들은 매우 강한 스트레스를 받고 있다고 결론을 내렸다. 예상한대로, 이러한 환자에게는 알레르기, 저항력 저하, 류마티스 문제, 임상 생태환경 장애, 칸디다균의 번식을 포함하는 장의 장애, 심신증, 부신 또는 흉선의 결함 및 "성장기 스트레스증후군" 등의 스트레스 관련 면역계 장애가 관찰되었다. 종종 이 환자들은 류마티스 치료제, 코르티손,

"기분전환 약제" 등을 복용하고 있었다 (Gerz, 1996).

Gerz는 스트레스/과긴장성 근육들의 원인에 TL 또는 도전을 시행하면, 대부분 또는 일부 과긴장성 근육들이 검사에서 약해진다는 것을 알았다 (슈퍼도전; super-challenge). 그와 같이 이것은 환자의 스트레스나 질병의 원인을 찾는 효과적인 방법이 되었다. 중저 (中渚, triple heater 3)에 대한 TL 이외에, 가장 효과적인 슈퍼도전으로서는 히스티딘, pcck (peptide cholecystokinin), "eyes up (눈을 위로)" 칸디다 항원물질, 감정적 도전, 신경계 부조화 (스위칭)를 찾는 도전 그리고 흉선, 부신, 작은가슴근 신경림프점, 이마의 앞이마융기상의 신경혈관 스트레스 점, 및 편도선, 치아, 부비강 또는 반흔 (scar) 등의 기능부전의 병소들에 대한 TL 등이 있다 (Gerz, 1996).

예를 들면, 신경이 죽은 치아에 TL을 시행한 결과, 과긴장성 근육이 검사에서 약해진 경우 (슈퍼도전), 치아가 병소이고, 발치가 필요하다. 칸디다 항원제가 슈퍼도전인 경우, 환자에게는 장 안에서 칸디다균의 번식이 있다고 생각되므로, 칸디다균의 치료가 필요하다. 치료사는 슈퍼도전들의 다양한 가능성을 검사할 필요가 있고, 긍정적인 각 슈퍼도전에 대해서 지시된 치료 절차를 결정하여 실행한다 (또는 환자에게 필요한 치료를 지시한다).

Gerz가 발견한 과긴장성 근육을 정상긴장성으로 만드는 물질 (정상긴장성 도전)은 상기 상황들의 교정에 효과적인 다음의 물질이다: 아연, 마그네슘, 구리, 히스타민 D12, 동종요법 치료제 (대부분은 중~고 효력의 단일물질), 활성적인 슈퍼도전으로서 특정된 병소 점들에 대한 신경 치료, Bach 꽃 요법, 회맹판 치료 (iliocaecal valve treatment) 등 (Gerz, 1996).

위에서 언급한 것처럼 전신성 과긴장 상태의 원인을 찾고 그것의 치료방법을 결정하는 것은 활성 TL에 의해서 스위칭 점을 찾아서 단순히 마사지하는 것보다는 어렵다. 하지만, 그것에 의해서 스위칭의 치료효과가 보다 오래 지속할 뿐만 아니라, 건강 개선에 필요한 중요한 절차도 밝혀준다.

위에서 기술한 스트레스의 원인, 슈퍼도전 및 정상긴장성 도전에 대한 상세한 해설을 하는 것은 이 항의 목적이 아니다. 흥미가 있는 독자는 상세히 알려면, 특히 위에서 인용한 Gerz의 저서를 참고하기 바란다. 위에서 언급한 슈퍼도전 및 정상긴장성 도전 물질들은 부록 "연락주소 및 원천들"에 있다.

과긴장 근육을 찾는 방법
How to Detect Hypertonic Muscles

1. 근력검사를 한다.
2. 검사결과가 약하면, 알고 있는 테크닉으로 근력을 강화시킨다. 계속하기 전에 그것은 강하다고 검사돼야만 한다.
3. 방추세포들을 함께 꼬집고, 관련 경락의 진정혈에 접촉하거나 가볍게 두드리고, 근복 위에 자석의 N극을 놓거나, 경락의 자연적인 방향에 역행하여 스트로크를 하고 그 근육을 다시 검사한다.
4. 위에서 기술한 근력 저하 테크닉을 2개 이상 적용해도 근력을 저하시킬 수 없다면, 이 근육은 과긴장 상태이다.
5. 근육의 대부분 또는 모든 검사결과가 과긴장 상태인 경우, 전신성 과긴장 상태의 문제에 대처할 필요가 있다.

개개 근육의 과긴장 상태를 교정하는 방법
How to Correct Hypertonicity in Individual Muscles

이 테크닉은 대부분의 경우, 촉진 과긴장성 근육들과 AK 과긴장성 근육들 (검사결과는 강하지만 약화시킬 수 없다)의 어느 쪽에도 효과적이다.

1. 정상긴장성 지표근육을 찾아낸다.
2. 과긴장성 근육의 수축성이 있는 부분의 다양한 점들을 TL한다. TL하는 점들은 기능부전인 신경근방추세포들이다. 활성 TL 점이 발견되면, 아래의 절차를 속행한다:
3. 기능부전인 신경근방추세포의 양 쪽에 손가락을

놓는다. 근육 속으로 압력을 가하고, 손가락을 서로 마주보게 밀어붙인다. 즉, 방추세포를 근섬유와 평행으로 모아지게 꼬집는다. 이 절차를 반복하여 여러 회 꽉 누른다.

4. 더 이상 활성 TL 부위가 없는 것을 확인한다. 활성 TL영역이 하나라도 남아 있다면, 이 테크닉을 다른 활성 TL 부위에서 반복한다.
5. 근육 각 끝의 힘줄 (tendon)과의 접합부를 TL한다. 여기서 TL하는 점은 기능부전인 골지힘줄기관들이다. 활성 TL 점을 찾아냈다면, 이하의 절차를 속행한다.
6. 기능부전 골지힘줄기관의 근복 측의 근육 속으로 손가락으로 밀어 넣고, 그 근육의 힘줄/뼈 끝을 향해서 당긴다.
7. 골지힘줄기관에 더 이상 활성 TL 점이 없는 가를 확인한다.
8. 그 근육은 이제 더 부드러워진 느낌이어야만 하고 (촉진 정상긴장성) 그리고 정상적인 근력저하 테크닉을 적용할 때, 약해져야만 한다.

양측 상대근육의 과긴장 상태를 교정하는 방법
How to Correct Hypertonicity in Bilateral Muscle Pairs

양측 과긴장 상태란 이론적으로는 그 근육에 연관성이 있는 조정계 (장기/선 등)의 순응 반응을 말한다. 이러한 문제를 교정하려면, 전신성 과긴장성에서와 같은 테크닉을 사용한다. 정상긴장성 도전은 조정계의 관련 장기기능을 개선하는 치료 또는 교정 테크닉으로서 유망하다고 생각된다.

전신성 과긴장 상태의 교정방법
How to Correct General Hypertonicity

1. 많은 근육을 검사하여, 약화시킬 수 있는가를 확인하고, 그들의 반응에 주목한다. 대부분의 검사결과가 과긴장 상태라도, 일부는 약하거나 정상긴장성으로 검사된다.
2. 검사에 편리한 과긴장성 근육을 선택한다.
3. 그 과긴장성 근육을 약화시킬 수 있는 슈퍼도전을 찾아낸다. 이것에 의해서, 신체가 현재 대항하고 있는 스트레스 인자들의 성격에 관한 정보가 주어진다.
4. 슈퍼도전들 중의 하나를 계속하고, 약화된 근육을 다시 강하게 검사하는 정상긴장성 도전을 찾아낸다.
5. 위에서 기술한 단계 3에서 발견한 각 슈퍼도전을 사용해서, 절차 (단계 4와 5)를 반복한다.
6. 가능하면 세션 중, 각 정상긴장성 도전에 대응하는 치료/교정 조치를 적용한다.
7. 선택한 근육과 단계 1에서 검사한 기타 근육들을 체크한다. 선택한 근육 또는 기타 근육들이 아직 과긴장성이라면, 다른 슈퍼도전들을 찾아내어, 절차를 반복한다. 과긴장 근육을 정상긴장 상태로 되돌리기 전에, 검사한 치료 절차를 일정기간 실행하지 않으면 안 되는 경우도 있다.
8. 환자에게, 전신성 과긴장 상태를 더 완전히 교정하기 위한 추가 절차들에 관한 지시를 내린다. 환자는 죽은 치아의 발치, 부비강, 장, 편도선 등으로부터의 병소나 배설물의 일소, 알레르기 물질의 회피, 청정공기 안에서의 운동, 자세의 교정, 부족한 영양분의 섭취, 온갖 종류의 스트레스의 억제가 필요한 경우도 있다.

제 5 장

진단과 교정 테크닉
Diagnosis and Correction Techniques

기시 - 종지 테크닉
The Origin-Insertion Technique

응용 근신경학 (AK)의 역사에 관한 항에서 언급한 것처럼, 1964년에 Goodheart는 처음으로, 검사에서 약하였던 근육을 아주 우연히 강화시켰다. 그는 환자들 중의 하나의 어깨뼈가 늑강의 뒤로부터 돌출하여 있는 원인을 찾고 있었다. 어깨뼈는 15~20년 동안 이 상태이었다. 그는 "… 어깨판을 전방으로 당기고, 흉벽에 붙어 있게 하는 근육"에 관한 저술을 읽은 것이 생각났다 (Goodheart 지음 『You'll Be Better』 제1장, 2페이지). Goodheart는 이 테마의 오리지널 문헌인 『Muscle-Testing and Function』 (Kendall, Kendall & Wadsworth, 1949)의 카피를 조사하였다. 거기에는 톱니근이 흉곽으로 어깨뼈를 당기고 있다는 것이 적혀 있었다. 검사를 해보았더니, 톱니근은 검사상 약했지만, 그러나 그것은 어깨뼈가 돌출하여 있는 쪽의 근육뿐이라는 것을 발견했다. 환자의 톱니근을 촉진해보았더니, 약하다고-검사된 측의 갈비뼈에 있는, 톱니근의 기시에 작고, 민감한, "BB탄" 크기의 경결 (lump)을 감지했다. 그들을 확인하려고 그들의 몇 개를 세게 만지는 동안, 그것들은 없어져 버렸다. 나머지의 경결들을 강하게 마사지하였더니, 그것들도 소멸해버렸다. 그 결과, 어깨뼈는 평탄해지고 톱니근은 검사에서 강했다.

이 테크닉을 사용하면, 많은 경우, 검사에서 약하였던 다른 근육도 강해졌다. 경우에 따라서는 이 효과는 근육과 힘줄의 연결부에 있는 골지힘줄기관 (29페이지)의 자극에 의한 것일지도 모른다. 기시-종지 테크닉의 필요성을 가리키는 작은 경결들은 힘줄이 뼈에 부착하는 부분에 있다. 많은 근육들에서, 이 2개의 영역은 서로 매우 접근하고 있다. 골지힘줄기관에 최적의 자극을 주기 위해서는 직선적으로 밀거나 당기거나 할 필요가 있다. 기시-종지 테크닉에서는 단순히 경결을 강하게 마사지하면 된다.

기시-종지 테크닉에 의한 근육-강화 효과의 일부는 마사지된 영역의 신경수용기와 신경에 주어진 진동성 자극에 의한 것인지도 모른다. 마사지하는 손이 만드는 비교적 느린 진동성 자극은 근육의 긴장 상태를 높이는 알파 운동 신경원을 활성을 촉진시킨다는 것은 이미 확인이 끝난 것이다. 알파 운동 신경원이 촉진되면, 그들은 보다 많은 초당 신경 자극들을 그 근육으로 보낸다. 그래서, 그 근육은 검사를 할 때에 보다 큰 수축력을 (더 강하다고 검사된다) 갖게 된다.

기시-종지 치료의 필요성을, 뼈를 둘러싸고 있는 피부인 뼈막으로부터 힘줄을 부분적으로 박리시킨 과거의 외상 (trauma)의 결과라고 판단하는 학설이 있다. 거기서 작은 경결들은 부분적으로 힘줄이 뼈막으로부터 박리된 미세하게 벗겨진 부분이다. 그 작은 경결들이 힘줄과 뼈의 접합부에서 느껴질 때, 이 치료의 필요성이 확인된다. 치료는 힘줄이 접합하는 뼈의 뼈막을 따라 힘줄을 세게

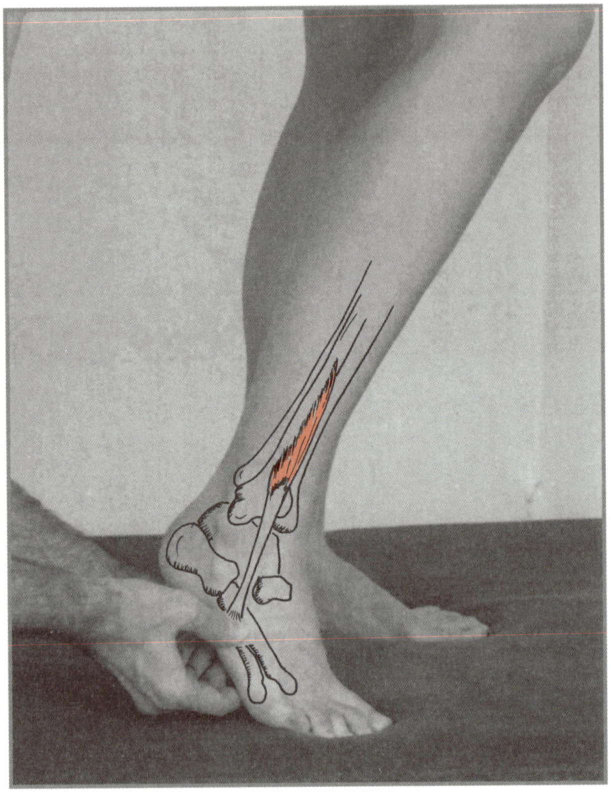

그림 5-1 제 3종아리근의 종지의 마사지

누르고, 문지른다 (그림 5-1).

기시-종지 테크닉의 실시 방법
How to Perform the Origin-Insertion Technique

징후:

- 근력검사의 결과, 근력이 약하고 근육의 힘줄이 뼈에 붙는 부분에 과거의 외상 경력 및/또는 촉진되는 작은 경결이 있다.
- 이러한 경결에 TL할 때 검사에서 약하였던 근육이 강하다고 검사된다.
- 의심스런 근육의 기시 또는 종지를 TL하면, 정상긴장성 근육이 약해진다.

교정:

힘줄을 누르고 뼈와의 부착점을 향해서 다시 뒤로 문질러서 경결들을 강하게 마사지 한다.

교정의 확인:

근육은 더 이상 약하다고 검사되지 않는다. 또는 정상긴장성 지표근육은 치료된 기시 또는 정지를 TL할 때 더 이상 약해지지 않는다.

신경림프반사
Neurolymphatic Reflexes

Goodheart는 검사결과가 약하였던 근육을 강화하기 위한 최초의 방법으로 기시-종지 테크닉을 사용하였다. 이 테크닉이 효과적일 때, 그 근육은 검사상 강하게 되돌아가고, 연관 장기의 기능도 개선되었다. 이 방법은 매우 효과가 있었기 때문에, 많은 카이로프랙터들이 근력검사와 Goodheart의 기시-종지 테크닉을 사용하게 되었다. 하지만 많은 경우에서, 기시-종지 테크닉은 검사결과가 약하였던 근육을 강화시킬 수 없었다. 이러한 경우, Goodheart와 Walther를 포함하는 다른 카이로프랙터들은 이러한 근육을 강화하기 위한 운동을 처방하였다. 운동은 종종 근육의 덩어리와 중량-지지 능력을 서서히 증가시켰는데, 그러나 그들은 여전히 약하다고 검사되었다. 하지만 이것이 계기가 되어, 검사에서 약하다고-검사된 근육은 물리적으로 약한 근육과 같은 의미가 아니라는 것을 이해하기 시작하였다. 검사결과가 약한 근육에 대해서는 별개의 해결책을 찾아낼 필요가 있었다.

Goodheart가 발견한 것의 대부분은 환자가 호소하는 문제를 해결하려고 하는 맥락 속에서 발생한 것이다. 그의 환자들 중에 눕거나, 앉거나, 서거나 하면 반신에 좌골신경통을 보이는 사람이 있었다. 오직 걷고 있을 때에만 통증이 완화되었다. 넙다리근막긴장근은 넙다리의 가쪽을 덮고, 다리를 비스듬한 방향으로 몸으로부터 떼거나 앞으로 가게 하는 근육이지만, 이 환자는 검사결과, 그 근육의 궁둥신경통 측이 약하였다. 카이로프랙틱 치료도, 기시-종지 테크닉도 이 근력을 강하다고 검사되게

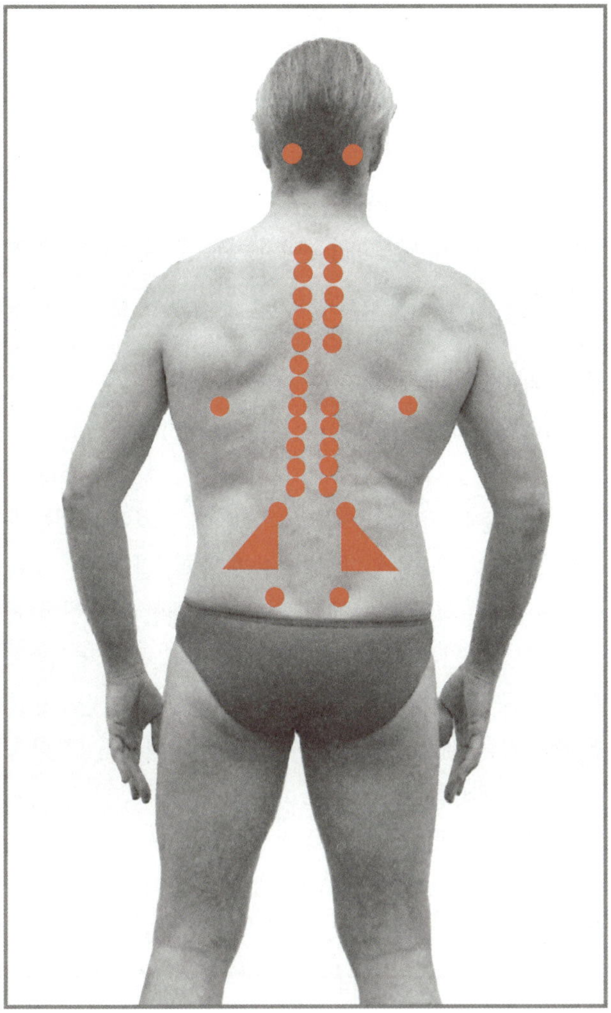

그림 5-2 후면의 신경림프 반사점들

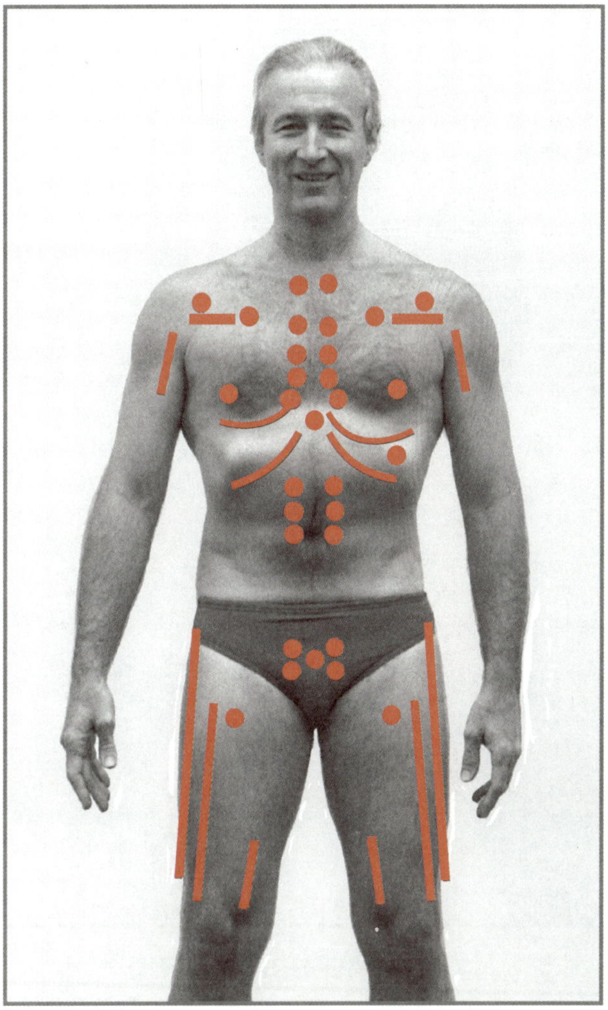

그림 5-3 전면의 신경림프 반사점들

할 수는 없었다. Goodheart는 걷는 것이 림프액을 근육에서부터 펌프질 함으로써, 환자의 문제는 불충분한 림프 배액과 연관성이 있는 것일 것이라고 생각하였다. 그는 넙다리근막상의 림프 결절들을 촉진하였으나, 증상이 있는 측과 없는 측 사이에 아무런 차이도 인지되지 않았다. 또한 그는 환자가 좌골신경 통증을 호소하였을 때, 엉치엉덩 부위에 때때로 부어 오른 림프 결절들이 있었기 때문에, 엉치엉덩 영역도 촉진하였으나 이상은 인지되지 않았다. 이 때 환자가 "통증이 이처럼 누그러진 것은 처음입니다"라고 말하였다. 이에 대해서 Goodheart는 "그것을 위해서 당신은 이 곳에 온 것이지요"라고 대답하였으나 (『You'll Be Better』 Goodheart, 제1장 3페이지), 내심으로는 너무나도 빠른 성공에 놀랐던 것이었다. 이들 두 부위들에 대한 촉진 (palpation)과 마사지를 계속하였더니, 환자의 통증은 완전히 사라졌고, 다시 나타나지 않았다.

다음으로 Goodheart는 이 테크닉을 근력검사가 약하였던 여성의 목 근육에 시도하였으나, 그 부위에 대한 마사지는 전혀 효과가 없었다. 그는 이전의 성공은 근육 자체에 있는 림프절의 위를 눌렀기 때문이 아니라, 정골의사 (osteopath)인 Frank Chapman이 1930년대에 가정한 것 같은 몇몇 종류의 림프 배액의 반사점을 우연히 자극하였기 때문인가 라고 추리하였다. Chapman은 몸의 여러 영역에서 과잉 림프의 제거를 자극하기 위해서 자신

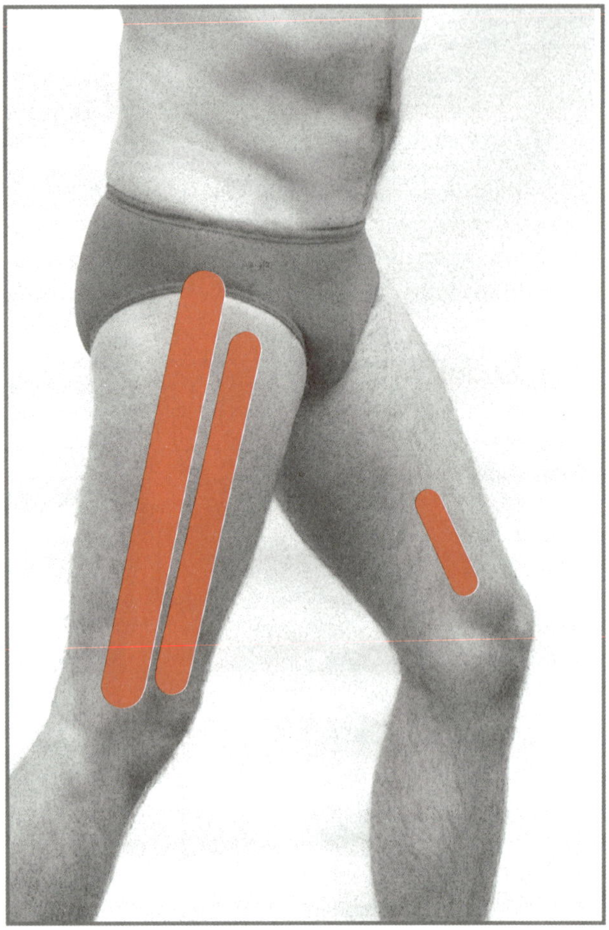

그림 5-4 측면 신경림프 반사점들

의 반사점을 사용했다. Goodheart는 Chapman의 반사점들을 실험해 보았고, 이것을 사용해서 근력검사가 약했던 여러 근육들을 강화시키는 데 성공하였다. 또한 그는 Chapman의 반사점들로는 효험이 없었던 근육을 강화시킬 수 있는 반사점들 몇 개를 발견하였다. Chapman은 이러한 반사점을 특정 장기들과 다양한 건강 문제들에 연관시켰다 (그림 5-2, 그림 5-3, 그림 5-4). 이것은 특정 근육들과 장기들 사이의 연관성이라는 Goodheart의 설을 설득력이 있는 것으로 하는 유력한 근거가 되었다. 사실상, Goodheart는 한 장기 내의 기능장애나 허약을 밝히는 X선, 생화학 또는 용인된 기타 생물학적 검사에 의해서, 이러한 문제들은 항상 특정 근육들의 허약과 연관성이 있다는 것을 밝혔다. Goodheart와 그 동료는 그 후의 계속된 관찰과 실험을 통해서, 근육-장기에 대한 그의 대응 리스트는 더 커지고, 보다 확실한 것이 되었다.

Chapman의 오리지널 테크닉은 과잉 림프액의 부종이나 기타의 증상들을 관찰하여, 림프 배액을 필요로 하는 장기 또는 신체 영역에 연관된 반사점들을 촉진하는 것이었다. 그는 반사점의 압통이나 부종에 주목하여, 과잉 림프액의 관찰과 배액의 필요성을 확인하였다.

림프계의 해부학과 생리학

Anatomy and Physiology of the Lymph System

림프계는 순환계와 마찬가지로, 관들이 가지처럼 뻗어있는 망으로 구성되어 있다. 순환계와 달리, 림프계는 말단에 있는 아주 작은 관들에서 시작되는 개방 시스템이다. 이 관들의 크기는 몸통 방향으로 커진다. 특정 영역 (특히, 사타구니, 복부, 겨드랑이 및 목)에서, 많은 림프관들은 림프절들로 함께 흘러 들어가고, 거기서부터 그 다음 더 큰 림프관들로 흘러 간다.

최대의 림프관인 흉관 (thoracic duct)은 두 다리, 몸통, 왼팔, 그리고 머리 좌측으로부터 유입하는 모든 림프액을 좌측 빗장뼈의 뒤에 있는 좌측 림프관으로 모은다. 오른팔과 머리 우측으로부터의 림프액은 우측 빗장뼈의 뒤에 있는 우측 림프관으로 모아진다. 좌 · 우의 림프관들은 몸 전체로부터 모은 림프액을 내부경정맥과 빗장밑정맥이 합류하는 곳에서 혈류 속으로 비운다. 비장, 흉선, 편도선, 및 내장의 림프조직 역시 림프계에 속한다.

림프계는 그것을 계속 움직이게 하는 심장이나, 펌프 같은 것은 없다. 모세림프관들 내의 림프액 흐름은 주로 몸 근육들의 수축에 의해서 펌프질이 된다. 게다가, 최대의 림프관들은 율동적으로 수축하는 평활한 근육 벽들이 있어서, 이것이 림프액을 전방으로 밀고 나간다. 모세림프관 조차도, 근육 벽은 갖고 있지 않지만, 수축 섬유를 갖추고 있다. Chapman의 반사를 〔AK에서는 신경림프(NL)반사라 불린다〕 마사지하는 효과는 림프관들의 근육 활동을 자극하여, 대응하는 조직들로부터 림프 제거를 늘리는 것이라 생각된다 (그림 5-5).

림프관들은 일방통행의 밸브들이 있어서, 림프액이 앞

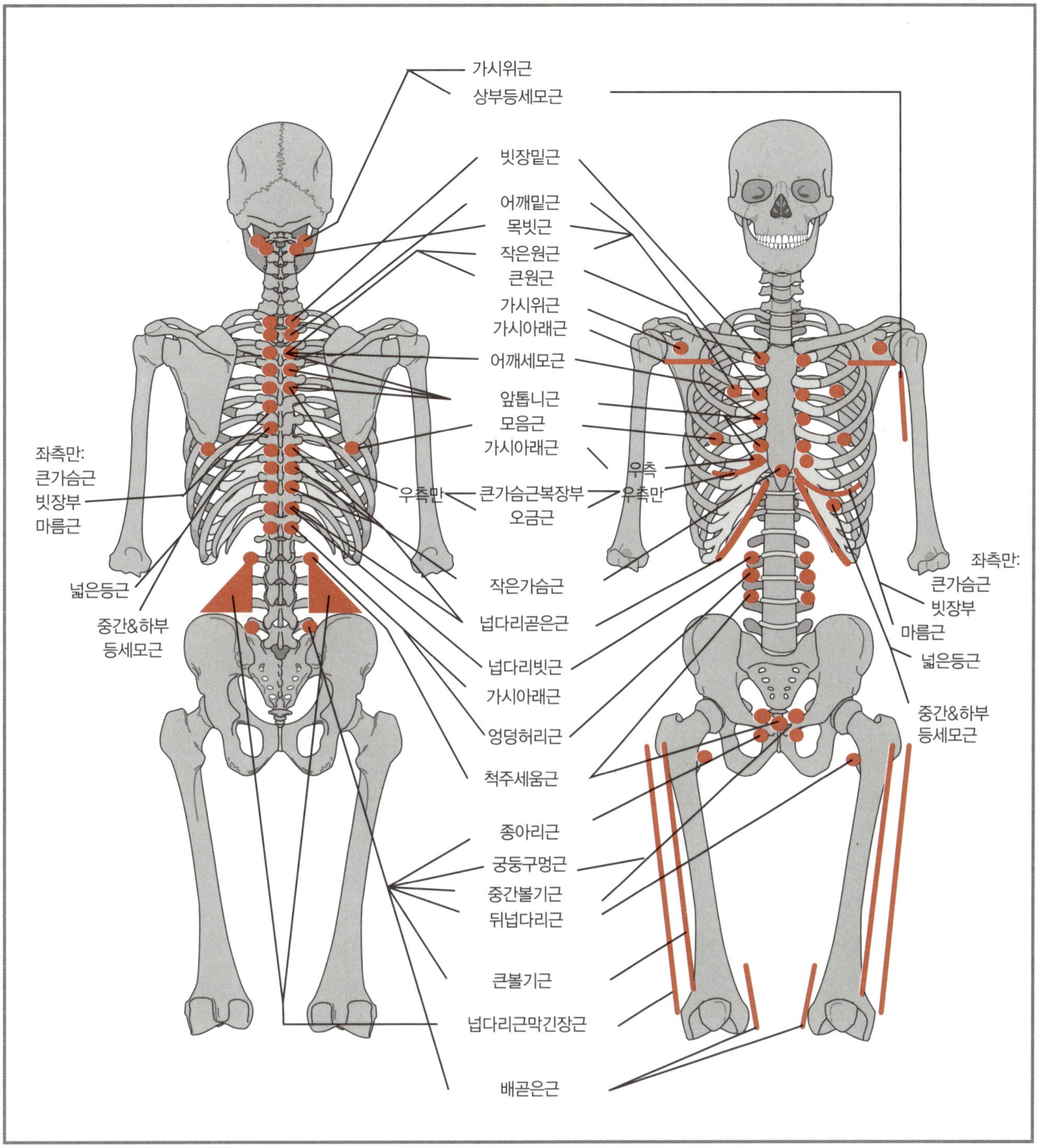

그림 5-5 신경림프 (NL) 반사점들

으로만 흐르고 역류가 방지되고 있다. 그래서, 근육들이 수축하면, 그것들 사이를 지나가는 림프관들이 압착되어 림프액이 전방으로 흐른다. 이것은 매우 작은 진공 효과를 만든다 – 간질 공간들 내의 수은 약 −6㎜의 음압. 이것이 효과적으로 간질 공간들에서 액체들을 모세림프관 속으로 빨아올리는 것이다.

복압을 올리는 호흡이나 모든 활동들이 (기침, 재채기, 물건을 들어올림, 배변 등) 펌프의 작용을 하여, 림프액을 양 다리 및 복부로부터 최종적으로 목적지인 목의 밑동 부분으로 보낸다. 거기에서 림프액은 정맥계 속으로 비워진다.

인체에는 혈액의 2배의 림프액과 혈관의 2배의 림프관이 있다. 모세혈관은 세포에 영양소를 운반한다. 지방과 단백질은 모세관을 떠나서, 세포를 뒤덮는다. 그 일부는 필요에 따라서 세포에 사용된다. 사용되지 않은 지방은 모세혈관으로 되돌아가기에는 너무 크다. 그들은 작은 일방통행의 밸브를 지나서 모세림프관에 흡수된다. 모세혈관으로부터의 단백질이 세포에 의해 사용되지 않았다면, 그들은 모세림프관에 흡수되어, 최종적으로 혈액으로 되돌려져야 한다. 혈액 중에는 이미 대량의 단백질이 존재하기 때문에, 모세혈관을 떠난 단백질은 삼투압 때문에 직접 혈중으로 되돌아갈 수는 없다. 매 24시간마다, 혈액을 순환하는 단백질 총량의 50%가 모세혈관을 떠나지만, 그 대부분은 세포에 사용되지 않고, 림프계에 재흡수가 되며, 거기서부터 그것은 목의 밑동 부분 가까이에 있는 림프관들을 통해서 정맥의 혈액 속으로 되돌려지는 것이다.

수분과 지방과 단백질을 운반하는 것만이 아니라, 림프계는 노폐물의 배설 및 방어 시스템으로도 중요하다. 림프구 (백혈구)는 림프절, 골수, 비장 및 흉선의 안에서 생성된다. 이러한 몸의 방어물질은 주로 림프계에 존재한다. 백혈구는 거기서 "식세포 (phagocyte)"로서 활동하고, 림프절 안의 필터에 여과된 노폐 입자나 병원체를 에워싸서 소화시킨다.

세포대사의 노폐물은 세포를 떠나서 간질 (세포사이) 공간들에 모아진다. 다음으로 노폐액은 삼투압에 의해서 림프관으로 흘러 들어간다. 한 조직이 병균에 의해서 감염되면, 감염 물질이나 세포 파괴 물질 (고름)도 림프계에 수집된다. 거기서부터 림프절로 운반되어, 조직의 찌꺼기나 이물질, 미생물 등이 필터에 여과되어 백혈구에 의해서 소화된다.

몸에 감염이 있을 때마다, 림프액의 순환방향의 다음 림프절이 붓거나 압통이 생긴다. 감염의 확대를 방지하기 위해, 화농 물질은 림프절에 수집되어 백혈구에 넘겨진다.

림프액은 몸을 천천히 순환한다. 느린 이유는 안전하게 혈액 중으로 되돌릴 수 없는 커다란 물질 조각들을 거르고 부도수 위한 충분한 시간이 필요하기 때문이다. 다만, 조직의 림프 배액이 불충분할 때는 림프 울혈이 생긴다.

림프 울혈과 림프 배액 촉진의 필요성

림프액의 순환속도가 너무 느리면, 단백질, 지방, 세포대사의 부산물, 그리고 때로는 감염성 물질 등이 간질 공간에 쌓이게 된다. 세포 사이 공간들을 부풀게 하는 이 액체들의 울혈 (congestion)은 *부종* (edema)이라 불린다. 부종은 세포를 모세혈관으로부터 멀리하여, 적절한 영양공급을 방해한다. AK의 방법론이 영향을 미친다고 생각되는 것은 이 림프계의 장애이다.

부종은 조직을 잡아 당겨, 더 다공성으로 만든다. 이것이 만성이 되면, 더 다공성인 조직들을 통해서 액체들이 쉽게 되돌아 올 수 있으므로, 오래 가는 교정을 이루기가 힘들다. 이 때문에, 정상적인 림프계 기능을 회복하기 위한 교정적 치료는 오랜 시간 동안 적용되어야만 한다.

조직 내의 과잉의 림프액은 정상치의 30% 이상의 수준이 되지 않으면 관측할 수 없다는 것은 의료계의 권위자가 인정하고 있는 바이다. 비록 부종이 관찰되지 않아도, AK 테크닉이 증가된 림프 활성을 위한 필요성을 지시하는 이유가 될 수 있다.

림프 울혈 증상으로서는 부종 (특히, 말단부분), 저항력 저하, 감염증, 잘 낳지 않는 상처 등이 있다. 림프 울혈은 홍채 (iris)의 바깥 부분 주위에 "흰 구슬 띠 (string of white pearls)"와 같이 눈에 나타나는 일이 많다. 경우에 따라서는 식별할 수 있는 증상이 전혀 관찰되지 않는 경우도 있다.

림프 문제가 급성인 경우, 반사점들이 부어서 단단하지만 반사가 자극될 수 있는 곳인 전체 부위 위는 물렁거린다. 증상이 보다 만성적인 경우, 반사점의 중심은 단단하지만 고무와 같은 탄성이 있는 것처럼 느껴진다. 그 문제가 아주 만성적일 때 (오랜 시간 동안 있어 왔을 때),

반사영역의 중심에 작고, 단단하고, BB탄 크기의 경결(lump)이 피부 바로 밑에 있는 지방 안에 존재한다.

Chapman의 반사점은 갈비뼈들 사이의 공간에서 위치하는데, 앞쪽에서 그들은 복장뼈와 만나는 곳이며 뒤쪽에서 그들은 척주와 만나는 곳이다. 또한 일부는 하복부, 어깨뼈의 주위, 허리, 다리 위에도 존재한다. 대부분의 반사점의 크기는 직경 약 3㎝이다. 넙다리근막긴장근의 반사점 등 일부의 반사점은 보다 큰 면적을 차지한다.

활성 림프 반사점들을 강한 회전 압력으로 적어도 약 15초 동안 마사지한다. 반복해서 근력 저하를 교정하는(125페이지) 것 같은 특정한 경우에서, 반사점들을 2~4분 또는 그 이상 마사지한다. 일반적으로 몸의 전면 반사점들이 보다 민감하다. 상황이 더 만성적으로 되면, 압통의 양은 더 커진다. 반사점들이 통증에 매우 민감한 경우, 그들은 더 부드럽게 더 오랜 시간 동안 마사지 해야만 한다.

앞에서 언급한 것처럼, Goodheart는 Chapman의 반사점들을 특정 근육들 (및 장기들)과 연관을 지었다. 각 근육에는 전면 반사점과 후면 반사점이 최소한 1개가 있다는 것을 알았다. Goodheart는 검사에서 약하였던 근육을 강화시키는 경우, 이 반사점을 언제 마사지하면 효과적인가를 판정하는 방법도 발견하였다. 반사점의 TL에 의해서 이전에 약하였던 근육이 강하다고 검사되는 경우, 반사점의 마사지가 적용된다. 충분한 마사지를 시행한 후, 근력검사의 결과는 강해져야 할 것이다. 교정을 확인하려면, 재차 환자에게 반사점을 TL시켜, 같은 근육을 검사한다. AK에서, 만약 (성공적인 강화 이후에), 치료된 반사점에 대한 TL이 그 근육을 다시 약하다고 검사하는 경우, 같은 반사점을 더 자극할 필요가 있다.

일부 환자들에서, 몸의 모든 근육이 검사 결과 약한 경우가 있다. 하나의 근육의 검사결과가 강하더라도, 같은 근육을 2~3회 검사해보면 결과는 약해진다. 이러한 환자에게는 적절한 지표근육을 발견하는 것이 불가능하다. 일반적으로 이러한 환자는 운동을 하지 않고, 줄곧 앉아 있기만 하며, 하루의 태반을 TV 앞에 앉아서 지낸다. 많은 경우 이러한 환자는 대량의 과잉 림프액을 체내에 갖고 있다. 역설적으로 보이는 것으로, 이러한 사람들은 종종 탈수증을 보인다. 과잉의 수분은 조직의 필요한 곳에 있지 않고, 림프계에서 농축된 노폐물을 희석하고 있다. 이러한 환자는 반복되는 근육 장애에 대한 교정으로 실시되는 NL반사점의 집중 마사지에 잘 반응한다 (125페이지). 거의 또는 모든 근력검사결과가 약한 경우, 환자는 Selye의 스트레스 반응의 고갈기에 있고, 긴급하게 회복시킬 필요가 있다 (36-38페이지를 참조).

이 과도한 양의 림프액을 몸으로부터 없애기 위해, 환자는 치료 세션의 과정에 참여할 필요가 있다. 전신으로부터 과잉 림프액을 없애는 가장 좋은 테크닉의 하나가, 트램펄린 위에서의 도약이다. 뛰어오르면, 무중력상태가 된다. 강하하면, 정상체중의 2배의 체중을 효과적으로 얻을 수 있다. 어린이시절, 가정용 체중계 위에서 뛰어올라서, 가급적 체중을 증가시키려고 한 일을 상기하기 바란다. 이 "중량이 없는 상태 (무중력상태)"와 "매우 무거운 상태"가 번갈아 있는 상태는 몸의 모든 조직에 펌프작용을 한다. 트램펄린에서의 도약에 관절이 견딜 수 없는 환자의 경우, 보다 부드러운 대체방법으로서, 큰 체조용 공 (gymnastic ball) 위에 앉아서 도약할 것을 권장한다.

질병이 있을 때, 대부분의 환자는 침대 위에서 거의 움직이지 않는다. 근육의 활동이 없으면, 림프액은 축적되어 조직은 부푼다. 질병이 있는 동안, 림프는 농 (pus)과 감염물질로 가득 차 있다. 이러한 물질이 몸에 잔존하여 축적되도록 방치하는 것은 건강 회복에 있어 역효과이다. 가능하면 환자는 온화한 활동을 해야 하고, 산보 등을 권유한다. 림프계의 우수한 "펌프"로서, 적어도 체조용 공에서 온화하게 도약할 것을 권장한다. 근육을 근력검사나 기타의 활동으로 활성화시키고, 다음으로 NL반사점을 마사지하며, 마지막으로 근육을 다시 활성화시키는 것은 조직에서부터 과잉 림프액을 배출하는 데 매우 효과가 있다.

많은 상이한 근육이 NL자극을 필요로 하는 경우, 전반적인 림프 장애가 있다. 보통, 그 원인은 탈수증이다. 수분은 림프계의 전반적 장애에 필요한 가장 일반적인 영양소이다. 몸은 림프계에 의한 몸의 세정을 위해 수분을 필요로 한다. 림프장애가 있는 경우, 환자에게 매일 2.5 dℓ의 물을 마실 것을 권장하면 좋다. 녹차, 커피, 콜라,

기타의 음료로는 같은 효과를 얻을 수 없다. 이러한 음료는 그것의 소화를 위해 명백히 특정 대사과정을 활성화시키기 때문에, 이러한 음료에 함유되는 수분의 최대의 효과를 얻을 수 없다. 콜라로 샤워하는 것을 상상하기 바란다. 몸이 깨끗해졌다고 느낄 수 있을까? 당신의 피부와 마찬가지로, 몸도 보통의 체내 "샤워", 즉, 보통의 첨가물이 없는 순수한 물 (pure water)의 섭취를 필요로 하고 있는 것이다.

물의 효과를 증명하는 것은 용이하다. 많은 근력검사 결과가 약하거나 과긴장 상태인 경우, 환자에게 큰 유리컵 가득히 물을 마시게 한 다음 근력검사를 재차 시행한다. 많은 경우, 물을 마신 것만으로 대부분 또는 모든 근력검사는 정상긴장성이 된다. 이 실연 (demonstration)은 치료사가 환자에 매일 많은 물을 섭취할 필요성을 설득하는 데 큰 도움이 된다.

Chapman의 반사점 마사지는 연관성이 있는 장기 및 신체 영역에의 림프 배액을 촉진하는 효과가 있는 신경을 자극한다고 생각된다. 이 추론에 따라서, AK에서, Chapman의 반사점은 "NL반사"라 불린다. 이러한 반사에 관련되는 정확한 해부학과 생리학의 증명은 이제부터 이루어져야 한다. 다만, 이들 반사점의 마사지가 림프배액을 자극한다는 것은 반복해서 증명되어 왔다. 즉, "백문이 불여일견"이라는 말이 있다. NL반사점이란 무엇이고, 이러한 반사가 어떻게 기능하는가에 대해서는 정확히는 모르지만, 그 효과는 수많은 임상 시행착오에 의해서 증명되어 있다.

신경림프반사점 테크닉

Neurolymphatic Reflex Point Technique

NL마사지에 의해서 검사에서 약하였던 근육을 개선할 수 있는지 어떤지를 판정하는 검사는 다음과 같은 절차를 취한다:

1. 근력검사를 시행한다.
2. 검사결과가 약하다면, 환자에게 검사에서 약하였던 근육과 연관성이 있는 NL반사점들의 하나에 TL한다. 보통, 환자는 신체 후면의 반사점보다 전면의 반사점에 접촉하는 편이 용이하다.
3. 환자에게 반사점을 만지게 하고, 재차 근력검사를 시행한다.
4. 이제 근력검사에서 강하다고 평가되면, NL의 마사지에 의해서 근력을 개선할 수 있다.

교정:

세게 돌리는 압력으로 검사결과가 약하였던 근육에 대한 전면과 후면의 NL반사점을 마사지한다. 아주 민감한 점들은 보다 오랜 시간을 들여서 더 부드럽게 마사지한다. 효과적인 마사지의 시간은 15초에서 수분 사이이다.

교정의 확인:

1. 재차 근력검사를 시행한다. 검사 결과가 아직 약하고, NL반사점에의 TL에 의해서 다시 강해진다면, 그 점은 거듭 자극이 필요하다. NL의 TL로 더 이상 근육을 개선할 수 없는 경우는, 별개의 개선 테크닉이 필요하다.
2. 이제 근력검사 결과가 강한 경우, NL반사점을 다시 TL하여, 재차 근력검사를 시행한다.
3. 근육이 강한 그대로라면, NL마사지는 충분했고 성공적이다.
4. NL의 TL에 의해서 강화된 근육이 다시 약해진 경우, *같은 점*을 거듭 자극할 필요가 있다.
5. NL의 TL이 이전에 강화된 근육을 더 이상 약하게 만들지 않는다면, NL교정은 완료된 것이다.

신경혈관반사

Neurovascular Reflexes

Goodheart는 그의 발견들에 대해서 강의를 하고 있을 무렵, 한 소년이 급성 천식 발작이 왔다. 소년을 똑바로 누운 자세로 했을 때, Goodheart는 한쪽의 다리가 다른 쪽의 다리와 비교해서 상당히 가쪽으로 돌아가 있는 것을 알아차렸다. 그 쪽의 넙다리빗근이 검사상 약하였다. Goodheart는 넙다리빗근과 부신 (adrenal glands)과의 관계에 대해서 이미 인지하고 있었다. 급성 천식에서는 아드레날린을 투여 하므로, 이 관계는 논리적으로 타당하다고 생각되었다. 다만, 어떠한 테크닉을 구사해도 넙다리빗근을 교정할 수는 없었다. Goodheart는 무언가 효과적인 방법은 없는가 하고 궁리하다가, 머리뼈 (두개골)의 조정을 시도하였다. 조정 중에, 그는 우연히 손가락들 밑의 소천문 (posterior fontanel) (신생아의 머리의 "부드러운 점들" 중의 하나)에서 박동을 느꼈다. 이 박동은 그 자신의 심박과도 환자의 심박과도 상이하였다. 그가 그곳에 계속 대고 있었더니 이 박동은 점점 강해졌다. 그 후 소년은 심호흡을 하였더니, 호흡은 그대로 편안해지고, 다리는 제 자리로 되돌아 왔다 (Goodheart 지음 『You'll Be Better』, 제1장 p.78.)

이 예상 밖의 성공에 매료되어, Goodheart는 이러한 "혈관 반사"를 탐색을 하였다. 혈관반사는 캘리포니아의 카이로프랙터인 Terrence Bennett에 의해서 이미 연구되고 위치가 찾아졌었다. Bennett는 임상의사이지, 이론가는 아니었다. 그는 이러한 반사점이 혈관의 순환에 영향을 미치는 이유에 대해서는 설명하려 하지 않았다. Bennett는 X선 형광투시를 사용해서, 특정의 점에 접촉하면 특정의 내장에의 혈류가 촉진되어, 마침내 그 장기는 여분의 혈액으로 불룩해지는 것을 관찰하였다. 이것에 매료되어, 그리고 방대한 시간을 소비하여, 이른바 Bennett의 반사점에 접촉하는 효과의 관찰에 열중하였다. 그 결과, 방사선을 과도하게 쬔 것이 원인으로 사망하였다고 전해진다.

Goodheart는 Bennett의 반사점의 상당수가 (그러나 오식 한 부분) 검사에서 약하였던 근육의 강화에 효과적이라는 것을 알아차렸다. Goodheart가 효과적이라고 간주한 점들의 대부분이 머리에 있었다 (그림 5-6, 그림 5-7). 그는 또한, Chapman의 반사에서와 마찬가지로, 독자적인 조사에 의해서, Bennett의 반사점의 하나가 검사에서 약하였던 근육을 개선한 경우, 그 반사점은 근육에 연관성이 있는 장기 및/또는 선 (glands)에 분명하게 효력을 갖는다는 것을 밝혔다. 이것에 의해서, Goodheart의 근육과 장기/선의 연관성이 확립되었다. AK에 응용되고 있는 Bennett의 반사는 "신경혈관 (NV)반사"라 불린다.

NV반사의 자극은 피부상의 특정 점에 가볍게 누르고, 다음으로 피부를 다양한 방향으로, 강한 박동이 느껴질 때까지 살짝 밀든가 가볍게 당김으로써 주어진다. 치료사는 최대의 박동이 느껴지는 정확한 방향을 발견할 수 있을 때까지, 신중하게 실험을 해 본다. 그 다음, 이 정확한 당기는 방향을 부드럽게, 약 20초 움직이지 않고 계속 잡고 있는다.

NV반사점의 자극은 손목에서 맥박이 느껴지는 정도의 세기의 압력으로 충분하다. 일반적으로, 이 절차에서 느껴지는 박동은 매분 70~74의 박동수이며, 심박수와는 상관이 없다. 이 박동은 두피의 각 모세혈관을 에워싸는 근육의 얇은 층의 수축에 의한 것이라 생각된다. 이 이론은 아직 최종적으로 증명되어 있지 않으므로, 관측된 박동의 정확한 생리학적 근거는 아직 불명인 채로이다.

Goodheart는 고감도의 온도계를 사용해서, NV반사점을 적절히 끌어당기는 것에 의해서 그 점에서 멀리 떨어진 신체 영역에 있는 조직의 온도가 상승하는 것을 발견하였다. 자극이 충분하면, 손가락을 NV반사점으로부터 뗀 후도, 먼 부위 온도는 상승한 채로이다. 치료사가 끌어당기는 방향을 바꿔서, 박동이 소실되면 (치료사가 둔감할 때 생기기 쉽다), 온도의 상승은 느려지고, NV반사점을 밀거나 끌어당기는 효과는 역전하고, 소실된다. 올바른 끌어당기는 방향으로 되돌리면, 온도상승이 재개된다. 이와 같이 세심한 배려를 게을리 하지 않고 NV반사점을 최대 박동을 얻을 수 있는 방향으로 당기면, NV반사점 접촉을 사용한 결과는 크게 증진한다.

하지만, Goodheart의 연구에서는 이 온도 상승의 예상가능한 패턴은 밝혀지지 않았다. 상이한 반사점들이 종종 동일한 부위들을 따듯하게 만드는 경우도 있었다. 대응하는 근육들을 덮는 부위들은 특별히 따듯하게 되지 않았다. 온도 상승의 패턴은 아직 해명되어 있지 않다. 하지만 이 연구의 결과, NV반사점을 잡아서 올바르게 당김으로써, 몸의 먼 영역의 혈관의 순환에 영향을 미친다는 것은 명백해졌다.

동맥에서부터 정맥으로의 혈관의 순환
Vascular Circulation
from the Arteries to the Veins

산소가 풍부한 혈액을 조직에 운반하는 혈관인 *동맥*은 서서히 세동맥으로 분기하여 간다. 동맥에는 두꺼운 근육의 피막이 있고, 이것도 분기해가는 중에 서서히 얇아지고, 마지막에는 가장 얇은 세동맥을 둘러싸는 세포 하나의 얇기가 된다. 가장 작은 세동맥은 *모세혈관*으로 분기한다. 세포를 위한 산소와 영양물은 상당히 다공성인 모세혈관의 벽을 통해서 분산된다. 그 일부는 기질을 지나 세포 내로 들어간다. 이산화탄소와 미세한 노폐물은 세포에서부터 기질을 지나 모세혈관으로 되돌아간다. 사용되지 않았던 분자모양의 큰 영양물 (대부분이 단백질과 지방)과 세포로부터의 큰 노폐물은 모세혈관으로 들어갈 수 없다. 이것들의 물질이 간질 공간에 모이면, 그것들을 림프관들로 밀어내는 충분한 압력이 발생한다. 림프관으로 운반되는 이러한 물질은 처리되어, 최종적으로 정맥혈로 되돌려진다.

모세혈관상 (capillary bed)으로부터 혈액을 모으는 작은 정맥은 *세정맥*이라 불린다. 세정맥은 집속하여 서서히 큰 *정맥*으로 된다. 동맥과 마찬가지로, 정맥도 근육으로 덮여있으나, 동맥의 두꺼운 근막과 비교하면 상당히 얇다. 정맥혈은 산소가 없고 이산화탄소가 풍부한 혈액 및 조직으로부터의 노폐물을 운반하여, 심장으로 되돌아간다. 심장은 정맥혈을 폐로 밀어내고, 거기서 이산화탄소는 방출되고, 산소는 흡수된다. 이 산소가 풍부한 혈액은 심장으로 되돌아가면, 대동맥으로 밀어내어진다. 대동맥은 몸 안의 다른 동맥들로 분지한다.

조직을 순환하는 혈액의 양은 혈관을 둘러싸는 근육의 긴장에 의해서 조정된다. 시상하부에서 분비되어 뇌하수체의 후엽에 보존되고, 거기서부터 혈액 중으로 방출되는 호르몬인, 바소프레신에 의해서 동맥과 정맥을 둘러싸는 근육의 긴장은 높여진다. 동맥과 정맥을 뒤덮는 근육의 긴장은 뇌의 혈관중추에 의해서 중립 (neutral)으로 제어된다. 혈관중추는 뇌교 (pons)의 아래 3분의 1, 연수의 위 3분의 2의 위치에 존재한다. 혈관중추의 상측부는 모든 동맥 및 정맥을 둘러싸는 근육을 수축시키는 연속신호를 보낸다. 혈관중추의 중부 및 하부로부터는 상측부 중추에 억제신호가 보내지고, 그 결과, 혈관 근육으로 보내지는 강도가 덜해져서, 혈관확장이 일어난다. 혈관중추의 혈관수축 및 혈관확장작용은 뇌의 다양한 상위중추의 영향을 받는다.

세동맥에서부터 보다 작은 세동맥으로 (그리고 세동맥에서부터 모세혈관으로) 분기 시작점에는 혈액의 흐름을 제어하는 근육의 둥근 고리 (circular ring)가 있다. 놀랍게도, 혈관중추는 이러한 작은 환상 근육들을 거의 또는 전혀 제어하지 않고 있다. 이 작은 환상 근육이 (그리고 그 주위 영역의 조직들) 산소를 필요로 하면, 작은 근육들은 효과적으로 수축할 수 없다는 설도 있다. 그 때 환상 근육들은 열려서, 산소가 풍부한 혈액의 유입이 촉진된다. 그리고 세포대사의 노폐물이 혈관확장제의 작용을 하므로, 혈액의 순환이 촉진되어, 조직으로부터 노폐물이 배제된다는 설도 있다. 또한 혈류 중의 아드레날린 등 호르몬의 존재도, 설령 세동맥의 수준이라고는 하지만, 명백히 혈관확장과 혈관수축에 영향을 미치고 있다.

NV반사점의 자극은 세동맥의 작은 환상근육의 긴장을 완화하고, 그 결과 국소의 혈액순환을 촉진시키는 효과가 있다고 한다. 또한 장기들에 대한 반사 효과는 장기와 NV반사점의 특정 조직들이 배아 조직들에서 공통적인 기원을 가진 의한 것 때문이라고 추론된다. 이러한 이론은 NV반사점이 어떻게 기능하는가를 생각하는 단서가 되지만, 사실인즉, 어떻게 기능하는가에 대해서는 아직 불명이다. 하지만, 올바르게 자극하면, 국소의 혈액순환과 그 점으로부터 멀리 떨어진 장소의 순환도 함께 촉진되어, 검사상 약한 근육은 검사상 강해지고, 강화된 근육과 연관성이 있는 장기와 선 (glands)에 긍정적인 효과가 있다는 것을 보여주는 결정적 증거가 된다.

신경혈관반사점 테크닉
Neurovascular Reflex Point Technique

A. NV자극이 근력검사에서 약하였던 근육을 강화시키는 가를 정하려면:

1) 환자에게 약하다고-검사된 근육과 관련된 NV 반사점에 TL시킨다.

2) 근육을 재차 검사한다.

3) 이제 근력검사 결과가 강하면, NV반사점의 잡고 있기가 권장된다.

보다 복잡한 예에서, 근력검사를 몇 회인가 반복한 후에 비로소 근육이 약해졌다면, 연관성이 있는 NV반사점을 TL하여, 근력검사를 여러 번 반복한다. 만약 NV반사점을 TL하고 있는 동안, 근력검사결과는 개선되고, 강한 상태 그대로이면, NV반사점이 관여하고 있고, 반복 근력검사결과가 약하였던 근육의 교정에 자극이 필요하다 ("반복 근력검사" 125페이지를 참조).

B. 정상긴장성 근육에 숨겨진 문제들을 발견하려면:

1) 환자에게, 정상긴장성 근육의 NV반사점에 TL을 시킨다.

2) 근육을 재차 검사한다. 이제 검사결과가 약하면, NV반사점의 접촉을 권장한다.

B의 교정:

1. 손가락 끝으로 NV반사점 (들)에 접촉하고, 최대 박동이 느껴질 때까지 NV반사점을 여러 방향으로 살짝 당긴다.

2. 최대 박동이 얻어진 위치를 적어도 20초 이상 잡고 있는다.

A 및 B의 교정을 확인한다:

1. 이전의 검사결과가 약하였던 근육 (A의 사례) 또는 이전에는 정상긴장성 근육 (B의 사례)을 재검사한다.

2. 이제 검사결과가 강하면, NV반사점을 TL하여 교정을 도전한다.

3. 그래도 근력검사결과가 강하면, NV의 접촉의 적용은 효과적이었던 것이 되고, 이것으로 완료된 것이다.

4. NV반사점을 TL한 결과, 강화된 근육이 다시 검사에서 약해진 경우, 같은 NV반사점-잡고있기를 반복한다.

5. 치료된 NV반사점에 TL을 시행하여도 강화된 근육이 더 이상 약해지지 않으면, 교정은 완료된 것이다.

C. NV반사가 TL된 문제에 관여하고 있다는 의심이 있으나, 관련된 NV반사점들이 TL하지 않은 경우 (이 장에서 후술하는 "숨겨진 문제" 123페이지를 참조):

1) 문제 부위와 NV반사점을 동시에 TL한다.

2) (그 문제 부위만의 TL로 검사에서 약하였던) 지표 근육을 검사한다.

3) 이제 지표근육이 다시 강해졌다면, 이 문제에 NV 반사가 관여하고 있다.

C의 교정:

1. 손가락 끝으로 NV반사점 (들)에 접촉하고, 최대 박동이 느껴질 때까지 NV반사점을 여러 방향으로 살짝 당긴다.

2. 최대 박동이 얻어진 위치를 최소한 20초 동안 잡고 있는다.

C의 교정의 확인:

3. 문제 부위와, 그러한 TL로 이전에 검사결과가 약하였던 NV에 동시에 TL한다. 지표근육을 검사한다.

4. 지표근육의 검사결과가 약하면, 교정 절차를 반복한다.

5. 이 2점 TL에 의해 지표근육이 더 이상 약해지지 않으면, 교정은 확인된 것이 된다.

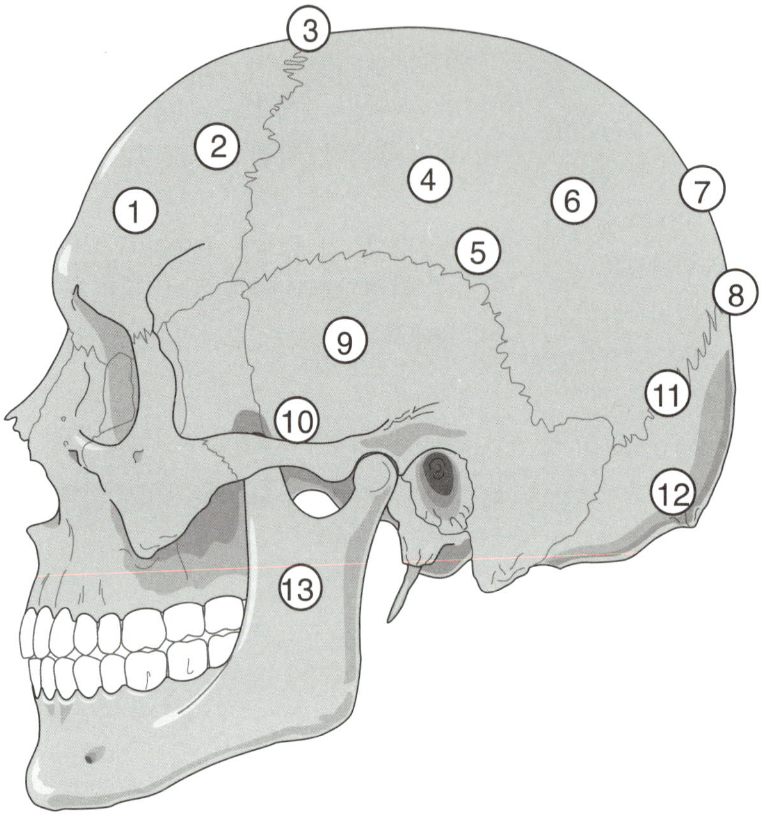

1. 큰가슴근빗장부
   척주세움근
   종아리근
2. 큰가슴근복장부
   마름근 (Leaf)
3. 앞톱니근
   가시위근
   어깨밑근
   어깨세모근
4. 배곧은근
5. 넓은등근
6. 중간볼기근
   넙다리근막긴장근
   넙다리곧은근
   궁둥구멍근
7. 뒤넙다리근
   등세모근, 중간 및 하부
8. 넙다리빗근
9. 작은원근
   큰원근
   빗장밑근
10. 등세모근, 상부
    작은가슴근
11. 큰볼기근
    모음근들
12. 엉덩허리근
13. 목빗근

그림 5-6 NV 반사점

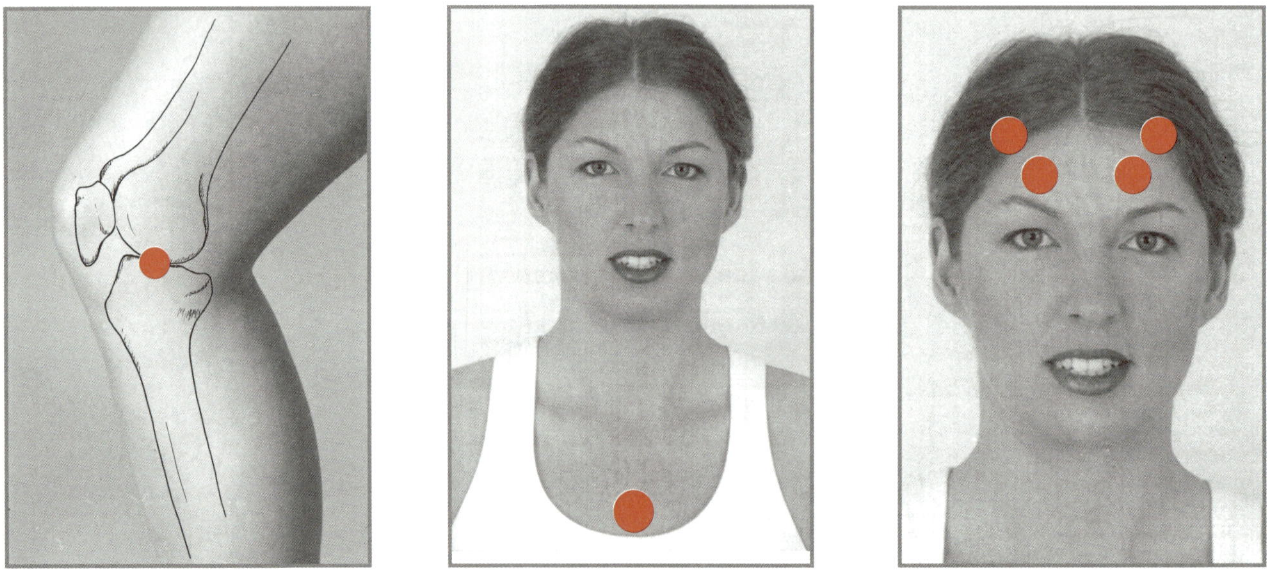

그림 5-7 NV 반사점 (1)

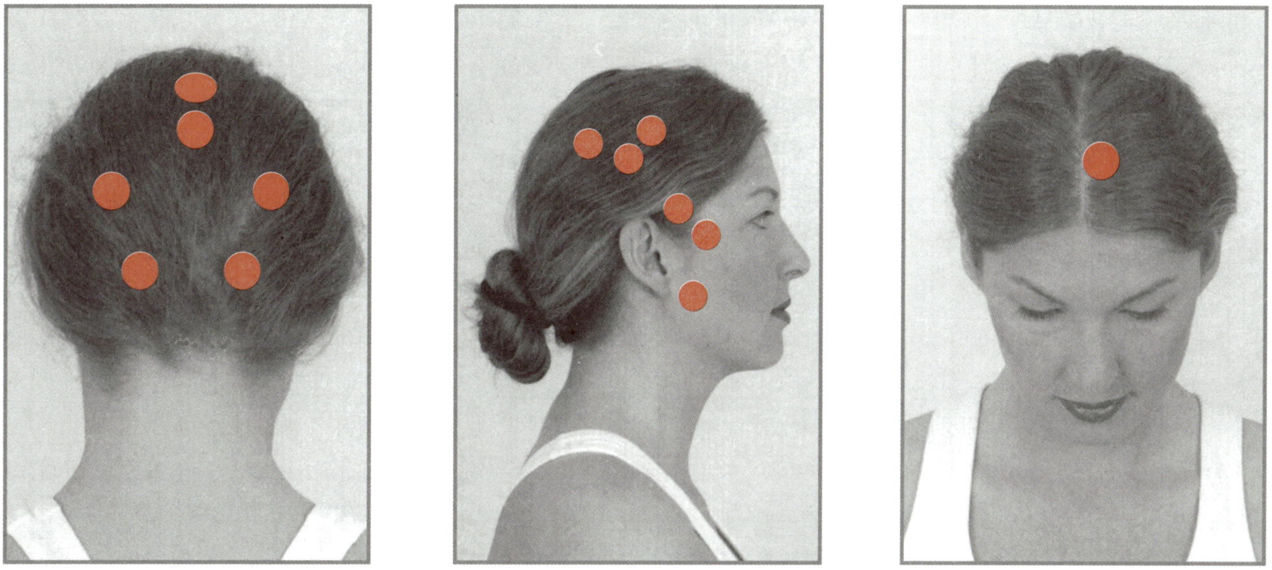

그림 5-7 NV 반사점 (2)

경락계
The Meridian System

경락계는 AK에 사용되는 가장 중요한 진단 정보 원천들 중의 하나이다. Goodheart가 발견한 근육-장기-선의 대응과 전통적인 전통 중의학의 장기-선-경락의 대응을 비교 및 병합함으로써, 근육-경락 대응이 발견되었다. 이것은 동양과 서양의 의학을 연결하는 최초의 가교가 되었고, 많은 새롭고 높은 효과가 있는 근육-강화 테크닉을 가져왔다.

경락계가 AK에 도입되기 전, 검사결과가 약한 근육을 강화시키는 테크닉의 4개의 개발 단계가 있었다. 이미 언급한 것처럼, 첫째로, Goodheart는 검사결과가 약한 특정 근육과 특정의 장기/선의 문제와의 대응을 인지했다. 검사결과가 약한 근육의 힘줄이 부착하는 뼈와의 접합부를 마사지함으로써, 약하였던 근육이 강하게 검사되고, 관련 장기도 긍정적인 영향을 만든다는 것을 발견하였다. 이 "기시-종지" 절차는 검사결과가 약하였던 근육을 강화하는 최초의 테크닉이었다. 이 치료에 반응이 없었던 근육에 대해서는 운동을 처방했다. 운동에 의해서, 많은 경우 근육은 보다 큰 중량을 들어 올릴 수 있었으나, 검사결과는 여전히 약하였다. 검사에서 약하였던 근육을 강하다고 검사되게 만들지 못한 것 때문에, Goodheart는 기시-종지 테크닉은 가치가 있는 돌파구가 되는 발견이기는 하였으나, 분명히 불충분하다는 것을 깨달았다.

Goodheart의 다음 돌파구가 열린 것은 Chapman의 반사를 실험하였을 때였다. Goodheart는 특정의 장기/선의 림프 배액 (drainage)을 위해 Chapman의 반사점을 마사지하였더니, 이러한 장기나 선에 좋은 영향이 있을 뿐만 아니라, 그들과 관련된 근육들을 강화시키는 것을 알았다. 이러한 "신경림프반사점"이 검사에서 약하였던 근육을 강화 시키는 두 번째 테크닉이 되었다. 이 테크닉에 의해서 Goodheart의 "기시-종지" 테크닉으로는 강화시킬 수 없었던 많은 근육을 개선할 수 있었다.

세 번째 발견은 머리뼈와 골반의 자연스런 움직임과 뇌척수액의 순환의 차단 (block)에 대한 교정에 관한 것이었다. 이것은 AK의 진단과 치료의 중요한 부분을 구성한다. 일부의 두개장애는 특정의 검사상-약한 근육에 대응하고 있다는 것이 밝혀졌다. 하지만 대부분의 장애들과 특정 근육과의 상관관계는 발견되지 않았다. 이 책에서 다루는 두개장애와 근육과의 상관관계의 유일한 예는 배곧은근의 강화 수단으로서의 시상봉합 (sagittal suture)의 벌림 (opening)이다 (195페이지).

다음으로 Goodheart는 장기 내의 순환을 높이는 Bennett의 반사점들이 그가 이미 그러한 장기들과 연관시킨 검사상 약한 근육들을 종종 강화시킨다는 것을 알았다. 이 "신경혈관반사"점들은 검사상-약한 근육을 강화시키는 네 번째 테크닉이 되었다. Goodheart의 검사상-약한 근육과 장기/선과의 대응을 나타내는 목록은 급속히 늘어났다.

다음의 큰 돌파구는 Goodheart가 경락계의 조사를 시작하였을 때에 생겼다. 중의학에서, "경락"은 신체 표면을 따라서 달리고, 또한 체내를 순환하는 눈에 보이지 않는 에너지의 선 (라인)이라 생각되었다. 경락계의 지식은 침술요법의 테크닉을 통해서 중국과 일본으로부터 서양으로 전해졌다. "경락 (meridian)"이라는 용어는, 중의학에서 중국인이 "기 (氣)"라고 부르는 생명력의 경로로서 보여지는 것을 기술하기 위해서 바다 항해술에서 빌린 서양 용어다.

경락은 이미 아는 조직의 일종으로 구성되는 것은 아니다. 그들은 해부학적으로 눈에 보이지 않는다. 그 막연한 성격에도 불구하고, 수천 년에 걸쳐서, 무수한 중국인 의사에 의해서 그 위치가 인지되어 왔다. 경락에는 피부의 바로 아래에 위치하는 표층 부분과, 신체 내부로 뻗어가서 장기에 접촉하는 심층 확장부분이 있고, 이들은 서양 이름으로 meridian이라 불린다.

침술 경혈들의 대부분은 경락의 선들을 따라서 존재한다. 또한 치료를 위해 접근할 수 있는 곳인 경락의 표층부분에도 존재한다. 차트와 해부학용 인체모형에서, 침술 경혈들은 에너지가 흐르는 방향으로 번호가 붙여져 있다. 경혈의 자극은 경락 에너지에 작용하여, 과잉 에너지를 흘러 내보내거나 (진정; sedation), 에너지가 부족한 점으로 향하게 하거나 (강장; tonification) 할 수 있다.

중국인은 기 (氣)의 에너지에 대해서, 실로 다양한 정의를 내리고 있다. 예를 들면, 각 경락에는 음 (여성)과 양 (남성)의 에너지가 순환하고 있다고 믿는다. 중의학에서는 중요하고 유익하다고 하지만, 기에 관한 이 정의나 기타 많은 파생된 정의는 AK에는 아직 효과적으로 도입되어 있지 않으므로, 이 책에서는 상세한 해설은 하지 않는다.

일부 독자에게는, 피부를 따라서 뻗는 눈에 보이지 않는 경락을 통해서 순환하는 신비적인 생명력에 관한 중국인의 설명은 우리들의 사고방법에는 매우 이질적인 것으로 비칠지 모른다. 경락의 존재와 그들이 기능하고 있는 방식은 신비롭게 들릴 수 있어서 실험에 의한 증명을 초월하고 있는 것처럼 보인다. 그럼에도 불구하고, 신체 및 정신의 관찰된 상태와 경락들 사이의 대응 (일반적인 건강, 선, 장기 등)은 적어도 3000년 동안 기록되어왔다. 경락 에너지의 "균형"에 기초한 치료는 수천 년에 걸쳐서 헤아릴 수 없는 은혜를 주어왔다.

일반적으로, 근대 의학은 이러한 치료의 효과성에 대해서는 그것이 같은 상황에서 반복되는 경우밖에 인정하려 하지 않는다. 경락계에 연관성이 있는 현상은 명백히 같은 상황 하에서 반복된다. 다만, 이러한 현상이 왜 발생하는가에 대한 전통 중의학의 설명은 서양의 사고방식으로서는 너무나 특이하므로, 장차 이에 관한 과정을 과학적으로 완전히 해명할 수 있을 때 학설의 정정이 필요하게 될지도 모른다. 현재 유포되고 있는 특이한 동양적 해설은, 우리들이 진단과 치료에 경락계의 개념을 사용하는 가치에는 아무런 영향도 미치지 않는다, 라는 것이 나의 견해이다. 중의학의 철학과 원리를 생각할 때는 이러한 것에 유의해주기 바란다.

AK의 연구에 의해서, 경락 균형 테크닉(meridian balancing technique)은 근력검사 결과 및 연관된 장기/선의 건강에 상당히 효과가 있다는 것이 입증되었다 (Walther, 1988).

중국 침술요법의 이론 (보다 정확히는 오행설의 이론)에 따르면, 경락은 장기/선과 연관성을 갖는다. 중의학의 지지자는 경락 내에 "음" 또는 "양"의 에너지가 부족하면 (또는 과잉이 되면), 대응하는 장기/선이 영향을 받아, 질병 또는 기타의 기능부전을 일으킨다고 생각하고 있다. 더욱 중요한 것으로, 중의학의 치료사들은 경락 에너지 균형 테크닉은 장기/선에 효과가 있고, 그것에 의해서 건강 전반에 영향을 준다고 믿고 있으며, 몇 세기나 그것을 실증하여왔다는 것이다.

다른 치료 분야의 개념이나 테크닉을 기꺼이 고려한다는 생각을 가진 Goodheart는 중국 고대의 진단 및 치료

시스템의 연구를 시작하였다. 특히, 경락과 장기/선의 사이에 있다고 하는 상관관계는 그를 매료시켰다. Goodheart는 그로서는 처음인 동양의 경락 균형 테크닉을 사용해서, 약하였던 근육을 강화시킬 수 있었다. 첫 번째 진정혈에 침을 찌르거나, 가볍게 두드리거나, 또는 만지는 것만으로, 정상긴장성 근육의 검사결과를 약하게 할 수 있었다. 더욱이, 그 경락에 관련된 장기/선은 그 자신의 연구에서 특정 근육과 연관성이 있다고 간주되는 장기/선과 같다는 것이 판명되었다. 실제로, 경락계는 이미 입증되어 있던 그의 대응 시스템과 딱 일치하는 것이라는 것이 증명되었다. 그 퍼즐에 한 조각이 추가되어, 그의 근육-장기/선의 대응은 경락과 연관되었다.

좌우대칭의 12개의 경락이 (그리고 몸의 정중선 상에 2개의 경락) 있다. Goodheart는 입증된 경락들 중의 하나는 그가 검사한 거의 모든 근육에 대응하고 있다는 것을 인지하였다. 이것에 의해서 모든 근육을 불과 14개 카테고리로 분류하는 단순하고 효과적인 틀이 완성되었다. 중의학에 따르면, 인체의 모든 구조와 기능은 이 14개의 카테고리의 하나 또는 그 이상에 속하고 있다. 이 책에서, 이들을 14개의 "조정계 (systems of regulations)" 라 부른다. Goodheart는 실험을 통해서, 한 경락 안의 에너지 균형을 개선하는 어떤 테크닉이 그 경락과 동일한 장기/선과 연관된 약하다고 검사된 근육을 종종 강화시킬 수 있다고 판단했다. 반대로 말하면, 검사상-약한 근육을 강화시키기 위해 그가 이미 개발한 테크닉들은 대응하는 경락의 에너지 균형의 개선에 크게 효과적이었다는 것이다.

이제까지, 서양과학은 경락을 동양의학의 막연한 비전적 개념 (esoteric concepts)에 지나지 않는다고 경멸하는 경향이 있었다. 침술치료 (acupuncture therapy)가 서양에 소개되었을 때, 편견을 갖지 않았던 일부 의사는 이것을 사용해서 환자에게 마취를 거는 것에 성공하였다. 하지만, 왜 이러한 효과가 있는지는 누구도 설명할 수 없었다. 그럼에도 불구하고, 참된 과학자들은 이와 같이 완전히 반복되는 현상에는 반드시 "과학적 진실"이 있을 것이라고 인정하였다. 그 당시, 이 현상을 서양과학과 논리적으로 연관시키는 방법이 없었던 것이다. 다만, 근육의 해부학과 생리학은 서양의학의 분야로서 연구되고 용인되어 있었다. Goodheart에 의한 근육과 경락과의 연관성의 발견에 의해서, 서양의학과 동양의학의 지식 사이에 최초의 가교가 된 것이다.

동양의학에서, 건강한 상태이기 위해서는 모든 경락에 정상적 양의 에너지의 순환이 필요하다고 한다. AK의 관점에서, "불균형의" 경락은 경락을 흐르는 에너지가 과잉이거나 부족하다고 간주된다. 경락이 에너지 부족상태이면, 연관되는 근육들의 일부 또는 모두의 검사결과는 약해진다. 이 때문에, 근력검사에 의해서, 경락의 에너지의 불균형은 빨리 용이하게 판정할 수 있다. 경락계의 에너지 상태는 환자의 문제에 내재한 불균형을 나타낸다. 이것에 의해서 치료사는 경락과 연관성이 있는 근육, 장기/선 및 기능의 장애가 의심되는 영역을 인식할 수 있다. 이 인식은 이러한 기능장애의 평가를 향한 중요한 첫걸음이다. Goodheart에 의한 특정 근육과 특정 경락과의 관계의 발견과 해명에 의해서, 경락계는 곧 AK의 가장 중요한 진단요소의 하나가 되었다.

Goodheart는 이 테마를 다룬 초기의 서적, 영국인 의사 Felix Mann이 쓴 『Acupuncture, Ancient Chinese Art of Healing』로부터 경락계에 관한 지식을 얻었다. Felix Mann과 마찬가지로, Goodheart는 각 경락 내의 음 대 양 에너지 양을 구별하려고 하지는 않았다. 이 근소한 양의 차이는 중국의 경락 진단의 중요한 부분을 차지하고 있으나, AK에는 아직 도입되지 않았다.

ICAK-D에서, 의사인 Hans Garten은 중국의학의 최근 권위자이다. 1991년에 Garten과 Wolfgang Gerz는 AK 전문의사의 지위를 얻은 최초의 독일의 의사였다. Hans Garten은 중국을 몇 번인가 방문하여, 침술요법을 연구하였다. 그는 수년 동안 독일의 침술요법협회 (DÄGfA)의 교육 프로그램을 맡고 있었다. 그는 근력검사와 한방약을 사용해서, 전통적인 중의학에서 기술한 상세한 진단 패턴을 실행하는 방법을 개발하였다. 사적인 교류에서, 그는 "음양은 오로지 무수한 유사 성질들을 위한 머리문자에 지나지 않기 때문에, AK에서 음양을 진단하는 방법은 없다"고 언급하였다. 중의학 진단에 대한 이러한 국면이 없더라도, AK에서의 경락의 지식의 응용은 매우 유익하다.

AK에서 가장 일반적으로 사용되고 있는 경락 이론 국면은 침술요법의 진정혈 (sedation point)이다. 한 경락의 진정혈에 TL하면, 연관성이 있는 모든 근육의 검사결과는 약해진다. 보통, 이 점 (point)을 가볍게 두드리면, 연관되는 근육들은 약 10초 동안 약해진다. 이것은 간단히 실행할 수 있고, 동시에 가장 정확한 과긴장성 근육의 검사이다. 경락의 에너지가 자연적으로 흐르는 방향과 반대 방향으로 그 경락을 따라서 신속하게 스트로크 (stroke)를 해도, 연관성이 있는 근육들은 약 10초 동안 약해진다. 대응하는 진정혈에 접촉하든가 가볍게 두드리든가, 또는 그 경락을 역으로 스트로크를 하는 것이 검사상-강한 근육을 약하게 하지 않는다면, 이 근육은 과긴장 상태에 있다.

장기 또는 선이 기능장애를 일으키고 있는 경우, 대응하는 경락이 에너지 불균형 상태라는 것을 알 수 있다. 이 경우, 대응하는 근육의 검사결과는 보통, 약하거나 과긴장 상태이다. 다만, 경락 에너지의 불균형은 반드시 대응하는 장기 또는 선이 이미 기능장애에 빠져 있다는 것을 의미하지는 않는다. 경락계는 매우 과민하다. 경락 진단에 의해서, 불균형들이 연관성이 있는 장기나 선들 내에 눈에 띄는 기능장애를 나타내기 훨씬 전에 불균형들을 밝힐 수 있다. 따라서, AK 근력검사에 의한 경락계의 진단에 의해서, 잠재적인 장기나 선의 기능장애가 질병으로 나타나기 전에 그것들을 인지할 수 있다.

일반적으로, 경락이 에너지 부족이 되면, 보통은 검사결과가 강하였던 관련근육이 예상외로 약해진다. 많은 경우, 이 근력저하는 감기 등의 단순한 질병의 첫 증상이 나타나기 1~3일 전에 일어난다. 효과적인 교정 수단에 의해서 경락이 균형상태로 되돌아가고 (예컨대, 검사상-약한 근육을 강화시킨다), 몸의 저항력을 높이는 조치들 (비타민, 좋은 식사, 충분한 휴식과 수면, 수분 공급, 에키네이셔 따위로 면역계의 자극)를 취할 수 있다면, 질병 (illness)은 짧아지고 경감되거나, 전혀 나타나지 않을지도 모른다. 질상은 "꽃망울일 때 따버린다."

AK 근력검사를 통한 경락계의 평가에 의해서, 경락에 관한 정보가 제공되는 것만이 아니라, 검사결과가 약한 근육들과 기능장애가 의심되는 장기와 선 둘 다를 나타낸다. 반대로 말하면, 환자가 특정 장기 또는 선이 기능부전인 경우, 관련되는 경락의 에너지는 평형실조를 일으킨다. 이 경락과 연관성이 있는 모든 근육의 검사와 강화는 이 장기와 선의 기능 교정에 매우 효과적이다. 이 과정의 특수한 예는, 부록 VIII의 임상 증례 #2와 3을 보아라.

동양의 경락 균형 테크닉은 검사결과가 약하였던 근육 및 연관성이 있는 장기와 선의 양쪽에 효과적이다. 경락계에 대한 동양의 진단과 교정 테크닉들은 이 책에서는 언급하지 않는다. 이들에 대해서는 독자는 동양의학의 문헌에 들어가, 개인적인 훈련을 받을 것을 권장한다. 다만, 동양의학의 개념과 테크닉을 경험해보려고 하는 치료사는 근육, 경락, 장기/선 사이의 대응 (296페이지 참조)부터 시작하면 좋을 것이다.

침술요법의 경혈과 경락계에 관한 최근의 연구 개요에 대해서는 "생물의학과 조정계" (52페이지) 항목을 참조하기 바란다.

물질 기타 자극에 대한 반응의 진단
Diagnosis of the Reaction to Substances and Other Stimuli

근육은 특정한 영양물질의 부족 때문에 검사에서 약해지는 일이 있다. 각 근육을 강화시킬 수 있는 영양소의 일람을 근력검사의 단원인 제6장에 나타냈다. 영양물질로 약하였던 근육을 개선할 수 있는지 (또는 과긴장성 근육을 정상긴장성으로 할 수 있는지) 아닌지를 검사하려면, 치료사는 환자에게 영양 물질의 일부를 입 안에 넣고, 씹고, 맛보고, 입 안에 간직하게 한다. 그 다음 근력검사를 다시 실행한다.

일반적으로 경구 섭취되는 비독성 물질은 역시 입 안에서 검사한다. 냄새가 있는 물질은 코로 냄새를 맡아 검사할 수 있다. 특유의 냄새가 있는 물질의 냄새를 맡으면, 보통, 그것을 맛본 것과 같은 신뢰할 수 있는 반응을 끌어낼 수 있다. 조회 조사 (controlled studies)의 결과, 손에 올려놓는 영양물질의 검사는 신뢰성이 없다는 것이

경락 (meridians)

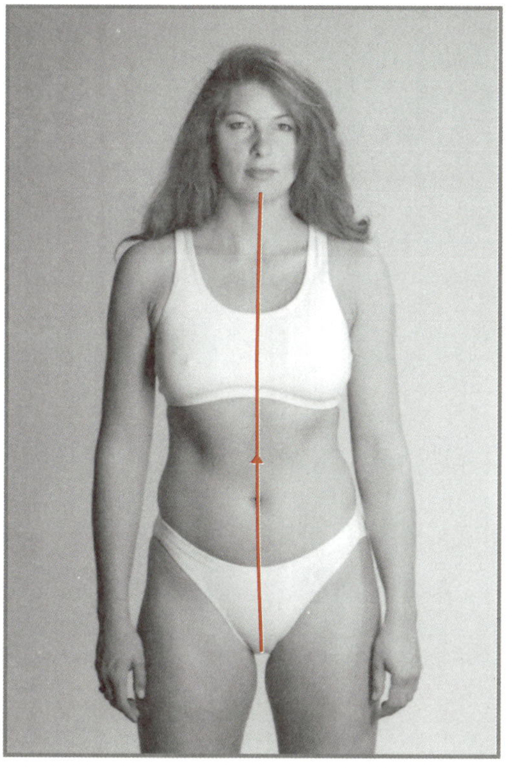

그림 5-8 임맥 (Central Meridian)

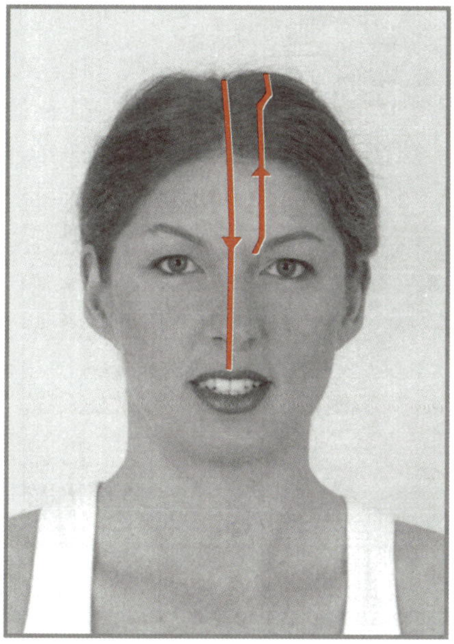

그림 5-9 독맥 (Governing) 방광경 (Bladder Meridian)

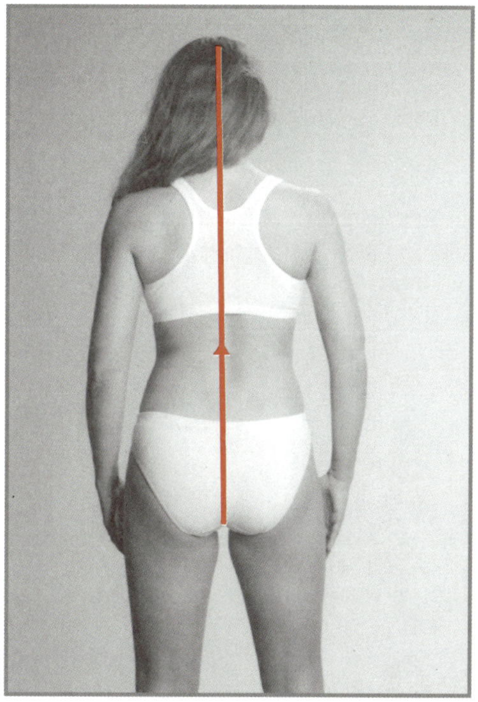

그림 5-10 독맥 (Governing Meridian)

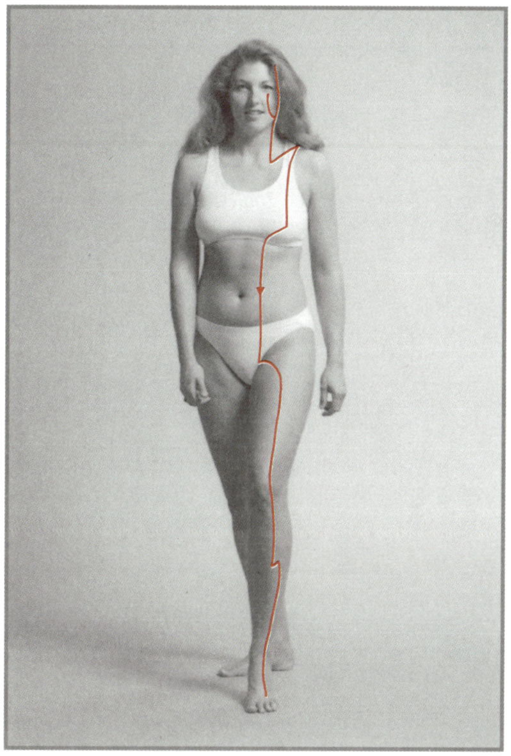

그림 5-11 위경 (Stomach Meridian)

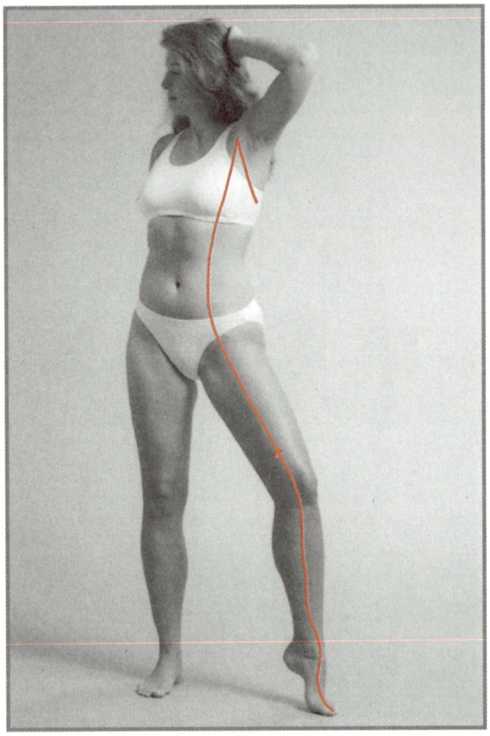

그림 5-12 비경 (Spleen Meridian)

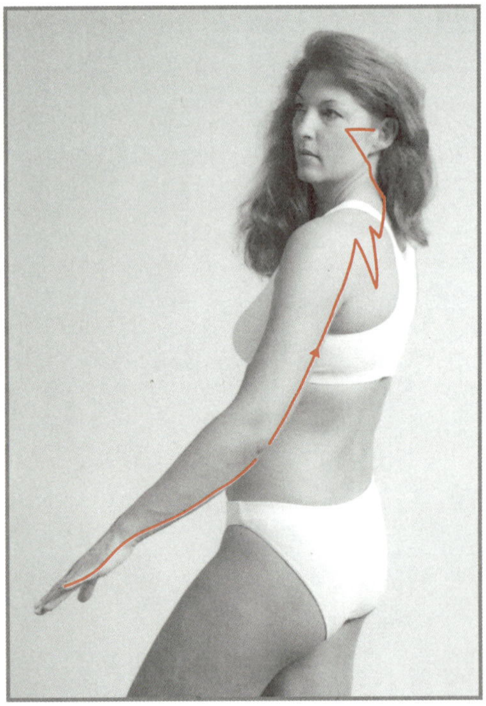

그림 5-13 소장경 (Small Intestine)

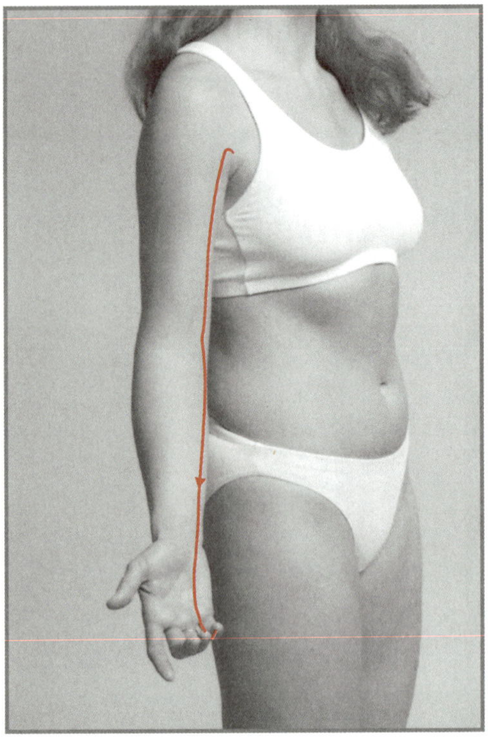

그림 5-14 심경 (Heart)

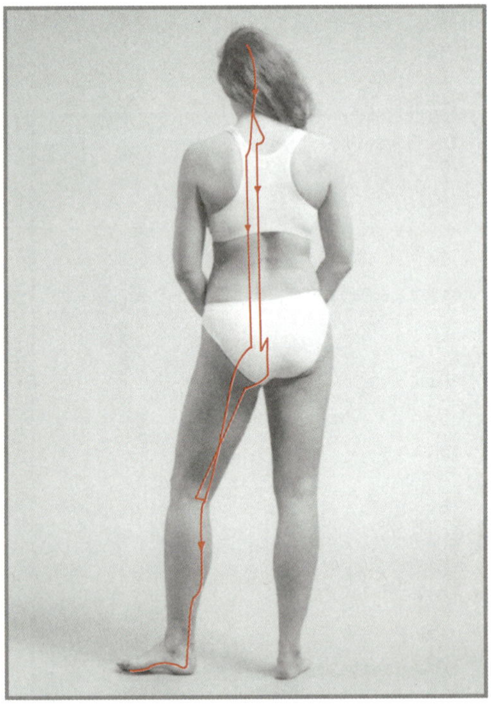

그림 5-15 방광경 (Bladder)

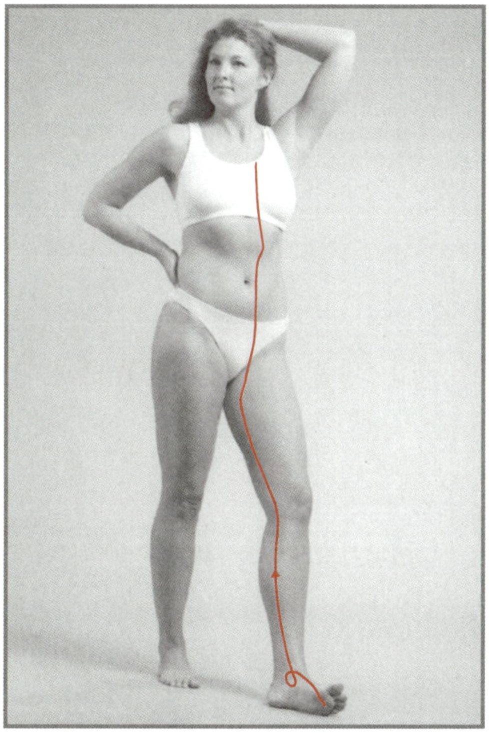

그림 5-16 신경 (Kidney)

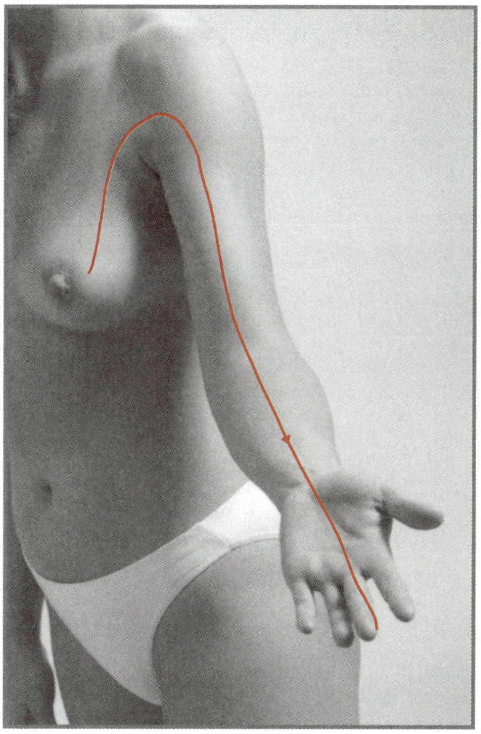

그림 5-18 심포경 (Circulation-sex)

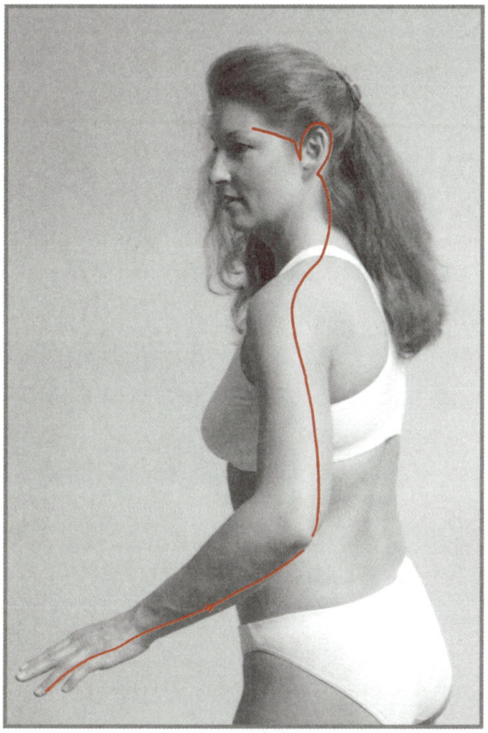

그림 5-17 삼초경 (Triple heater)

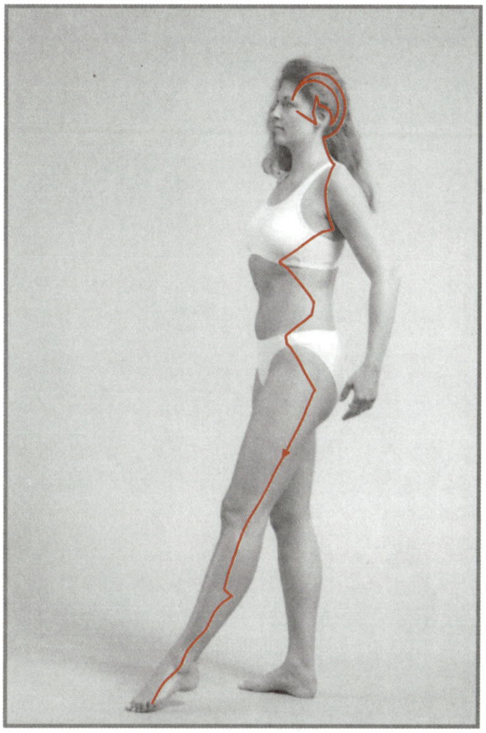

그림 5-19 담경 (Gall Bladder)

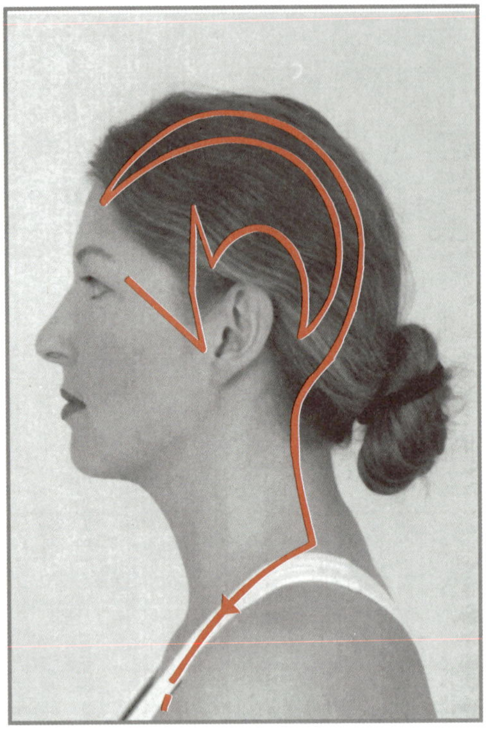

그림 5-20 담경 (Gall Bladder)

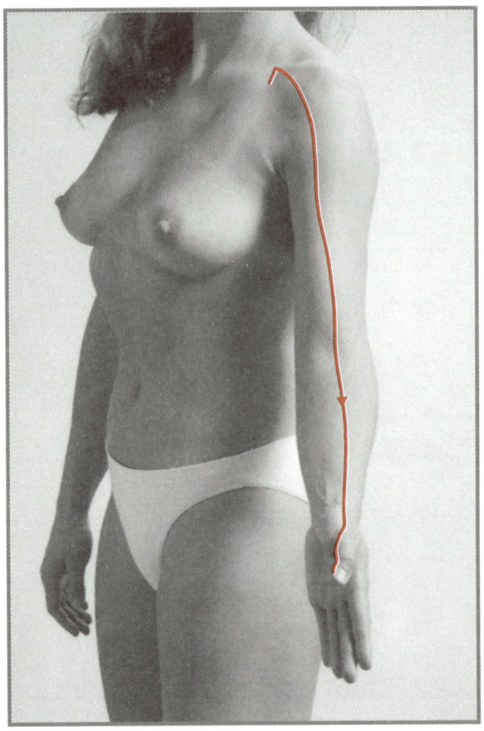

그림 5-21 폐경 (Lung)

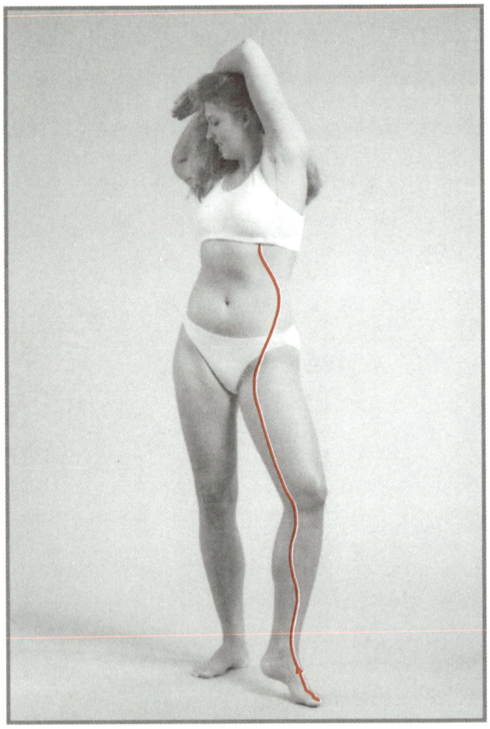

그림 5-22 간경 (Liver)

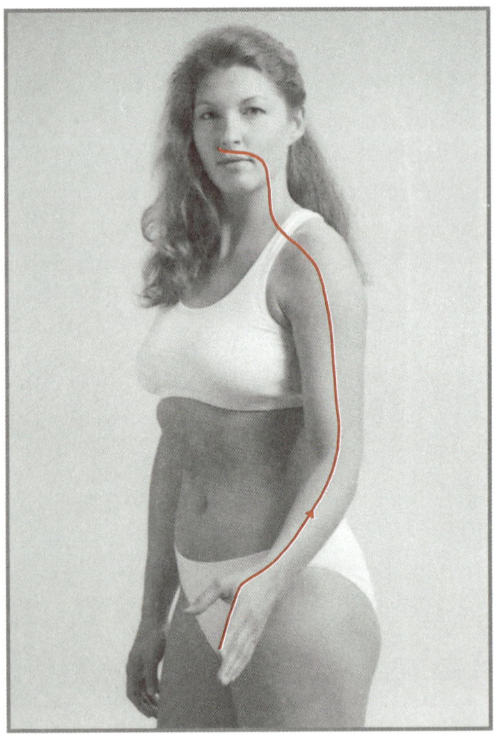

그림 5-23 대장경 (Large Intestine)

밝혀졌다. 시식/시음과 냄새를 맡는 것만이 영양소와 기타의 비독성 물질의 검사방법으로서 ICAK에서 인정되었다. ICAK-D는 손에 올려놓는 검사도 인정하고 있으나, 동종요법 치료제나 식물 에센스 등의 에너지 물질에 한정된다.

AK를 사용하는 치료사는 처리된 장기/선 조직을 인체의 동일한 장기나 선의 기능장애에 사용하는 일이 흔히 있다. 장기의 기능 개선에 사용되는 이러한 장기 또는 선의 추출물, 허브, 의약품 또는 기타의 치료물질을 검사하기 위해, 치료사는 질병이 있는 장기/선에 연관성이 있는, 검사결과가 약한 근육을 사용한다. 어떤 물질을 씹어서 또는 입안에 간직하여 검사상-약한 근육을 정상긴장성으로 만드는 물질은, 연관성이 있는 장기/선의 기능개선에 도움이 되는 경우가 있다. 다만, 그 물질이 그 근육을 강화시켜도, 그것을 과긴장 상태로 하는 것이라면 사용해서는 안 된다.

영양물질이나 기타의 물질의 검사에 관한 정확한 기전은 불명이다. 적절한 영양물질을 입 안에 간직하여 수초 후에, 검사상-약한 근육이 강화되는 경우도 있다. 명백히 이 경우, 물질을 흡수하거나, 혈류에 의해서 뇌까지 운반하거나 할 시간은 없다. 관측된 변화의 경로로서 생각할 수 있는 것은 미각과 연관성이 있는 신경이다. 우리들이 음식물을 맛볼 때, 이러한 음식물이 좋은지 싫은지는 바로 알 수 있다. 음식물을 맛보면, 뇌가 그 화학 성분과 특정의 장기/선에 대한 효과를 인식한다. 아마도 이 인식에 의해서, 조정계 (장기/선 및 연관된 근육을 포함)에 유익한 효과가 있었던 에너지 패턴이 근력검사에서 관측된 것 같은 즉각적인 개선을 가져오는 것이라 생각된다.

입과 뇌의 사이에, 미각 이외에 별개의 경로도 존재한다는 것을 시사하는 증거가 있다. 방사성 음식물을 쥐의 입 안에 넣었다. 불과 몇 초 후, 질소용액 안에서 쥐를 동사시켰다. 그 다음 쥐의 뇌의 얇은 조각을 조사하였더니, 방사성 음식물의 일부가 함유되어 있다는 것이 판명되었다. 음식물이 어떻게 하여 이와 같이 신속하게 뇌에 도달하였는지는 아직도 해명되어 있지 않다. 하지만 이 실험은 입 안에 있는 음식물이 수초 내에 뇌 안에 존재한다는 것을 밝혔다.

기능장애가 있는 장기에 효과가 있는 영양물질도 역시, 장기 또는 연관된 NL영역들의 어떤 압통을 완화한다. 이 효과는 영양물질의 일부를 입안에 넣고 맛을 본 이후 즉각 생길 것이다. 근력검사가 약하였던 근육을 강화시키는 여러 물질들이 있다면, 그것을 입안에 넣은 경우에 관련되는 압통을 가장 완화시킨 물질이 추천하는 물질이다 (Leaf, 1995). 다만 치료사는 그것이 검사상-강한 지표근육을 약하게 하거나, 과긴장 상태로 하거나 하는 것이 아닌 한, 그 문제의 지원하는 것에 임상적으로 필요하다고 생각되는 다른 물질도 투여해야 한다.

예를 들면, 골다공증에 가장 좋은 AK 검사결과를 보여주는 물질이 마그네슘일 수 있다. 마그네슘은 다른 의약품보다 훨씬 고통을 완화한다. 하지만 골의 재건에는 칼슘 (오르토산염 칼슘, 글루콘산염 칼슘, 아스코르브산염 칼슘 등)이나 비타민 D3이 필요하고, 이들도 투여해야 한다. 이러한 물질은 허용범위의 형태로 투여되는 것으로 한다. 강하였던 지표근육을 약하게 하는 것도, 과긴장 상태로 하는 것도 없어야 할 것이다. 치료사는 칼슘이나 비타민 D3이 검사상-약한 근육을 정상긴장성으로 만들거나 고통을 완화시키거나 하는지 아닌지를 검사할 필요는 없다. 왜냐하면 이들은 마그네슘에 의한 효과라는 것을 이미 알고 있기 때문이다.

부적절한 영양공급에 의해서 조정계에 장애가 일어나는 일이 있다. 이것은 AK 검사에 의해서 간단히 검출할 수 있다. 같은 절차를 사용해서, 조정계에 미치는 어떤 물질 (또는 기타의 자극)의 나쁜 영향을 검출할 수도 있다. 다만, 알레르기반응이 의심되는 경우, 또는 물질이 약간 유독한 경우, 충분히 희석하거나 검사에 극소량을 사용한다. 독성이 강한 물질은 아무리 소량일지라도 투여해서는 안 된다. 치료사는 오래된 관습 "Primum nihil nocere!"에 따라야 한다. 즉, "무엇보다 환자에게 독을 섞어 넣지 말 것." 치료사는 어떠한 일이 있어도 알레르기반응을 일으키거나, 환자를 다치게 해서는 안 된다.

자극물질을 줄 때, 보통 환자가 그것과 접촉하는 방법으로 주는 것이 좋다. 화초, 향수, 자동차의 배기가스 또는 기타의 냄새를 맡게 한다. 최근에는 페이스크림,

립스틱, 기타의 화장품 냄새를 맡게 한다. 음악 (또는 소음)을 듣게 한다. 담배나 알코올의 작용을 검사하려면, 그날의 최초의 흡연 또는 음주를 검사하는 것이 가장 좋다.

일반적으로, 조정계에 나쁜 영향을 가지는 물질은 모든 조정계의 근력을 저하시킨다. 이 때문에, 대부분의 근육을 영양물질의 검사에 지표근육으로서 선택할 수 있다. 다만, 특정 조정계의 근육에만 나쁜 영향을 미치는 일부 물질도 있다. 예를 들면, 과잉의 알코올은 간장에 해로운 영향을 미친다는 것이 알려져 있다. 환자의 간장에 알코올 문제가 있는지 어떤지를 판정하려면, 치료사는 간장 조정계에서 큰가슴근 복장부 등의 지표근육을 선택하면 좋다.

음식물의 조합도 마찬가지로 검사된다. 예컨대, 단백질과 탄수화물을 개별적으로 검사하였을 때, 어느 것도 근력검사결과는 정상긴장 상태가 되는 경우도 있다. 다만 많은 경우, 양쪽을 함께 입에 넣으면, 지표근육의 검사결과는 약하거나 과긴장 상태가 된다. 이 테크닉을 사용해서, 1회의 식사에 어떤 음식물을 조합하여 섭취하는가를 정하는 개인의 영양 계획을 세울 수 있다.

대부분의 자극 물질들을 마찬가지로 검사할 수 있다. 온랭효과는 문제가 있는 신체 부분에 직접 적용함으로써 가장 좋은 검사가 가능하다. 예를 들면, 스포츠 장애 직후, 얼음 등으로 환부를 냉각시킬 것을 권장한다. 1~2일 지나면, 이번에는 온찜질을 한다. 어느 쪽이 효과적인지를 검사하려면, 장애부분을 TL하여, 지표근육을 검사한다. 지표근육의 검사결과는 약해져야 할 것이다. 잇달아서 TL에 의해서 근력을 저하시키고, 환부를 냉각시킨다. 지표근육을 재검사한다. 다음으로 이 검사를 "온열"로 반복한다. 근육을 정상긴장 상태로 하는 "냉각" 또는 "온열"의 자극이, 적용해야 할 치료이다.

이 주제에 대한 더 자세한 논의에 대해서는 "도전"을 (67–72페이지) 참조하기 바란다.

1. 알려진 기능장애를 가진 한 장기를 찾는다. 그 장기와 그것의 NL반사점에 압통이 있는 지를 촉진한다.
2. 그 장기/선에 연관성이 있는 근육들을 검사한다. 검사결과가 약한 근육을 최소 1개를 찾아낸다. 하나도 발견되지 않은 경우, 그 장기에 TL한다. 이것에 의해서 지표근육이 약해졌다면, TL과 지표근육의 조합이 뒤따르는 검사에 사용될 수 있다.
3. 이 장기/선에 긍정적인 효과를 갖고 있는 것을 알고 있는 영양물질 또는 의약품을 환자의 입에 넣어 씹어서 맛을 보게 한다.
4. 연관된 근육을 재검사한다. 이전의 검사상-약한 근육이 이제 강하다고 검사된다면, 이 물질을 입에 넣게 한 채로, 진정혈을 TL 또는 가볍게 두드리어 (또는 별개의 근력저하 테크닉을 적용하여), 재검사한다. 근력이 저하하지 않는다면, 이 물질에 의해서 근육이 과긴장 상태가 되어있다는 것을 알 수 있다. 이 물질은 섭취해서는 안 된다. 진정혈을 만져서 근육이 검사상 약해지면, 그 근육은 이제 정상긴장 상태이고, 이 영양물질 또는 의약품은 연관되는 장기 조정계의 장애의 교정에 효과적이다.
5. 복수의 물질에 의해서 그 근육이 정상긴장 상태가 된 경우, 입에 넣었을 때 그 장기 또는 그것의 NL 반사점의 압통을 가장 완화시킨 물질이, 환자에게 권장해야 할 물질이다. 또한, 검사상-강한 지표근육을 약하게 하거나, 과긴장 상태로 하는 것이 아닌 한, 그 증상의 해결에 임상적으로 필요한 기타의 물질을 주어라.

자극물질의 잠재적인 효과성의 검사

Testing for Possible Positive Effects of Stimuli

1. 어떤 문제에 특정의 자극물이 효과적인지 어떤지를 판단하려면, 그 문제 때문에 약하다고 검사되는 근육을 찾는다.
2. 그 문제 때문에 약하다고 검사되는 근육을 찾을 수 없는 경우, TL 또는 도전을 사용해서, 그 문제를 유발시킨다. 아래의 검사로, 지표근육을 검사상 약하게 만든 TL 또는 도전의 적용을 계속한다.
3. 자극물질을 적용한다.

4. 이전에 검사상-약한 지표근육을 검사한다. 이 지표근육이 TL 또는 도전에 의해서만 검사상-약한 것이라면, 이 검사와 아래의 절차 동안, 근력을 저하시킨 TL 또는 도전을 적용한다.
5. 지표근육이 이제 검사상 강하다면, 그것을 약하게 하려고 시도한다 (진정혈을 가볍게 두드리든가, 근방추세포를 꼬집거나, 또는 근복에 자석의 N극을 댄다). 그 근육을 약화시킬 수 있다면, 이 근육은 정상긴장 상태이다. 이것에 의해서, 적용된 자극물질은 검사된 문제에 적용 가능하고, 좋은 효과가 있다고 생각된다.
6. 그 지표근육을 약하게 할 수 없는 경우는, 자극물질이 근육을 과긴장 상태로 한 결과이다. 이 자극물질은 검사된 문제의 치료에 사용해서는 안 된다.

영양물질 또는 기타 비독성 물질의 잠재적인 나쁜 영향의 검사
Testing for Possible Negative Effects of Nutrition or Other Non-Toxic Substances

1. 문제의 물질의 영향을 받을 것 같은 조정계는 무엇인가를 생각한다.
2. 검사되는 조정계로부터 정상긴장 상태의 지표근육을 찾아낸다.
3. 영양물질을 환자의 입에 넣고, 씹어서 맛보게 한다. 또는 영양물질에 냄새가 있는 경우는 그 냄새를 맡게 한다.
4. 지표근육을 재검사한다. 지표근육이 이제 검사에서 약해지거나, 또는 검사에서 강하지만 약하게 할 수 없는 (과긴장 상태) 경우는 이 영양물질은 검사된 조정계에 나쁜 영향이 있다.

숨겨진 문제들
Hidden Problems

때때로 한 장기나 선이 명백한 문제가 있는데도, 연관된 근육들 모두가 검사상 강한 일이 있다. 게다가 근육은 과긴장 상태가 아니라, 오히려 정상긴장 상태이다. 즉, 근방추세포를 근접시키거나, 그 진정혈에 접촉하거나 가볍게 두드리거나, 대응하는 경락의 주행과 반대방향으로 스트로크를 하거나, 자석의 N극을 치료대상의 근복에 놓음으로써 근육을 약하게 할 수 있다. 이러한 경우, 몸은 그 문제를 상쇄하도록 보정되어 있다. 즉, "한쪽을 희생하여 다른 쪽에 충당하는" 사태가 발생하고 있어, 연관되는 근육을 검사해도 원래의 증상은 더 이상 눈에 보이지 않는다.

이러한 경우, 근육의 반사점 및 약화된 장기/선을 동시에 TL하면, 근육이 검사상 약해지는 일이 많다. 이 외관상 보정의 정확한 신경학적 근거는 아직 명백하지 않다. 이 절차에 의해서 근력저하가 명백해지면, 반사점에 접촉하여 적절한 자극을 주는 것에 의해서 교정할 수 있다. 교정 후, 같은 TL에 의해서 근육을 재검사하면, 교정을 확인할 수 있다.

숨겨진 문제 찾기
Finding Hidden Problems

1. 근력검사를 시행하고, 모든 필요한 교정을 실시한다.
2. 환자를 관찰하고, 검사하고, 질문함으로써, 기타의 문제가 없는지 판단한다.
3. 어떤 기능장애가 있는 장기/선과 연관성이 있다는 것을 알고 있는 근육을 검사한다. 몸의 어떤 영역에 문제가 있는데도, 그 영역에서 연관성이 있는 근육을 찾을 수 없는 경우, 환자에게 그 영역을 TL시켜, 지표근육을 검사한다. 그 문제가 나타나게 하기 위해 환자가 특정 자세를 취할 필요가 있는 경우, 그 자세를 취하게 하여, 문제의 영역을 접촉한다.
4. 절차 3에서 선택한 근육 또는 지표근육의 검사결과가 약하였던 경우, 표준 테크닉을 사용하여 필요한

교정 조치를 찾아서 실시해서, 근육을 강화시킨다. 다만, 그 근육 또는 지표근육이 강한 채로라면, 아래의 테크닉을 사용해서 숨겨진 문제의 원인을 찾아라.

5. 반사점 또는 기타의 연관되는 점 (point)들을 한번에 하나씩 접촉하면서, 절차 3과 마찬가지로 그 문제를 자극하면서 근육 (또는 지표근육)을 검사한다.
6. 근력을 저하시키는 점이 발견되면, 이 점에 적절한 교정 테크닉을 적용하면, 숨겨진 문제의 교정에 도움이 될 것이다.

교정:

1. 그 점에 적절한 교정 절차를 적용한다.

교정의 확인:

2. 검사결과를 약하게 하는 점에 접촉하면서, 근육 (또는 지표근육과 TL 또는 자세)을 재검사한다.
3. 근육이 이제 강한 채로라면, 교정은 확인된 것이 된다.
4. 상기의 절차 6으로 되돌아가서, 근육/지표근육을 약하게 하는 점이 없어질 때까지 그 과정을 반복한다.

숨겨진 문제들을 밝히는 더 이상의 테크닉들에 대해서는, 좌뇌반구와 우뇌반구의 활동에 관한 아래의 항목을 참조하기 바란다. 근육들은 여러 번의 검사 후나, 스트레칭이 된 후, 또는 최초에 별개의 근육들이 수축된 후에도 약해지는 일이 있다. 이 주제에 대해서는, 반복 근력검사 (125페이지), 근육 신장 반응 (128페이지), 반응근들 (133페이지)에 관한 항목을 참조하기 바란다.

특정 근육의 기능 개선에 도움이 되는, 또는 연관되는 장기 또는 선에 효과적이라 생각되는 모든 것을 시행하려면, 위에 기술한 모든 근력검사를 시도하고, 검출된 불균형을 교정할 필요가 있다.

좌우 뇌반구의 활성화

Activation of the Right and Left Halves of the Brain

뇌의 2개의 반구는 각각 상이한 작용을 한다. 숨겨진 문제들은 뇌의 한쪽만이 활성화하여 있을 때에 나타나고, 검사할 수 있다. 그 기전은 잘 알려져 있지 않다. 뇌의 절반을 "활성화"하면, 뇌는 그 문제를 잘 감지하고, 그 다음 이것이 근력검사에 반영된다는 것이 가장 일반적인 가설이다.

피부 감각이 상실되면, 일반적으로 TL은 기능하지 않게 된다. Goodheart는 피부 감각이 상실된 마비의 증상 사례에서, 뇌의 절반을 활성화시키면 TL이 기능하게 된다는 것을 알아차렸다. 고전적인 Goodheart 스타일 안에서, 그는 이 소견을 발견했고 다음에 있는 중요한 치료적 적용을 개발했다. 그는 한쪽 뇌의 활동만이, 이전에는 기능하지 않았던 TL을 만들 수 있다면, 뇌와 몸의 연관성이 개선된 것이라고 추론하였다. 이 가설을 검증하기 위해, 마비환자에게 구구단을 암송시키면서 오른쪽 다리를 들어올리도록 지시하였다. 암산은 좌측 뇌의 활동이다. 좌측 뇌는 몸의 우측을 제어한다. 환자가 2 × 39에 도달하였을 때, 다리는 들려 올라갔다. 게다가, 콧노래를 (우측 뇌의 활동) 부르면서 왼쪽 다리를 들어올리도록 지시하였더니, 그 불과 2분 후에 다리가 움직인 것이다. 이 테크닉에 의해서, 많은 마비환자가 다시 움직일 수 있게 되었다.

특정 장기에 연관성이 있는 조정계에 있는 문제가 명백한데도, 그러나 연관되는 근육들이 모두 강하다고 평가되는 일이 있다. 그 조정계에 연관성이 있는 근육의 반사점에 접촉하여도 (숨겨진 문제에 대한 항목에서 설명한 것처럼), 근육은 약해지지 않고 의심이 가는 문제도 나타나지 않는다. 더 이상의 숨겨진 문제들이 의심이 갈 때, 환자에게 구구단의 암송과 같은 산술 활동을 시켜서 좌측 뇌를 활성화시키도록 지시한다. 환자가 그렇게 하고 있는 동안, 그는 그 근육에 해당하는 여러 반사점들을 TL하고 있는데, 그 동안 치료사는 근육을 다시 검사한다. 우측 뇌에 대해서도 이것을 반복한다. 우측 뇌의 경우는 즉흥곡을 (가사가 없는 것으로 환자가 그 시점에서 생각해 낸 것) 콧노래를 부르게 한다. 비록 TL과 콧노래(또는 암산)의 어느 쪽인가 한쪽에서는 지표근육이 약해지지 않더라도, 양쪽을 같이하면 효과가 있을지도 모른다. 콧노래 또는 암산과 반사점에 대한 TL의 조합에 의해서 지표근육이 약해지면, 그 다음 TL된 반사점을 치료한다. 그 후, 반사점에 대한 TL과, 근력검사결과를 약하게 한 뇌반구의 활동을 시행하면서 근육을 재검사한다. 근육이 더 이상 약해지지 않으면, 교정은 확인된 것이다.

좌우 뇌반구의 활성화에 의한 숨겨진 문제 찾기

Detecting Hidden Problems through Activating The Right and Left Halves of the Brain

1. 근력검사를 시행하고, 필요한 모든 교정을 실시한다.
2. 여전히 남아 있는 문제들을 고려해서, 어느 근육이 연관되어 있는가를 유추해 본다.
3. 의심이 가는 근육의 반사점을 환자에게 TL시키면서 그것을 재검사한다. 이것이 활성 TL을 만든다면, 위에서 언급한 대로 숨겨진 문제를 치료한다. 이것이 활성 TL을 만들지 못한다면, 아래의 절차 4와 5의 활동을 시행하면서 지표근육을 재검사한다.
4. 환자에게 구구단을 암송시키면서, 그 근육의 각 반사점을 다시 TL한다.
5. 환자에게 즉흥곡을 콧노래를 부르게 하면서, 그 근육의 각 반사점을 다시 TL한다.
6. 암산 또는 콧노래에 의해서 근력검사 결과기 약해졌다면, 그 근육은 숨겨진 문제가 있다.

교정:

1. TL된 반사점에 적절한 교정 테크닉을 실시한다.

교정의 확인:

1. 다시 환자에게 TL과, 그 전에 근력을 저하시킨 뇌의 활동을 동시에 시행시키고, 다시 근력검사를 한다.
2. TL과 뇌 활동의 동시실시에 의해서 근력이 더 이상 저하하지 않으면, 교정은 확인된 것이다.

반복 근력검사

Repeated Muscle Testing

때때로, 근력검사결과는 강하고, 반사점에는 활성 TL이 없는데도, 반복 근력검사 후에 근육이 약해지는 일이 있다. 이것은, 처음에는 화려한 활동을 하였으나 전성기가 오기 전에 은퇴한 운동선수에서 흔히 관찰되는 문제이다. Goodheart가 처음으로 이 문제에 조우한 것은 스키의 활강 중에 확고하게 앞으로 기운 자세를 취할 수 없게 된 스키 선수의 증상사례였다. 이 선수에게 근력검사를 시행하였더니, 발의 근육은 모두 검사상 강하였다. 증상이 나타나는 것은 반드시 시합 끝에서였다는 것으로부터, Goodheart는 각 근육에 대한 근력검사를 몇 번이나 반복하여, 그 스포츠 활동이 근육에 미치는 일정한 부하를 시뮬레이션하는 실험을 시행하였다. 환자의 문제를 일으켰던 생활 환경과 같은 상황에 놓고 검사를 시행하는 것은 AK의 기본원칙의 한 예이다. 스키선수의 뒤넓다리근 (hamstrings)을 검사하였더니, 한쪽만으로는 검사를 반복해도 평가는 강하였으나, 그러나 다른 한쪽은 검사를 5회 반복한 후, 약해졌다. Goodheart는 흥분하여 이렇게 말하였다. "나는 답을 얻었다. 질문도 하지 않았는데" (Walther, 1984)

다음으로 Goodheart는, 이 반복 근력검사에 의한 근력저하를 방지하는 수단을 모색하였다. 그는 환자에게 뒤넓다리근의 NL반사점을 TL시켜서, 약한 뒤넓다리근을 반복해서 재검사하였다. 이번에는 그 근육은 약하게 되지 않았다. 이 경우, 근육의 검사결과는 강하고, NL반사점에 대한 TL에 의해서 근력은 저하하지 않았던 것이 지적된다. 근육은 반복검사 후에만 약해졌던 것이었다. 그 근육의 NL반사점에 대한 TL 덕분으로 근육은 약해지지 않고 반복해서 수축할 수 있었던 것이다. Goodheart는 실험에 의해서, 근육의 NL반사점에 장시간 마사지를 하면, 그 후의 반복 근력검사에서도 근육은 강한 채로라는 것을 발견하였다. 이 성공적인 치료 소견에 입각하여, Goodheart는 반복 근력검사에 의한 근력의 저하는 제대로 기능하지 않는 림프계 때문은 아닌가라고 추론하였다. 근육 조직 내에 충분한 림프의 흐름이 없다는 것이 문제의 원인이라 생각한 것이다.

Goodheart는 당연히, 모든 근육은 속근 섬유와 지근 섬유로 구성된다는 것을 알고 있었다. 속근섬유는 지치기 전에 오직 몇 회만 수축할 수 있다. 반복 근력검사에서, 최초의 몇 회의 수축에 대해서는 검사결과가 강하다는 것으로부터, 속근 섬유는 바르게 기능하고 있다고 추론되었다. 논리적으로, 스키선수의 문제는 장시간에 걸친 연속적이고 반복적인 수축을 유지할 수 없었던 지근섬유에 원인이 있었어야 할 것이다.

속근섬유도, 지근섬유도 에너지원은 포도당이다. 포도당은 필요에 따라서 체내에서 설탕의 보존형태인 글리코겐으로부터 만들어진다. 속근섬유가 수축을 멈추면, 글리코겐으로부터 이미 전환된, 사용 가능한 포도당의 공급은 고갈된 것처럼 보인다. 따라서, 적색 지근섬유에도 충분한 포도당이 연료로 공급되지 않게 된다고 생각하는 것은 논리적으로 타당하다.

지근섬유는 에너지원으로서 지방도 사용한다. 그 근육의 여러 회의 수축 후에 지근섬유가 기능을 멈추면, 논리적으로 지방 공급은 공급 부족에 빠져야 할 것이다. 지근섬유에 사용되는 지방은 모세혈관과 림프계에 의해서 공급된다. 림프계는 노폐물의 수송 시스템일 뿐만 아니라, 손가락모양의 소장의 유미관 (lacteals)을 통해서 영양소인 지방도 흡수한다. 이 지방은 혈류로 운반되고, 거듭 근육에 운반되어, 지근섬유의 연료가 된다.

림프액이 적절히 순환하지 않으면, 모세혈관에서부터 누설된 액과 세포로부터 방출된 노폐물이 간질 공간들에 축적된다. 이러한 림프액 울혈 상태에서는, 림프액은 거의 유동하지 않고, 세포는 세포벽의 바로 곁에 있는 당분과 지방을 흡수하여, 더 이상의 에너지원의 공급은 이루어지지 않게 된다.

속근섬유는 수축 가능하므로, 근육은 피로하기 전에 몇 회의 강한 수축에 견딜 수 있다. 에너지에 대해서는, 속근섬유에 의한 당분의 분해는 비효율적이고, 바로 연료부족이 된다. 가장 좋은 조건 하에서도, 백색 (속근)섬유에는 반복되는 강한 수축에 견딜 만큼의 충분한 에너지원의 즉시공급이 이루어지지 않게 된다. 이 때문에, 속근섬유가 급속히 지치게 되는 것은 당연하다. 지근섬유는 당분을 완전히 산화시킨다. 이 매우 효율적인 과정에 의해서, 같은 양의 당분으로부터 몇 배나 되는 에너지 양이 생성된다. 지근섬유는 연료로 지방도 사용한다. 산소와 에너지가 충분히 공급되는 한, 지근섬유는 장시간 동안 반복 수축을 지원할 수 있다. 다만, 림프액 순환이 나쁘면, 지근섬유는 이용 가능한 에너지원을 바로 소진해 버린다. 이 상황에서는, 반복 수축을 유지하기에 충분한 연료가 재빨리 교체되지 않는다. 이러한 이유로, 적색 (지근)섬유가 계속해서 수축을 할 수 없게 되면, 그 근육은 반복 근력검사 동안 고정한다 (unlock). 이것이 근육들이 반복 사용되면 약해지는 이유에 대한 Goodheart의 가설이다.

또 하나의 가설은 근섬유 내의 화학특성에 관한 것이다. 백색 근섬유는 무산소에서, 포도당을 젖산으로 분해하는 과정에 의해서 수축에 필요한 에너지를 생성한다. 림프계가 근육조직으로부터 젖산을 빠른 시간 안에 제거하지 않으면, pH레벨이 내려가 근육 조직들은 산성화한다. 피로한 근육에서 느껴지는 불쾌감은 근육 조직 내에 젖산이 존재 때문이다. 이것은 근육이 젖산을 더 많이 만들어서 근육이 파괴될 수도 있는 산성 레벨까지 pH를 더 떨어지게 하는 것을 막아서 그 근육을 보호한다. 이 때문에 젖산 레벨의 상승은 최초의 몇 회의 수축으로 근력이 저하하는 이유일 수 있다.

몇 회의 수축 후에 근력이 저하하는 원인이, 젖산의 증가에 있는 것인가, Goodheart의 가설에 있는 것인가에 관계없이, 어느 경우도 불충분한 림프 순환이 논리적 원인인 것에는 틀림없다. 그 근육의 부위에서 느릿느릿한 림프계를 자극하기 위해서, 근육과 연관성이 있는 NL반사점들은 많은 자극을 필요로 한다. NL반사점을 장시간 (2~4분 또는 그 이상) 자극함으로써, 근육은 반복 근력검사에도 강하게 남아있을 수 있는 능력을 받을 것이다. 느릿느릿한 림프계를 정상 활동상태로 하려면, 환자는 이 자극을 자택에서 수주일간 반복할 필요가 있다.

오스트레일리아의 "Touch for Health" 강사인 Joan Dewe (Professional Kinesiology Practitioner system: PKP의 공동 설립자)는 아래와 같은 일화를 피력하였다: 오스트레일리아의 한 바에서, 남자들이 어떤 스포츠 내기를 하고 있었다. 그들은 신발 위에 철제 중량을 묶었다. 이 중량을 붙인 채로, 다리를 누가 가장 많이 펼 수 있는가를 경쟁하고 있었다. 우승한 남자는 16회를 폈었다. Joan은 자기도 해보고 싶다고 말하였다. 여자가 힘자랑을 해 보기를 원하는 것 때문에 남자들은 비웃었다. Joan이 여자에게 지는 것이 두려운가라고 말대꾸하자, 그들은 Joan에게 시켜보기로 하였다. 중량을 신발에 부착하고, Joan은 가슴 앞으로 팔짱을 끼었다. 이것에 의해서 늑강의 앞쪽 가장자리 밑을 (다리를 뻗게 하는 넙다리곧은근 (대퇴직근)을 포함한, 넙다리네갈래근의 NL영역들) 은밀하게 마사지할 수 있었다. Joan이 16회 이상 다리를 폈을 때, 남자들은 믿을 수 없다는 것처럼 입을 딱 벌리고 Joan을 열심히 바라보았다. 넙다리네갈래근 (대퇴사두근)의 NL반사영역을 마사지함으로써, 그녀의 넙다리네갈래근에는 연료가 공급되고, 근육의 수축에 의한 노폐물은 신속하게 처리되어, 그 자리에 있었던 어떤 남자보다도 더 잘할 수 있게 해 주었다.

일부 경우에서, 반복 근력검사에 의한 근력저하의 원인이, 근육조직 내의 혈관의 순환 불량인 경우도 있다. 특히, 속근섬유들을 더 많이 갖고 있는 근육들에서 그렇다. 이 경우, NV반사점에 대한 TL에 의해서 반복 근력검사 이후 만들어진 검사상 약한 것을 무효로 할 수 있다. 그리고, NV반사점에 대한 자극이 그 문제를 없앨 것이다. 경우에 따라서는, 반복 근력검사가 만든 근력저하를 없애기 전에, NL자극과 NV자극의 양쪽이 필요하게 되는 일도 있다.

유산소 (aerobic)의 적색근육은 무산소 (anaerobic)의 백색근육보다도 더 천천히 수축한다. 이 원래의 기능의 차이를 반영하여, 유산소 적색섬유를 많이 함유하는 근육은 10초에 약 10회로 천천히 율동적으로 검사된다. 속근섬유의 비율이 높은 근육은 보다 빨리 수축하고, 더 빨리 검사돼야만 한다. 이러한 무산소 백색근육은 10초에 약 20회로 검사돼야만 한다. 이러한 검사들은 보통의 AK 근력검사보다 빨리 실행된다. 당연히 그 환자에게는 각각의 빠른 수축 동안 긴장을 최고 수준까지 높일 충분한 시간은 없다. 반복 근력검사에는 *준최대 수준* (sub-maximal level)의 수축이 적당하다.

많은 경우, 반복되는 근력저하의 교정을 오래가게 하려면, 영양공급이 필요하다. 지근섬유 (slow fibers)의 비율이 높은 근육에는 철분을 사용한다. 속근섬유 (fast fibers)의 비율이 높은 근육에는 판토텐산 (pantothenic acid)을 선택한다. 환자가 검사를 반복하면 모두가 검사상 약해지는 여러 근육들을 가진 경우, 지근적색섬유에 에너지를 공급하는 충분한 고품질의 지방이 부족하다고 생각된다. 이 경우, 유지, 달맞이꽃 종자유, 참기름 또는 어유 등의 지방산이 필요한 일이 많다.

위에서 기술한 반복 근력검사 동안 근력저하를 나타낸 근육들에서, 그 근육의 NL반사점 또는 NV반사점의 TL에 의해서 그 근육이 근력저하가 없어지는지 아닌지를 검사한다. 근력저하가 해소된 점 (point)들에 대한 교정적 치료 적용이 필요하다.

반복 근력검사에서 근력이 저하하는 경우, 위에서 기술한 테크닉을 적용함으로써, 근육의 내구력을 현저하게 높일 수 있다. 근육의 내구력의 향상은 누구에게나 유익하지만, 계단을 다 올라가지 못하고 피로해 버리는 고령자에게는 특히 고마운 일이다. 또한, 운동선수가 그 잠재 수행 능력을 최대한 발휘하기 위해서도 큰 도움이 된다.

반복 근력검사 테크닉

Repeated muscle Testing Technique

검사:

1. 근력검사를 시행한다. 약하다고 평가되면, 계속하기 전에 근육을 강화한다.
2. 유산소 근육 (자세근)들을 10초에 약 10회로 검사하거나,
3. 무산소 근육 (상동근)들을 10초에 약 20회로 검사해라.

근육의 종류를 모를 때는, 두 종류의 검사를 한다.

4. 만약 반복 근력검사 동안 근육이 고정되지 않는 경우, 환자에게 철분 원천, 다음으로 판토텐산, 다음으로 지방산을 "타액과 섞도록" (씹어서 타액과 섞고 입 안에 갖고 있는다) 지시한다.
5. 각 물질에 타액을 섞은 후, 반복 근력검사를 시행한다. 이들 중 하나가 반복 근력저하를 없앤다면, 그 물질을 매일 식사에 포함시킬 것을 환자에게 권고한다. 입을 헹구고, 반복 근력검사에서 다시 근력이 저하하는지 어떤지를 체크한 다음에, 앞으로 진행한다.
6. 환자에게 그 근육의 NL반사점을 만지게 한다.
7. 환자가 NL반사점을 만지고 있는 동안, 다시 반복검사를 시행한다.
8. 환자에게 그 근육의 NV반사점을 만지게 한다.
9. 환자가 NV반사점을 만지고 있는 동안, 다시 반복검사를 시행한다.
10. 만약 그 근육이 약해지지 않고 반복 근력검사 동안 (NL 또는 NV를 TL시키면서) 10회 수축할 수 있으면, 아래의 교정을 한다.

교정:

1. NL반사점 접촉이 그 검사를 강화시킨다면, 그 근육의 모든 NL반사점을 2~4분 동안 깊숙이 문질러라 (rub).
2. NV반사점 접촉이 그 검사를 강화시킨다면, 근육의 NV반사점을 최소한 1분 동안 가볍게 잡고 있는다 (그리고 최대 박동 방향으로 잡아 당긴다).

교정의 확인:

3. 반복 근력검사를 (반사점에 접촉하지 않고) 반복한다. 근력이 더 이상 저하하지 않게 되면, 교정은 성공적이다.

근육 신장 반응을 위한 근막이완 또는 냉각 및 스트레칭 테크닉
Fascial Release or Chill and Stretch Techniques for Muscle Stretch Reaction

일반적으로, 근육을 부드럽게 스트레칭 하면, 근긴장 수준이 일시적으로 올라간다. 예를 들면, 근력검사에서 검사받는 손발에 늘어나고 있는 힘을 가하면, 신경근방추세포가 스트레칭이 되어, 증가되고 있는 힘 아래에서 사지를 가만이 유지시키기 위한 증가된 장력이 필요하다는 신호를 보낸다. 근력검사 결과는 강한데도, 부드러운 스트레칭을 한 후에 일시적으로 근력이 저하하는 경우, 근육은 비정상적인 스트레칭반응을 나타내고 있다고 할 수 있다. 예를 들면, 손을 뒤로 돌려서 투구 준비자세에 있는 투수는, 투구에 사용되는 근육들을 스트레칭 시킨다. 이것은 근육들을 촉진시켜야만 한다. 스트레칭 반응이 있으면, 이 근육들은 가장 필요할 바로 그 때에 억제되어버리고, 그 결과, 투구 동작에서 최적의 세기와 조화를 얻을 수 없다.

근육 신장 반응을 검사하려면, 우선 근육을 초기 상태에서 검사한다. 약하다면, 표준 AK 테크닉을 적용하여 강화한다. 그것이 강하다고 검사되면, 근육을 완전히 신장시키고, 가볍게 당기든가 밀어서 조금 더 신장시켜서, 섬유를 스트레칭한다. 치료사는 어떤 근육을 일시적으로 약화시킬 수 있는 강한 스트레칭을 시행하지 않도록 주의한다. 즉각 근력검사를 재실행한다. 이 스트레칭 후에 근육이 약하다고 검사되면, 그 근육은 비정상 신장 반응을 갖고 있다.

많은 시간을 일하고 있는 척주세움근, 뒤넙다리근, 넙다리네갈래근 등의 자세 근육들은 비정상적인 신장 반응을 시연하기 위해서는 상당히 느리게 스트레칭을 할 필요가 있다. 보통은 비활성이고, 신속한 움직임에 대해서 수축하는 근육 (위상근, phasic muscles)들은 비정상적인 스트레칭 반응이 존재하는 경우 그것을 발현시키려면, 신속하게 스트레칭을 할 필요가 있다. 근육의 종류가 불명인 경우는, 우선 급속 스트레칭을 시행한 다음에 검사하고, 다음으로 천천히 하는 스트레칭을 시행하여 검사한다.

비정상 신장 반응을 교정하기 위해, Goodheart는 2가지 테크닉을 권장하고 있다: 근막 이완과 냉각 및 스트레칭이다 (상세한 것은 아래에서 설명한다). 근막 이완은 연관된 장기/선이 기능장애를 일으키고 있을 때에 최적의 테크닉이라 생각된다. 냉각 및 스트레칭은 치료대상의 근육 또는 그 부근에 통증이 있는 경우에 권장된다.

모든 근육과 장기의 주위에는, 얇고 강한 결합조직 (근막)의 봉지 (sack)가 있다. 근막은 약간 탄성이 있는 세포막이고, 이것에 의해서 근육이나 장기는 서로 원활하게 미끄러질 수 있다. 이상적으로, 근막 봉지는 근육과 길이가 같고, 다른 조직을 따라서 원활하게 미끄러질 수 있다. 근육이 부상을 당한 이후, 근막은 몸의 다른 상처 조직과 마찬가지로 짧고, 두꺼워질 수 있다. 부상이나 특정의 염증성 질병은 근막 막들을 서로 붙게 만들 수 있다. 이것에 의해서, 연관된 근육들의 운동 범위가 한정되어, 혈액이나 림프액의 순환이 억제시킬 가능성이 있다.

근막 및 근육에 파묻힌 신경들 및 스트레칭 수용기 (stretch receptors)들은 스트레칭 될 때 통증을 일으킬 수 있어서, 신경계에 수축을 만들어서 반응하라고 신경계에 틀린 신호를 보내고, 그래서 그 근육을 더 짧게 만든다. 어떠한 이유로 장시간 한 근육이 스트레칭이 되지 않을 때, 근육 주위의 근막이 짧아진다. 이것에 의해서, 구조적으로 근육의 신전 범위를 한정시킨다. 자기 자신이 실제로 시험해보면, 한정된 스트레칭 밖에 할 수 없고, 많은 불편함을 느낀다. 이 때문에, 습관적으로 앞으로 구부정한 자세를 취하는 사람은, 똑바로 선 자세를 취하면 어려움과 고통을 느끼는 경우가 있다.

근육 주위의 근막이 짧아지던가 다른 근막 조직과 유착하면, 그 근육과 연관성이 있는 장기/선의 기능이 장애를 일으키는 경우가 많다. 근막 이완 테크닉의 적용에 의해서, 장기 또는 선을 정상기능으로 회복할 수 있다.

예를 들면, 작은원근은 갑상선과 연관성이 있으며, 갑상선은 체온 조절에 관여한다. 작은원근이 근막 스트레칭을 필요로 해서, 그것을 받으면, 체온은 즉석에서 측정할 수 있을 정도로 변한다. 저체온증의 원인이 되는 갑상선 기능부전증을 가진 환자가 작은원근에 대한 근막 스트레칭을 받으면, 갑상선 기능이 항진하여, 체온이 수분 이내에 보통 0.5 ~1.5℃ 상승한다. 이것은 한 근육의 근막 스트레칭이 관련 장기 또는 선에 어떻게 영향을 주는가의 예이다.

비정상 스트레칭반응이 있을 때, NL반사는 활성이어서, 증가된 림프 배액의 필요성을 나타낸다는 것은, AK 검사에 의해서 확인되어 있다. 근막 이완 테크닉을 실시하기 전에, 이환된 영역의 순환과 배액을 증가시킬 것을 권장한다. 그렇지 않으면, 과잉의 림프액으로 부어 오른 조직에 압력을 가하면, 림프관이 신장하여 손상을 받는 일이 있다. 이러한 목적을 위해서, 이환된 근육의 NV반사와 NL반사를 체크하고, 필요에 따라서 교정할 필요가 있다. 또한, 조직의 과잉의 분비액을 물리적으로 배출할 필요도 있다. 이를 위해서, 치료사는 손바닥 전체를 사용해서, 근육의 몸쪽 끝(심장을 향해서)을 향해서 20~30초간 강하게 압착한다. 동시에, 피부의 전위 (excursion)가 허용하는 만큼 심장 쪽으로 손을 움직인다 (그림 5-24). 액들이 짜내어지면, 조직은 약간 축소한 것처럼 느껴진다. 다음으로 치료사는 근육을 따라서 손을 먼쪽 (심장에서 멀리)으로 움직이고, 다시 압착해서, 심장을 향해서 손을 움직인다. 이것에 의해서 분비액은 근육의 심장 쪽으로 이동한다 (그림 5-25). 이 두 번째의 손의 위치를 약 10초간 누른 후, 이 위치를 계속 유지하면서 최초의 위치를 다시 압착한다 (그림 5-26). 다음으로 손을 두 번째 위치보다도 더 먼쪽인 세 번째 위치로 이동시켜서, 그 절차를 반복한다 (그림 5-27). 근육 전체가 부드럽고 나긋나긋하다고 느껴질 때까지, 분비액을 심장 쪽으로 그리고 근육의 심장 쪽 끝을 지나가게 압착을 반복한다 (그림 5-28). 이 시술은 무엇보다도, 보다 공격적인 근막 이완 테크닉을 적용할 때, 조직의 손상을 방지하는 효과가 있다.

근막 이완을 실행하려면, 우선 근육이 가볍게 당겨지는 자세를 취하게 한다. 근육은 전 과정 동안 스트레칭 상태가 유지된다. 처치하는 조직 위의 피부에 오일을 바른다. 모세혈관이나 림프관의 파열을 방지하기 위해, 치료사는 심장에서부터 가장 떨어진 그 근육의 끝에서부터 시작한다. 치료사는 손가락, 엄지손가락 또는 손가락

넙다리곧은근의 배출 5단계

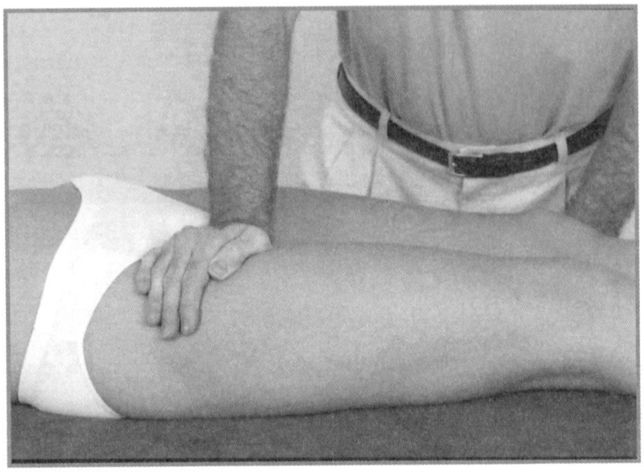

그림 5-24 제 1단계

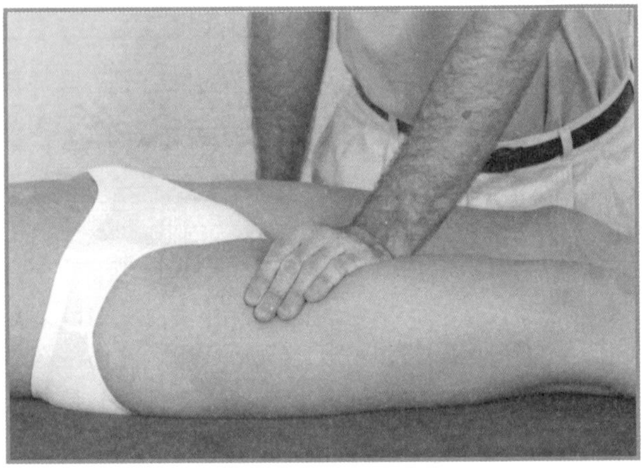

그림 5-25 제 2단계

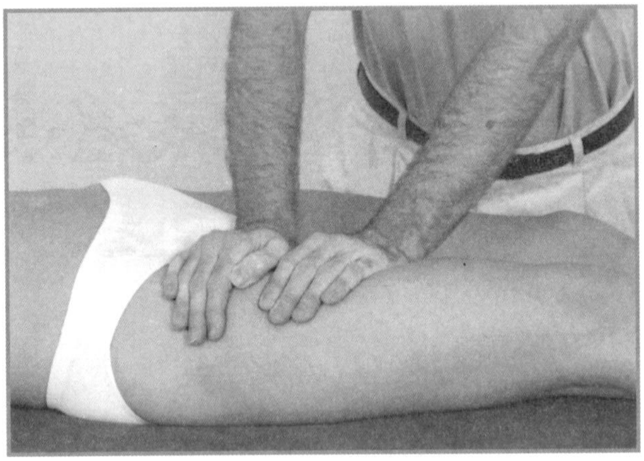

그림 5-26 제 3단계

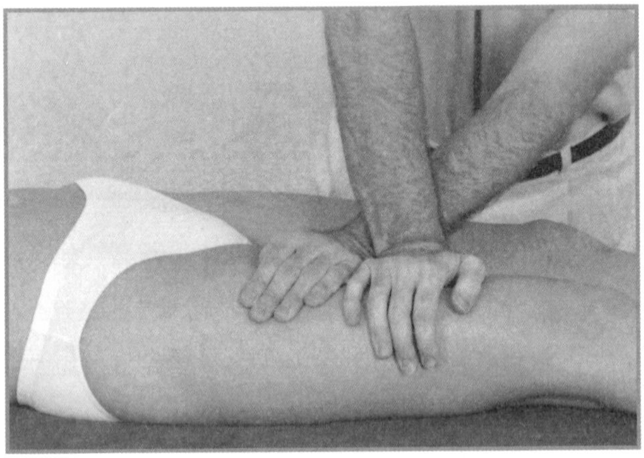

그림 5-27 제 4단계

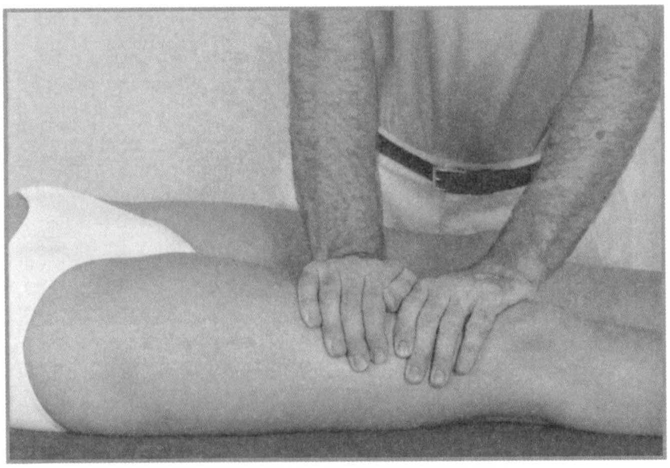

그림 5-28 제 5단계

관절을 근육 속으로 밀어 넣고, 근육을 따라서 심장 방향으로 압력을 주면서 미끄러뜨린다 (그림 5-29). 손톱의 평면 또는 엄지손톱 측면을 사용하면, 보다 깊이 보다 강한 자극을 줄 수 있다. 이 움직임은 다리미질을 하는 것처럼 근막 조직들의 뒤틀림이나 불규칙한 것을 평탄하게 펴준다. 치료사는 근육을 따라서 마사지하고, 주무르고, 손을 활주시킨다. 시술 중, 근막 조직이 평탄하게 펴져가는 것을 느끼는 경우가 많다. 마지막의 치료 단계는 근육의 NL반사와 NV반사의 자극이다.

비정상 신장 반응은 촉진 과긴장성 근육이 원인으로 일어나는 경우도 있다. 이 경우, 근육 내 또는 근육의 가까이에, 작고, 극도로 과민한 "통증 유발점(trigger point)"이 발견된다. 특정 근육의 통증 유발점은 Travel과 Rinzler (1952, 1976)에 의해서 훌륭한 지도가 작성

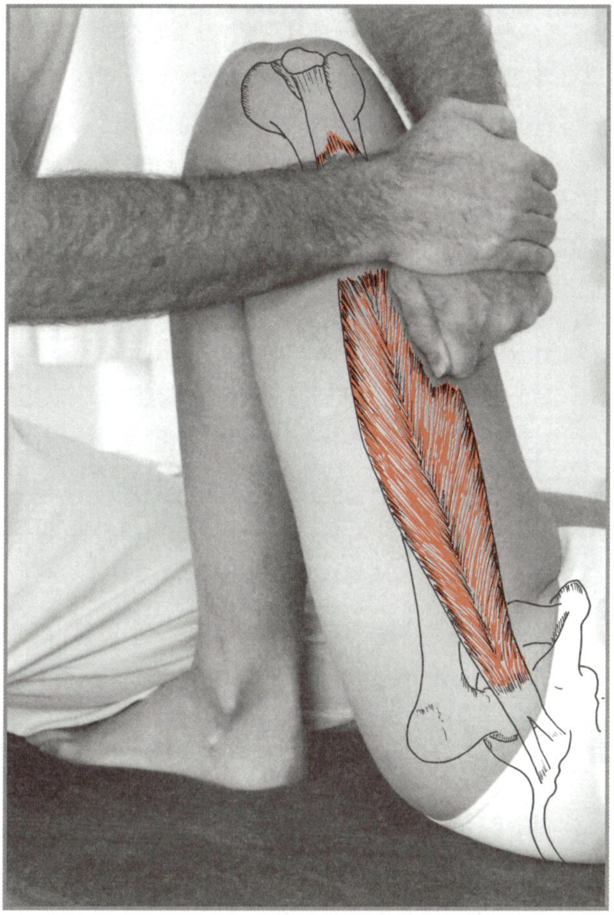

그림 5-29 근막 이완 테크닉

되어 있다. 통증 유발점의 위치 도면에 대해서, 독자는 이 책 이외에 Walther (1981)와 Gerz (1996)를 참조하기 바란다. 특정의 활성 통증유발점은 환자의 통증의 영역에 관한 보고서와, 통증 유발점과 연관성이 있는 통증의 영역 도면의 비교로부터 유추할 수 있다. 활성 통증 유발점을 누르면, 통증 유발점의 가까이, 또는 경우에 따라서는 멀리 떨어진 위치에 예측 가능한 통증의 패턴이 나타난다. 활성 통증 유발점이 있는 근육은 보통, 짧아져 있고, 과긴장 (촉진 과긴장성)상태에 있다. 이러한 근육은 어려움과 고통을 수반하지 않고 완전히 신장할 수는 없다. 활성 통증유발점이 있는 한 근육을 부드럽게 긴장시킨 다음, 악기의 현 (string)처럼 타면, 근육은 바로 수축한다. 이것은 "점프 징후 (jump sign)"라 불린다. 통증유발점의 상세한 분석에 대해서는 이 책에서는 언급하지 않는다. 신장시킨 근육의 통증과 점프 징후는 아래의 치료의 사용을 위한 진단의 지표이다:

통증유발점이 있는 과긴장성 근육들의 치료는, 근육들을 부드럽게 스트레칭을 시키고 있는 동안 냉각을 적용한다. (AK 문헌에서 권장되는) 이 테크닉을 위한 냉각액의 살포는 그 사용을 전문적으로 훈련 받은 자가 시행해야 한다. Goodheart는 이 테크닉을 "스프레이 스트레칭 (spray and stretch)"이라 부르고 있다. 이 테크닉을 잘못 사용하면, 조직을 동결시켜, 손상시키는 일이 있다. 근육을 스트레칭 시키고 있는 동안 이환된 조직을 따라서 심장 방향으로 얼음덩어리를 활주시킴으로써, 비교적 안전하게 같은 효과를 얻을 수 있다 (그림 5-30). 이 목적을 위한 편리한 도구는 종이컵에 가득 채운 물속에 짧고 얇은 나무 조각을 넣어 아이스캔디와 같이 얼려서 만들 수 있다.

근막은 얼음을 대고 있는 동안 늘어나는 일이 많다. 이 경우, 치료사는 그 느슨해진 것을 팽팽하게 하고, 너욱 근육을 늘어나게 하고 스트레칭을 계속한다. 이 "냉각 스트레칭 (chill and stretch)" 테크닉은 내재하는 원인들이 교정되어 있지 않아도, 통증을 차단하고, 제거할 수 있다. 이 때문에, 이 테크닉은 반복해서 사용해서는 안된다. 이 치료 후 통증이 재발하는 경우, 다른 원인을 규명하여 치료할 필요가 있다.

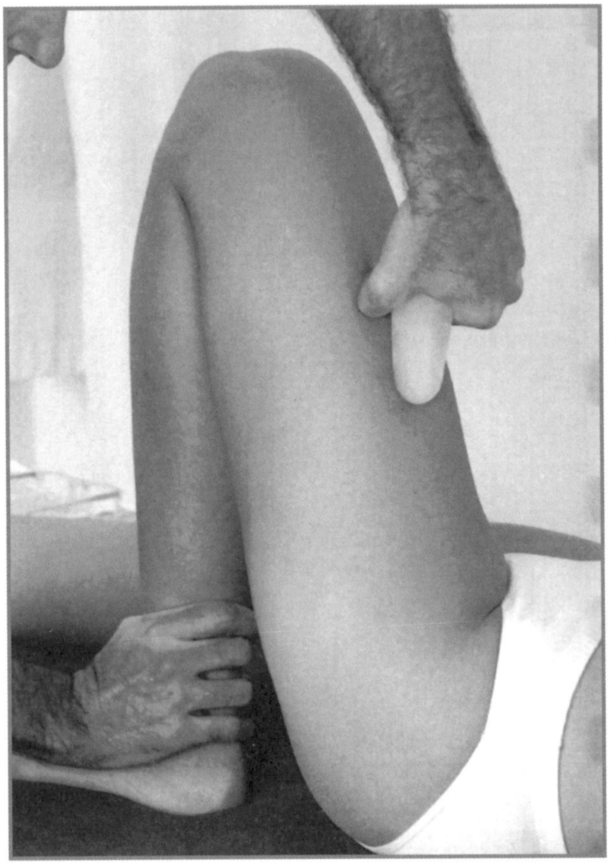

그림 5-30 냉각 스트레칭 테크닉

이러한 테크닉을 필요에 따라서 적용한 후, 근육을 스트레칭을 해도 근력검사의 결과는 더 이상 약해지지 않아야 할 것이다. 골지힘줄기관과 신경근방추세포의 처치를 조합함으로써, 근막 이완 테크닉은 (또는 필요에 따라서 "냉각 스트레칭")은 짧아진 근육을 재빨리 완전한 신장으로 되돌릴 수 있다. 이러한 테크닉 적용에 의해서, 통증을 없애고, 운동선수나 무용수 들이 특별한 관심을 두는 운동 범위를 늘려서, 퍼포먼스는 대폭적으로 개선된다.

근육 신장 반응의 검사

Testing for Muscle Stretching Response

1. 근력검사를 시행하고, 결과가 약하다면 강화한다.
2. 그 근육을 완전히 신장하고, 조금 더 부드럽게 스트레칭을 한다. 자세근들은 천천히 스트레칭한다. 위상근 (phasic muscle)들은 신속하게 스트레칭을 한다. 근육의 종류가 불명인 경우는 두 가지 스트레칭을 시도한다.
3. 재차 근력검사를 시행한다. 그것이 이제 약하다고 검사되면, 비정상적 스트레칭반응이 있다.
4. 연관된 장기/선에 기능부전이 있는 경우, 근막 이완 테크닉을 사용한다.
5. 근육을 늘리는 것에 통증과 어려움을 수반하는 경우는, 늘어난 근육을 환자에게 부드럽게 수축하게 한다. 다음으로 악기의 현을 타는 것처럼 근육을 "튀긴다". 그 근육이 "점프 징후"를 보이면, 냉각 스트레칭 테크닉이 필요하다. (이 경우, 통증유발점을 누르는 것은 예측 가능한 통증 패턴을 만들 것이다.)
6. 그 근육이 근막 이완 또는 냉각 스트레칭의 어느 쪽을 필요로 하고 있는가에 관계없이, 우선 아래에 언급하는 과잉 분비액의 배출을 시행한다.

근육으로부터의 과잉 분비물의 배출

Draining Excess Fluids from a Muscle

1. 한쪽의 손바닥 전체를 사용해서 근육의 심장 쪽의 끝을 잡는다 (큰 근육에는 양손을 사용해도 좋다). 0.5~5kg의 압력으로 근육을 강하게 압착한다. 가벼운 압력으로 시작해라. 이것이 원하는 효과를 만들지 못한다면 (치료 후 근육이 부드러워지지 않은 경우), 압력을 올려서 재차 압착한다 (그림 5-24).
2. 잡는 손을 피부를 따라서 미끄러뜨리지 말고, 피부의 전위(excursion)가 허용할 때까지 심장 쪽으로 움직인다. 20~30초간 누르고 압착하는 것을 계속한 후 풀어준다 (그림 5-25).
3. 최초의 위치에서 바로 먼쪽을 (심장에서 떨어진) 잡고, 다시 심장을 향해서 20~30초간 압착하여 분비액을 밀어낸다 (그림 5-26).

4. 두 번째의 위치를 계속 잡고 있으면서, 최초의 위치를 다시 압착한다 (그림 5-27).
5. 근육을 따라서 더 먼 쪽으로 손을 움직이고 그 과정을 반복하고 (그림 5-28), 근육으로부터의 분비액을 심장을 향해서 밀어낸다. 그 근육은 이제 보다 유연하고 나근나근해져야 할 것이다.

근막 이완 테크닉의 실시

Performing the Fascial Release Technique

1. 근막 이완이 필요한 경우 (상기의 "근육 신장 반응"을 참조), 우선 근육의 과잉의 분비액을 배출한다.
2. 근육이 부드럽게 스트레칭이 되는 자세를 취하게 한다. 치료하는 동안, 근육이 늘어난 상태를 유지한다.
3. 근육 표면 전체에 오일을 도포한다.
4. 근육의 먼쪽 끝 (심장에서부터 떨어진 측)부터 시작한다. 손가락들, 엄지손가락 또는 손가락관절을 사용해서 근육 조직을 따라 심장 쪽으로 활주시킨다. 근막의 몇몇 불규칙들을 마사지하고, 주무르고, 다리미질을 하듯이 시행한다.
5. 근육의 전체 영역에, 항상 근섬유와 평행으로 활주시키면서 이 과정을 반복한다 (그림 5-29).

교정의 확인:

6. 근육 스트레칭을 반복한다. 재차 근력검사를 시행한다. 근육은 더 이상 약해지지 않아야 할 것이다.
7. 근육의 NL반사점과 NV반사점을 자극한다.

냉각 스트레칭 테크닉의 실시

Performing the Chill and Stretch Technique

1. 이 테크닉이 필요한지 아닌지를 판정한다 (상기의 "근육 신장 반응"을 참조).
2. 근육의 과잉 분비액을 배출한다.
3. 근육을 부드럽게 늘려 신장하고, 그 자세를 유지한다.
4. 근육의 먼쪽 끝에서 심장을 향해서, 얼음을 근육을 가로질러 천천히 활주시킨다 (그림 5-30).
5. 근육이 길어짐에 따라, 신장을 계속하여 더 스트레칭을 한다.
6. 근육의 전체표면이 완전히 망라될 때까지, 얼음을 계속해서 활주시킨다. 근육을 과도하게 냉각시키지 말아라.

교정의 확인:

7. 근육 신장 반응을 재검사한다. 스트레칭을 해도 근육이 더 이상 약해져서는 안 된다. 동작범위가 넓어지고, 통증이 없어져야만 한다.
8. 근육을 덮고, 따뜻하게 한다.
9. 통증이 재발하면, 냉각과 스트레칭 테크닉을 반복해서는 안 된다. 내재하는 원인을 밝혀내어, 교정해라. 근육 신장 반응이 되살아나면, 연관된 장기 또는 선과 근육에 근막 이완 테크닉이 필요할지도 모른다.

반응근들

Reactive Muscles

한 근육의 증가된 근긴장은 다른 근육들의 근긴장 변화를 초래한다. 다른 근육들이 활성화되는 동안 특정 근육들이 억제되는 (상호 촉진과 억제) 것은 생리학적으로 자연스런 일이다. 한 근육의 수축이 다른 근육의 잇따른 약화를 일으키는 경우, 바람직하지 않은 반응 상태가 존재한다. AK에서, 반응하도록 부적절하게 자극된 근육들은 "반응 상태"에 있다 또는 "반응근들"의 상태라고 일컬어진다. 반응을 일으키는 증가된 근긴장을 가진 근육은 Bruce Dewe (전 ICAK회원)에 의해서 그의 PKP 프로그램에서 "원자로 (reactor)"라 불리고 있다. 확실히 이것은 정확한 설명이기는 하지만, ICAK에서는 일반적으로 인정되지 않고 있다. 『*You'll be Better*』 안에서 Goodheart는 이 근육을 "과긴장성 (hypertonic)", "과잉

반응근 (over-reactive muscle)", "제1의 근육 (the first muscle)", "일차근 (primary muscle)", 또는 단순히 "일차 (primary)"라 부르고 있다. 이 용어의 남용은 AK를 학습하는 사람에게 많은 혼란을 야기하였다. 이 책에서, "일차근 (primary muscle)"이라는 용어가 사용될 것이다. 일차근과 반응근들은 하나 이상의 반응근이 관여되어 있을 때, 반응근 짝 (pair) 또는 반응근 그룹이라 불린다. 반응근들은 일차근에 대해서 반응한다.

반응근들은 초기에 검사에서는 강하다고 평가되는 일이 있으므로, AK를 사용하는 치료사가 간과하기 쉬운 경우가 있다. 한 세션 후에 통증이 있는 경우, 또는 치료 이후 곧바로 문제가 재발할 때 (근력검사가 다시 약해지는 따위), 반응근들일 가능성을 체크할 필요가 있다.

반응근들은 운동선수들에서 종종 문제가 된다. 야구 피처의 예를 고려해보자. 투구에서, 큰가슴근과 전방어깨세모근이 주동근들이다. 투구준비에서, 길항근들이 긴장하여 팔을 뒤로 당긴다. 이것에 의해서 주동근들이 길게 늘어나서 동작의 준비에 들어간다. 길항근들의 (큰원근, 작은원근, 등세모근, 중간/후방어깨세모근, 마름근 등)의 수축이 완료됨에 따라, 주동근들의 상호 촉진이 일어난다. 이와 같이, 뒤로 뻗는 것은 앞쪽 투구에 사용되는 근육들의 긴장을 즉각 높인다. 이 기전에 의해서 근육들은 최대 힘을 빨리 발휘한다. 다만, 가슴근 또는 어깨세모근들이, 마름근 (어깨판과 척주의 사이에 있다) 또는 팔을 뒤로 끌어당기는 것과 연관된 기타 근육들에 대해서 반응성이라면, 뒤로 뻗는 것은 (길항근들의 활성화) 투구 동작을 일시적으로 약하게 만든다. 선수가 최대의 힘을 필요로 하는 바로 그때에, 힘을 발휘할 수 없는 것이다. 마찬가지의 예는, 야구 타구 (batting)나 골프의 티샷 (driving)또는 테니스 등의 기타의 투구나 타구 동작에도 관찰된다.

일차근들 (primary muscles)은 보통, 과도하게 힘을 쓰는 것, 갑작스런 스트레칭, 갑작스런 수축, 직접적인 타격, 또는 기타의 근육의 손상 등, 어떠한 형태의 부상을 이전에 받은 적이 있다. 치료사가 이러한 부상에 대해서 환자에게 질문을 하는 것은 의심이 가는 일차근들을 찾는 데 도움이 된다. 환자에게 사고를 당했을 때와 같은 자세를 취하게 하는 것은 의심이 가는 일차근들을 찾는 데 특히 도움이 된다. 사고에 의해서 손상을 받은 근육들은 일차근들로 의심된다.

일차근들은 사고들만으로 형성되는 것은 아니다. 끊임없이 긴장 상태에 놓인 근육은 긴장-과다로 딱딱해지고 통증을 수반한다. 이 계속적인 긴장이 원인으로 그 근육은 일차근이 되고, 기타의 특정 근육들이 그것에 반응하게 된다. 고전적인 예 하나는 어깨를 들어올리는 상부등세모근인데, 양측이 동시에 수축하면 머리를 뒤로 당긴다. 대부분의 사람들은 몸통의 중심을 지나는 중력선보다 상당히 전방에 머리를 두고 다닌다. 이 바르지 않은 자세가 상부등세모근에 계속적인 스트레스를 주고 있어, 앞으로 기우는 것을 방지하기 위해 머리를 뒤로 당기고 있어야 한다. 결함이 있지만 흔히 있는 이 자세에서 상부등세모근이 이완하면, 턱 끝은 가슴 위로 떨어질 것이다. 또한, 대부분의 사람들은 손을 사용해서 무언가를 할 때마다 어깨를 들어올린다. 이것도 역시, 상부등세모근에 반복해서 불필요한 스트레스를 준다. 그 결과, 많은 사람들이 주말이 되면 상부등세모근의 뻐근함과 통증을 호소하게 된다. 이것은 일상 업무활동의 당연한 귀결은 아니라는 것을 지적해둔다. 불필요한 나쁜 자세에 의해서 과도한 부하가 만들어지는 것이다.

척주 위에 잘못된 정렬을 가진 머리와 어깨의 과도한 들어올려짐에 의해서, 상부등세모근은 끊임없이 긴장되어 있다. 이 과도한 긴장이 원인으로, 상부등세모근들은 일차근들이 되고, 다음으로 그 주요 길항근인 넓은등근을 억제한다. 이것은 AK 테크닉을 사용하는 치료사가 흔히 체험하는 다음의 증상사례의 설명이 된다. 즉, 넓은등근이 거의 모든 환자에 대해서 약하다고 검사되고 새로운 세션을 시작할 때마다 다시 약해진다. 이 문제는 간단히 실증할 수 있다. 넓은등근을 강화시킨 후, 환자에게 어깨를 귀 높이까지 들어올리게 하고 (상부등세모근을 긴장시키고), 그 후 힘을 빼게 한다. 그 다음 10초 이내에, 넓은등근을 검사한다. 이 두 근육들 사이에 일차-반응 관계가 있으면, 넓은등근의 검사결과는 다시 약해질 것이다. 상부등세모근의 긴장과잉이 (반응근의 치료와 개선된 자세 및 사용 패턴에 의해서) 제거될 때까지,

넓은등근의 근력저하는 계속 다시 나타날 것이다.

반응근들의 정확한 신경생리학은 아직도 해명되어 있지 않다. 일차근 안에 있는 고유수용기 (신경근방추세포 또는 경우에 따라서는 골지힘줄기관)의 신경신호 수준이 비정상적으로 높은 것이 원인은 아닌지 생각된다. 그것에 따르면, 일차근의 정상수축에 의해서 고유수용기가 중추신경계에 강한 신호를 보내고, 그 결과 반응근들을 계속적으로 억제 (저하)되게 된다. 일차근의 고유수용기를 치료함으로써, 반응근 상태를 종종 교정시키므로, 이 가설은 옳다고 생각된다.

반응근 그룹을 찾으려면, 우선 일차근일 가능성이 있는 근육을 찾는다. 일차근이 의심되는 근육은 촉진 과긴장성, 통증이 있는, 뻣뻣한, 단축된 근육이나 또는 사고에 연관된 근육이다. 다음, 어느 근육들이 그것과 맞서고 있는 가를 고려한다. 반응근은 일반적으로 일차근의 길항근들이다. 협동근 또한 일차근의 반응성인 경우가 있다. 때때로 몸의 한쪽에 있는 근육이 다른 쪽에 있는 같은 근육에 반응성인 경우도 있다. 이것은, 상부등세모근 (어깨 위, 어깨와 목의 사이에 있는)에 흔히 관찰되는 현상이다. 이 경우, 일차 상부등세모근 측의 어깨가 들어올려져 있다. 두 개의 대각선인 사지에 있는 대응하는 근육들 사이에서도 흥미 있는 일차–반응성 관계가 있다. 예를 들면, 우측의 위팔두갈래근 (팔의 굽힘근)은 좌측의 넙다리두갈래근 (뒤넙다리근, 다리의 굽힘근)에 반응하는 일이 있다. 이 관계는, 근육 교차연결 (muscle interlink)라 불린다.

반응근들을 검사하기 전에, 의심스런 일차근과 반응근들은 초기에 검사에서 강하다고 평가돼야만 한다. 그렇지 않다면, 그들의 검사결과가 강할 때까지, 적절한 강화 테크닉을 필요에 따라서 적용한다. 그 다음, 가능성이 있는 일차근을 검사하고, 그 후 10초 이내에 의심스런 반응근들을 검사한다. 의심스런 일차근의 검사 후에 한 근육이 곧 바로 약하다고 검사된다면, 그 것은 일차근에 대한 반응성이다.

일반적으로 반응근에 대한 치료는 일차근의 근복에 있는 신경근방추세포의 진정작용이 필요하다. 신경근방추세포로부터의 신호수준이 지나치게 높으면, 그 근육 자체는 (그것의 협동근과 고정근) 과도하게 촉진되어, 촉진과긴장 상태가 된다. 또한 그것은 과긴장 상태 (검사에서는 강하다고 평가되지만 약하게 할 수 없다)가 되는 경우도 있다. 어느 경우에서도, 그 길항근들 모두 또는 아마도 기타 근육들이 과도하게 억제되서, 그 결과 과도하게 촉진된 주동근에 반응한다.

다만, 골지힘줄기관으로부터의 신호수준이 지나치게 높으면, 그 근육 자체는 억제될 것이다. 이것에 의해서 그것의 길항근들은 촉진되지만, 그러나 그것의 협동근들과 고정근들은 과도하게 억제될 수 있다. 이 경우, 반응이 의심되는 것은 협동근들과 고정근들이다. 부적절한 골지수용기 신호의 결과로서의 반응은 드물지만, 특히 한 근육의 활성화의 결과 그것의 협동근들을 약해지게 만들 때, 이것을 고려할 필요가 있다.

협동근들은 주동근의 신경근방추세포의 기능장애 때문에 약해지는 경우도 있다. 이 예상 밖의 현상을 논리적으로 설명하면 다음과 같이 될 것이다: 어떤 근육이 어떤 활동을 수행하기에 필요한 이상으로 긴장 상태에 놓이면, 그 협동근들은 (이론상으로는 촉진되지만) 활동을 지원하기 위해 수축할 필요가 없기 때문에 비교적 이완된 상태가 된다. 그것들의 수축 일은 과긴장된 주동근에 의해서 빼앗겨 버린 것이다. 이와 같이, 한 근육이 하나 이상의 그것의 협동근들을 반응성이 되게 만들 때, 신경근방추세포와 골지힘줄기관의 양쪽을 체크하여, 어느 쪽이 기능장애를 일으키고 있는지 판정한다.

일차근 안에 있는 이환된 고유수용기를 TL하는 것이 반응근들에 대한 그것의 영향을 종종 제거할 것이다. 만일 그렇다면, 이것을 사용해서 치료를 필요로 하는 관련 신경근방추세포 또는 골지힘줄기관의 정확한 위치를 결정할 수 있다. 이렇게 하기 위해서 (일차–반응성 짝을 찾은 후에), 일차근을 검사하고, 곧 이어 (신경근방추세포를 찾기 위해서) 반응근의 복부에 TL하면서 그 반응성을 검사하고, 그런 다음 (골지힘줄기관을 검사하기 위해서) 그 근육의 각각의 끝을 검사해라. 이러한 근육 영역의 하나에 대한 TL이 반응근을 약하게 만드는 것을 막는다면, 그 영역의 고유수용기를 치료할 필요가 있다. 문제가 있는 고유수용기의 정확한 위치를 찾기 위해서 손가락 끝들을 사용해서 보다 특정한 TL을 사용해라.

이환된 고유수용기들이 근육 속의 섬유성 덩어리와 같이 느껴지는 일이 흔히 있다. 신경근방추세포의 치료에는 일차근의 방추세포를 근섬유 방향으로, 보통은 근육의 길이와 평행되게 함께 근접시킨다. 골지힘줄기관의 치료 (필요한 일은 드물다)에는 골지힘줄기관을 근복에서부터 멀어지게 근육 한쪽 끝의 뼈쪽으로 힘줄의 접합점을 향해서 당긴다. 신경근방추세포를 근접시키려면 2점 접촉이 필요한 것에 반해서, 골지힘줄기관의 당김에는 1점만의 접촉이 필요하다는 것에 주의한다. 근육의 양끝의 골지힘줄기관이 관련되는 경우는, 근복의 신경근방추세포를 스트레칭 하지 않도록, 근육의 한쪽 끝을 치료한 다음에, 다른 쪽의 끝을 처치한다.

때때로, 부상을 입고 몇 년이 지난 다음, 반응근 상태가 여전히 통증이 만드는 일이 있다. 이러한 장기간에 걸친 통증은 일차근의 고유수용기의 장애를 치료함으로써 해소되는 일이 많다. 반응근 상태에 대한 적절한 치료에 의해서, 영향을 받는 부위의 가동 범위가 즉각적으로 확대되는 경우도 있다. 반응근에 대한 치료 전후의 자세 분석을 비교해보면, 많은 경우에 긍정적인 개선을 보일 것이다.

"충분히 긴장했었으면 당신을 다치게 만들지 않았을 수도 있는" 근육들은 부상당한 조직들이 치료된 후 조차도 긴장 되며 고통이 지속되는 일이 많다. 이 현상은 "근육의 기억"이라 불린다. 사고가 다시 일어나는 것 같은 경우, 이 일차근들은 이미 긴장하여 있고, 당신을 보호할 준비가 되어있다. 그래서 그들은 최초의 사고로부터 몇 년이 지나도 긴장되어 준비를 하고 있을 수 있다.

여기에 내 가족의 예가 있다: 나의 아버지는 67세 때, 캘리포니아주 산타모니카에서 썰물 때의 높은 파도에서 바디서핑 (서프보드 없이 하는 파도타기)을 하고 있다가 사고를 만났다. 수 톤의 물은 그를 앞쪽 바닥으로 밀어 버렸고, 모래가 보일 만큼 수심은 얕았다. 아버지는 피하려다 어깨의 뒤에 충격을 받았다. 그 충격에 의해서 어깨판과 가슴의 반대 측의 갈비뼈 3개가 골절하였다. 1년 후, 충격을 받은 측의 어깨세모근은 여전히 심하게 긴장되어 있었고, 통증도 계속되고 있었다. 아버지의 어깨세모근들이 사고를 당할 때 아버지의 몸을 모래에 격돌시키지 않기 위해 충분히 강하게 그의 팔꿈치를 들어올리는 초인적인 일을 했었다면, 이론적으로 아버지는 어깨나 갈비뼈의 골절을 면했는지도 모른다. 아버지의 어깨세모근들은 그 사고를 "기억"하고 있고, 이러한 사고가 재발하였을 때 아버지를 보호하기 위해 긴장을 계속하고 있었던 것이다. 어깨세모근들의 지속적인 긴장은 마름근들을 반응성에 있게 만들었다. 이 과도한 긴장에 의해서 통증도 계속되었다. 그 결과, 사고로부터 만 1년이 지나도 통증이 사라지지 않고, 아버지는 팔을 어깨보다 위로 들어올릴 수 없었던 것이다.

바디서핑 사고를 당한 아버지의 예에서, 단 한번의 반응근 치료만으로 어깨 관절의 운동 범위는 회복하고, 통증도 거의 없어졌다. 그러나, 그 다음날 아버지는 말씀하셨다. "너는 나에게 도대체 무엇을 하였는가?" 아버지는 사고를 당하였을 때의 그가 갖고 있었던 무서운 통증의 약 10%가 어깨에 생겼다고 호소했다. 이것은 반응근의 치료에 의해서 근육의 기억이 해제된 영향이라고 생각된다. 같은 근육들에 대한 반응근 교정을 두 번 더 하였더니 모든 통증이 사라졌다. 이러한 원래 통증의 재발은 반드시 일어나는 것은 아니지만, 치료사는 그 가능성을 언급해둘 것을 권장한다. 환자는 그것이 원래 외상으로부터의 해방을 보여주는 좋은 징조이고, 이 징조가 나타나면, 그 근육에 한 두 번의 치료를 시행하면 평형 상태로 되돌아와 통증이 없어진다는 것을 알아두는 것이 좋다.

일차근 내에 분비액 쌓임 (부종; edema)은 (종종 부상을 당한 직후 급성 단계에서 존재한다) 고유수용기로부터의 잘못된 신호를 만들 수 있다. 이 경우, 근육 조직들로부터 과도한 분비액을 배출시키려면, 마사지, 림프 배액, 또는 NL점의 자극 등이 사용된다. 일차근의 흉터 조직은 부상당한 훨씬 후의 만성 증상에서 잘못된 고유수용기 신호의 원인이 된다. 또한 자세가 나쁜 것도 근육 주위의 근막 봉지 (fascial sack)를 단축시킨다. 적절한 자세를 취함으로써, 잘못된 고유수용기 신호의 원인으로 되어있는 근막 봉지를 다시 신장시킬 수 있다. 이 경우, 유착을 부수고 근막 봉지를 늘리기 위해서 심부 스트레칭 마사지 테크닉이 ("근육 신장 반응" 128페이지를 참조) 필요하다고 생각된다.

매우 크거나 매우 긴장된 근육들에는 아주 많은 신경근방추세포의 조정이 필요하다. 근방추세포 조정에 의해서 긴장을 완화시키는 효과는 오직 약 15초 밖에 지속하지 않으므로, 일차근 방추세포 약화를 시키는 매 10~15초 이후 반응근들을 재설정 시키는 (반응근들을 검사하던지 아니면 단순히 환자에게 그들을 긴장시키게 하는 것) 것이 현명하다. 가장 좋은 테크닉은 일차근의 신경근방추세포를 근접시킨 다음, 반응근을 재설정하기 위한 검사, 그리고 이 사이클을 몇 회 반복하는 것이다. 이것은 척주세움근 (일차근)-복근 (반응근) 등의 큰 근육들에 효과적이다 〔부록 VIII의 임상 증례 #1을 참조〕. 이 2개의 근육 그룹의 경우, 환자를 옆으로 누운 자세로 하고, 척주세움근에 대한 신경근방추세포 약화와 (그림 5-31), 복근을 긴장시키게 (그림 5-32) 하는 것이 가장 쉽다. 그렇지 않으면, 환자를 엎드린 자세로 눕혀서 신경근방추세포 조정을 시행하고, 복근의 검사를 시행할 때마다 반듯이 누운 자세로 해야 한다. 옆으로 누운 자세에서의 복근 활성화의 경우, 환자는 무릎을 치료사의 다리에 대고 밀고 있는 동안 치료사는 환자의 가슴을 민다. 같은 자세에서, 치료사는 등 뒤로 손을 뻗어, 신경근방추세포를 근접시킬 수 있다.

반응근의 치료 후, 일차근을 검사하고, 그 다음 즉각 반응근들을 검사한다. 치료가 바르고 충분하면, 이전의 반응근들은 이제 강하게 있어야 할 것이다.

반응근 테크닉

The Reactive Muscle Technique

적응증:

과긴장 상태의 근육들은 모두 일차근이 될 수 있다. 어떤 강화된 근육들이 특정 활동 이후 약하게 되었을 때, 반응근들의 존재가 의심된다. 환자의 검사상 약한 근육들이 강화된 이후, 환자에게 걸어서 돌아다니고, 앞으로 굽히고, 계단을 오르도록 요구하는데, 특히 문제의 원인이 된다고 알고 있는 동작을 하도록 요구한다. 그 다음에 그 근육을 재검사한다. 활동 후에 일부 근육이 다시 검사상 약해지는 경우, 반응근들의 억제에 (일차근의 활동 후에 반응근을 약하다고 검사되게 만드는 것) 관여하는 하나 이상의 일차근들이 있기가 쉽다.

일차근 (척주세움근) - 반응근 (복근들)

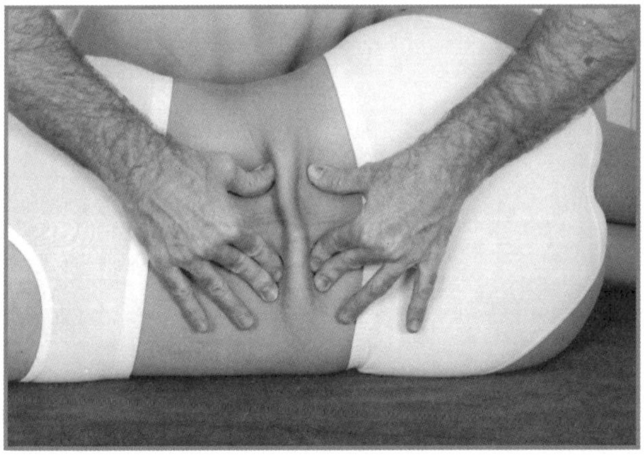

그림 5-31 척주세움근의 신경근방추세포 약화

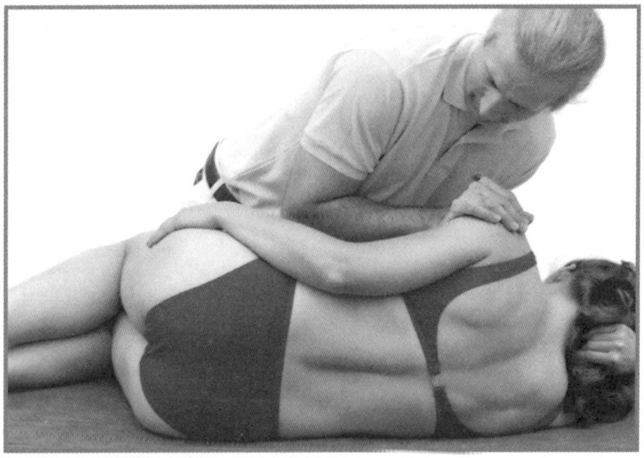

그림 5-32 복근을 재설정시키는 긴장을 위한 자세

검사:

1. 의심이 가는 일차근과 반응근들을 개별적으로 검사한다. 어떤 것이 검사결과가 약하면, 그것들을 강화시켜라.
2. 일차근을 검사하고, 곧 바로 (10초 이내)에 의심이 가는 반응근을 검사한다. 그것이 이제 검사결과가 약하면, 일차-반응 근육 관계가 존재한다.
3. 일차근을 검사하고, 곧 바로 반응근을 그 근복에 TL하면서 검사한다. 이것이 반응근을 강하게 남아있게 만든다면, 이 영역의 신경근방추세포를 치료할 필요가 있다. 더 작은 부위에 TL하여 신경근방추세포의 정확한 위치를 찾아낸다.
4. 신경근방추세포의 위치를 찾을 수 없는 경우, 일차근을 검사하고, 곧 바로 반응근 양 끝의 골지힘줄기관을 TL하면서, 반응근을 검사한다. 이것이 반응근을 강하게 남아있게 만든다면, 골지힘줄기관의 치료가 필요하다.
5. 신경근방추세포 또는 골지힘줄기관의 어느 것에 대한 TL도 그 반응근을 강하게 남아있게 하지 않는다면, 신경근방추세포의 장애를 추정해라.

교정:

1. 일차근의 신경근방추세포를 서로 근접시켜서 그것을 약화시킨다. 정확한 위치를 찾을 수 없는 경우, 근복의 전체 영역을 서로 근접시킨다. 근력의 저하에 골지힘줄기관 치료가 필요한 경우, 이환된 골지힘줄기관을 근복에서부터 멀리 근육의 끝으로 당긴다. 옵션: 일차근을 검사하여, 근력이 저하한 것을 확인한다.
2. 즉각 반응근을 활성화시키기 위해서 그것을 검사한다. 또는 더 간단한 방법으로서, 환자에게 반응근을 강하게 긴장시킨다.
3. 절차 1과 2를 몇 회 반복한다.

교정의 확인:

검사 절차 2을 재차 실행한다. 일차-반응 관계가 교정이 되었다면, 이전의 반응근은 이제 검사에서 강하다고 평가될 것이다.

반응근들의 목록은 미완성이다. 몸이 손상을 받았을 때에 활성화한 어떤 근육은 일차-반응 근육 관계에 연관되어 있을 가능성이 있다. 아래에 나타내는 목록은 치료사가 잠재적인 반응근들을 찾을 때의 지침에 지나지 않는다. 이 책에서 도해되지 않은 일부 근육들이 여기에서 나열되어 있는데, 치료사들이 이러한 추가적인 근육 짝들에 친숙하게 만들기 위함이다. 일차-반응 근육의 짝을 찾을 때는, 대측성 근육들과 (근육 연결고리) 주요 근육의 모든 길항근들과 협동근들도 검사한다.

진정을 요하는 일차근	의심이 가는 반응근
모음근들	넙다리근막긴장근, 엉덩허리근, 궁둥구멍근, 중간/큰볼기근
넙다리두갈래근(뒤넙다리근)	척주세움근, 넙다리네갈래근, 오금근, 넓은등근 (반대측)
전방어깨세모근	어깨세모근 (후방)
전방, 중간, 후방 어깨세모근	마름근. 작은/큰가슴근, 넓은등근, 어깨밑근
중간볼기근	배곧은근 (반대측), 모음근들
큰볼기근	척주세움근, 큰가슴근빗장부, 엉덩허리근, 넙다리곧은근, 넙다리빗근, 궁둥구멍근, 모음근들, 넙다리근막긴장근
가시아래근	큰가슴근, 어깨세모근 (전방) 가시아래근 자체 (상부 밑 하부 섬유들)
엉덩허리근	모음근들, 가로막, 큰볼기근, 반대측 전방 목굽힘근들 (목빗근) 뒤넙다리근, 허리네모근, 척주세움근
넓은등근	등세모근 (상부), 뒤넙다리근 (반대측), 가시위근, 어깨세모근, 어깨올림근
큰가슴근빗장부	큰원근, 작은원근 넓은등근, 등세모근 (중간), 어깨세모근 (후방), 마름근, 가시위근, 큰볼기근
큰가슴근복장부	가시위근, 등세모근 (상부/하부) 어깨세모근 (후방), 앞톱니근, 마름근
작은가슴근	앞톱니근, 가시위근, 어깨세모근, 등세모근, 마름근
제3종아리근	넙다리근막긴장근, 앞/뒤정강근, 긴/짧은종아리근
긴/짧은종아리근	제3종아리근, 앞/뒤정강근
궁둥구멍근	머리널판근 (반대측), 중간볼기근, 넙다리근막긴장근, 모음근들, 뒤넙다리근 (안쪽)
오금근	장딴지근, 넙다리네갈래근, 뒤넙다리근 (가쪽), 등세모근 (상부), 배곧은근, 중간볼기근 (반대측), 척주세움근, 넙다리곧은근, 넙다리빗근, 허리네모근

진정을 요하는 일차근	의심이 가는 반응근
하부, 배곧은근	상부 배곧은근
상부, 배곧은근	하부 배곧은근
넙다리곧은근	장딴지근, 배곧은근, 뒤넙다리근, 넙다리빗근, 큰볼기근, 큰모음근
작은/큰마름근	어깨세모근, 앞톱니근, 가시위근, 넓은등근, 작은/큰가슴근, 등세모근 (상부, 중간, 하부)
척주세움근	배곧은근, 큰볼기근, 뒤넙다리근
넙다리빗근	넙다리네갈래근, 작은/큰 볼기근 모음근들, 넙다리근막긴장근, 앞정강근, 제3종아리근
목빗근	목폄근들, 등세모근 (상부), 큰가슴근 빗장밑근, 반대측 목빗근
앞톱니근	마름근, 큰가슴근 복장부 작은가슴근, 등세모근 (중간)
빗장밑근	목빗근
어깨밑근	작은원근, 가시아래근, 어깨세모근, 가시위근
가시위근	마름근, 작은가슴근, 큰원근, 작은원근, 넓은등근
넙다리근막긴장근	모음근들, 제3종아리근, 뒤넙다리근, 큰볼기근
큰원근	큰가슴근, 어깨세모근 (전방), 작은원근, 가시아래근
작은원근	어깨밑근, 넓은등근, 어깨세모근, 가시위근
하부등세모근	큰가슴근, 작은가슴근, 어깨올림근, 등세모근 (상부)
중간등세모근	큰가슴근, 작은가슴근
상부등세모근	넓은등근, 위팔두갈래근, 어깨밑근, 등세모근 (상부-반대측), 목굽힘근들 (목빗근)

운동
Exercise

몸이 건강하고 최적으로 기능하기 위해서, 적절한 양과 올바른 질의 움직임이 필요하다. Goodheart는 그의 AK 코스에서, "AK 근력검사에서 근육이 강한 한, 보통의 일상 활동에 의해서 충분한 체력을 유지할 수 있다"라고 말하였다. Goodheart 자신도 최고 3시간의 테니스 경기를 주에 몇 회나 실행하고 있었다. 그의 "보통의 일상 활동" 수준이라면 그 이상의 운동은 필요하지 않다.

다만, 우리들의 대부분은 일상 활동 이상의 운동이 필요하다. 근육 강화훈련을 위한 운동의 필요성은 AK의 테마로서 크게 채택되고 있는 경향에 있다. 다음의 것은 건강을 위하고 전형적인 자세문제의 교정에 필요한 운동을 하는 방법을 요약한 것이다.

일상 운동의 기본 처방
Basic Formula for an Exercise Routine

1. 준비운동 (warm up)
2. 스트레칭
3. 운동 (달리기와 같은 가벼운 유산소운동 또는 중량물 들기와 같은 힘든 무산소운동)
4. 스트레칭
5. 마무리운동 (cool down)

운동의 기본 처방

1. 몸에 문제가 있거나 의심이 가는 경우, 어느 쪽의 운동을 할 수 있는가, 손상의 위험 없이 운동을 실행하는 방법에 대해서 의사나 운동처방사에게 묻는다.
2. 자전거 타기나 간단한 체조 등의 가벼운 유산소운동으로 몸을 워밍업한다. 땀이 날 때까지 기다렸다가 다음으로 진행시킨다.
3. 운동 대상의 근육을 스트레칭한다. 신장한 근육에 체중을 걸어서 반동을 주지 말고, 그 근육을 부드럽게 스트레칭 시키는 포지션을 취하고 약간의 체중을 그 근육에 걸어라. 근육과 기타의 조직들이 이완해서, 펴는 것이 늘어날 때까지, 기다리면서 심호흡을 한다. 강화를 필요로 하는 어떤 운동을 시행하기 전에, 반드시 워밍업과 스트레칭을 시행한다.
4. 근력검사를 시행해서, 근육이 강하다는 것을 확인한다. 검사상 약한 근육으로 운동을 하면, 이롭지 않을 뿐만 아니라, 근육을 손상을 우려도 있다. 근력을 검사해주는 사람이 없는 경우는, 그 근육의 운동을 시작하기 전에, 적어도 근육을 수축시키고, 그 NL반사점을 문지르고, 재차 그 근육을 수축시킨다. 복근을 강화시키려면, 시상봉합을 당겨서 열어라 (194페이지 "배곧은근"을 참조).
5. 자연스런 관절의 움직임에 준한 움직임만을 시행하고, 신체 구조를 존중해라.

목의 뼈들은 전후로 굽히고, 좌우로 기울이며, 좌우로 돌리도록 설계되어 있다. 머리를 회전시키는 것 같은 다른 운동을 시행해서는 안 된다. 또한, 선 채로 머리를 뒤로 기울여서는 안 된다. 앞으로 밑으로 구부정한 목 위에서 머리를 뒤로 당기고 있는 아주 흔하지만 바르지 않은 자세를 여러 해 동안 계속하고 있으면, 목뼈들 사이에 있는 디스크들이 몸의 뒤쪽에서 더 얇아진다. 머리를 뒤로 당기는 것은, 이미 위험에 노출되어 있는 디스크의 뒷부분에 추가적인 압력을 준다. 추가적인 하중을 걸지 않고 스트레칭을 할 때 조차, 바닥에 손과 무릎을 짚고 이 움직임을 시행하든가, 앞으로 구부려 머리의 무게가 디스크의 얇은 부분에 걸리는 것을 피한다.

허리의 척추 디스크들은 보통 목뼈 디스크들과 마찬가지로 뒤쪽으로 죄어져 있다. 이미 위험에 노출되어 있는 디스크들에 중량이 가해지는 것을 피하기 위해, 신 채로 몸을 극단적으로 뒤로 굽혀서는 안 된다. 이 부위를 스트레칭 하려면, 바닥에 손과 무릎을 짚고 등을 젖힌다 (요가의 고양이의 포즈). 자주 손상을 받기 쉬운 영역을 보호하기 위해, 보통의 상체를 일으키는 복근운동도 피해야 한다.

6. 부드럽게 시작하고, 수 주일에 걸쳐서 점차적으로

사용 중량과 (중량을 사용하여 운동하는 경우) 각 운동의 세트 수를 올려간다.

7. 운동 후, 사용한 근육을 다시 스트레칭 한다. 또한 수축한 모든 근육, 특히 가슴근 그룹을 철저히 스트레칭 한다.
8. 서서히 진정시킨다 (cooling down) (달리기 후의 걷기 등).

근육 손상의 기본처방: "RICE"
Basic Formula for Muscle Injuries: "RICE"

1. 휴식 (Rest)
2. 얼음 (Ice)
3. 압박 (Compression)
4. 거상 (Elevation)

근육이 손상한 경우, 우선 근육을 쉬게 한다. 운동을 속행해서는 안 된다. 얼음을 (타월에 싼 다음 플라스틱 백에 넣는다) 손상된 근육 위에 놓는다. 이것을 탄성붕대로 살짝 싸는 등을 하여 압박을 가해서, 부종을 방지한다. 근육을 심장보다 위의 위치로 들어올리는 것도 부종의 예방이 된다. 1~2일 후에, 손상 영역을 TL하여, 지표근육을 검사한다. 이것이 지표근육을 약하게 만든다면, 냉각과 온열의 어느 쪽이 지표근육을 강하게 하는가를 검사하여, 강하게 하는 쪽의 자극을 적용한다. 효과의 가능성이 있는 기타의 치료로 마찬가지로 검사한다. 신선한 파인애플에서 발견되는 효소나, 처방전 없이 구입할 수 있는 각종 소화 효소나 대사성 효소 제품에 함유되는 효소도, 상해에 의해서 조직에 방출된 혈액을 분해하기 때문에 추천된다. 다음날, 그 근육과 연관성이 있는 유연체조를 다시 시작할 때는, 천천히 시작해라. 이 유연 체조가 그 당시 통증을 일으키지 않고, 다음날 통증도 부종도 일어나지 않으면, 운동의 강도를 서서히 올려간다. 보통의 중량물-운동 (weight-exercise)으로 진행할 때는, 보통보다 가벼운 중량물을 사용하고, 격렬한 연습은 시행하지 않는다. 회복의 정도에 따라서, 수일에서 수 주일에 걸쳐서 보통의 운동까지 중량을 점차적으로 증가시켜간다.

두 종류의 운동: 유산소와 무산소
Two Types of Exercise: Aerobic and Anaerobic

1. 유산소운동 (aerobics)은 장기간 반복되는 쉽게 할 수 있는 운동이다. 가벼운 중량물 들기, 달리기, 수영, 사이클링, 트램펄린 도약, 무용 등이 전형적인 유산소운동이다. 운동을 할 시간이 전혀 없거나, 건강을 위해 운동이 필요한 사람이 많으므로, 일부 영국 의사들은 열렬한 love-making을 좋은 유산소운동으로 추천하였다고 한다. 유산소운동은 대략 180에서 연령을 뺀 심박수 근처나 그 이하에서 시행된다. 몸이 건강하지 않다면, 그 수치를 더 많이 내린다. 몸이 매우 건강하다면, 180에서 연령을 뺀 것보다 약간 높게 에서도 당신의 에어로빅 심박수는 안전할 수 있다. 이 종류의 운동은 산소를 사용해서 지방을 연소시켜 에너지로 한다. 그 결과, 지속된 활동이 가능한 보다 가느다란 근육이 형성된다. 무산소운동을 루틴에 포함시키기 전에, 유산소운동을 증진시키는 것이 현명하다. 유산소운동에는, 적어도 20분의 운동을 목표 심박 범위 (180 마이너스 연령을 최대로 하고, 최대치에서부터 15~20을 뺀 것을 최소로 한다)에서 시행할 것을 권장한다. 전자 심장 모니터를 사용하면 조절이 용이하다. 이 장치는 심박이 바람직한 최대치를 초과하면 어떤 소리를 내고, 바람직한 최소치를 내려가면 별개의 소리를 낸다. 유산소운동은 주 4~6일 시행하면 좋은 결과를 낼 수 있다.
2. 무산소운동은 사용 근육이 지치지 않고 12회 이상 반복할 수 없는 격렬한 운동이다. 최대 중량에 가까운 중량물 들기, 턱걸이 (chin-ups), 딥스 (dips), 엎드려 팔굽혀펴기 등이 전형적인 예이다. 무산소운동에서는 심박수는 유산소운동보다 훨씬 높아진다. 인체는 이 속도에서는 산소로 지방을 연소할 수 없어서, 혈당을 분해하여 에너지로 쓴다. 이것이 혈액

속을 순환하는 당분의 양을 낮춰서, 강한 공복감을 만들 수 있다. 무산소운동에 의해서, 단시간 큰 힘을 낼 수 있는, 보다 두꺼운 근육이 형성된다. 유산소운동에서는 도중에 휴식을 취하여, 심박의 과도한 상승을 방지한다. 유산소운동은 다음날도 시행할 수 있으나, 무산소운동은 1일 휴식하여 근육을 회복시킨 다음에 다시 시작할 필요가 있다.

『Muscle and Fitness』 잡지에 발표된 조사에서는, 조사 대상자의 절반은 중량물을 밑으로 내리지 않고 중량물 들어 올리기를 하였다. 다른 대상자들은 중량물을 내리기만 하고, 중량물 들어올리기는 시행하지 않았다. 중량물을 내리는 것은 "네거티브" 운동이라 불린다. 놀랍게도, 중량물 들어올리기를 시행하는 것보다 내리는 편이, 근력과 근육 크기를 훨씬 크게 만들었다. 이 조사 결과에 입각하여, 중량물 들어올리기나 자신의 체중을 들어 올리는 것 같은 운동에서 최대의 이득을 얻기 위해 중량물을 천천히 내리는 것을 확실히 해야만 한다.

자세의 개선

Improving Posture

1. 우울한 사고 방식은 앞으로 구부정한 자세로 나타난다. 그리고 앞으로 구부정한 자세는 기분을 우울하게 만든다. 이 두 가지는 서로 영향을 준다. 내재된 사고 방식을 (정신적인 자세) 바꾸면, 자세도 바뀌는 일이 있다. 그러나, 신체적 습관은 뿌리 깊어, 원래로 되돌아가버리는 일도 있다. 자세를 바꾸면, 정신적/감정적 태도가 바뀔 것이다. 특정의 자세에서만 생기는 특정의 정신/감정의 상태가 있다. 예를 들면, 가슴을 편 상태에서는 우울한 기분으로 되지 않는다.
2. 직립자세를 지지하기 위해 필요한 근육들을 강화하는 운동을 시행한다.
3. 이전에 단축된 근육에 의해서 몸을 잘못된 자세로 당기고 있는 근육들을 스트레칭한다.
4. 알렉산더 테크닉의 절차는 자세와 움직임의 가장 좋은 훈련수단이 될지도 모른다. 자격을 가진 교사에 의한 개인 레슨 (private session)을 권장한다. 그러한 레슨에서, 목 뒤에 있는 긴장한 근육들을 푸는 것을 배워서 머리가 앞쪽 위쪽으로 가게, 그리고 등이 길어지고 넓어지게 해준다.
5. AK 근력검사와 균형을 잡는 것은 둘 다 자세를 교정하고, 올바른 것에 대한 주관적 감각을 바꿔주기 때문에, 의식적으로 그렇게 하려고 하지 않아도, 좋은 자세와 그 사용 패턴이 자동적으로 취해 진다.

전형적인 자세장애

Typical Postural Difficulties

상부 몸통 (체간)에서, 거의 모든 사람들은 뒤쪽보다 앞쪽에서 근육들이 더 강하다. 우리들은 책상, 싱크대, 자동차 등으로 향할 때는 전방 아래를 향하므로, 자연적으로 가슴 전면의 근육들은 등쪽 근육보다도 더 단련된다. 이러한 그리고 기타 활동들에서 우리들은 대부분이 어깨를 내회전시키는 운동을 하고 있다. 열광적으로 스포츠나 피트니스를 하는 사람들 조차도 노젓기 움직임보다 벤치프레스를 더 많이 한다. 따라서, 미는 근육 (큰가슴근 빗장부, 큰가슴근 복장부, 작은가슴근, 전방어깨세모근, 중간어깨세모근, 위팔세갈래근, 부리위팔근 등) 쪽이 당기는 근육 (마름근, 등세모근, 후방어깨세모근, 넓은등근, 큰원근, 작은원근, 가시위근, 가시아래근, 위팔두갈래근 등)보다 강하다. 이것은 어깨세모근에서 쉽게 확인할 수 있다. 어깨세모근은 일반적으로 전방과 중간이 크고, 후방부는 상당히 작다. 여러 가지 이유 때문에, 의식적으로 당기는 근육을 단련시키고 있는 운동선수조차, 어깨의 외회전근을 소홀히 하는 경향이 있다. 넓은등근과 큰원근은 턱걸이운동 (chin-ups)나 노젓기운동 (rowing) 등의 잘 알려진 당기는 동작에 사용되는데, 그것들 또한 어깨의 내회전근들이다.

이러한 불균형된 활동 결과, 가장 흔히 사용되는 가슴근들과 어깨의 내회전근들은 비교적으로 과다하게 강하고 단축돼 있는 경향이 있다. 이것을 "적응 단축 (adaptive shortening)"이라 부른다. 그것들과 맞서는 근육들은 약하며, 근력검사 결과도 약하고, 또한 과도하게 늘어나 있는 경향이 있다. 단축한 가슴근들과 내회전근들은 어깨를 전방 아래로 당기고, 어깨를 안쪽으로 돌리고 등을 둥글게 만든다. 이 변화에 의해서, 이러한 근육사이에 새로운 잘못된 균형의 기준이 생긴다. 어깨의 외회전근들의 약화는 어깨를 흔한 "회전근개 (rotator cuff)"의 손상에 빠지기 쉽게 만든다. 회전근개 근육들은 위팔을 어깨관절에 유지하고 있다. 실제로, 어깨관절은 구조적으로 상당히 불안정하다. 어깨관절은 회전근개의 4개의 근육 즉, 가시위근, 가시아래근, 작은원근 및 어깨밑근에 의해서 뚜껑이 없는 납작한 냄비에 끌어당겨져 있는 공(ball)과 같은 것이다. 이러한 작은 근육들은 어깨를 부상으로부터 보호하기 위해 강해야 한다. 이러한 자세 문제들을 교정하려면, 강화를 위한 특정 운동이 필요하고, 바르지 않게 단축된 근육들을 스트레칭 시킬 필요가 있다.

가장 흔히 무시되어 있는 근육을 위한 운동
Specific Exercises for the Most Commonly Neglected Muscles

아래의 것은 결코 완전한 운동계획을 보여준 것은 아니며, 특히 무시되는 일이 많고, 운동을 가장 필요로 하는 근육을 위한 운동이다. 이 운동을 지시에 따라서 실행함으로써, 자세가 개선되고 손상이 방지되어, 통증이 완화될 것이다.

요통은 불쾌감을 초래하며, 일의 장애가 되고, 기능부전의 원인이 되는 가장 흔히 볼 수 있는 신체 장애이다. 일반적으로, 사람들은 과도하게 수축한 하부 등 근육들과 병행해서 약한 복근들을 갖고 있다. 이 조합은 디스크의 궁극적인 조임을 수반하는 "척주만곡증"을 만든다. AK 테크닉에 의해서 복근을 검사에서 강하게 만들면, 보통은 일시적으로 통증이 없어진다. 일차근인 척주세움근과 반응근인 복근에 반응근 테크닉을 실시하면, 보다 오래가는 교정을 만들 것이다 (133페이지). 그러나 대부분의 경우, 오랫동안 통증 없이 지내려면, 복근을 신체적으로 강화시킬 필요가 있다.

윗몸 일으키기 운동 (sit-ups)

배 위의 "빨래판"처럼 보이는 배곧은근은 주요 복근이다. 다른 근육보다도 더, 복근은 근력검사결과가 약할 뿐만 아니라, 기능적으로도 약한 일이 많다. 허리를 지지하고, 통증이나 디스크의 손상으로부터 보호하려면, 강한 복근이 필요하다. 다만, 전형적인 윗몸 일으키기 운동의 대부분이, 안쪽 넙다리뼈를 허리 척추들과 골반에 연결하는 엉덩허리근을 강하게 하는 것이다. 엉덩허리근은 복근이 하는 것처럼 갈비뼈를 두덩뼈를 향해서 당길 수는 없다. 엉덩허리근이 짧거나 과긴장 상태이면, 그것은 허리 척추들을 전방으로 당겨서, 앞쪽으로 휜 허리를 만든다. 엉덩허리근을 과도하게 운동하면, 허리 문제들을 증가시킬 수 있다. 더욱이, 상체를 일으키는 싯업 복근운동은 디스크에 과도한 압력을 가하므로, 디스크가 손상되거나, 허리 척추들 사이에서 척주를 빠져 나가는 신경을 죄는 일이 있다.

복근의 운동을 시작하기 전에, 우선 AK 테크닉을 사용해서 복근을 검사하고 교정하여 검사상 강하게 해둘 필요가 있다. 다음으로 복근을 안전하게 운동하기 위해, 등을 대고 누운 다음, 무릎을 굽히고 (그림 5-33), 어깨뼈가 바닥에서부터 떨어질 정도만큼 상체를 일으킨다 (그림 5-34). 복근의 기능은 늑강 전면의 하단을 골반을 향해서 당기는 것뿐이다. 윗몸 일으키기 운동을 시행할 때, 윗몸 일으키기 동작은 허리가 바닥을 떨어지기 전에 완료한다. 보통의 윗몸 일으키기 운동의 나머지 동작은 엉덩허리근 같은 엉덩관절의 굽힘근이 담당한다. 상기와 같은 변형된 방법으로 윗몸 일으키기 운동을 시행한 경우에만, 모든 허리 척추 사이 각도의 합계가 약 3도까지 바뀌므로, 디스크들의 어떤 조임을 최소화시킨다. 이것을 쉽게 조절하려면, 윗몸을 일으킬 때 손이 무릎 옆에 갈 때까지만 손을 뻗도록 한다 (그림 5-34). 이 이상 윗몸을 일으켜서는 안 된다. 가슴을 무너뜨리는 전형적인 나쁜 자세 습관을 피하기 위해, 어깨를 뒤에 둔 채로, 어깨뼈를 서로 붙이고서 싯업을 할 것을 일부 전문가는 권장하고 있다. 처음에는 5~10회 반복하고, 복근이 강해짐에 따라 서서히 횟수를 증가시켜간다. 25회를 간단히 해낼

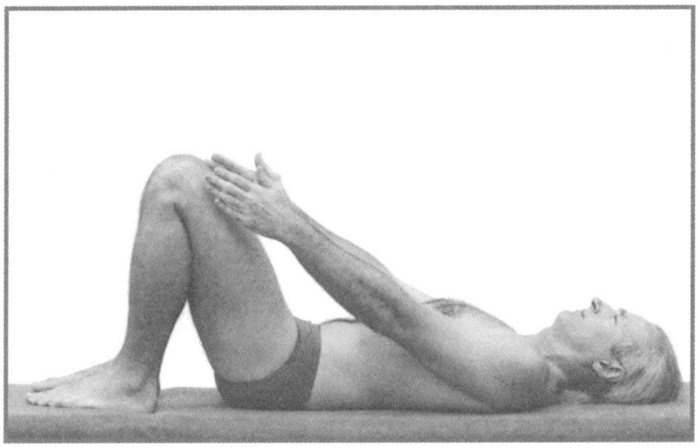

그림 5-33 윗몸 일으키기 운동

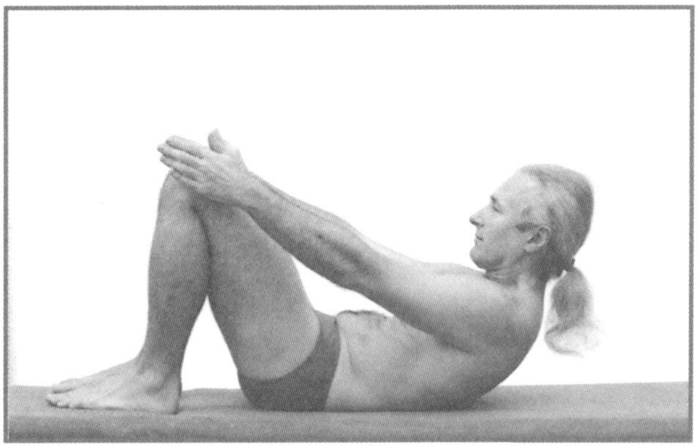

그림 5-34 윗몸 일으키기 운동: 종료 위치

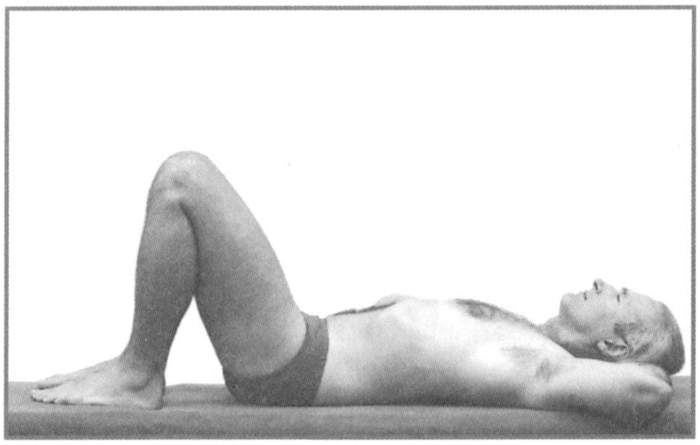

그림 5-35 팔을 머리 뒤로 돌려서 윗몸 일으키기 운동: 시작 위치

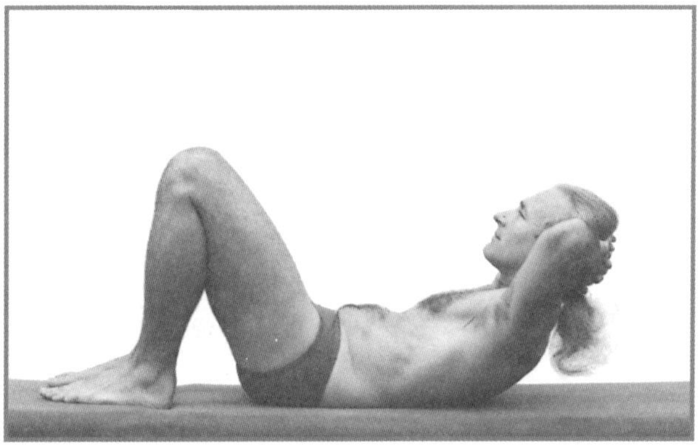

그림 5-36 팔을 머리 뒤로 돌려서 윗몸 일으키기 운동: 종료 위치

수 있게 되면, 팔을 목 뒤로 돌려서 저항력을 가하고, 반복 횟수를 줄인다 (그림 5-35, 그림 5-36). 보다 아래쪽 복부 활동을 위해서는 발을 바닥에 붙이고 그리고 보다 위쪽 복부 활동을 위해서는 발을 바닥에서 떼고 하는 운동 둘 다를 한다.

소홀했었던 상체 근육들을 위해서, 어깨의 외회전근들과, 팔과 어깨를 뒤쪽으로 당기는 근육들의 운동을 시행한다. 팔을 내회전 (어깨를 전방으로 "둥글게 굽힐")할 때, 전방 또는 측방으로 60° 이상 (몸과 팔 사이의 각도를 측정한다) 올리지 않도록 주의한다. 이것은 (가시위근의 힘줄 또는 관절 활액낭의) "충돌" 증후군을 만들 수 있으며, 그리고 어깨의 건염 (tendinitis)을 유발하는 일도 있다. 위팔뼈 머리와 어깨관절의 봉우리 사이에는 큰 공간은 없다. 어깨의 외회전은 (어깨를 뒤쪽으로 당긴다) 팔을 올렸을 때 힘줄 (tendon)과 낭 (bursa)이 어깨의 천장을 접촉하지 않고 쉽게 지나가게 할 수 있다.

(아래에 열거하는) 어깨의 외회전근들의 대부분은 비교적 작은 근육이고, 기능적으로도 강한 근육은 아니다. 이러한 근육의 운동은 (0.5~2.7㎏의) 경량 중량물을 사용해서 서서히 9㎏까지 중량을 올린다. 중량물을 천천히 올리기 내리기를 하고, 결코 홱 움직이는 동작을 해서는 안 된다.

Lying L flyes

"lying L flyes"라는 용어는 팔꿈치를 90°로 굽히고, 날아오르거나 날개를 치는 것 같은 동작을 하는 것을 나타낸다. lying L flyes는 어깨의 진정한 외회전근인 작은 원근을 위한 훌륭한 운동이다. 이 운동을 하기 위해서,

운동	주요 근육
Lying L (butter)flyes	작은원근, 가시아래근
Sitting or standing L flyes	가시아래근, 작은원근
Bent over flyes	후방 어깨세모근, 외회전근, 중간등세모근
Lying flyes	후방 어깨세모근, 외회전근, 중간등세모근
Lying supraspinatus flyes	가시위근, 어깨세모근
Bent rowing	큰원근, 등세모근, 마름근, 후방어깨세모근, 위팔두갈래근
Chin-up standing on a stool	넓은등근, 하부등세모근, 위팔두갈래근

벤치에 오른 쪽으로 눕는다. 오른팔을 굽혀서 머리 아래에 두거나 (그림 5-37), 바닥 위로 팔을 뻗혀서 몸을 지지한다. 아래의 세 가지의 초기 위치로부터 어느 것인가를 선택한다.

1. 양 다리를 굽히고, 좌측 다리를 우측 다리 위에 올려놓는다. 접은 오른팔 위에 머리를 둔다 (그림 5-37).
2. 대신으로, 왼발바닥을 벤치 위에 붙이고, 좌측 무릎을 공중으로 세운다. 이 자세에서, 오른손을 우측 넙다리 위에 올려놓을 수가 있다. 팔을 머리 아래에 두는 자세가 불편하다면, 이 자세로 하면 좋다.
3. 오른팔을 침상으로부터 바닥으로 뻗어서, 침상의 다리를 잡아 지지 한다 (그림 5-39). 오른발을 벤치 가장자리에 걸면 한층 안정성이 증가한다.

이 3가지의 초기자세의 어느 것을 선택한 경우에도, 다음은 좌측 팔꿈치를 90° 굽히고, 왼쪽 옆구리 위에 단단한 베개를 놓아서 팔꿈치를 지지한다 (그림 5-40). 앞팔을 가슴을 가로질러 밑으로 내린다. 왼손으로 가벼운 중량 (0.5kg 이하)부터 시작한다. 팔꿈치를 제자리에 두고서, 가급적 편안하게 느껴지는 높이로 중량물을 위로 회전시킨다. 어깨 손상의 재활을 시행하는 경우는 중량물을 들어올리는 높이는, 수평보다 약간 높은 위치에 그친다. 중량물을 내리고, 이 운동을 6~8회 반복한다. 이것을 반대 측에 대해서도 반복한다. 팔꿈치가 옆구리로부터 미끄러지거나, 등 (back)이 운동을 함에 따라 회전해서는 안 된다. 팔꿈치는 90° 구부려서 옆구리를 따라서 있어야 한다. 체력이 강화됨에 따라 중량물을 증가시켜 가지만, 이 운동에서는 7kg을 초과해서는 안 된다.

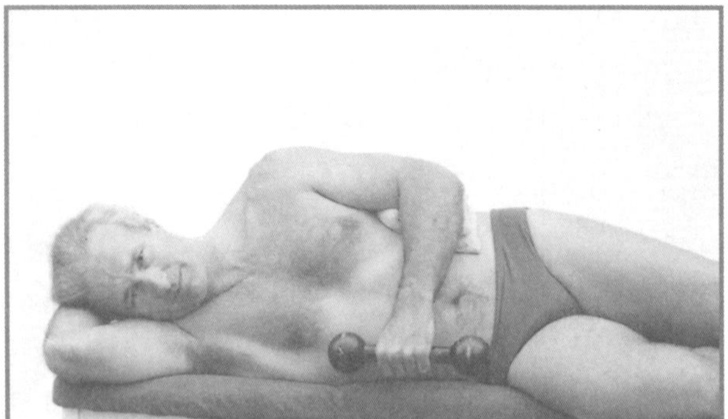

그림 5-37 팔로 머리를 받히는 Lying L Flyes

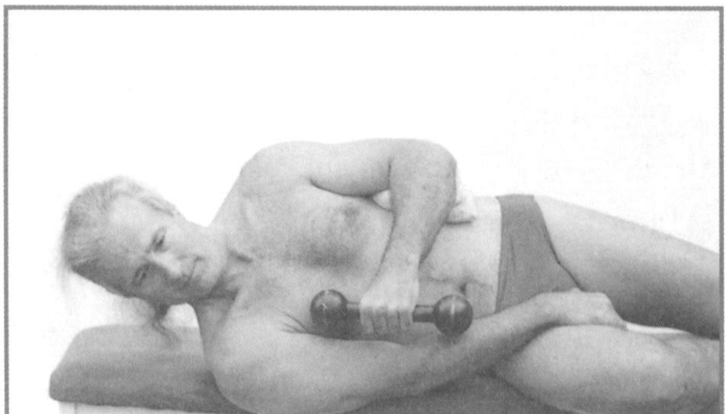

그림 5-38 넙다리를 잡는 Lying L Flyes

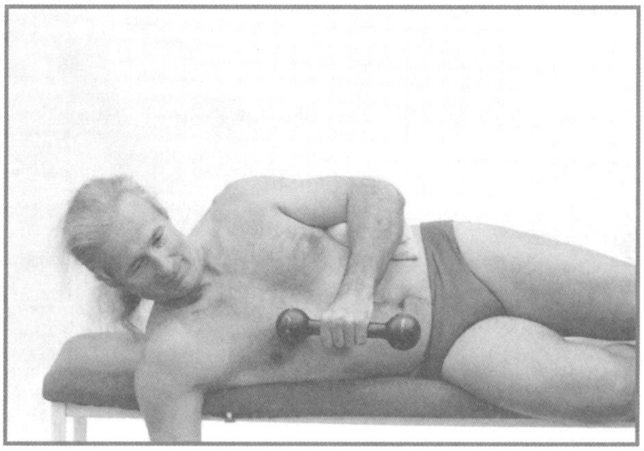

그림 5-39 팔을 내려 지지하는 Lying L Flyes

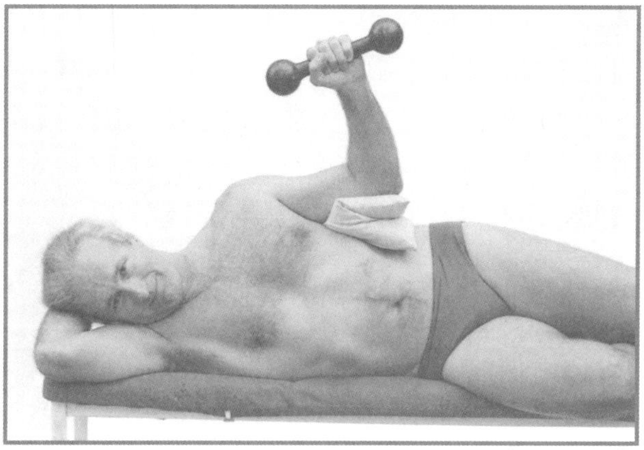

그림 5-40 Lying L Flyes 종료 위치

Standing or Sitting L flyes

Standing or Sitting (선 자세 또는 앉은 자세) L flyes는 또 하나의 진정한 외회전근인 가시아래근을 위한 훌륭한 운동이다. 후방어깨세모근도 이 운동으로 활성화한다. 이 운동에서, 팔꿈치를 겨드랑이 바로 아래의 높이로 지지할 필요가 있다. 가슴이 팔꿈치의 지지와 비스듬히 되도록 서거나 앉거나 하여, 앞팔이 팔꿈치를 축으로 자유로이 선회할 수 있도록 한다. 우측 팔꿈치를 90° 굽히고, 오른손으로 가벼운 아령 (0.5~9㎏까지)을 든다. 몸통과 우측 어깨 사이의 각도는 90도 이하여야 한다 (어깨로부터 팔꿈치에 걸친 선이 약간 아래를 향하도록 한다). 어깨관절의 충돌 (impingement)을 피하기 위해, 이러한 각도의 조정은 필요하다. 우측 팔꿈치를 왼손의 등 또는

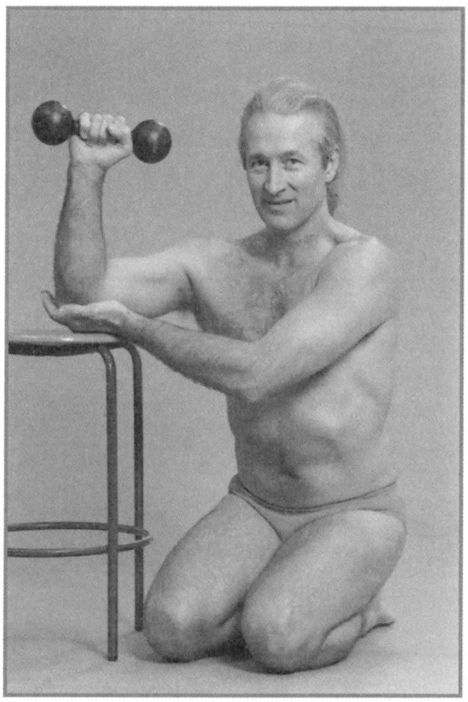

그림 5-41 Standing or Sitting L flyes 시작 위치

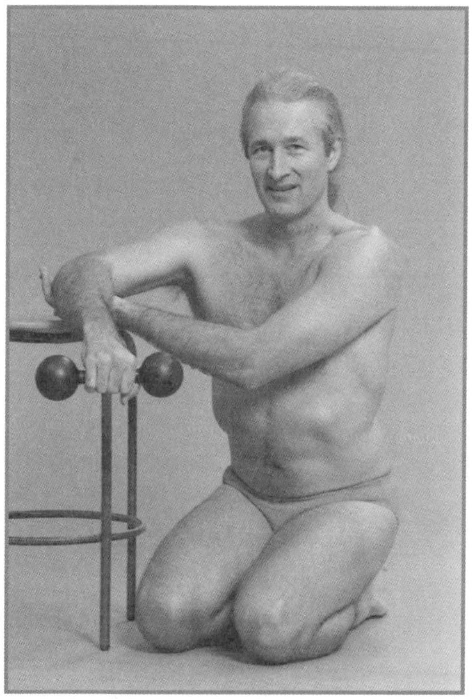

그림 5-42 Standing or Sitting L flyes 종료 위치

손바닥으로 지지한다 (그림 5-41). 팔꿈치를 90° 로 유지하면서, 중량물을 수평보다 바로 아래의 각도로 내린다 (그림 5-42). 급격히 움직이지 않고서 부드럽게 방향을 바꾸고, 중량을 시작 위치까지 들어올린다. 이것을 6~8회 반복한다. 그리고 왼팔에 대해서 반복한다.

Bent-Over Flyes

Bent-Over Flyes에 의하여, 수축의 주요 작용이 후방어깨세모근에 미친다. 이것은 훈련 프로그램에서 종종 무시되는 작은 근육이기 때문에, 경량의 중량 (0.5~2kg)으로 시작한다. 이 운동을 시행하려면, 등이 거의 수평이 될 때까지 허리를 앞으로 굽힌다. 무릎을 가볍게 굽혀서, 허리에 걸리는 스트레스를 줄여준다. 2개의 아령(또는 스프 캔이나 물병)을 사용한다. 팔을 아래로 늘어뜨린 자세에서 시작한다 (그림 5-43). 팔을 벌려서 중량을 들어올리고, 서서히 수평으로 귀와 일직선이 될 때까지 들어올린다 (그림 5-44). 들어올릴 때, 팔꿈치는 가볍게 굽힌 채로 팔을 조금 외회전시킨다. 무거운 중량을 사용하는 경우, 폭이 좁은 벤치로 가슴을 지지한다.

Lying Flyes

Lying Flyes는 Bent-Over Flyes 보다 후방어깨세모근에 효과가 있다. 이 운동에는 Bent-Over Flyes에 없는 후방어깨세모근의 최초의 90° 운동도 포함된다. 이 범위의 움직임의 강화는 각종 스포츠에서 중요하다. 테니스의 백핸드 스트로크가 그 한 예이다. Lying L Flyes와 마찬가지로, 좌측으로 누운 자세에서부터 시작한다. 아주 가벼운 아령을 오른손으로, 손바닥이 벤치 측을 향하도록 들고, 바닥 쪽으로 내려서 잡고 있는다 (그림 5-45). 중량물을 0.5~1.8kg부터 시작하여, 4.5kg을 넘지 않게 증가시켜간다. 이 포지션에서는 후방어깨세모근의 지레의 힘은 약하므로, 그러므로 과도한 부하를 주지 말아라. 운동을 하는 내내, 팔꿈치는 가볍게 굽히고 있다. 팔이 거의 수직이 될 때까지, 중량을 천천히 들어올린다. 중량을 들어올릴 때는 몸을 뒤로 흔들어서는 안 된다 (그림 5-46). 중량물을 내리고, 이 운동을 6~8회 반복한다. 이것을 왼손에 대해서도 반복한다.

Lying 가시위근 Flyes

Lying 가시위근 Flyes는 가시위근을 목표로 한 운동이다. Lying Flyes와 마찬가지로, 이 운동에는 이 근육에 대한 기타 운동에서 거의 생략되어 있는 가시위근과 어깨세모근의 최초 90° 운동이 포함된다. 팔을 외회전시키는 이 운동을 시행하면, 전방과 중간어깨세모근에 효과가 있다. 팔을 내회전 시키면, 가시위근과 후방어깨세모근이 더 활성화한다. 이 운동을 시행하려면, Lying L Flyes 및 Lying Flyes와 마찬가지 자세로 눕는다.

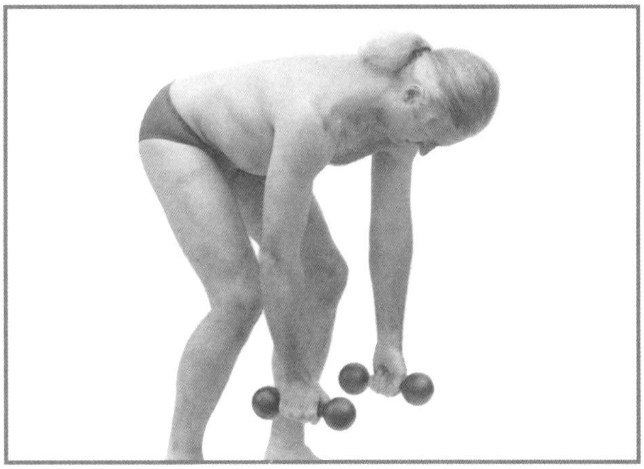

그림 5-43 Bent-Over flyes 시작 위치

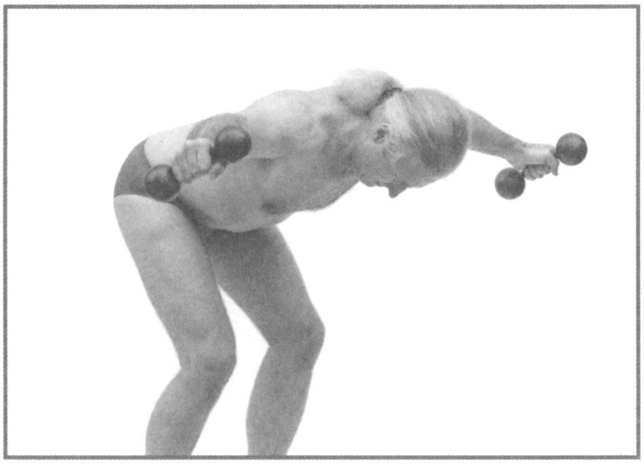

그림 5-44 Bent-Over flyes 종료 위치

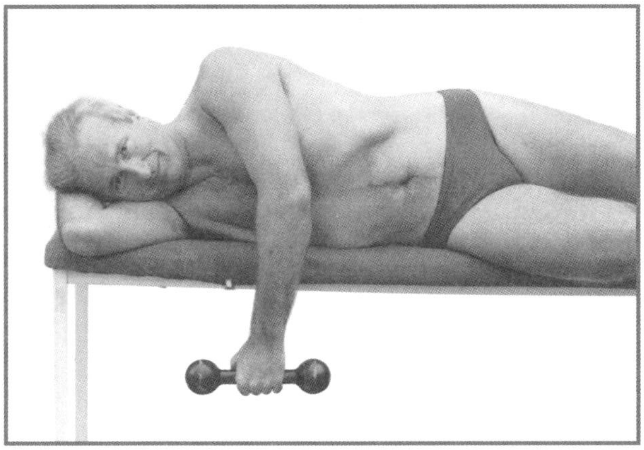

그림 5-45 Lying Flyes의 시작 위치

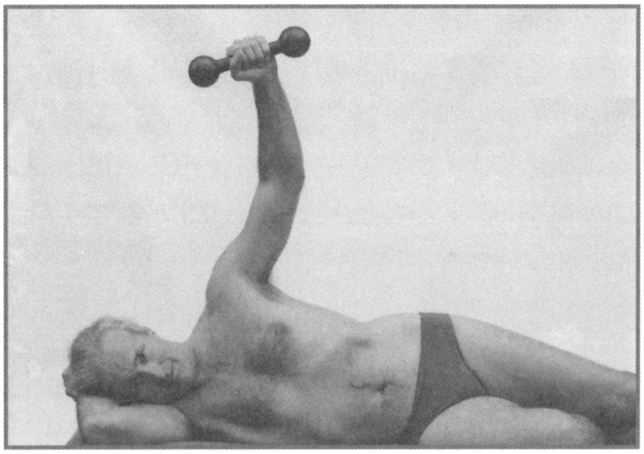

그림 5-46 Lying Flyes의 종료 위치

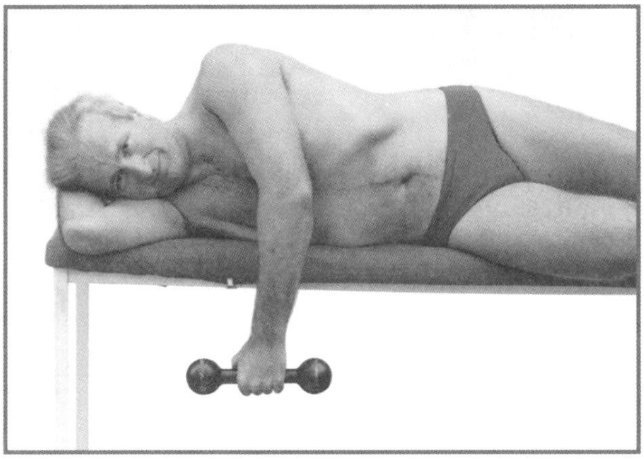

그림 5-47 Lying 가시위근 Flyes: 내회전 시작 위치

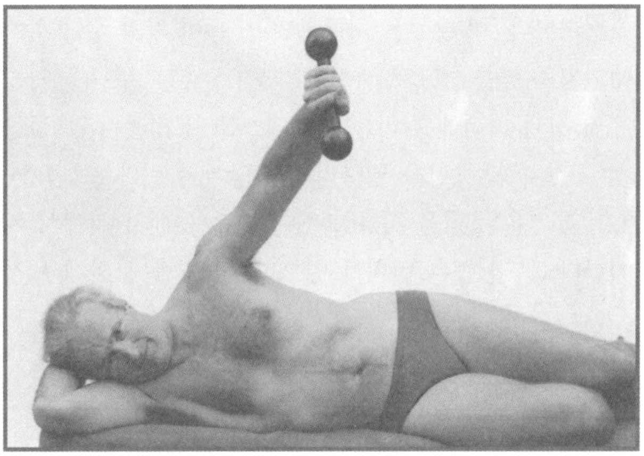

그림 5-48 Lying 가시위근 Flyes: 내회전 종료 위치

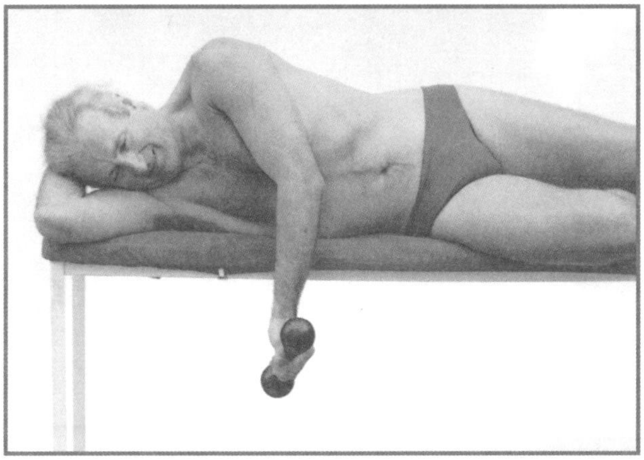

그림 5-49 Lying 가시위근 Flyes: 외회전 시작 위치

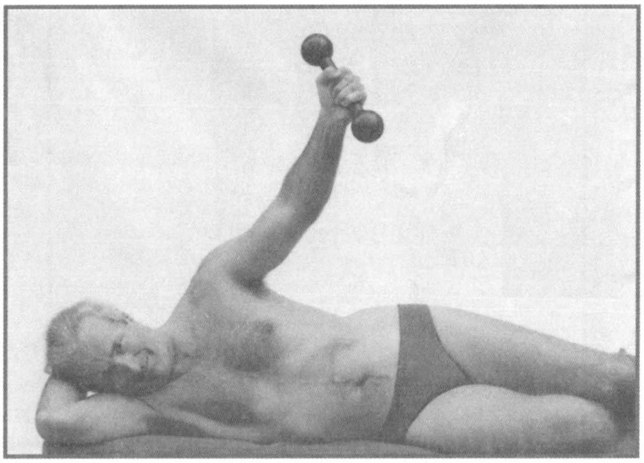

그림 5-50 Lying 가시위근 Flyes: 외회전 종료 위치

아주 가벼운 아령을 사용한다. 우선 중량을 들고 팔을 바닥으로 향해서 거의 똑바로 내린다 (그림 5-47, 그림 5-49). 중량을 천천히 들어 올리는데, 벤치와 평행되게, 처음에는 당신의 발을 향해서 그 다음 위로 가는데 수평을 넘어 약 60°로 간다 (그림 5-50). 내회전에서는, 팔을 수평에서부터 60° 이상 올려서는 안 된다 (그림 5-48). 천천히 팔을 내리고, 이것을 6~8회 반복한다. 반대 측의 팔에 대해서 운동을 반복한다.

굽히고 노젓기 운동 (Bent Rowing)

굽히고 노젓기 운동은 큰원근, 등세모근, 마름근 및 후방어깨세모근을 위한 우수한 운동이다. 위팔두갈래근 역시 활성화한다. 이 운동을 시행하려면, 등이 거의 수평이 될 때까지 허리를 앞으로 굽힌다 (그림 5-51). 무릎을 가볍게 굽혀서 허리에 걸리는 스트레스를 줄여 준다. 보트를 젓는 것처럼, 중량을 옆구리까지 당겨 올린다 (그림 5-52). 무거운 중량을 사용할 때는 가슴을 벤치 위에서 지지한다. 폭이 좁은 벤치가 있으면, 양 팔을 동시에 노젓

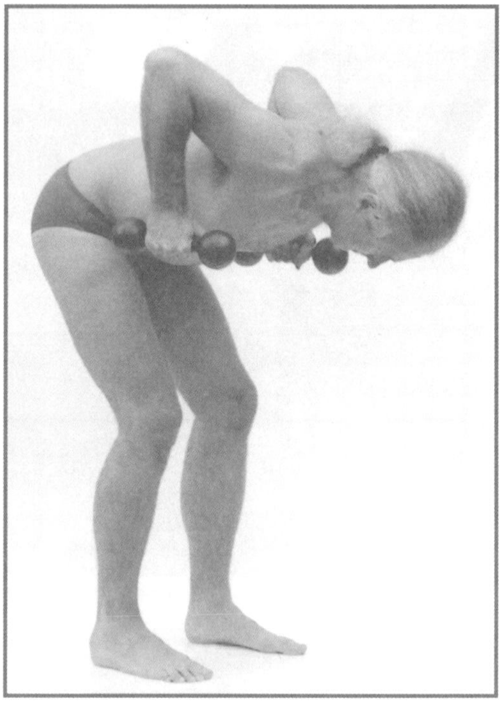

그림 5-52 Bent Rowing 종료 위치

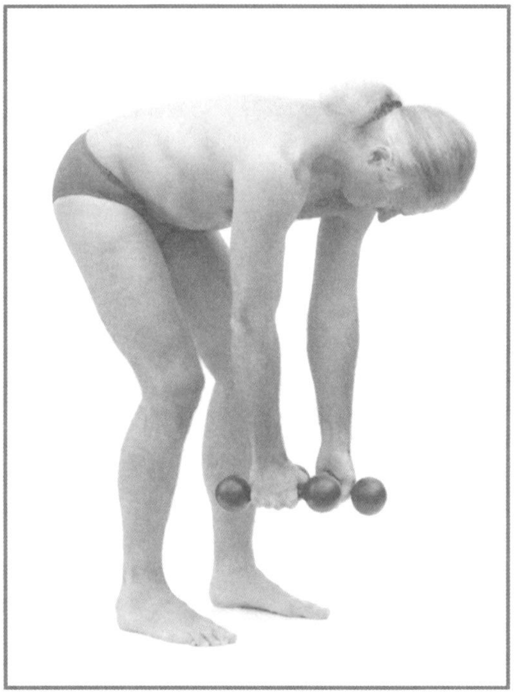

그림 5-51 Bent Rowing 시작 위치

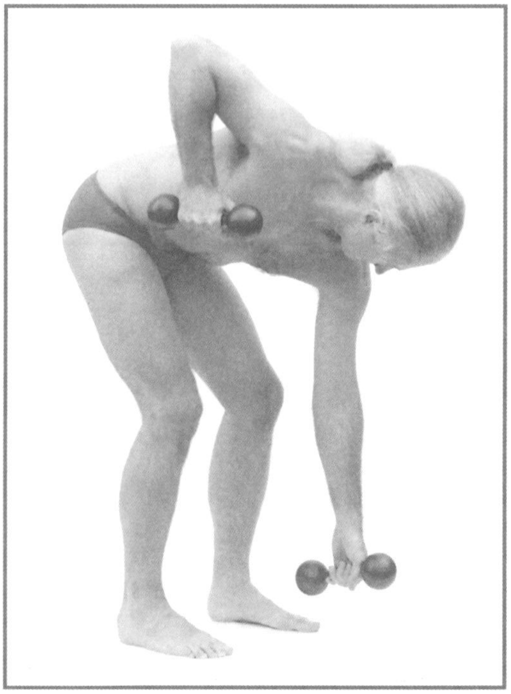

그림 5-53 번갈아 하는 Bent Rowing 종료 위치

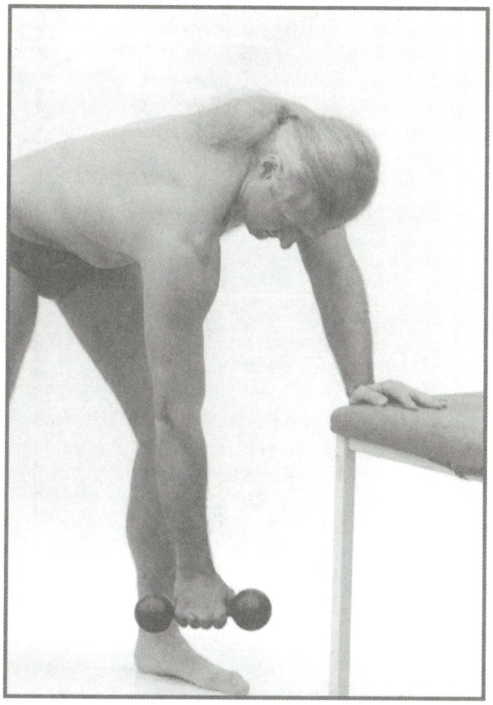

그림 5-54 한 팔로 지지한 Bent Rowing 시작 위치

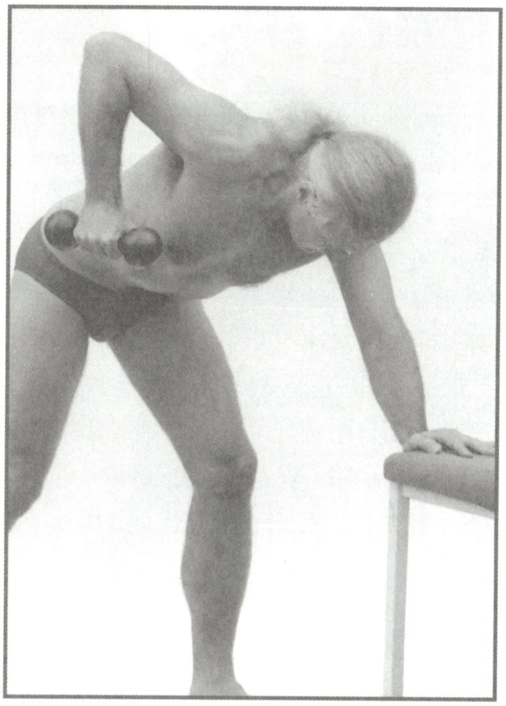

그림 5-55 한 팔로 지지한 Bent Rowing 종료 위치

기 (rowing)를 할 수 있다. 벤치의 폭이 넓은 경우는 한 쪽의 손 또는 앞팔을 벤치의 위에 놓아서 몸을 지탱한 후, 다른 쪽의 손으로 노젓기를 한다 (그림 5-54, 그림 5-55). 반대 측에 대해서 반복한다. 반드시 어깨를 후방으로 당기고, 손은 어깨 쪽으로 당긴다. 팔꿈치를 넓혀서 이 운동을 시행하면, 큰원근에 보다 효과를 초래한다.

양팔을 동시에 사용해서 이 운동을 시행하는 경우, 중량을 최고로 들어올렸을 때, 어깨뼈를 서로 쥔다. 중량을 번갈아 들어올리는 경우, 우선, 등을 회전하지 않고 중량을 최고로 들어올리고, 다음으로 등을 회전시켜 중량물을 조금 더 들어올린다 (그림 5-53).

선 자세에서 노젓기는 권장되지 않는다. 이 자세의 운동에서는 팔을 높이 올린 상태에서 어깨가 극단적인 내회전을 하게 된다. 어깨관절 충돌 (impingement)을 일으키고, 그 결과 건염이나 활액낭염을 일으킬 위험성이 있다. 수 시간 또는 수일 후가 아니면 통증을 느끼지 않을 수 있기 때문에, 어느 운동이 원인이었는지 알 수 없게 된다 (그림 5-56).

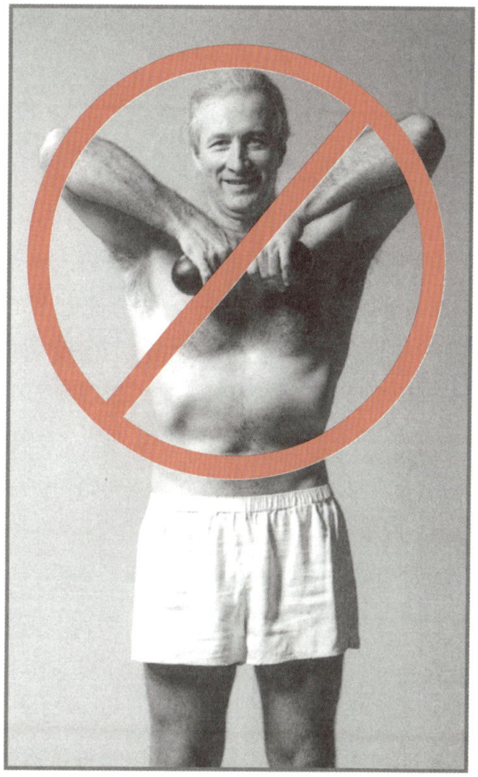

그림 5-56 선 자세에서 노젓기 (Rowing)를 피한다.

철봉의 턱걸이운동 (chin-ups)

많은 사람에게 철봉의 턱걸이운동은 지나치게 어려운 운동이므로, 여기서는 등받이가 없는 걸상 (stool) 위에 서서 시행할 것을 권장한다. 이 방법이면 중량의 일부를 다리로 받을 수 있다. 또한 발이 등받이가 없는 걸상 위에 있기 때문에 다리를 허리부터 굽힐 수 있으므로, 수직으로 매달리는 것 보다 허리에 부하를 덜 주게 된다.

이것으로, 12회 이상은 반복할 수 없을 정도의 충분한 중량을 팔에 걸리게 해라. 통증이나 관절장애를 갖고 있지 않는 한, 전체 움직임 범위를 만들어라. 완전히 팔을 뻗은 상태로부터 (그림 5-57, 그림 5-59) 가슴이 봉에 닿을 때까지 당겨 올린다 (그림 5-58, 그림 5-60). 손바닥을 자기 쪽으로 향해서 턱걸이운동을 시행하고 (그림 5-57, 그림 5-58), 다음으로 손바닥을 앞을 향해서 반복한다 (그림 5-59, 그림 5-60). 운동을 수직에서부터 수평으로 바꾸려면, 발을 누군가의 어깨에 올려놓는다. 이 자세에 의해서, 앞으로 기울이려는 부하 없이 수평 노젓기를 하게 해 준다. 다만 이 운동은 상당한 체력과 봉을 꽉 쥘 수 있는 악력을 필요로 하므로, 상급자에게만 권장한다.

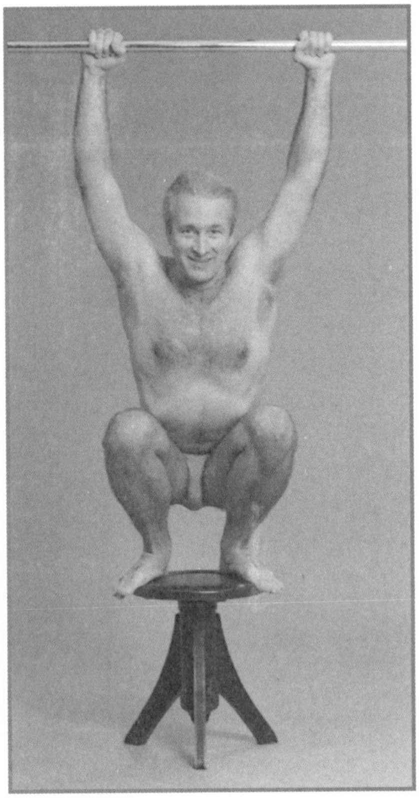

그림 5-57 손바닥을 앞으로 하고 등받이가 없는 걸상 위에 서는 턱걸이 운동: 시작 위치

가슴근의 스트레칭 (stretching)

이상의 다양한 운동의 시행한 이후, 사용한 근육들을 반드시 스트레칭을 한다. 그 다음 가슴근들을 스트레칭 한다. 간단한 방법은 좁은 벤치나 큰 운동용 볼 위에 등을 대고 누운 자세를 취하는 것이다. 2개의 가벼운 아령을 들고, 양팔을 크게 벌린다. 그 중량이 팔과 어깨를 바닥을 향해서 당기게 해서, 가슴근들과 기타의 어깨 내회전 근들을 스트레칭 한다 (그림 5-61).

대신에, 위팔을 바닥과 평행으로 하여 출입구에 서서, 앞팔을 문틀에 댄다. 문틀에서 팔과 어깨가 후방으로 당겨질 때까지, 전방으로 내딛어, 몸을 기울인다 (그림 5-62). 이 자세를 약 20초 유지한다. 다음으로 팔꿈치를 어깨보다 높은 위치로 하여 반복한다 (그림 5-63). 양쪽의 자세를 반대 측의 팔로 반복한다.

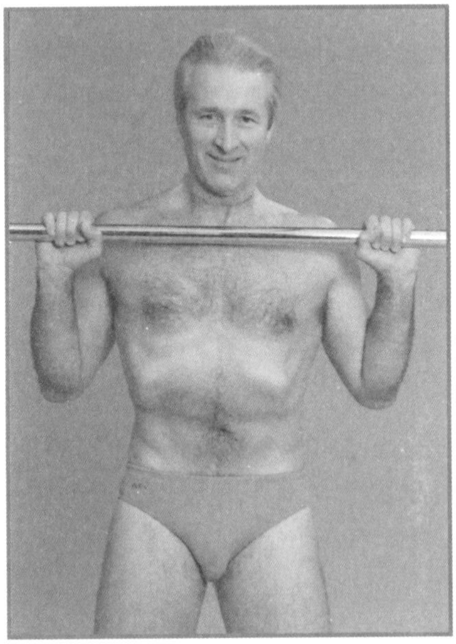

그림 5-58 손바닥을 앞으로 하고 등받이가 없는 걸상 위에 서는 턱걸이 운동: 종료 위치

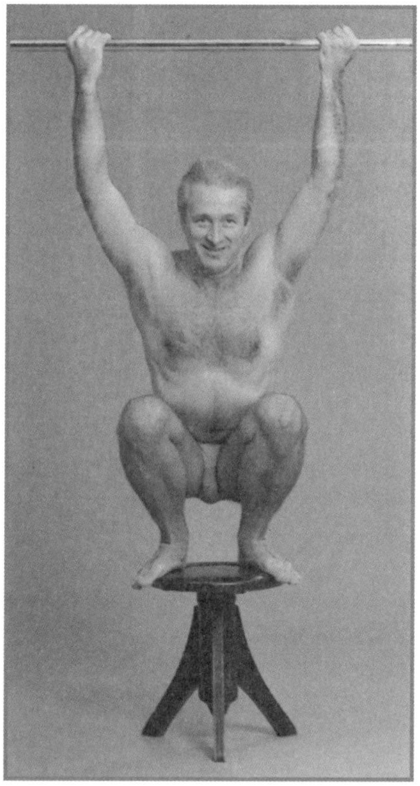

그림 5-59 역 그립으로 등받이가 없는 걸상 위에 서는 턱걸이 운동: 시작 위치

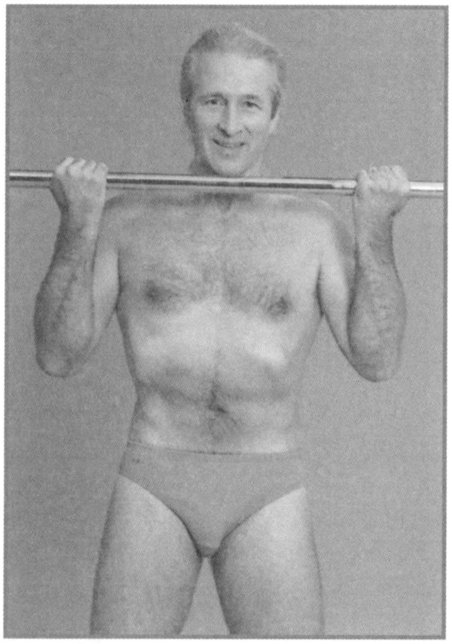

그림 5-60 역 그립으로 등받이가 없는 걸상 위에 서는 턱걸이 운동: 종료 위치

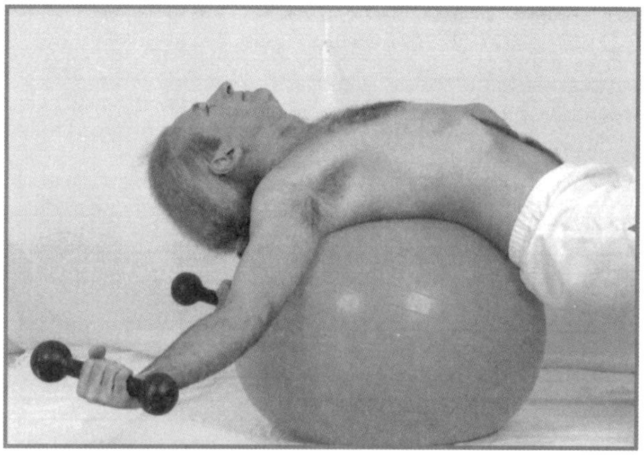

그림 5-61 볼 위에 누워 가슴근 스트레칭

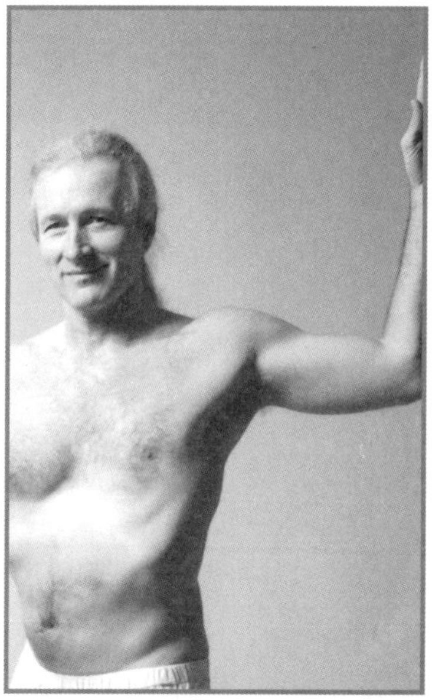

그림 5-62 가슴근 스트레칭: 팔을 수평으로 하여 출입구에 서기

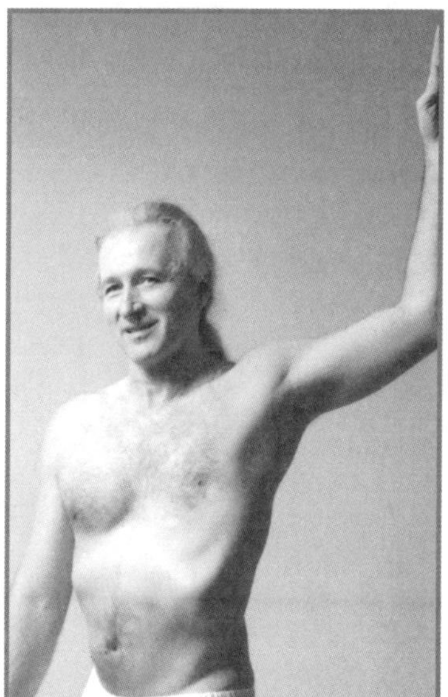

그림 5-63 가슴근 스트레칭: 팔을 대각선 위치로 하여 출입구에 서기

제 6 장

근력 검사
Muscle Tests

이 단원에서는 33개의 근육에 대해서 그 개략을 설명하고, 또한 근력검사의 실시방법과 그 치료방법을 해설한다. 여기에서 사용된 해부학적 용어들은 부록 I에서 찾을 수 있다. 척추부분의 약어는 아래와 같다. 목뼈 (경추, cervical)=C, 등뼈 (흉추, thoracic)=T, 허리뼈 (요추, lumbar)=L, 엉치뼈 (천골, sacral)=S. *“기시 (origin)”*와 *“종지 (insertion)”*는 근육의 양끝이 뼈, 힘줄 또는 인대와 결합하는 장소다. *“동작 (action)”*은 근육의 수축에 의해서 일어나는 움직임을 말한다. *“자세 (position)”*는 근력검사의 초기 조건 (파라미터)이다. 근력검사를 시행하는 데 “고정 (stabilization)”이 필요한 경우는 그것을 설명한다. *“근력검사”*에는 검사에서 치료사가 압력을 적용하는 방법이 기재되어 있다. *“신경림프반사 (전면)”*, *“신경림프반사 (후면)”*, *“신경혈관반사”* 들을 기술하고 그림으로 나타냈다. *“진정혈 (sedation point)”*을 그림으로 나타냈다. 일반적인 *“반응근 (reactive muscle)”*들을 나열 했고, 각 근육의 *“경락”* 및 *“장기/선”*과의 대응도 나타냈다. 또한 특정 근육을 개선한다고 생각되는 “영양”도 소개하였다. 마지막으로 “논고 (discussion)”에서 특정 근육을 약화시키고 있다고 생각되는 원인에 대해서도 언급하였다.

모음근군 (그림 6-1~그림 6-6)
Adductors

기시 : 두덩뼈와 궁둥뼈 거친면의 앞쪽 및 가쪽면들.

종지 : 넙다리뼈의 안쪽면 전체 길이를 따라서.

동작 : 다리를 서로 당긴다 (엉덩관절의 모음). 여러 모음근들 또한 안쪽 돌림, 힙 굽힘 및 힙 폄에 약간 활동적이다.

포지션 : 환자는 옆으로 누워서, 양 다리를 몸통과 일렬이 되도록 똑바로 뻗는다. 치료사는 천정 측의 다리를 치료대로부터 들어올려, 무릎 밑에 고정한다. 다음으로, 치료대 측의 다리를 신체의 정중선을 지나게 다른 다리를 향해서 들어올리고, 검사 손을 이 다리의 무릎에 가까운 안쪽에 둔다.

고정 : 환자는 치료대의 끝을 잡음으로써, 몸통 고정을 도울 수 있다.

근력검사 : 치료사는 치료대 측의 다리를 치료대를 향해 누른다. 골반을 회전시켜서는 안 된다.

신경림프반사 (전면) : 젖꼭지 뒤쪽. 통증을 일으키지 않기 위해서, 젖꼭지의 바로 가쪽에 접촉하고 나서 갈비뼈를 향해서 조심스럽게 민다. 환자 자신이 그 점을 마사지시키는 편이 좋은 경우는 그렇게 시킨다.

신경림프반사 (후면) : 어깨판 아래 끝의 바로 먼쪽.

신경혈관반사 : 뒤숫구멍과 귀 뒤 사이에 있는 람다봉합의 중간.

반응근들 : 엉덩허리근, 궁둥구멍근, 넙다리근막긴장근, 큰볼기근, 중간볼기근.

경락 : 심포 (circulation-sex)

장기/선 : 생식기 및 생식선. 여성의 갱년기 동안, 갑상선, 뇌하수체, 및 부신 등을 포함하는 호르몬계의 변화가 -그리고 간장이나 생식기 등의 문제들- 모음근군의 허약에 관여하는 일이 있다. 역으로, 모음근군을 검사해서 교정함으로써, 갱년기 동안 호르몬 균형을 회복시키는 효과가 있다.

영양 : 비타민 E, 니코틴산, 아연.

논고 : 모음근군은 반듯이 누운 자세에서도 검사할 수 있다. 이를 위해서는, 치료사는 한쪽의 다리를 고정시키고, 다른 쪽 다리를 벌릴 필요가 있다. 모음근군은 승마에서 말 등을 꽉 잡고 있을 때 사용하는 근육이다. 승마 때에 모음근군에 걸리는 지속적인 압력에 의해서, 모음근군이 만성적으로 약해져, 그 결과가 카우보이에게 흔히 볼 수 있는 "O"형 다리가 되는 일이 있다. 한쪽의 모음근군만이 약해지면, 약화된 측의 골반을 가라앉게 만들 것이다. 약한 모음근군은 어깨의 통증이나 "테니스 엘보"의 원인이 되는 일이 많다. 테니스에서는 모음근군의 동적인 활동을 필요로 하는 좌우의 움직임이 많기 때문이다. 모음근군의 신경림프 반사점들도, 어깨나 팔로부터의 림프배액 (lymphatic drainage)을 자극하여, 이러한 영역의 치료를 촉진하는 경우가 있다.

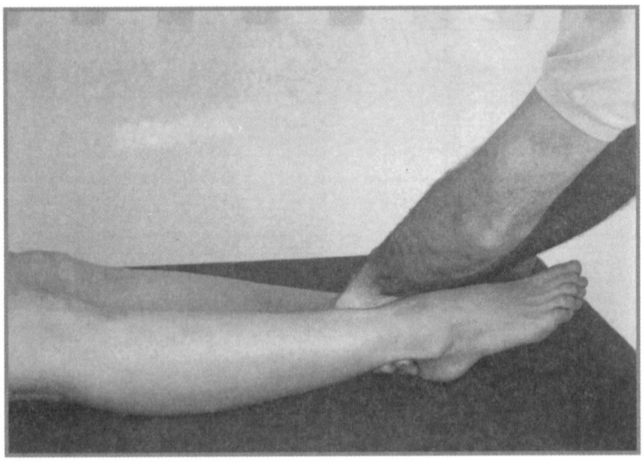

그림 6-1 반듯이 누운 자세에서 모음근군의 검사

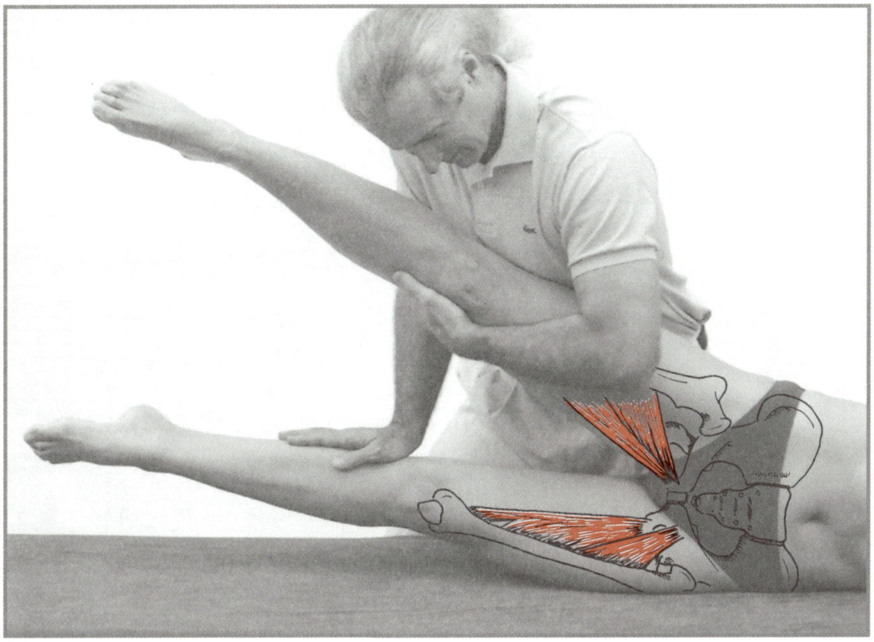

그림 6-2 옆으로 누운 자세에서 모음근군의 검사

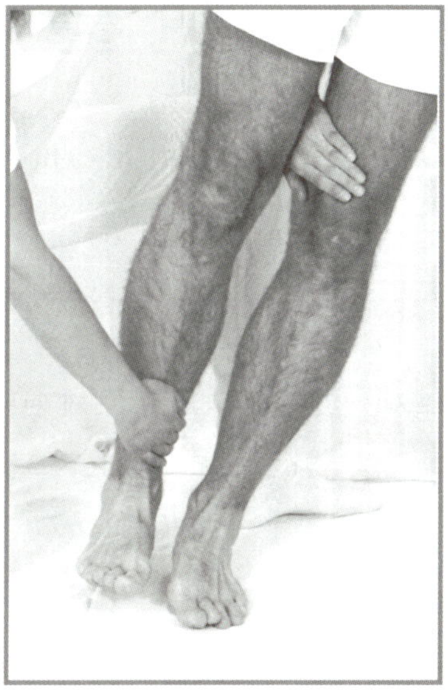

선 자세의 모음근 검사

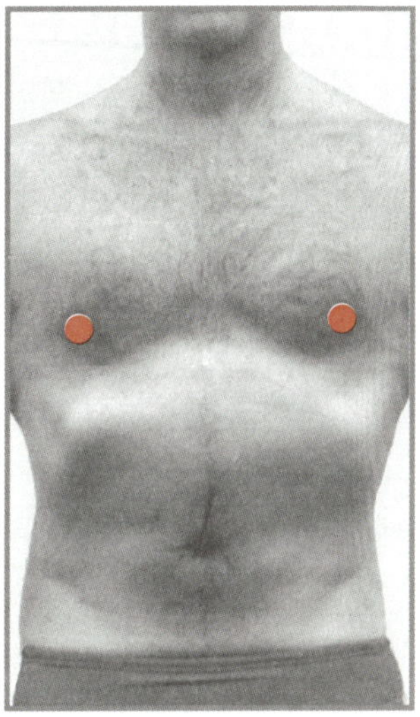

그림 6-3
전면 NL 반사점

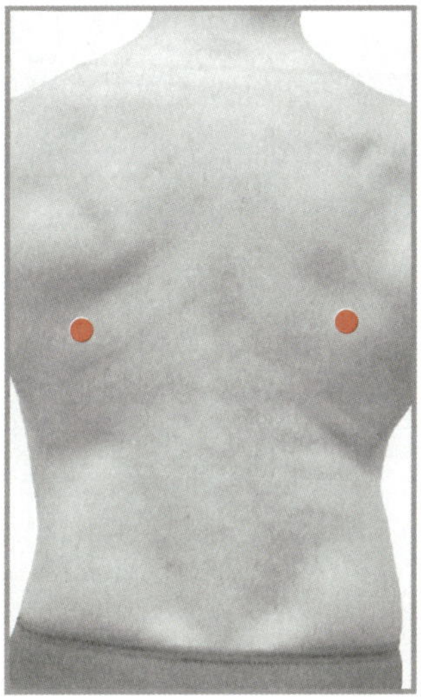

그림 6-4
후면 NL 반사점

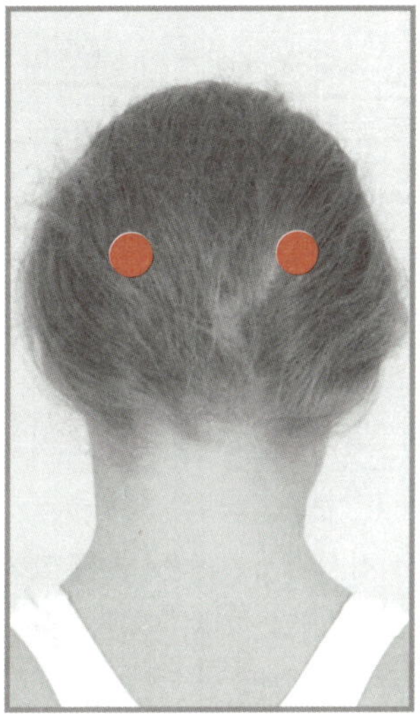

그림 6-5
NV 반사점

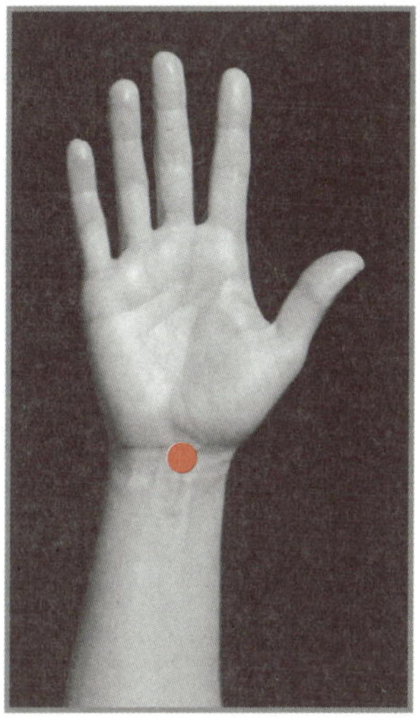

그림 6-6 진정혈
대능 (심포7)

어깨세모근: 전방, 중간, 후방
(그림 6-7~그림 6-16)
Deltoids: Anterior, Middle, and Posterior

기시 : 전방 – 빗장뼈의 가쪽 1/3
중간 – 어깨봉우리의 위면
후방 – 어깨뼈가시 아래 가쪽

종지 : 위팔뼈 중간 가쪽면에 있는 어깨세모근 결절.

동작 : 전방 – 위팔뼈의 벌림, 굽힘 및 안쪽 돌림
중간 – 위팔뼈의 순수한 벌림.
후방 – 위팔뼈의 벌림, 약간의 폄 및 가쪽돌림

포지션 : 환자는 선 자세 또는 앉은 자세를 취하고, 팔을 90° 벌리고, 팔꿈치는 90° 굽힌다. 팔꿈치를 굽힘으로써, 치료사는 검사에서 만들어서는 안 되는 위팔의 회전을 관찰할 수 있다. 전방어깨세모근의 경우, 위팔을 약 45° 가쪽돌림시키고 (손이 어깨보다 높은 위치에 온다), 어깨를 약간 굽힌다 (팔꿈치가 몸 앞으로 움직인다). 중간어깨세모근의 경우, 앞팔을 바닥과 평행으로 한다. 후방어깨세모근의 경우, 위팔을 약간 내회전시키고, 약간 편다 (팔꿈치를 약간 뒤쪽으로).

고정 : 전방어깨세모근의 경우, 검사하는 어깨의 뒤쪽을 고정한다. 중간어깨세모근 검사에는 고정은 불필요하다. 다만, 환자의 어깨가 들어올려지는 경향이 있는 경우, 치료사는 손을 어깨 위에 놓고 들어올려지지 않도록 한다. 후방어깨세모근의 경우, 검사하는 어깨의 앞쪽을 고정한다.

모든 어깨세모근의 검사에서, 어깨뼈를 고정할 필요가 있다. 고정을 시키는 근육들의 (상부 및 중간 등세모근, 앞톱니근, 작은가슴근, 마름근) 검사결과가 약하였던 경우, 치료사는 우선 그들을 강화시키거나, 검사 동안 어깨뼈를 고정할 필요가 있다. 치료사는 환자가 검사 중에 몸통을 기울이거나, 위팔뼈를 회전시키거나, 팔꿈치를 굽히거나 펴거나, 또한 자세를 바꾸거나 하지 않도록 주의할 필요가 있다.

근력검사 : 치료사는 팔꿈치와 가까운 위팔의 먼쪽 면에 접촉한다. 3개의 어깨세모근 모두를 검사하는 경우, 적용되는 주된 압력은 모음이다. 전방어깨세모근을 검사하는 경우, 검사의 압력은 앞팔의 선을 따라서 아래 뒤쪽 방향으로 적용한다. 중간어깨세모근의 경우, 압력은 순수한 모음이다. 후방어깨세모근의 경우, 앞팔 선을 따라서 아래 앞쪽으로 검사 압력을 적용한다.

신경림프반사 (전면) : 복장뼈와 가까운 제 3–4갈비뼈 사이.

신경림프반사 (후면) : 제 3–4등뼈의 가로돌기들 사이.

신경혈관반사 : 브레그마 (bregma, 관상봉합과 시상봉합의 접합점)에.

반응근들 : 마름근, 큰가슴근, 작은가슴근, 넓은등근, 어깨밑근

경락 : 폐경

장기/선 : 폐

영양 : 비타민 C, 리보핵산, 베타카로틴, 물.

논고 : 어깨세모근들의 어느 부분에서 양측이 약한 경우, 목 및 등 척추 연결부에서 척추의 가동제한 (fixation)이 있다는 것을 암시한다. 이것은 환자의 한 손을 거기에 대고 있으면서, 검사에서 약하였던 다른 팔의 어깨세모근 부분을 다시 한번 검사함으로써 확인할 수 있다. 이 영역을 TL하는 것이 그 어깨세모근을 강화시키면, 가동제한이 확인된다. 이 경우, 어깨세모근의 교정을 오래 가게 하려면, 가동제한에 대한 카이로프랙틱 교정이 필요할 수 있다.

하부등세모근의 양측이 약한 경우, 어깨세모근의 어떤 부분에서 양측의 근력저하가 숨겨져 있는 일이 있다. 이 때문에, 어깨세모근들을 검사하기 전에, 하부등세모근을 검사해 교정해둘 필요가 있다.

때때로 중간 및 후방어깨세모근들이 검사결과 약함을 보여도, 전방어깨세모근이 촉진 과긴장일 수 있다. 이 문제를 위해서, 치료사는 특정 경우에서 지시되듯이 촉진 과긴장성 전방어깨세모근을 위해서 고유수용기 테크닉들 (신경근방추세포 또는 골지건기관), 근막이완술, 또는 냉각 및 스트레칭 테크닉들을 활용해야만 한다.

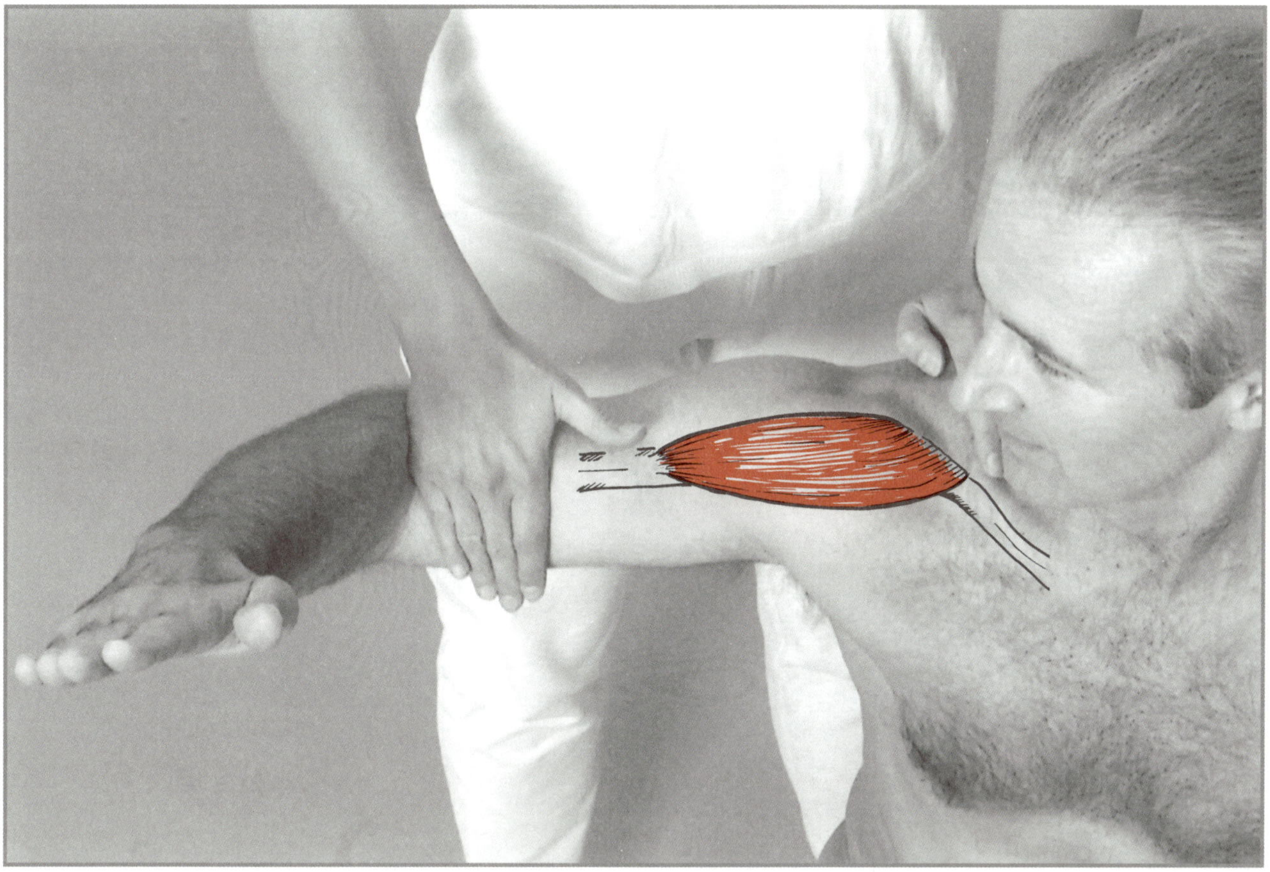

그림 6-7 전방 어깨세모근

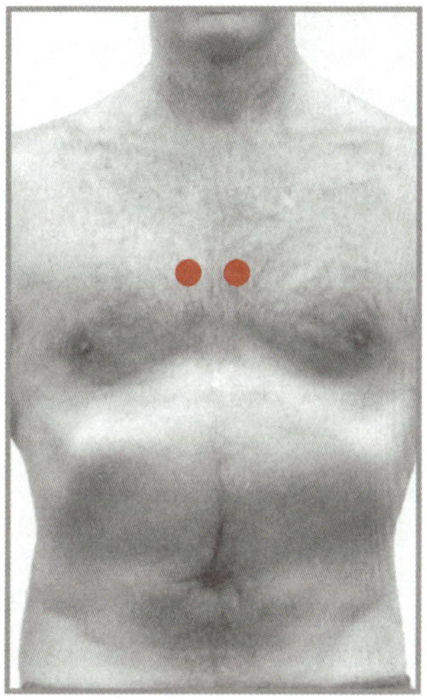

그림 6-8
전면 NL

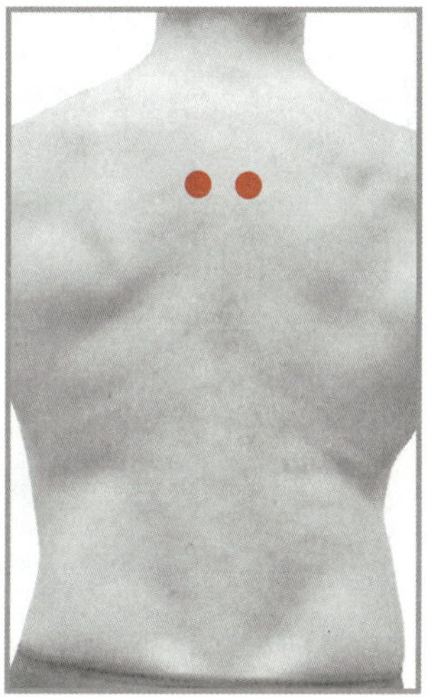

그림 6-9
후면 NL

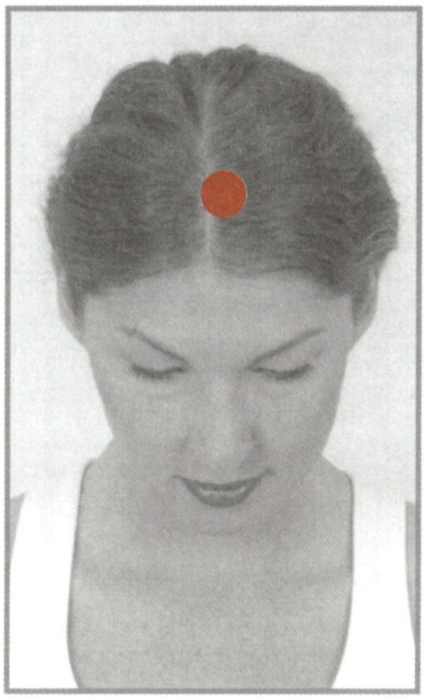

그림 6-10
NV 반사점

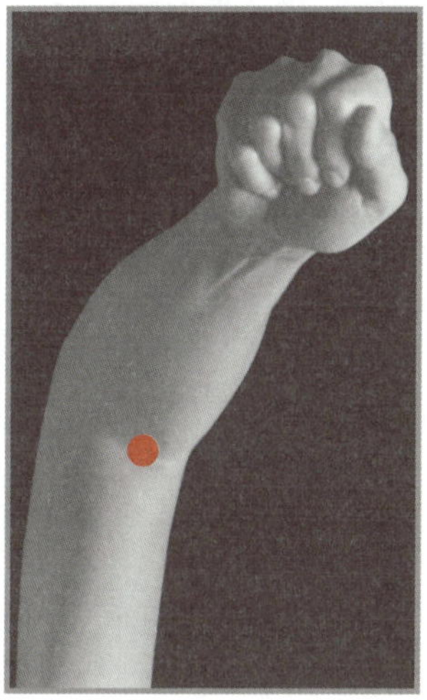

그림 6-11 진정혈
척택 (폐5)

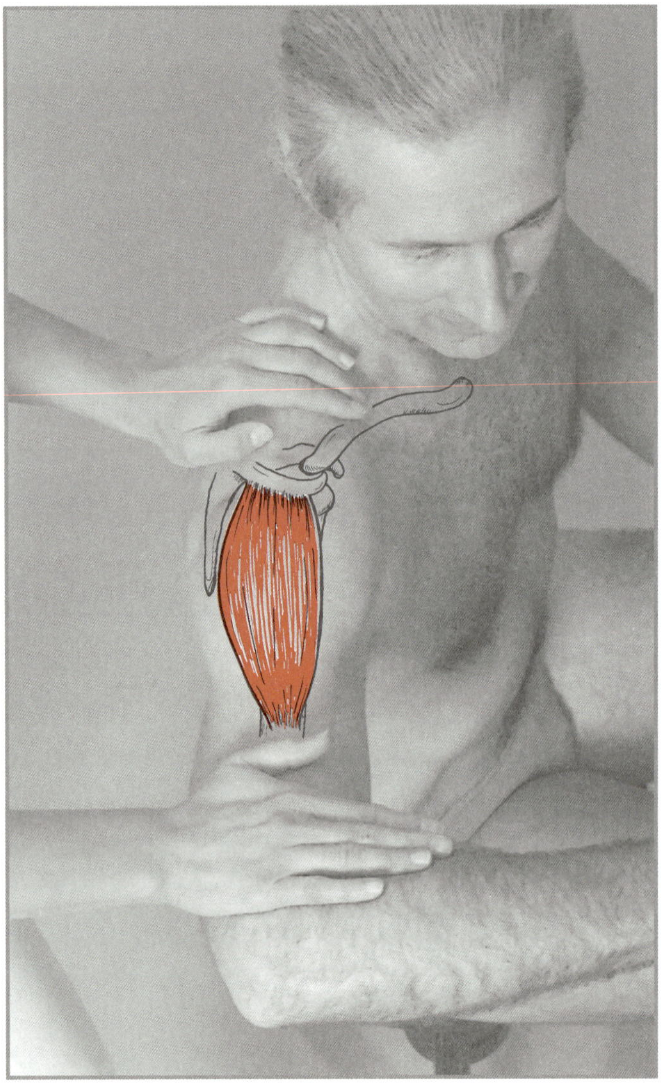

그림 6-12
중간어깨세모근

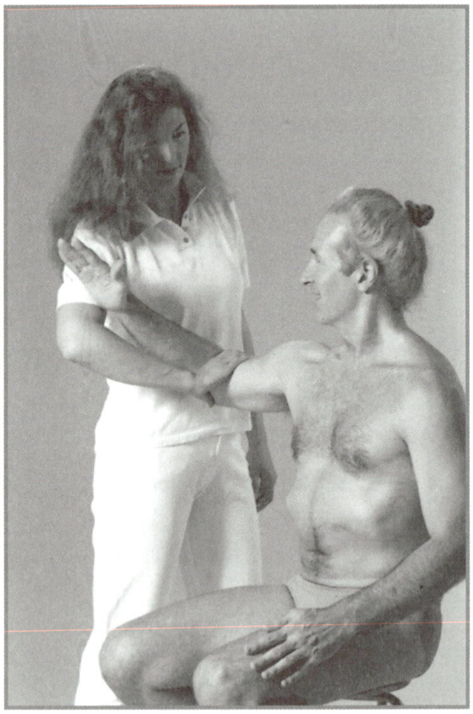

그림 6-13
전방어깨세모근

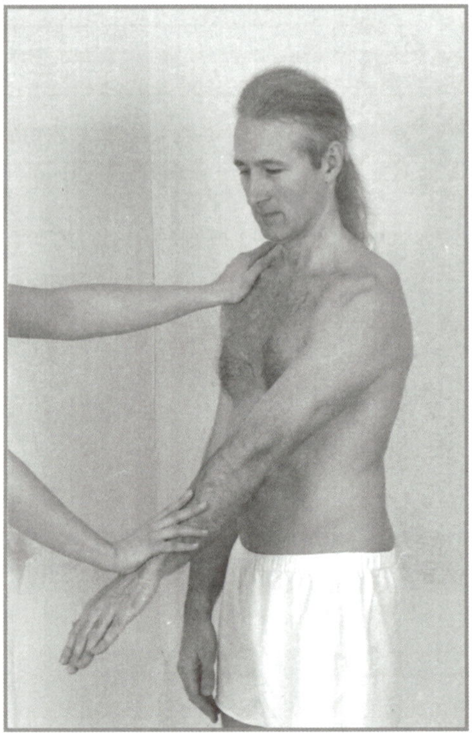

그림 6-14
선 자세의 전방어깨세모근 검사

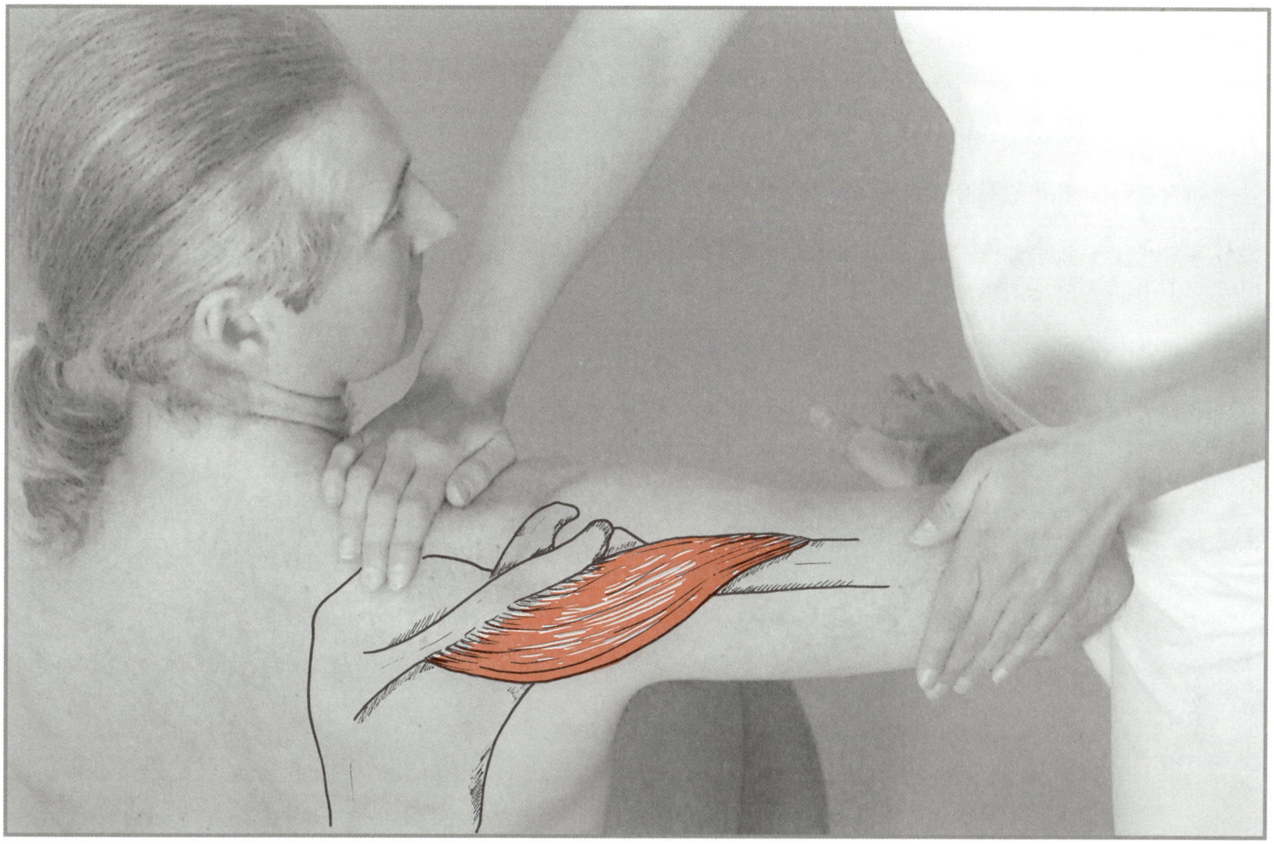

그림 6-15 후방어깨세모근

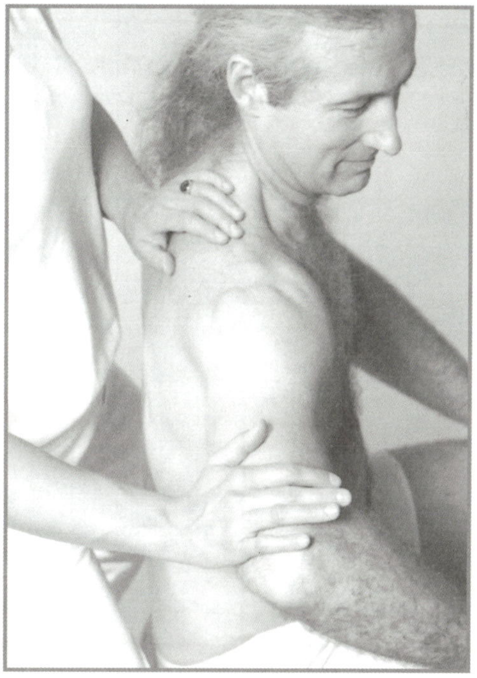

그림 6-16 후방어깨세모근

큰볼기근 (그림 6-17~그림 6-22)
Gluteus maximus

기시 : 엉덩뼈가 엉치뼈와 만나는 곳에서 엉덩뼈의 뒤쪽 안쪽 가장자리 그리고 등쪽 엉치뼈 및 꼬리뼈 가쪽 주변.

종지 : 넙다리뼈 가쪽 뒤쪽 윗면과, 넙다리근막긴장근의 엉덩정강인대 (길고 납작한 건/인대).

동작 : 넙다리를 펴고 가쪽으로 돌리는 것을 돕는다. 선 자세와 같이 힙이 고정된 경우, 큰볼기근은 넙다리에서 골반을 편다.

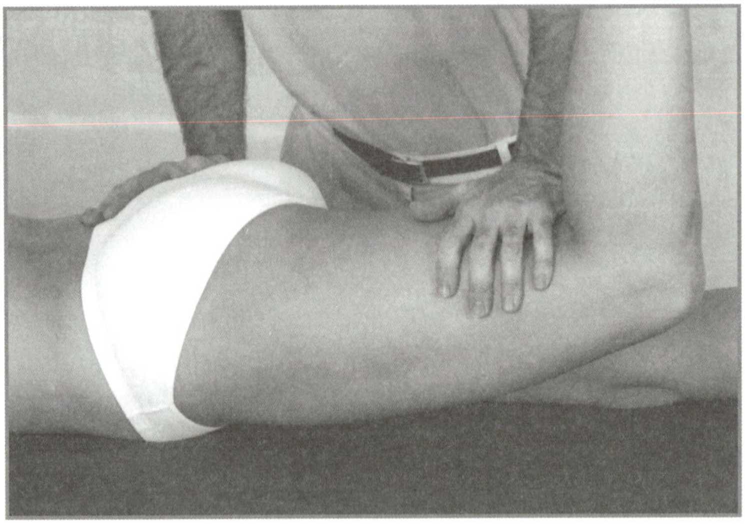
그림 6-17 큰볼기근

포지션 : 환자는 엎드린 자세를 취하고, 다리를 최소한 90° 이상 굽히고, 힙을 최대로 뻗는다 (테이블에서 다리를 들어올려서).

고정 : 치료사는 반대쪽 힙을 밑으로 눌러 치료대에 고정한다. 환자가 검사 동안 다리를 펴거나 (이것은 뒤넙다리근을 관여시킨다) 골반을 돌리지 않도록 주의한다.

근력검사 : 치료사는 손을 무릎 뒤 가까이에 놓고, 그 다리를 치료대를 향해서 (힙을 굽히는 쪽으로) 밑으로 민다.

신경림프반사 (전면) : 넙다리의 앞쪽 가쪽면 전체 길이를 따라 있는 넓은 띠.

신경림프반사 (후면) : L5와 PSIS 사이의 움푹 팬 곳

신경혈관반사 : 뒤숫구멍과 귀 뒤 사이에 있는 람다봉합의 중간.

반응근들 : 척주세움근, 큰가슴근 빗장부, 엉덩허리근, 넙다리곧은근, 넙다리빗근, 궁둥구멍근, 모음근군, 넙다리근막긴장근

경락 : 심포 (circulation-sex)

장기/선 : 생식기 및 생식선

영양 : 비타민 E, 니코틴산, 아연

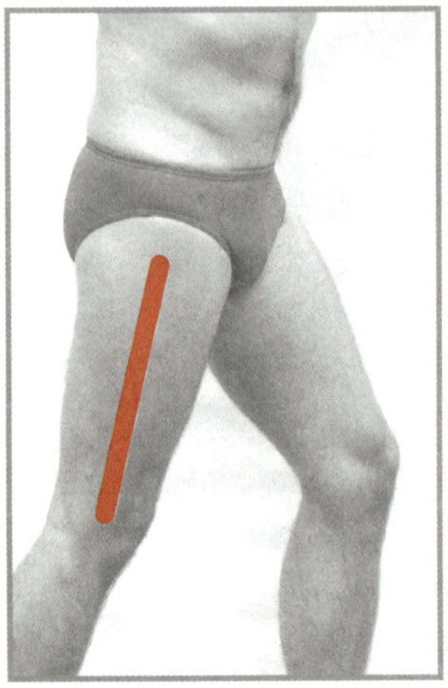
그림 6-18
전면 NL

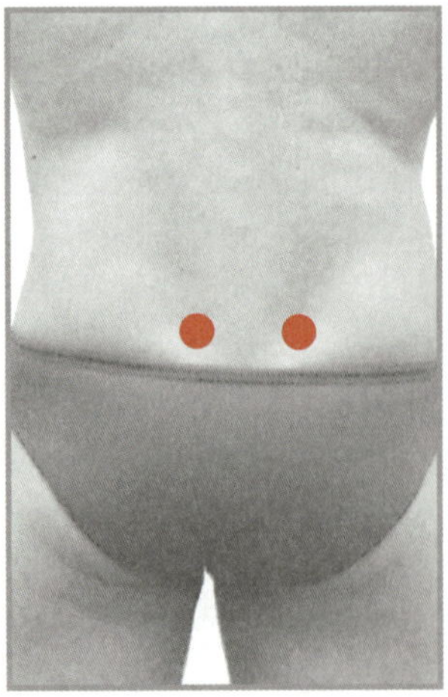
그림 6-19
후면 NL

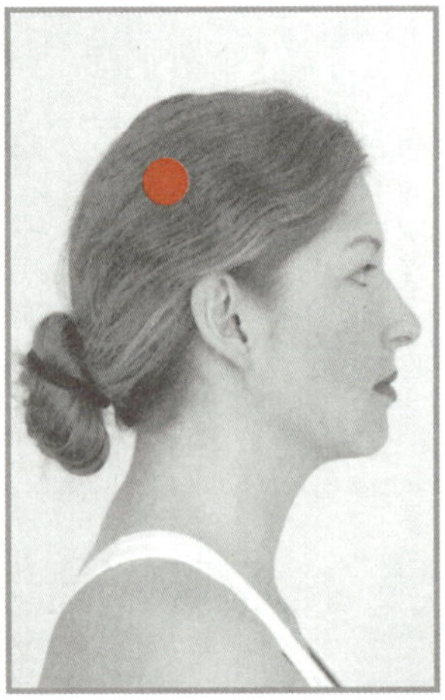
그림 6-20
NV 반사점

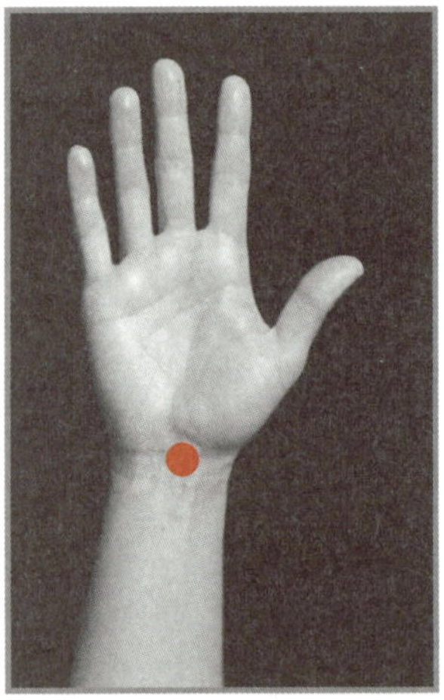
그림 6-21 진정혈
대능 (심포 7)

논고 : 큰볼기근이 한쪽만 약하면, 약한 측의 골반이 가라앉아, 앞쪽으로 돌아간다. 큰볼기근이 양측 모두 약하면, 척주전만이나 보행곤란을 일으키는 일이 있다. 이 양측 근력저하는 상부 목뼈의 가동제한 (fixation)이 원인으로 일어나는 일도 있다. 머리와 목을 살짝 회전시켜서 이 가동제한이 풀리지 않는 경우, 카이로프랙틱 치료가 필요하다. 큰볼기근은 한쪽이 약하고, 다른 한쪽이 촉진 과긴장이 되는 일이 많다. 보통대로 이러한 근육을 개선한다. 그러나, 촉진 과긴장근육이 보통의 테크닉들로 풀리지 않는 경우, 긴장이 완화할 때까지 손목으로 긴장한 큰볼기근을 강하게 눌러라.

환자가 계단을 오를 때의 어려움을 호소하는 경우는 큰볼기근 허약을 의심해라. 큰볼기근이 약한 것은 정력의 감퇴와 생식 기관의 문제와 연관성이 있는 경우가 있다.

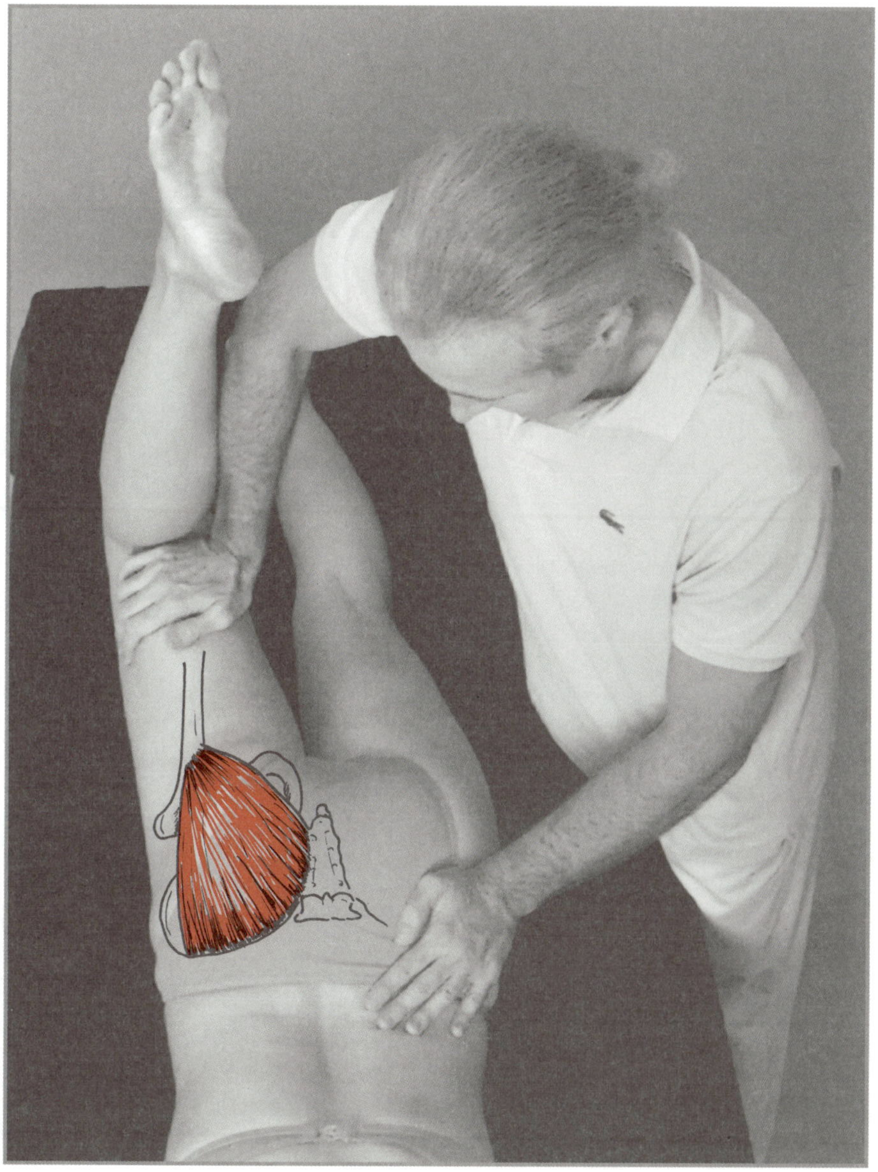

그림 6-22 큰볼기근

중간볼기근 (그림 6-23~그림 6-30)
Gluteus Medius

기시 : 엉덩뼈능선의 앞쪽 3/4에 있는 후방 엉덩뼈의 넓은 부착.

종지 : 넙다리뼈 큰돌기의 가쪽면.

동작 : 넙다리의 벌림과 내회전. 골반을 가쪽으로 안정시킨다.

포지션 : 환자는 옆으로 누운 자세, 반듯이 누운 자세 또는 선 자세를 취한다. 다리를 완전히 펴서 가쪽, 약간 후방으로 놓고 유지한다.

고정 : 치료사는 골반이 안정하여 있는지 어떤지를 확인할 필요가 있다. 일반적으로 중간볼기근이 검사상 약하면, 환자는 검사하는 측으로 굴러서, 넙다리근막을 주동근으로 사용하려고 한다. 반듯이 누운 자세에서 검사할 때, 치료사는 반대 측의 발목을 고정해야만 한다.

근력검사 : 그 다리를 다른 다리를 향해서 안쪽으로 누른다. 반듯이 누운 자세에서, 환자는 치료대의 측면 가까이 누워서, 검사하는 다리를 치료대 높이보다 약간 낮은 위치에 두도록 한다.

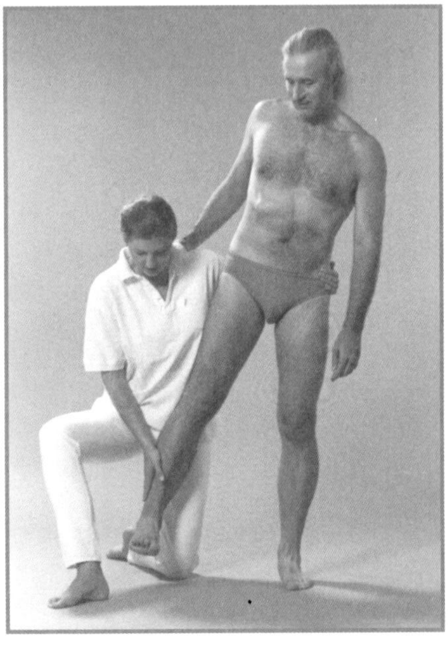

그림 6-23 선 자세에서 중간볼기근

신경림프반사 (전면) : 두덩뼈의 결합선의 상단

신경림프반사 (후면) : L5와 PSIS 사이의 움푹 팬 곳

신경혈관반사 : 마루뼈 융기의 뒷부분.

반응근들 : 반대측의 배곧은근, 모음근군.

경락 : 심포 (circulation-sex)

장기/선 : 모든 남성 및 여성 생식기 및 생식선

영양 : 비타민 E, 니코틴산, 아연

논고 : 중간볼기근의 허약은 체중을 반대쪽 다리에 두고 똑바로 설 때만 관찰될 수 있다. 한쪽 중간볼기근이 약하면, 같은 쪽 골반, 어깨 및 머리가 더 높다. 보행 시, 반대측 골반 측면이 내려가고, 같은 측 다리의 스텝이 보통보

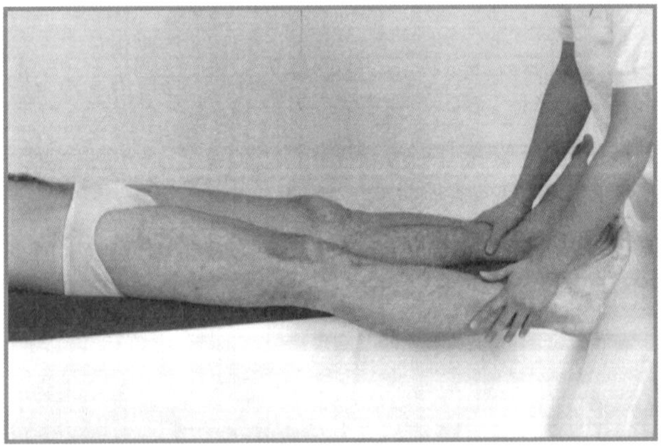

그림 6-24 반듯이 누운 자세에서 중간볼기근 검사

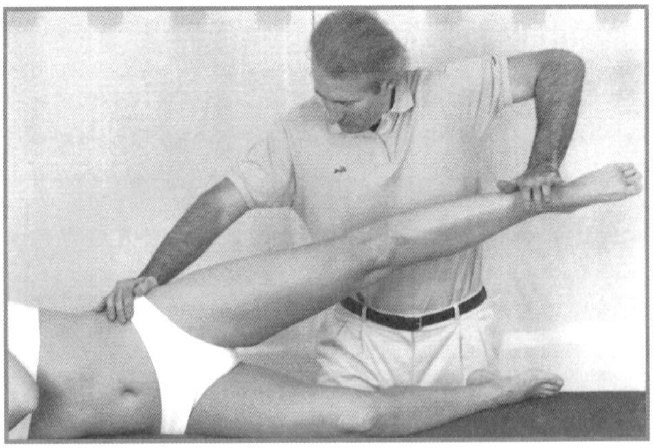

그림 6-25 옆으로 누운 자세에서 중간볼기근 검사

다 가쪽으로 될 것인데, 이것은 한쪽 중간볼기근 허약의 특징인 절뚝거림을 만든다.

중간볼기근의 불균형은 내분비선의 문제, 특히 생식선과 연관성이 있는 경우가 많다. 이러한 문제에는 월경통, 유방의 통증, 전립선 문제, 및 성적 불능 등이 있다 (부록 VIII의 [증상사례 #5]를 참조할 것).

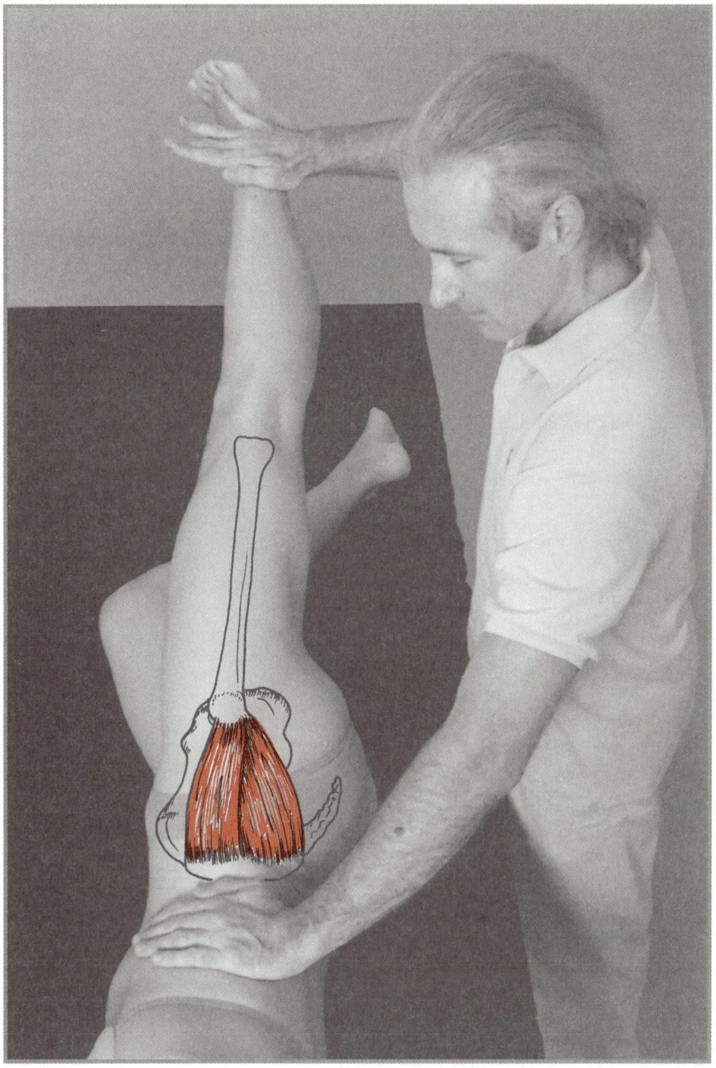

그림 6-26 중간볼기근

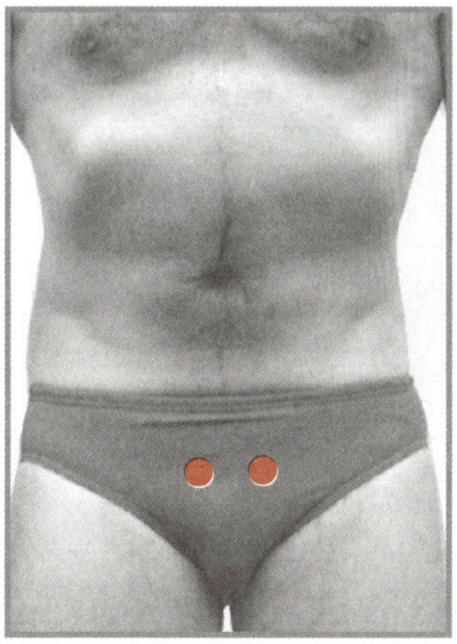

그림 6-27
전면 NL

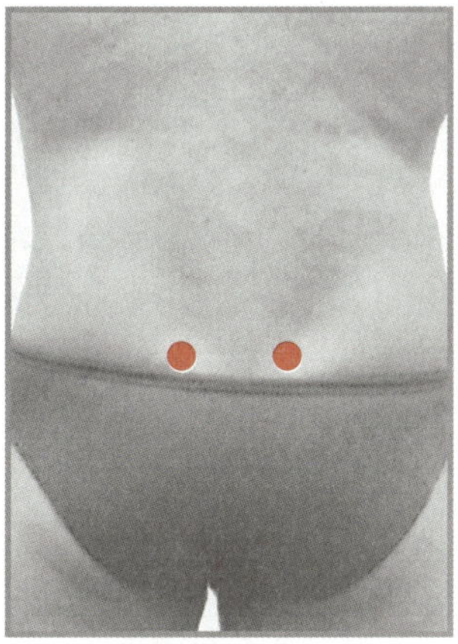

그림 6-28
후면 NL

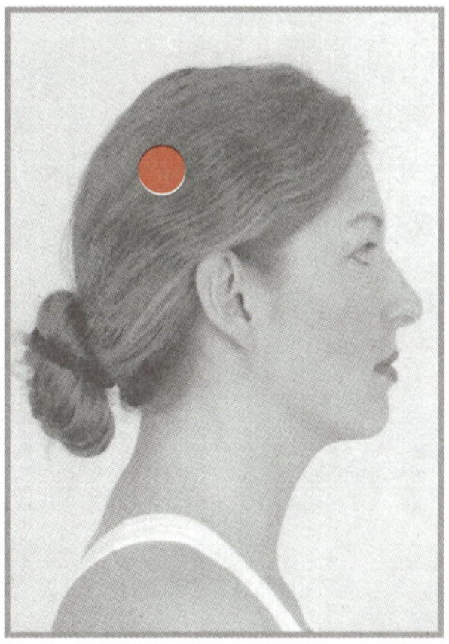

그림 6-29
NV 반사점

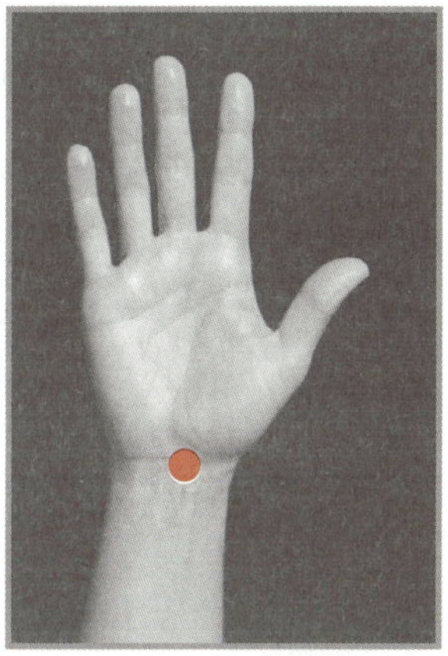

그림 6-30 진정혈
대능 (심포 7)

뒤넙다리근: 안쪽 및 가쪽
(그림 6-31~그림 6-36)
Hamstrings: Medial and Lateral

기시 : 궁둥뼈 결절 (좌골).

종지 : 안쪽 뒤넙다리근 (반힘줄모양근) – 무릎 바로 밑인 정강뼈의 가쪽 뒷면.
가쪽 뒤넙다리근 (넙다리두갈래근) – 무릎 바로 밑인 종아리뼈의 가쪽 뒷면.

동작 : 무릎을 굽히고, 넙다리를 펴고, 모으기 위해서 뒤넙다리근은 함께 일을 한다.

포지션 : 환자는 엎드린 자세를 취한다. 치료대에서 60° 이내의 각도로 무릎을 굽힌다. 무릎을 더 많이 굽힐수록, 검사 중에 뒤넙다리근이 경련을 일으키는 경향이 많아진다.

고정 : 치료사는 뒤넙다리근의 근복을 쥐고, 몸을 앞으로 기울여서 체중을 그곳에 걸어, 넙다리를 치료대 위로 밀어붙이고, 뒤넙다리근이 검사 중에 경련을 일으키지 않도록 한다.

근력검사 : 손을 발뒤꿈치의 바로 몸쪽에 놓고 (아킬레스 힘줄의 위에는 놓지 않는다), 다리를 치료대를 향해서 밑으로 누른다 (무릎을 펴는 쪽으로). 가쪽 밑으로 눌러서 안쪽 뒤넙다리근을 검사한다. 안쪽 밑으로 눌러서 가쪽 뒤넙다리근을 검사한다.

신경림프반사 (전면) : 넙다리뼈 작은돌기 몸쪽.

신경림프반사 (후면) : PSIS와 L5 가로돌기 사이에 있는 움푹 팬 곳

신경혈관반사 : 시상봉합의 위에서 시옷점 (람다) 전방 2.5㎝

반응근들 : 척주세움근, 반대 측의 넓은등근, 넙다리네갈래근, 오금근.

경락 : 대장 (large intestine)

장기/선 : 직장

영양 : 비타민 E, 비타민 F. 뒤넙다리근의 쥐 (cramping)가 문제가 될 때는 칼슘이나 칼슘과 함께 일을 하는 마그네슘이나 베타인염산 (betaine hydrochloride) 등의 영양소가 필요하다.

논고 : 뒤넙다리근은 골반과 무릎의 고정근이므로, 골반이나 무릎에 문제가 있을 때는 반드시 이것을 체크한다. 뒤넙다리근들은 골반의 주된 뒤쪽 고정근들이다. 그들이 약하면, 골반이 앞으로 기울고, 허리가 휜다 (요추전만). 안쪽 뒤넙다리근은 다리를 펴서 약간 가쪽으로 밀어서 어느 정도 분리할 수 있다. 가쪽 뒤넙다리근은 다리를 펴서 약간 안쪽으로 밀어서 어느 정도 분리할 수 있다.

뒤넙다리근은 환자가 엎드린 자세의 경우, 편리한 지표근육이 된다. 무릎을 아주 조금만 굽게 하면, 뒤넙다리근이 경련을 일으키는 경향이 적어진다. 아니면, 조수가 뒤넙다리근의 근복에 압력을 걸어서, 검사 중에 경련이 일어나는 것을 방지해도 좋다.

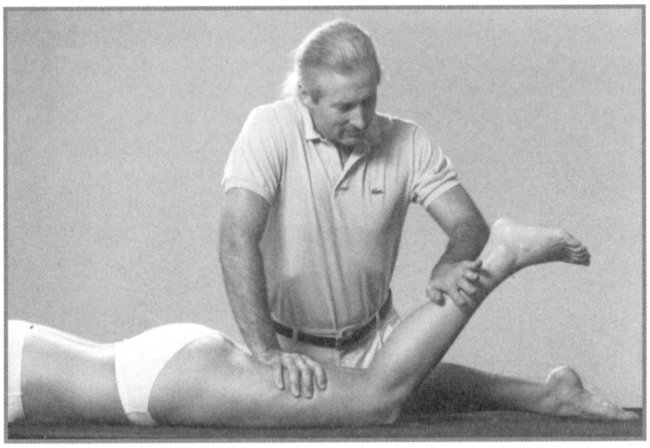

그림 6-31 뒤넙다리근

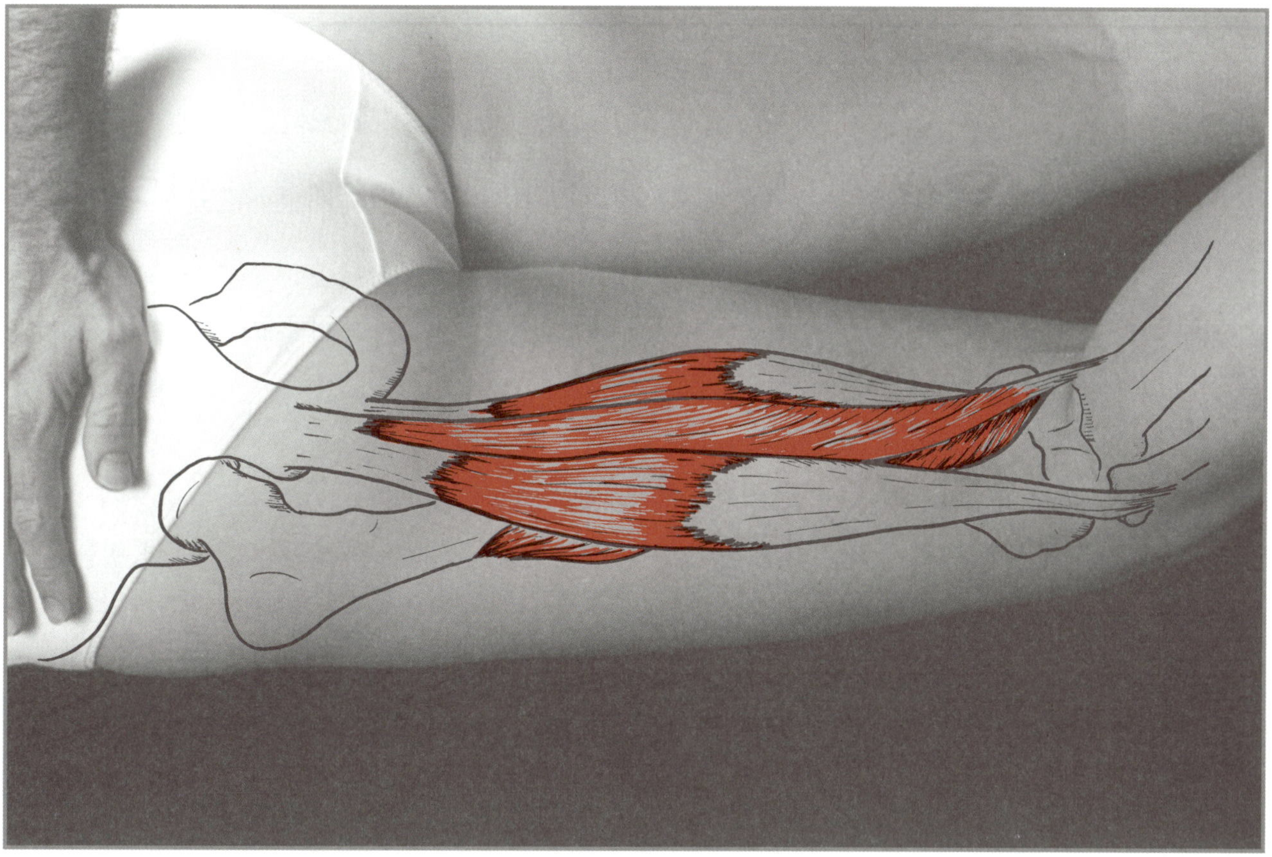

그림 6-32 뒤넙다리근

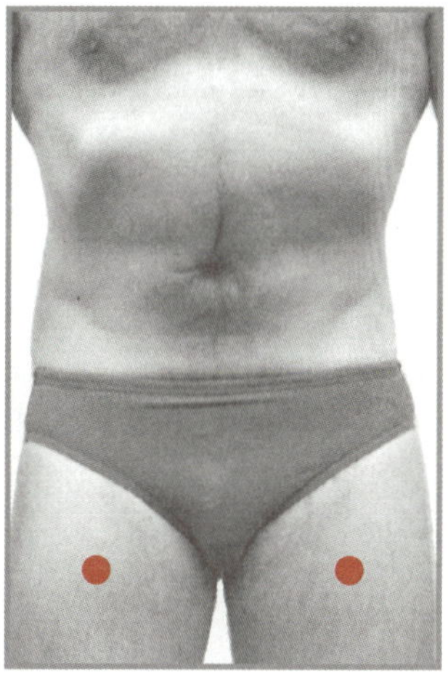

그림 6-33
전면 NL

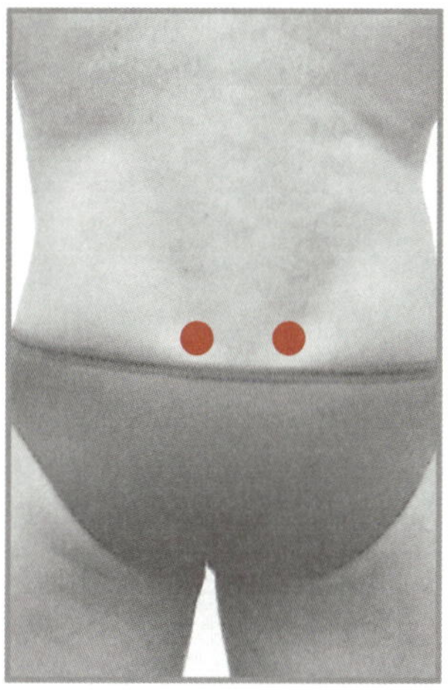

그림 6-34
후면 NL

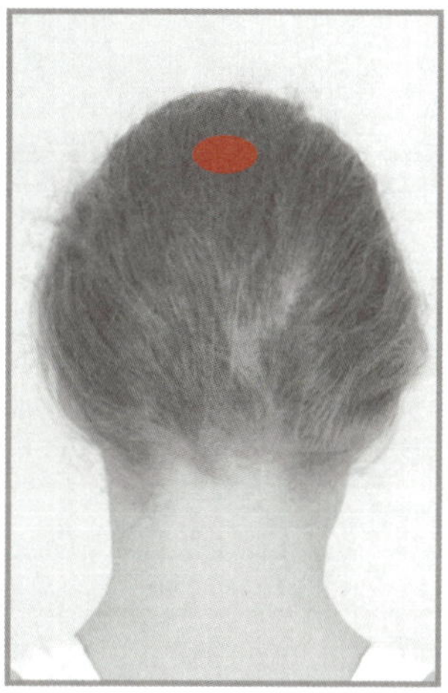

그림 6-35
NV 반사점

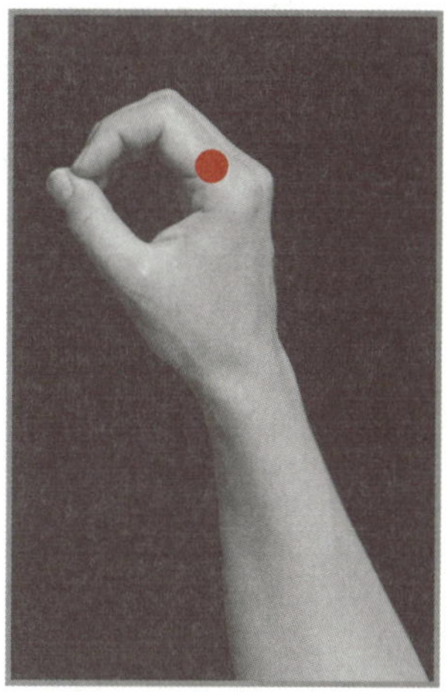

그림 6-36 진정혈
이간 (대장 2)

엉덩허리근 (그림 6-37~그림 6-44)
Iliopsoas

기시 : 허리근: L1-L5 가로돌기들의 앞면, T12-L5 척추 몸체들과 디스크들의 가쪽 면에.

엉덩근: 엉덩뼈 내면에서 위쪽 2/3 (인체에서 가장 큰 근육-뼈 부착), 엉치뼈 날개, 앞엉치엉덩인대, 허리엉치인대 및 엉덩허리인대.

종지 : 넙다리뼈의 작은뼈돌기.

동작 : 허리근과 엉덩근은 종지부가 같고, 동작도 거의 같다. 그것들은 넙다리를 굽히는데, 그것을 조금 가쪽으로 돌리고, 약간 벌린다. 그 다리를 고정한 경우, 한쪽이 수축하면, 등이 가쪽으로 기운다. 엉덩허리근은 이 책에서는 기능적으로 하나의 근육으로 간주하고 있으며, 반듯이 누운 자세에서 일어날 때에 가장 활동적인 근육이다. 보행이나 달리기 때에 다리를 앞으로 내미는 주동근이다.

포지션 : 환자는 반듯이 누운 자세가 되고, 한쪽 다리를 들어올려 (힙을 굽히고), 약간 벌리고, 가능한 최대로 그 다리를 가쪽으로 돌린다. 가쪽돌림이 힙에서 이루어지고 있고, 발목에서는 아니라는 것을 관찰한다. Walther는 그 다리를 높이 들어올려서 밖으로 크게 벌려서, 엉덩근을 협동근인 허리근부터 분리시킬 것을 제안하였다.

고정 : 치료사는 반대 측의 힙을 고정하고, 검사하는 측으로 몸이 회전하는 것을 방지할 필요가 있다.

근력검사 : 치료사는 그 다리를 치료대를 향해서 밑으로 밀고 (힙을 편다) 옆으로 민다 (벌림). 그 방향은 넙다리곧은근과 모음근들 수축 방향 사이의 사선이어야만 한다. 이 검사를 시행할 때는 치료사는 과도한 압력을 걸어서는 안 된다.

신경림프반사 (전면) : 배꼽으로부터 2.5㎝ 위, 각 측방으로 2.5㎝

신경림프반사 (후면) : T12와 L1의 가로돌기 사이 공간.

신경혈관반사 : 뒤통수 융기 양 쪽으로 4㎝의 곳에 있는 작은 움푹 팬 곳, 머리뼈 뒤쪽 기저의 작은 혹.

반응근들 : 모음근군, 가로막, 큰볼기근, 반대 측의 목굽힘근들, 뒤넙다리근, 허리네모근, 척주세움근

경락 : 신경 (kidney)

장기/선 : 신장

영양 : 비타민 A, 비타민 E, 물

논고 : 엉덩허리근은 중요한 자세근 짝이며, 직립자세를 유지하는데 있어서 활성적이다. 좌우 양측의 긴장과다는 '척추전만 (sway-back)' 을 증가시킨다. 양측이 약하면, 정상적인 요추만곡이 상실된다. 한쪽이 약하면, 그 발을 안으로 돌아가게 만들거나 약하다고 검사되는 쪽에서 힙이 가라앉게 만든다. 반대로, 한쪽 발 또는 양쪽 발을 안짱다리 걸음으로 걸으면, 엉덩허리근이 검사상 약해진다. 엉덩허리근은 엉치엉덩뼈를 지지하고 있다. 엉덩허리근이 과긴장이면, 엉치뼈와 엉덩뼈를 서로 당겨 가동제한으로 만든다. 엉덩허리근이 지나치게 이완하면, 엉치엉덩뼈가 불안정해져서, 아탈구 (subluxation)를 일으키는 경우가 있다. 요통이나 디스크의 문제들에서는 엉덩허리근 기능을 체크할 필요가 있다.

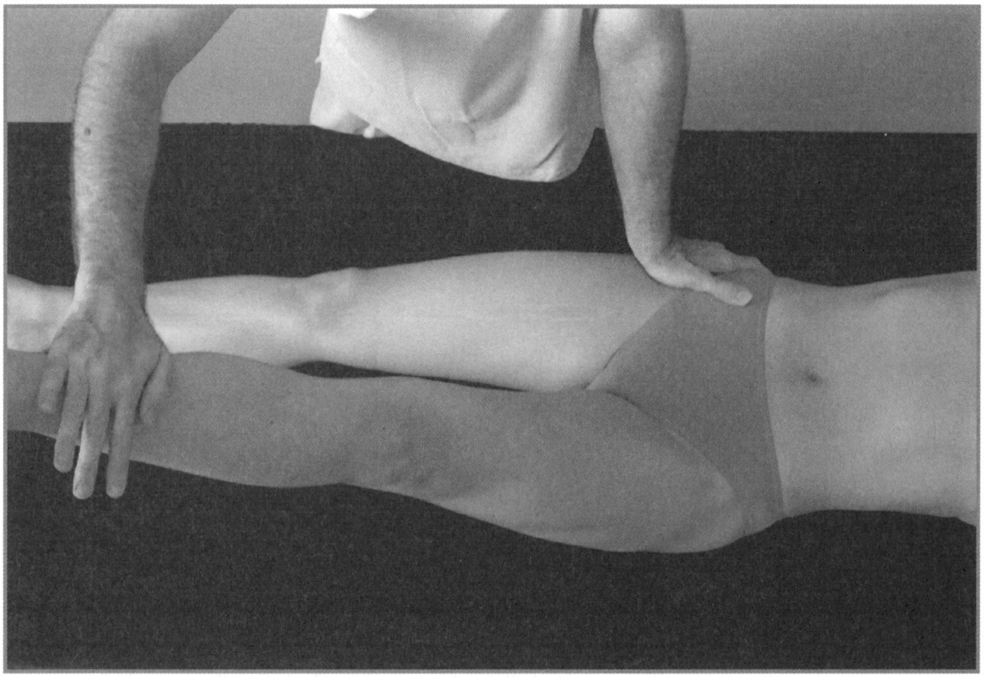

그림 6-37 엉덩허리근, 검사 시작 자세

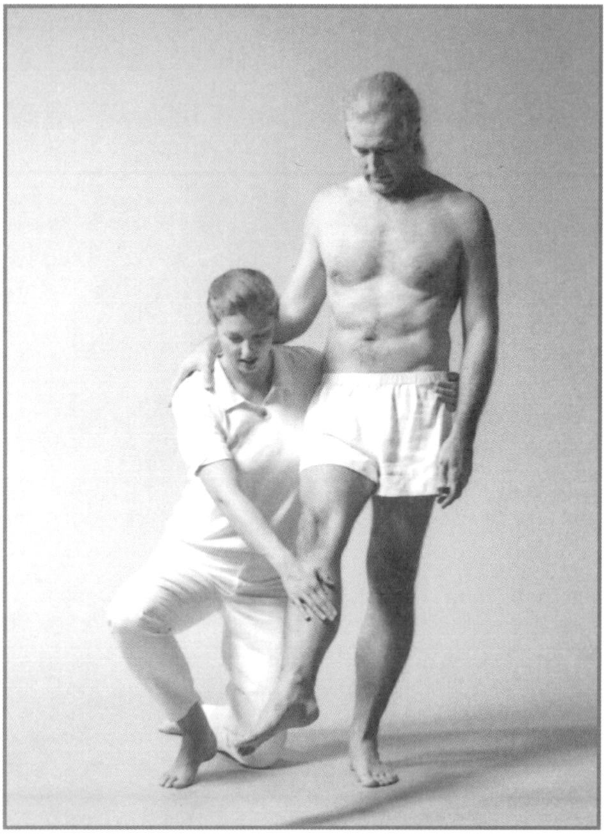

그림 6-38 엉덩허리근, 선 자세의 검사

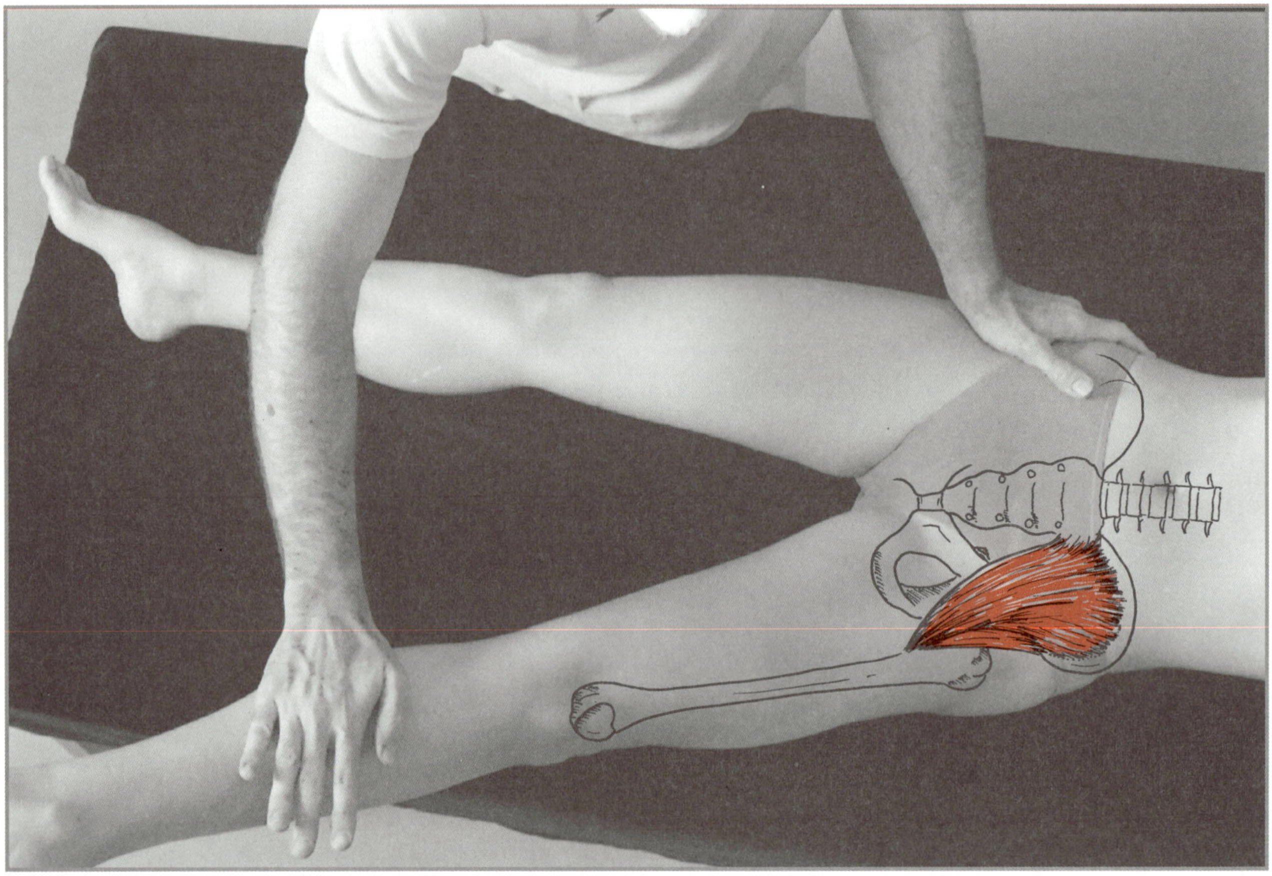

그림 6-39 엉덩근, 검사상 약할 때 종료 자세

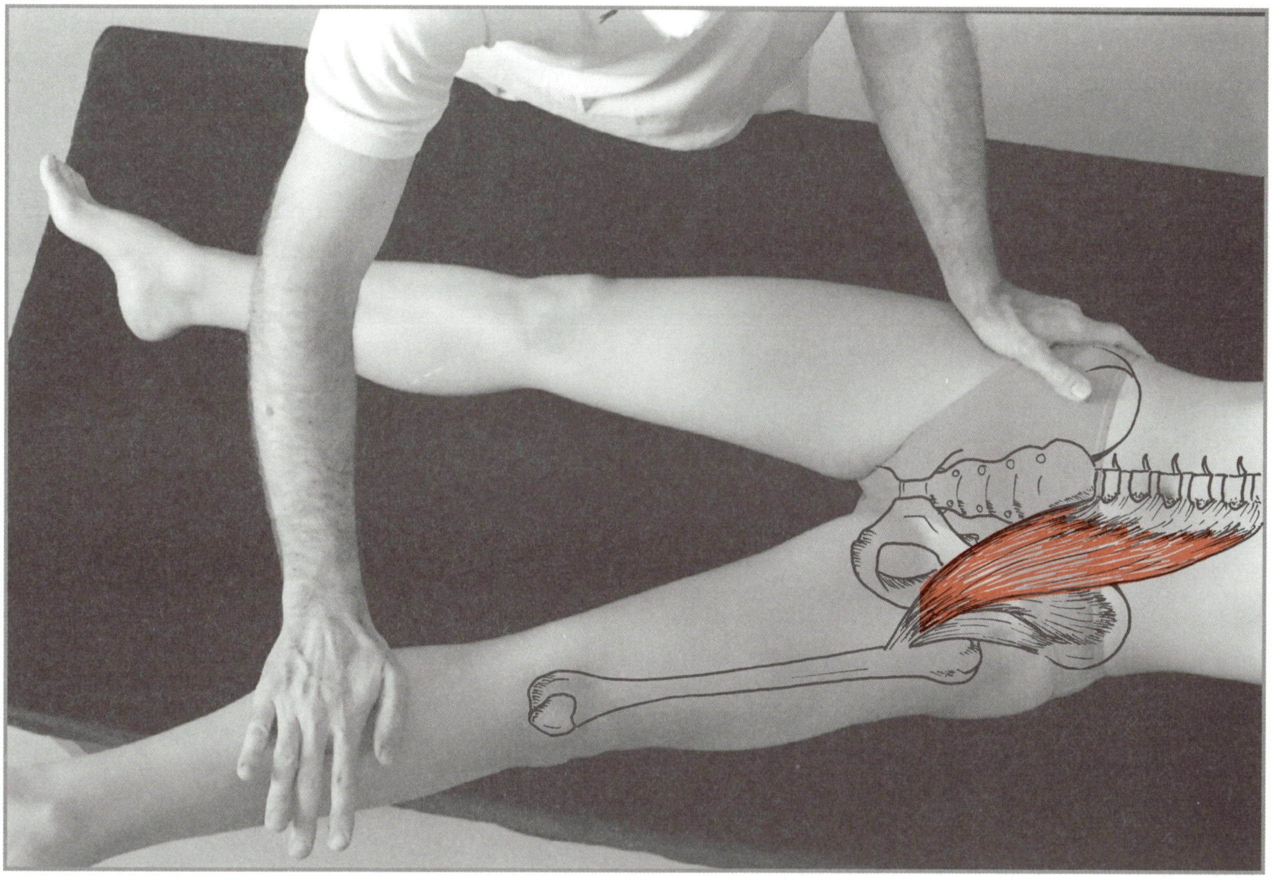

그림 6-40 허리근, 검사상 약할 때 종료 자세

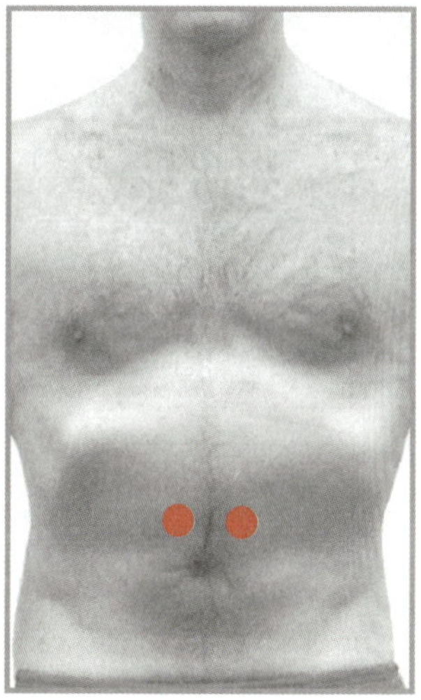

그림 6-41
전면 NL

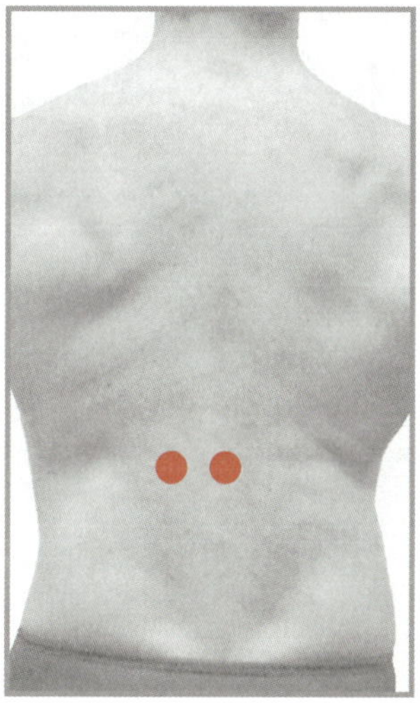

그림 6-42
후면 NL

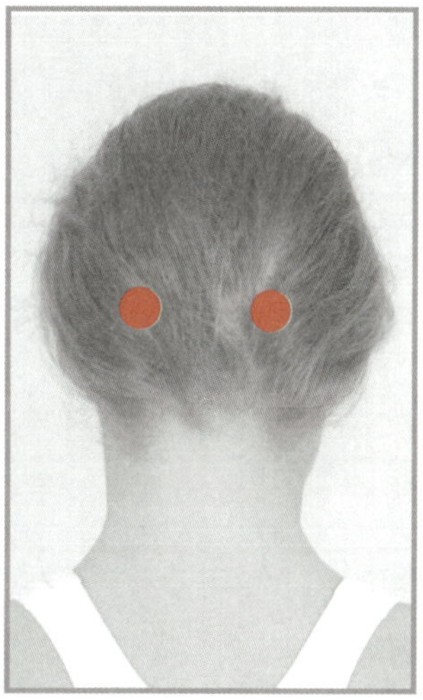

그림 6-43
NV 반사점

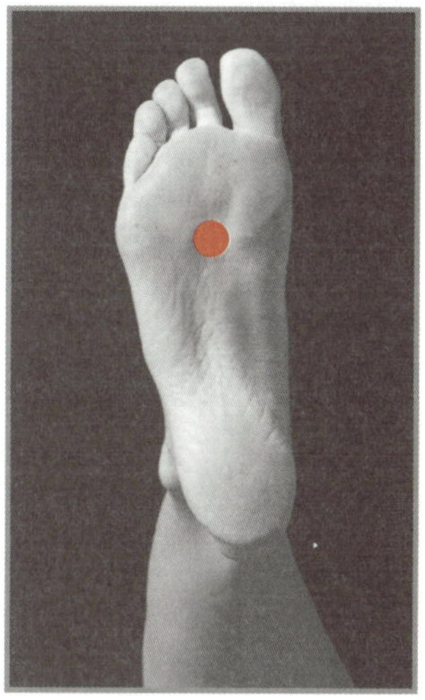

그림 6-44 진정혈
용천 (신장 1)

가시아래근 (그림 6-45~그림 6-50)
Infraspinatus

기시 : 어깨뼈의 안쪽 등쪽 경계의 중간 2/3를 따라서 (어깨뼈가시의 하방).

종지 : 위팔뼈와 어깨관절낭의 가쪽 상부.

동작 : 위팔뼈머리를 관절 오목에 고정. 위팔뼈를 가쪽돌림시킨다 (협동근인 작은원근과 함께). 상부섬유들은 벌림을 보조하고, 하부섬유들 모음을 보조한다.

포지션 : 위팔뼈를 90° 몸 옆으로 올려서 가급적 많이 외회전 시킨다. 팔꿈치는 90° 굽힌다.

고정 : 검사 중에 위팔을 움직여서는 안 된다. 치료사는 위팔을 고정하고, 어느 쪽 방향으로 움직임이 있다면 이것을 검출하여 저지한다.

근력검사 : 손목 몸쪽 부근에 압력을 가해서, 앞팔을 발 방향인 하방으로 회전시킨다.

신경림프반사 (전면) : 제 5-6갈비뼈들이 우측에서 복장뼈와 만나는 곳. Goodheart는 큰가슴근 복장부의 아래, 옆으로부터 수평으로 올린 팔의 겨드랑이의 높이에 과외의 신경림프반사점이 존재한다는 것을 확인하였다.

신경림프반사 (후면) : T12 추궁

신경혈관반사 : 복장뼈 꼭대기에서 약 5cm 아래 혹.

반응근들 : 큰가슴근 빗장부 및 복장부, 전방어깨세모근, 가시아래근 자체의 상부섬유들과 하부섬유들.

경락 : 삼초 (triple heater)

장기/선 : 흉선

영양 : 켈프에 함유된 유기요오드, 아연, 구리, 비타민 C, 비타민 A

논고 : 가시아래근은 작은원근의 밀접한 협동근이므로, 이 두 근육들 사이의 기능적인 차이를 판정하는 것은 어렵다. TL과 갑상선 대 흉선의 기능장애 증상들의 비교를 조합함으로써 판별한다. 가시아래근이 약하면, 결과로서 어깨밑근이 촉진과긴장이 되는 경우가 많다. 가시아래근의 기시는 매우 넓게 걸쳐 있다. 이 다양한 섬유들을 검사하려면, 70°에서 130°의 다양한 위팔 벌림 범위에서 검사한다.

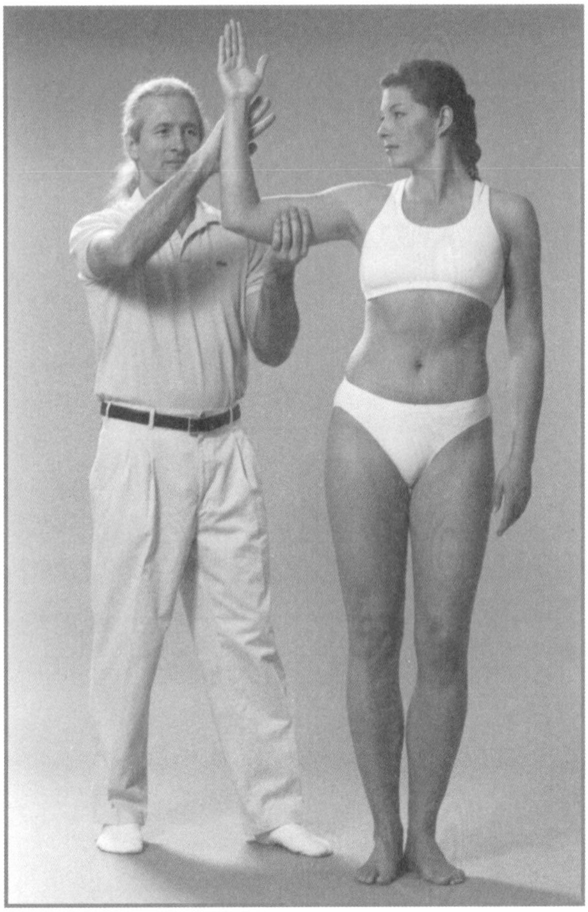

그림 6-45 가시아래근

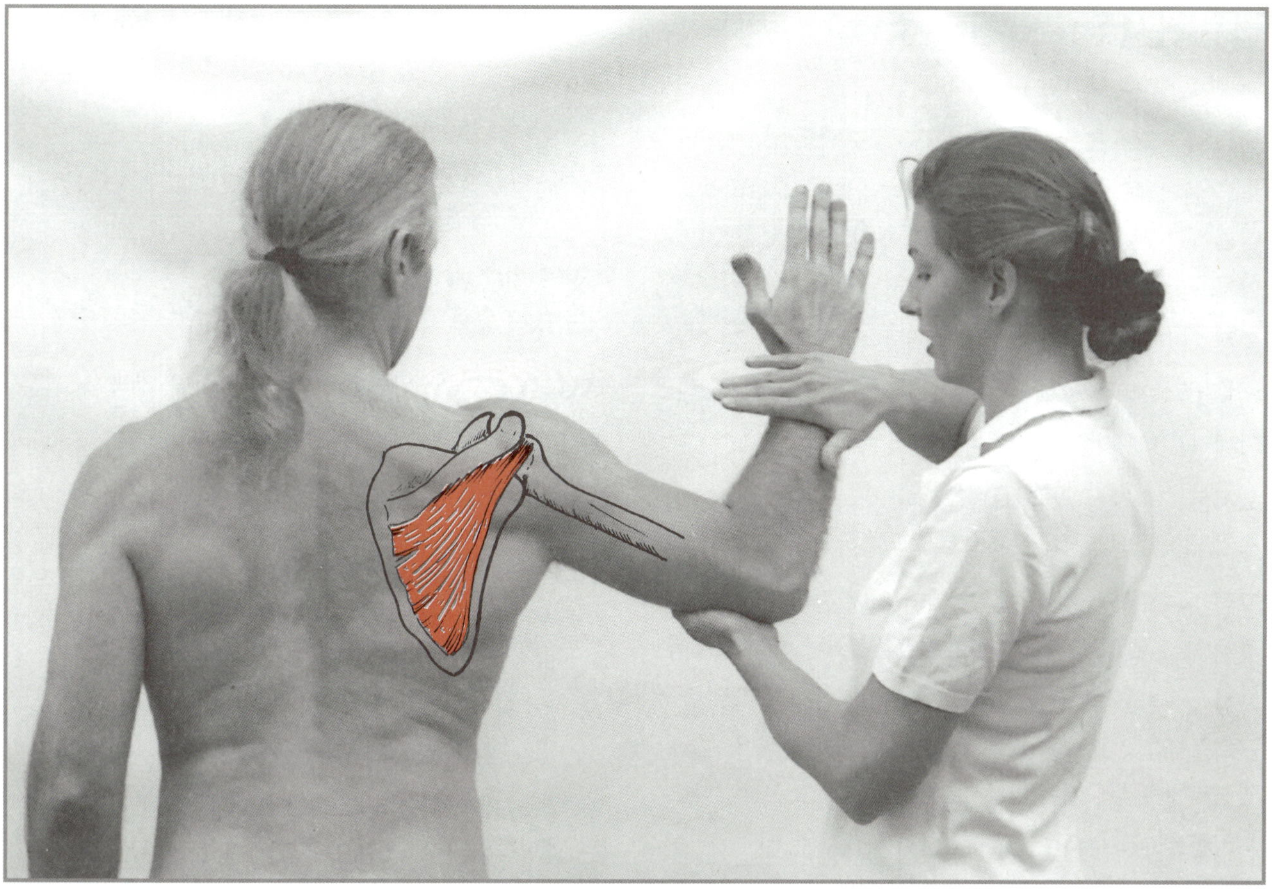

그림 6-46 가시아래근

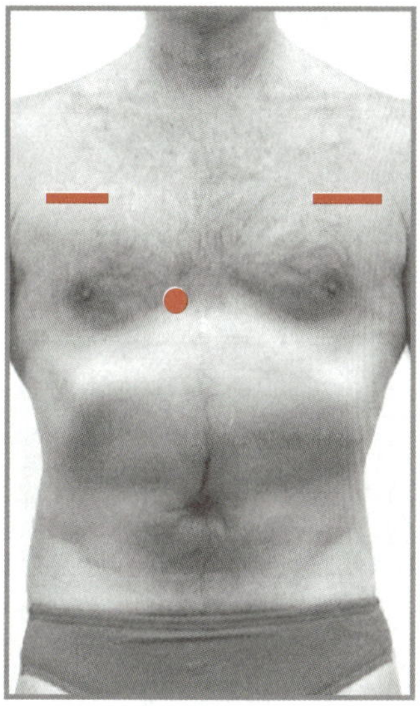

그림 6-47
전면 NL

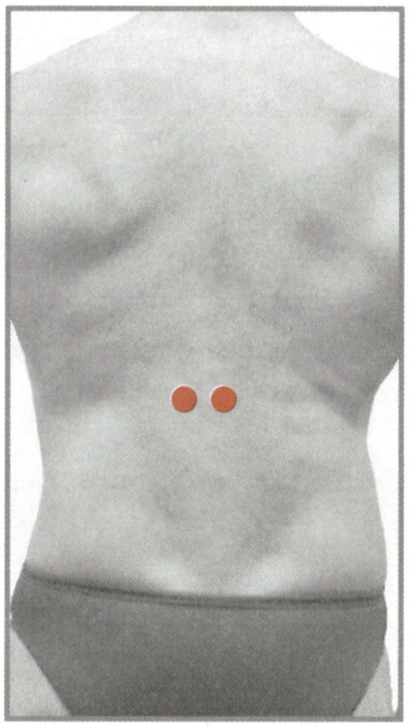

그림 6-48
후면 NL

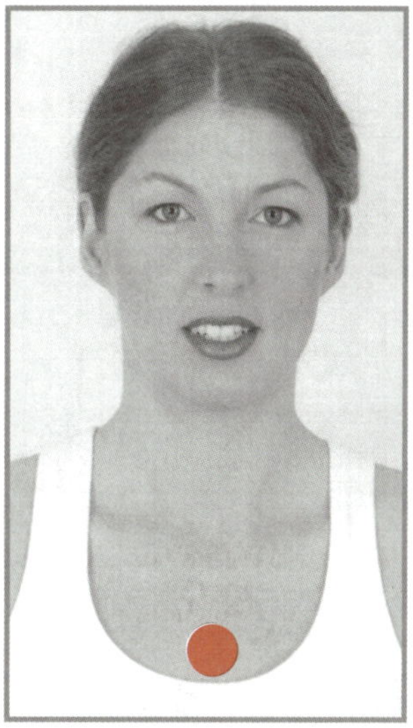

그림 6-49
NV 반사점

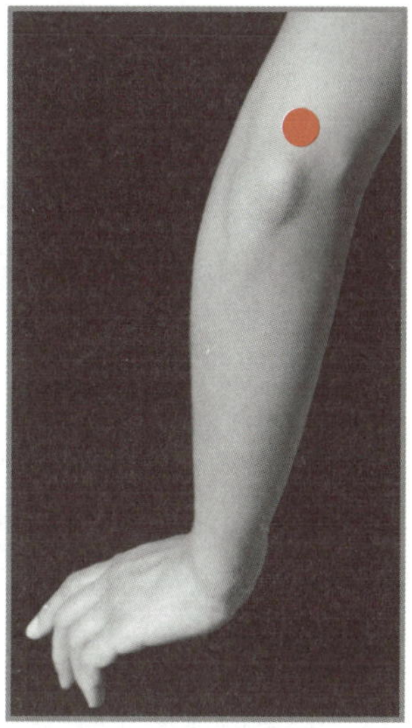

그림 6-50 진정혈
천정 (삼초 10)

넓은등근 (그림 6-51~그림 6-57)

Latissimus Dorsi

기시 : 그 근육은 아래쪽 여섯 등뼈의 가시돌기들 그리고 모든 허리뼈들, 엉덩뼈능선 후면, 아래쪽 3–4 갈비뼈들, 어깨뼈 기저 끝으로 가는 하나의 부착까지, 넓고, 평탄하고, 시트 같은 건에 의해서 부착된다.

종지 : 어깨관절의 바로 아래의 위팔뼈 안쪽 면.

동작 : 위팔뼈를 하내방으로 당기고 팔을 안쪽돌림시켜, 어깨뼈를 하내방으로 당긴다.

포지션 : 환자는 팔꿈치를 완전히 펴고, 팔을 안쪽돌림시켜, 팔을 약간 신체 측면으로부터 뗀다.

고정 : 치료사는 검사하는 어깨의 위에 손을 놓고, 환자가 어깨를 옆으로 기울이거나 들어올리거나 하지 않도록 한다.

근력검사 : 치료사는 팔을 벌리면서, 약간 굽힌다 (팔을 옆구리에서부터 떼는 방향으로, 약간 전방으로 당긴다).

신경림프반사 (전면) : 좌측 젖꼭지 아래, 제7 및 제8갈비뼈 사이, 갈비뼈와 연골의 접합부.

신경림프반사 (후면) : T7–8 가로돌기의 사이 공간 (보통은 좌측만)

신경혈관반사 : 마루뼈의 인상봉합 (squamosal suture)의 바로 위, 외이공 수직선의 약간 후방 (양 귀의 약간 후방에서 2개의 손가락 폭 위)

반응근들 : 상부등세모근, 반대 측의 뒤넙다리근, 가시위근, 어깨세모근, 어깨올림근

경락 : 비장 (spleen)

장기/선 : 췌장

영양 : 비타민 A, 비타민 F, 베타인, 아연, 셀레늄, 크롬

논고 : 이 "날개" 근육들은 모든 노젓기 동작 (rowing motion), 특히 턱걸이와 같이 팔을 밑으로 (꼬리쪽) 또는 옆으로 당기는 (모음) 동작에서 활성적이다. 팔을 안쪽돌림시키면, 검사하는 넓은등근의 기시와 종지가 최적으로 정렬한다. 그러나, 이 자세는 팔을 굽히게 만들기가 쉬워서, 위팔두갈래근이 보조할 (협력작용) 가능성이 있다. 이 때문에, 검사 도중, 팔꿈치가 완전히 뻗어있는 것을 치료사는 확인해야 한다. 또한 환자의 팔꿈치가 과도폄된 경우 (여성에서 가장 흔하다), 검사 도중에도 팔꿈치는 과도폄된 채로 있어야 한다 (그림 6–57). 팔꿈치가 본의 아니게 굽는 것을 방지하기 위해, 환자에게 위팔과 가슴의 측면으로 신문지를 사이에 끼고 있는 것을 상상하게 한다. 검사 도중, 치료사는 손목의 노동맥을 따라

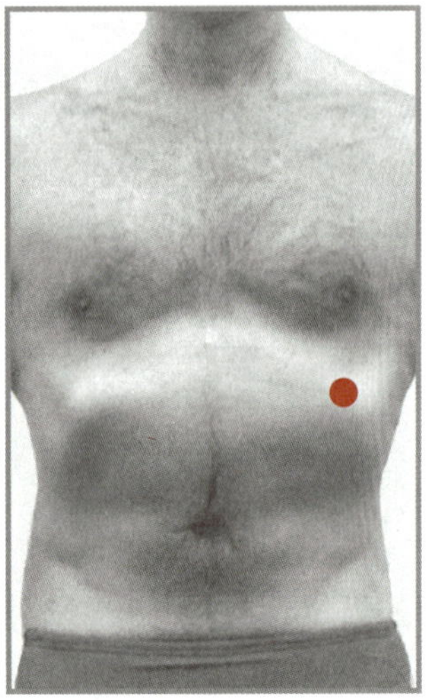

그림 6–51
전면 NL

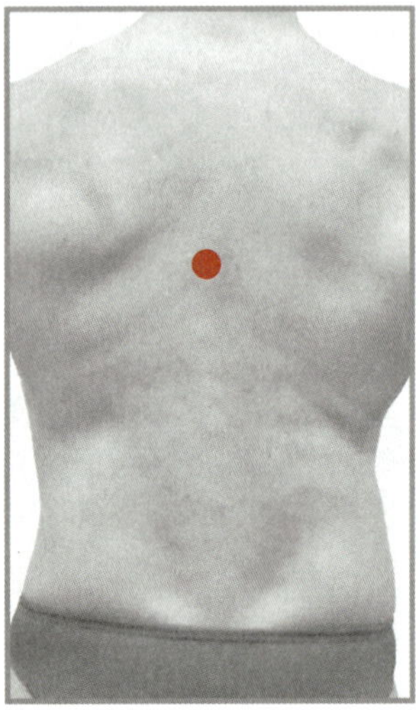

그림 6–52
후면 NL

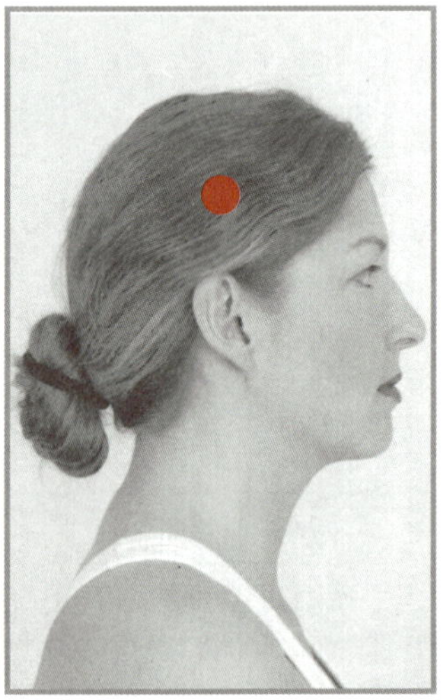

그림 6–53
NV 반사점

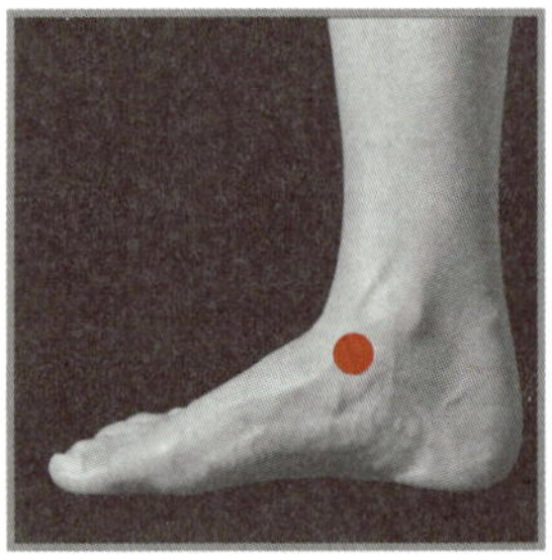

그림 6–54 진정혈
상구 (신장 5)

있는 모혈들 (alarm points)에 무심코 접촉하는 일(도전)이 없도록 주의한다.

넓은등근은 같은 쪽에 있는 과긴장성 상부등세모근 때문에 약하게 검사되는 일이 많다. 상부등세모근의 과긴장 상태가 충분히 완화될 때까지, 넓은등근의 약화는 다시 나타날 것이다; 심지어 강화 테크닉이 성공적으로 적용된 후에도 그렇다 (133페이지 "반응근들"을 참조).

넓은등근은 혈당 불균형이나 소화 문제들의 좋은 지표 근육이다. 관련 장기인 췌장의 기능부전에 의해서 그것은 검사상 약해지는 일이 많다. 이 경우, 좌측이 약하면 인슐린의 생산 장애의 가능성을 보여준다. 또한 우측의 근력저하는 췌장 효소 생산 불균형에 연관성이 있는 경우가 많다.

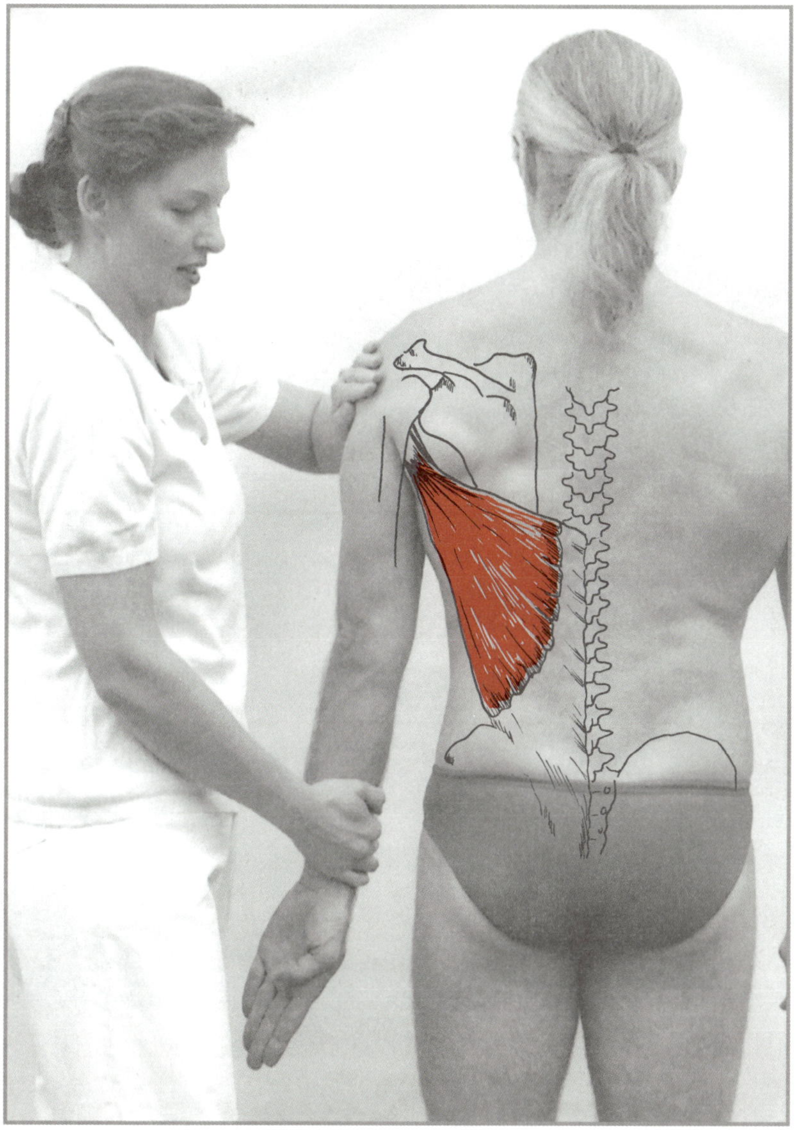

그림 6-55 넓은등근

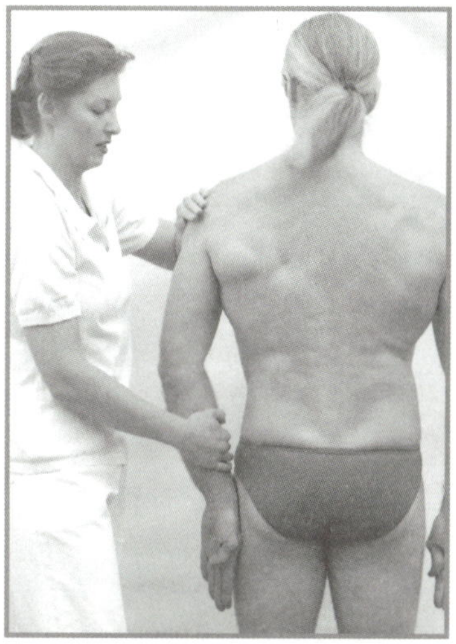

그림 6-56 잘못된 넓은등근 검사

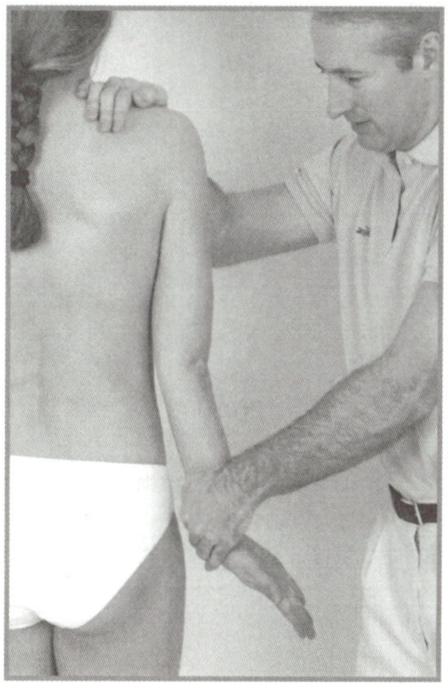

그림 6-57 팔꿈치를 과다젖힘으로 두고서 넓은등근 검사

큰가슴근 빗장부 (그림 6-58~그림 6-63)

Pectoralis Major Clavicular

기시 : 빗장뼈의 복장뼈쪽 반의 앞면에.

종지 : 어깨관절 바로 아래의 위팔뼈 전면에.

동작 : 어깨를 굽히고, 위팔뼈를 반대 측의 어깨를 향해서 수평으로 모은다 (팔을 올려서 상내방으로). 이것은 어깨의 주요 굽힘근이다.

포지션 : 환자는 팔꿈치를 뻗고 있어야만 한다. 신체의 정면으로 똑바로 팔을 뻗는다. 엄지손가락이 발을 향할 때까지, 위팔을 최대로 안쪽돌림시킨다. 어깨는 이완시키고 들어올리지 않는다.

고정 : 치료사는 반대 측의 어깨를 고정하여, 몸통이 검사하는 팔 쪽으로 회전하는 것을 방지한다.

근력검사 : 치료사는 통증을 일으키지 않게 하기 위하여, 환자의 손목 몸쪽에 손바닥으로 접촉한다. 가쪽과 약간 아래쪽으로 압력을 적용한다.

신경림프반사 (전면) : 좌측 젖가슴 아래에서 제 6-7갈비뼈의 사이, 복장뼈에서부터 유두선 사이(보통은 좌측만) 아크 모양.

신경림프반사 (후면) : 추궁판과 가까운 T6-7의 사이 (보통은 좌측만)

신경혈관반사 : 앞이마융기 위, 홍채의 바로 위에 있는 Bennett의 "감정 반사점"

반응근들 : 큰원근, 작은원근, 넓은등근, 마름근, 중간등세모근, 후방어깨세모근, 가시위근, 큰볼기근

경락 : 위경 (stomach)

장기/선 : 위 (stomach)

영양 : 비타민 B복합체, 특히 비타민 B12, 구리, 아연, 베타인염산염

논고 : 큰가슴근 빗장부는 감정 장애와 연관성이 있어서, 위장 장애의 원인이 된다는 것이 알려져 있다. 양측성으로 검사할 때 허약은 (다만 개별적으로 검사하면 한쪽 또는 양쪽이 강하다) 위 (stomach)로부터 충분한 염산의 분비가 없다는 것을 암시한다. 이것은 아연 부족 때문에 생길 수 있다. 하부등세모근의 양측 약화가 교정될 때까지, 이것은 나타나지 않는다. 치료사의 대부분은 이 근육의 양측 검사밖에 시행하지 않는다.

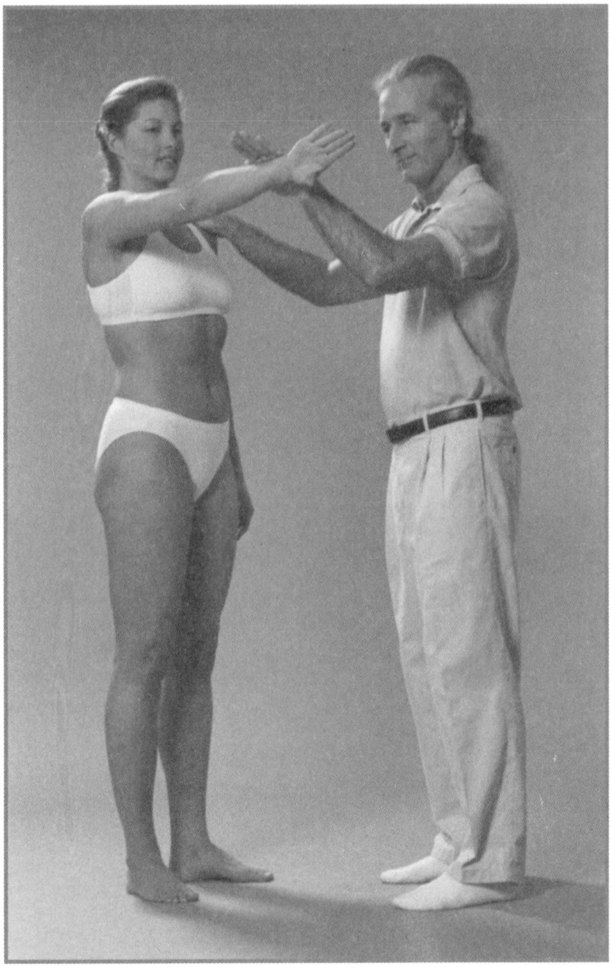

그림 6-58 선 자세에서 큰가슴근 빗장부의 검사

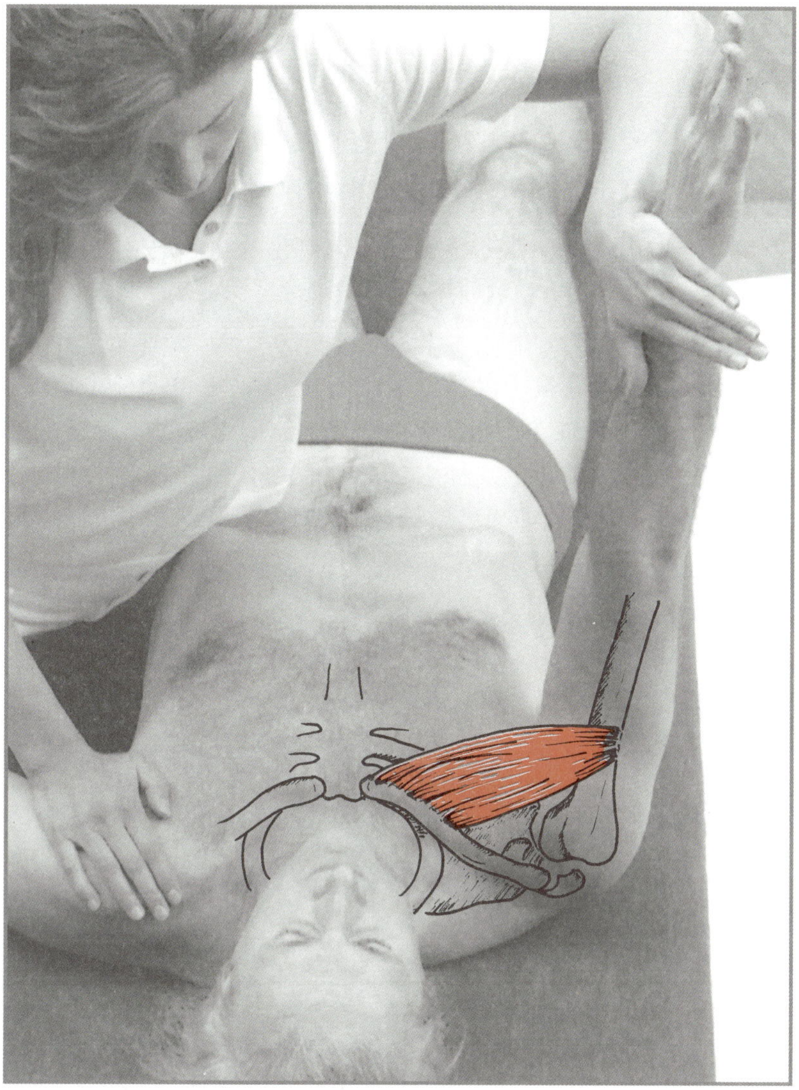

그림 6-59 큰가슴근 빗장부의 검사

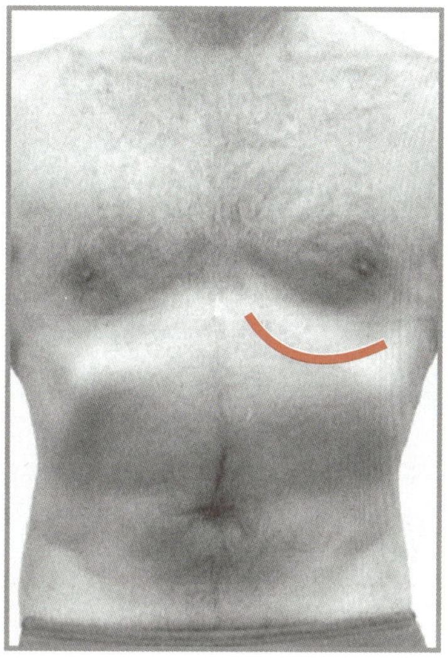

그림 6-60 전면 NL 반사점

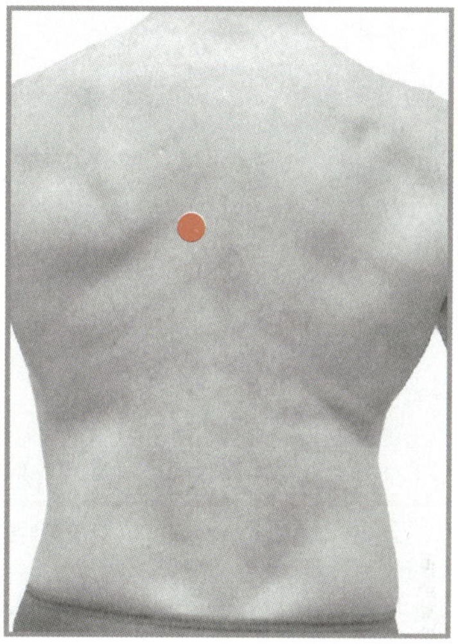

그림 6-61 후면 NL 반사점

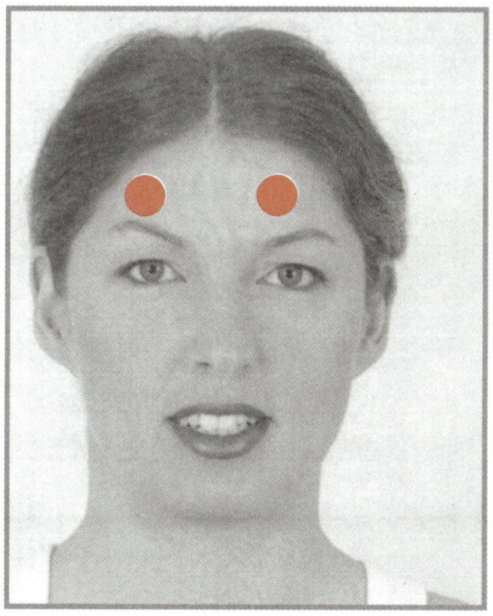

그림 6-62 NV 반사점

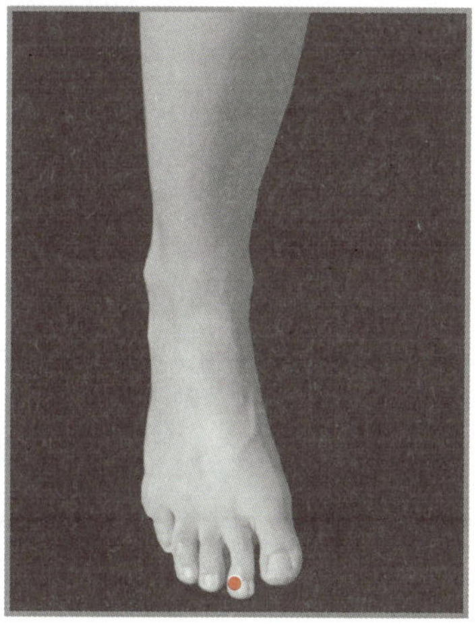

그림 6-63 진정혈
여태 (위경 45)

큰가슴근 복장부 (그림 6-64~그림 6-69)
Pectoralis Major Sternal

기시 : 복장뼈 옆을 따라서 제7갈비뼈까지 간다.

종지 : 어깨관절 아래의 위팔뼈 앞쪽-가쪽 면으로 (큰가슴근 빗장부 종지의 먼쪽).

동작 : 팔을 밑으로 안으로 (꼬리쪽 및 안쪽) 당긴다.

포지션 : 환자는 팔꿈치를 뻗고 있어야만 한다. 신체의 정면으로 똑바로 팔을 편다. 엄지손가락이 발을 향할 때까지, 팔을 최대한 안쪽돌림시킨다.

고정 : 치료사는 반대 측의 어깨 또는 힙을 고정하여, 몸통이 검사하는 팔 쪽으로 회전하는 것을 방지한다. 힙을 고정하는 경우, 복근은 흉곽을 골반에 고정할 수 있어야만 한다.

근력검사 : 치료사는 통증을 일으키지 않게 하기 위해, 손바닥을 환자의 손목 몸쪽에 접촉시킨다. 45° 위쪽 바깥으로 (머리쪽 가쪽)으로 압력을 적용한다. 기시 중앙과 종지 중앙을 연결하는 선을 따라서 정확한 방향을 적용한다.

신경림프반사 (전면) : 우측 젖가슴 아래, 제5-6갈비뼈 사이의 젖꼭지선에서부터 복장뼈 사이.

신경림프반사 (후면) : T5-6 사이에서 추궁판과 가깝다 (보통은 우측만)

신경혈관반사 : 보통은 눈의 바깥쪽 가장자리 수직으로 위로, 앞이마융기 (frontal eminence)에서부터 약 4㎝ 위의 자연적인 머리털 선 위에.

반응근들 : 마름근, 상부 및 하부등세모근, 후방어깨세모근, 앞톱니근, 가시위근

경락 : 간경 (liver)

장기/선 : 간장

영양 : 비타민 A, 담즙산염, 콜린, 이노시톨, 메티오닌, 타우린 (부록 VIII에 있는 증례 #4를 보라)

논고 : 큰가슴근 복장부는 간장 기능의 훌륭한 지표근육이 된다. 광선 공포증 환자에게는 이 근육이 약한 경우가 있다. 이 경우, 비타민 A가 광선 공포증과 근력저하의 양쪽에 효험이 있다. 큰가슴근 복장부의 검사결과가 약하면, 마름근이 이차적으로 과긴장성이 된다. 우선 큰가슴근을 강화시키고, 필요에 따라 근육 신장테크닉이나 고유수용기의 조정을 시행해서 마름근의 긴장을 완화한다.

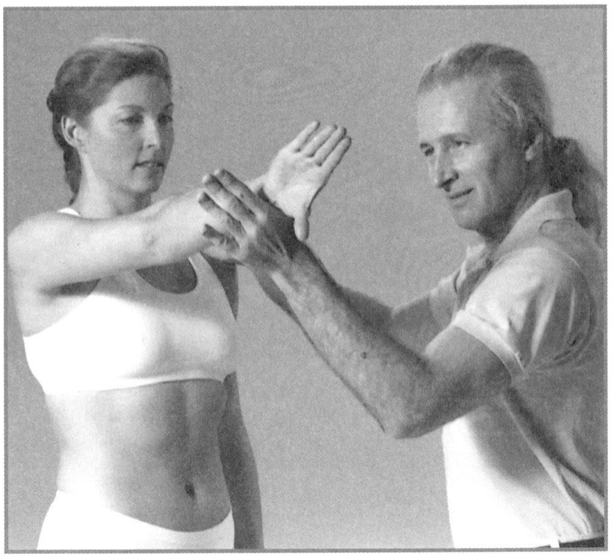

그림 6-64 선 자세에서 큰가슴근 복장부의 검사

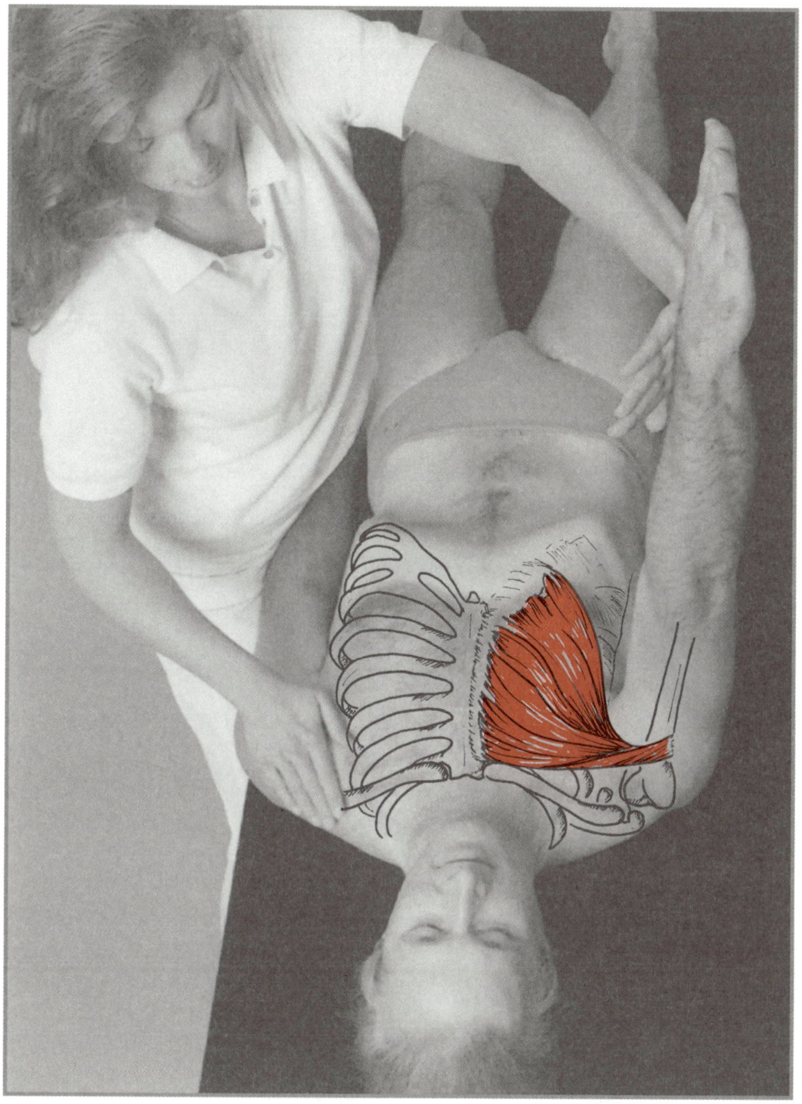

그림 6-65 큰가슴근 복장부

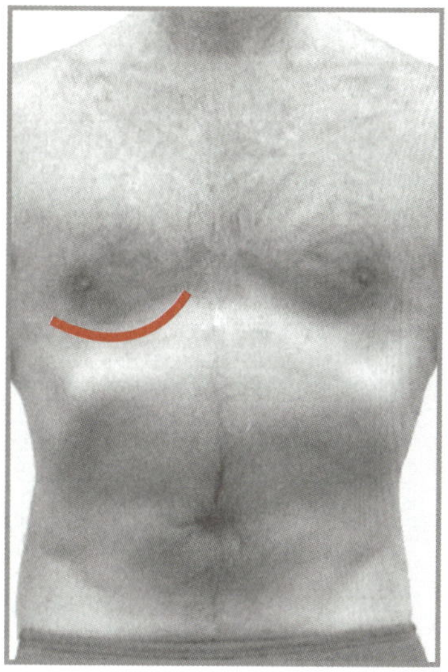

그림 6-67 전면 NL 반사점

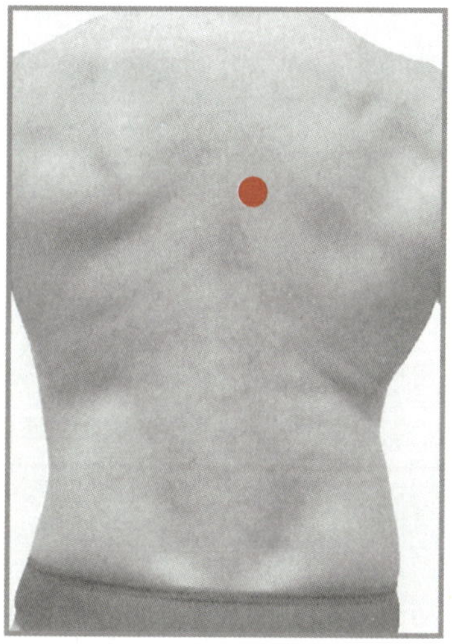

그림 6-68 후면 NL 반사점

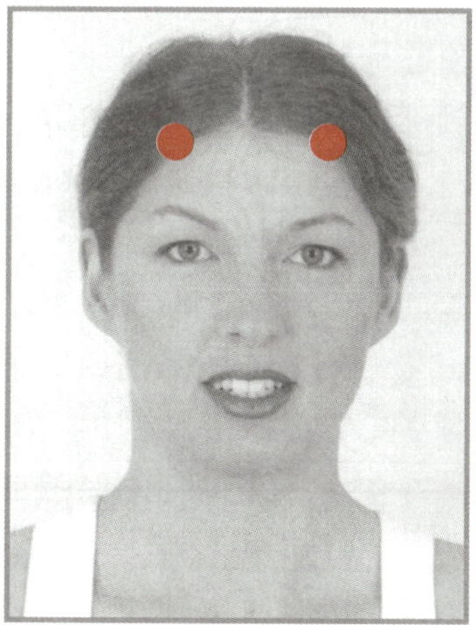

그림 6-66 NV 반사점

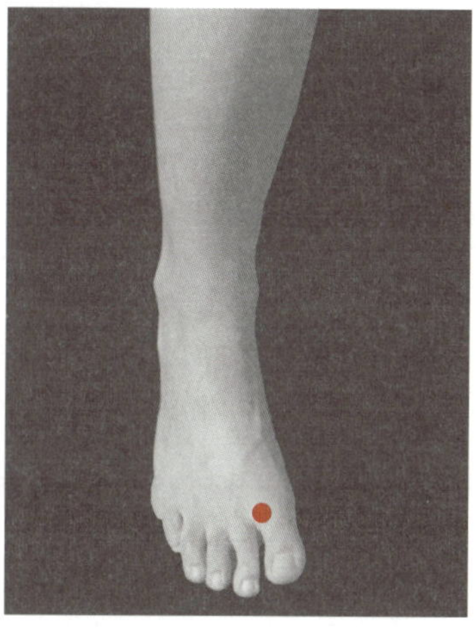

그림 6-69 진정혈 행간 (간경 2)

작은가슴근 (그림 6-70 ~ 그림 6-77)
Pectoralis Minor

기시 : 제3, 제4, 제5 갈비뼈들이 복장뼈와 만나기 전 연골로 바뀌는 곳과 가까이.

종지 : 어깨뼈의 부리돌기로

동작 : 부리돌기를 앞쪽, 안쪽 및 아래쪽으로 당기고, 어깨관절의 굽힌다. 힘을 준 들숨 동작을 돕는다.

포지션 : 환자는 반듯이 누운 자세를 취한다.

고정 : Walther와 Frost: 반대 측의 어깨를 치료대에 고정한다. Leaf: 검사하는 측의 어깨를 고정한다. 환자의 복근은 늑강을 힙에 고정할 수 있어야 한다. 환자의 복근이 검사 결과 약하고 강화시킬 수 없는 경우, 치료사는 늑강을 고정해야만 한다.

근력검사 : Walther의 검사에서는 환자는 어깨를 치료대로부터 뜨게 한다. 치료사는 어깨를 치료사세로 하는 동작 아크를 그대로 따라가면서, 어깨를 치료대의 방향(뒤쪽, 가쪽 및 꼬리쪽)으로 누른다. Leaf는 환자가 팔을 똑바로 뻗어서 모아서, 반대 측의 위앞엉덩뼈가시 (상전장골극) (반대 측의 힙 정면)와 정렬시킬 것을 권장하고 있다. 다음으로 치료사는 그 팔을 올린다 (벌린다). 어느 검사도, 작은가슴근을 큰가슴근으로부터 분리시키지 못한다 작은가슴근에 관한 가장 중요한 진단 절차는 촉진이다.

Gerz와 토론을 한 이후, 나는 보다 효과적인 작은가슴근의 검사를 고안하였다. 환자가 반듯이 누운 자세에서 팔을 펴서 120° 벌리고, 팔의 무게가 어깨를 바닥을 향해서 떨어지게 한다. 팔이 치료대 높이 밑으로 내려가면, 큰가슴근은 검사의 협력으로부터 제거된다. 이 자세에서, 환자는 어깨를 굽혀서 치료대로부터 뜨게 하고 있다. 즉, 환자는 부리돌기를 앞쪽, 안쪽, 아래쪽으로 당김으로써 작은가슴근을 굽히고 있는 것이다. 치료사는 작은가슴근의 수축에 의해서 발생하는 운동 아크(arc of the motion)의 정반대로 (뒤쪽, 가쪽, 꼬리쪽) 치료대를 향해서 어깨를 밑으로 누른다. 팔을 치료대의 높이보다 아래로 늘어뜨릴 수 없는 경우 (흔히 볼 수 있는 경우들이다), 큰가슴근과 작은가슴근이 단축되어, 너무 팽팽한 상태로 있으므로, 이 검사는 실시할 수 없다. 이 관찰 자체가 중요한 진단결과이다.

신경림프반사 (전면) : 복장뼈 칼돌기의 바로 위

신경림프반사 (후면) : AK에서는 인식되어 있지 않다. 다른 학파의 신경근학 연구에서는 T8-9, 9-10, 10-11의 갈비뼈들이 척주와 만나는 곳이 권장되고 있다 (Dewe, 1989).

신경혈관반사 : AK에서는 인식되어 있지 않다. Dewe에 따르면, 상부등세모근에서 사용되는 것과 같은 신경혈관반사점이 작은가슴근에도 효과가 있다고 한다. 이 반사점은 관자뼈와 나비뼈가 만나는, 눈의 바깥 모서리에서부터 뒤쪽으로 약 3㎝ 광대뼈 위에 있다.

반응근들 : 앞톱니근, 가시위근, 어깨세모근, 상부등세모근

경락 : AK에서 인식되어 있는 경락은 없다. Dewe의 연구에서는 작은가슴근은 위경 (胃經, stomach)과 연관성이 있다.

장기/선 : 위 (stomach)?

영양 : 리보핵산, 니코틴산, 나이아신아미드, 비타민 B 복합체, 아연, 물, 허브 및 림프의 흐름을 촉진하는 기타의 물질.

논고 : 작은가슴근은 보통 그 기능을 큰가슴근 복장부 (협동근)가 보조하기 때문에, 분리해서 검사하는 것이 어렵다. 작은가슴근은 중요한 어깨 전방의 고정근이다. 그것은 위팔뼈에 붙지 않은 유일한 어깨근육이다. 이 때문에, 압력을 직접 적용하는 긴 지레가 없어, 검사가 어렵다. Gerz는 작은가슴근을 AK 중에서 가장 중요한 근육 (그러나 가장 적게 검사되는 근육)이라고 간주하고 있다 (Gerz, 1996, p. 50). 작은가슴근은 일반적으로 단축되고 긴장하여 있다. 그 섬유 방향과 수직으로 근육을 촉진해보면, 그것을 알 수 있다. 작은가슴근이 짧아지면, 어깨가 전내방 (앞쪽 및 안쪽)으로 당겨져, 이른바 "구부정한" 자세가 된다. 작은가슴근의 아래에는 신경들과 정맥

들의 다발이 지나 간다. 그 근육이 긴장하면, 이러한 다발이 작은가슴근과 늑강 사이에서 단단히 죄어진다. 그 결과, 어깨 관절에 통증과 뻣뻣해짐이 발생하는 일이 있다. 흉관 (thoracic duct)과 우측 림프관은 신체 전체로부터 모인 림프액을 빗장밑정맥과 내부경정맥 사이의 결합부분에 비운다. 이들 두 관 모두는 빗장뼈 아래에서 포물선을 그리며 올라와서 그 정맥들로 들어가기 전에 꼬리쪽으로 되돌아 간다. 작은가슴근은 이 관들의 바로 위를 지나가지 않으나, 목의 전체 구조는 연결된 근막 안에 묻혀 있다. 긴장한 작은가슴근이 목의 근막 구조들을 당기게 되면, 림프관이 단단히 죄어져 림프액의 흐름이 제한되고, 그 결과, 신체의 림프 배액 전체가 차단되는 경우가 있다.

작은가슴근이 긴장을 완화시키고 있는 일은 거의 없다. 이것은 대부분의 사람의 근육은 신체의 뒤쪽보다 앞쪽이 발달하여 있기 때문이다. 누구라도 책상이나 자동차 핸들 등을 향할 때는 몸을 앞으로 향하게 한다. 이 것은 "미는 근육"을 많이 쓰게 한다. 당기고 노젓기를 하는 등 근육들에게도 동등한 운동을 하는 사람들은 거의 없는데, 심지어 중량물 들기 선수들도 그렇다. 이것은 크고 강한 전방어깨세모근 (어깨 굽힘근)과 일반적으로 작고 약한 후방어깨세모근 (어깨 폄근)의 상대적인 크기를 비교하여보면 바로 알 수 있다. 그 결과, 모든 가슴근들은 그 길항근과 비교해서 과도하게 단련되고, 단축하고, 긴장하여 있다. 이 주제의 상세한 것에 대해서는 144페이지의 "운동 (exercise)"의 절을 참조하기 바란다.

작은가슴근은 중간 또는 하부등세모근 양측의 약화에 대응하여 수축되어 있을 수도 있다. 이러한 근육이 검사결과 약한 경우, 우선 그것을 강화한 다음에 작은가슴근을 재평가한다. 중간등세모근은 흉추와 요추의 가동제한 (fixation)이 원인으로 양측이 약해지는 일이 있다. 이 경우, 작은가슴근의 교정을 시행하기 전에, 카이로프랙틱 치료를 시행할 필요가 있다.

짧아진 작은가슴근을 신장하려면, 특정 증상사례에서 보여준 것처럼, 신경근방추세포와 골지힘줄기관의 고유수용기 조작, 근막 스트레칭 테크닉, "냉각 및 스트레칭 (chill and stretch)" 및 반응근 테크닉을 사용한다.

수축한 작은가슴근의 교정이 오래 가게 하기 위해서는 일반적으로 어깨의 폄근 (작은원근, 큰원근, 넓은등근, 등세모근, 마름근, 후방어깨세모근 등)을 강화하는 훈련이 필요하다.

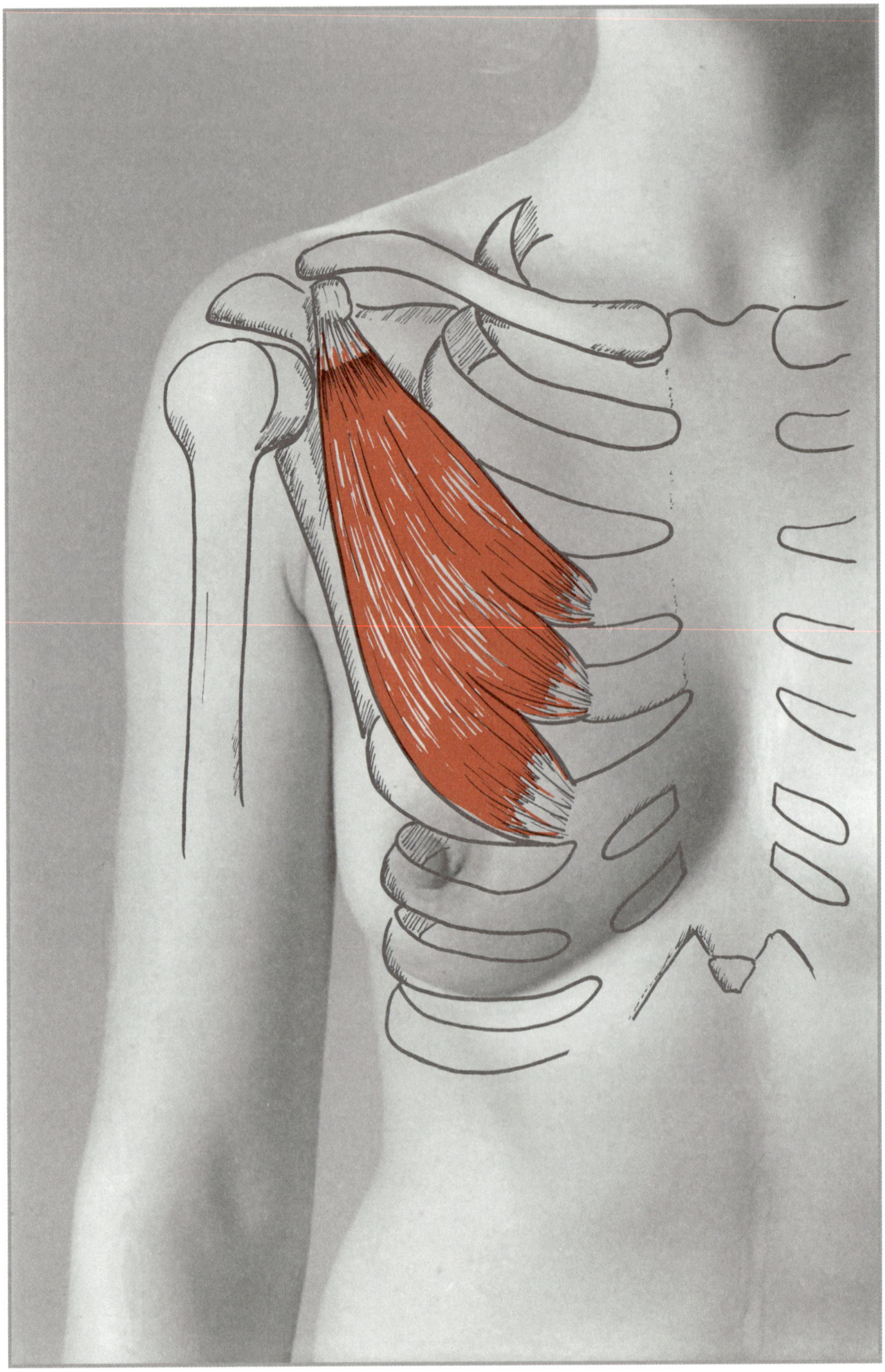

그림 6-70 작은가슴근

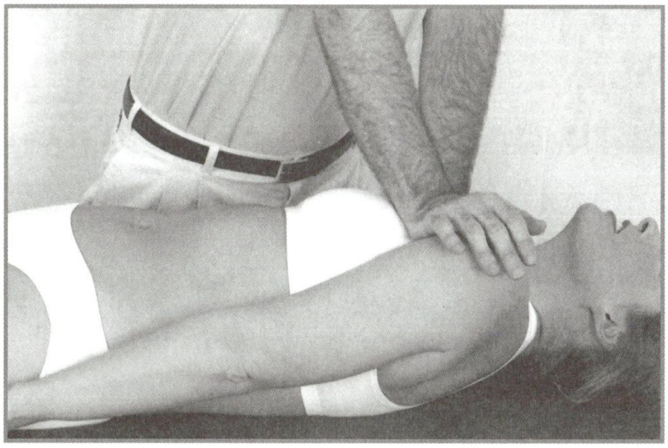

그림 6-71 작은가슴근의 검사 (Walther)

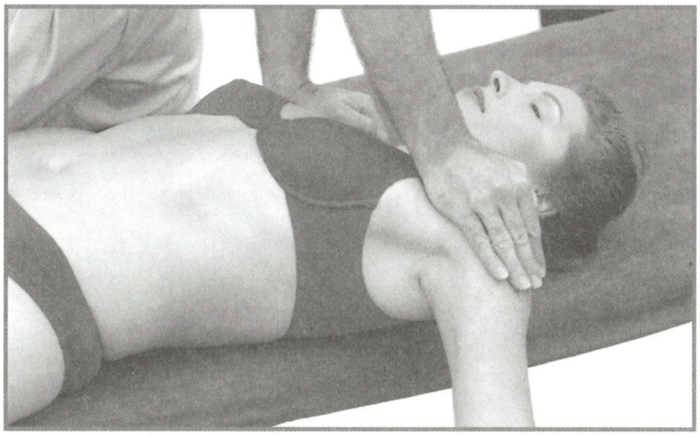

그림 6-72 작은가슴근의 검사 (Frost)

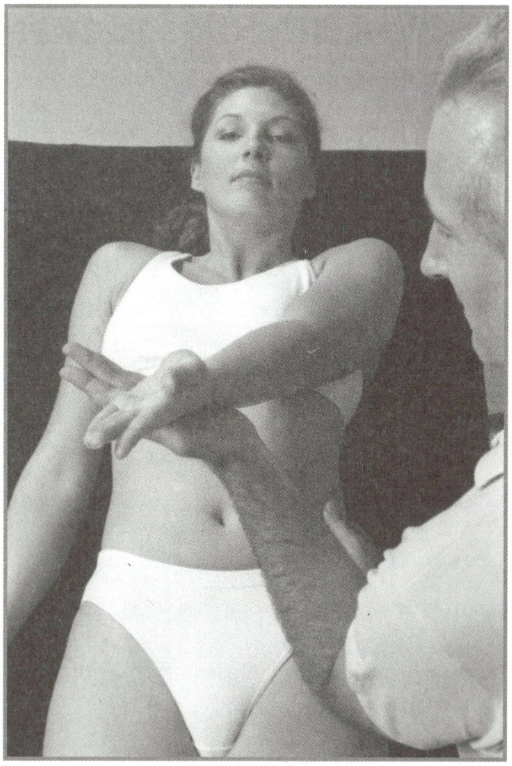

그림 6-73 작은가슴근의 검사 (Leaf, Gerz)

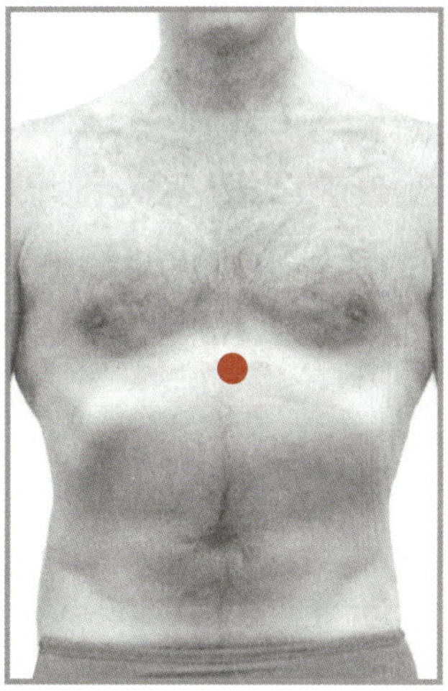

그림 6-74
전면 NL

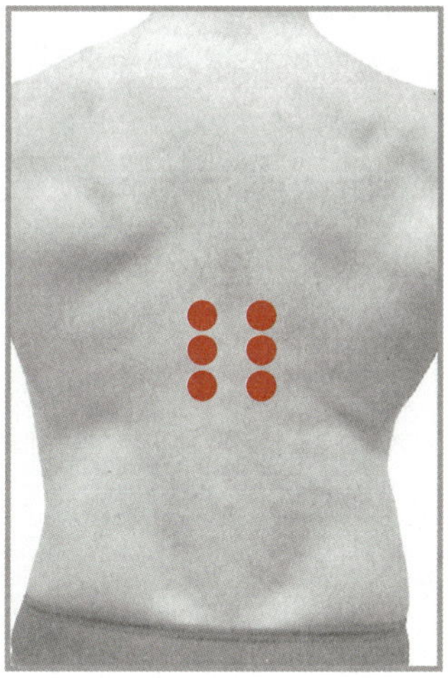

그림 6-75
후면 NL

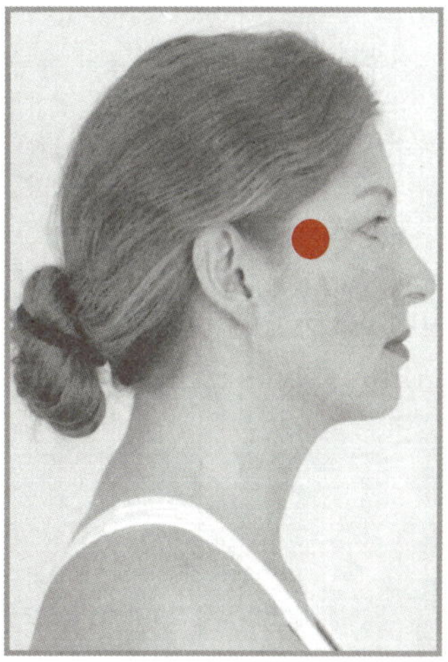

그림 6-76
NV 반사점

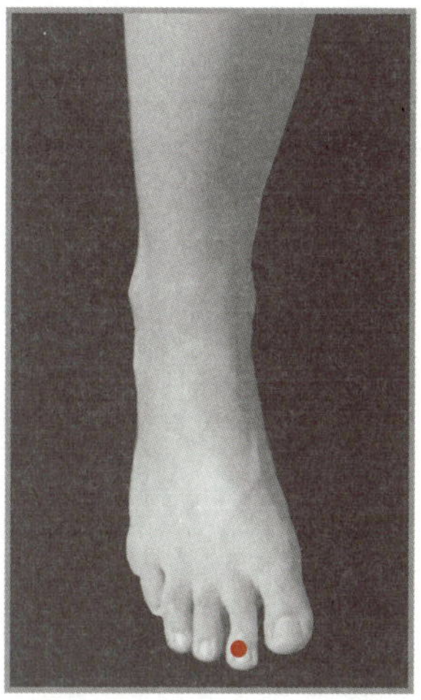

그림 6-77 진정혈
여태 (위장 45)

긴 · 짧은종아리근 (그림 6-78~그림 6-84)
Peroneus Longus and Brevis

기시 : 긴종아리근–정강뼈의 가쪽 머리, 종아리뼈 머리, 종아리뼈의 가쪽면의 상부 2/3 및 근육 사이 격막

짧은종아리근 : 종아리뼈의 가쪽면의 먼쪽 2/3, 및 근육사이 격막.

종지–긴종아리근 : 발 가쪽 면을 싸고, 제1발허리뼈 몸쪽 끝의 가쪽면 및 인접하는 안쪽 쐐기뼈의 가쪽면에 붙는다.

짧은종아리근 : 제5발허리뼈 몸쪽 끝의 가쪽면.

동작 : 발바닥을 굽히고 (발바닥 굽힘) 그 발을 바깥으로 돌린다. 또한 발목에 가쪽 고정을 제공한다.

포지션 : 환자는 발을 완전히 펴고 (발바닥 굽힘), 그 다음 가능한 많이 가쪽 바깥으로 돌린다 (가쪽번짐; 외번). 최대 발바닥굽힘에서, 측방으로의 가동범위는 10°~30° 작다. 환자는 발가락을 펴고, 발을 뒤굽힘시키려고 할 것이다. 그럴 경우, 환자에게 그것을 하지 말라고 하고, 검사를 다시 한다. 정확한 검사 파라미터가 얻어질 때까지 여러 번 검사를 할 경우도 있다.

고정 : 다리 안쪽, 발목의 바로 몸쪽에서.

근력검사 : 치료사는 그 발의 가쪽면에 접촉하고 (발가락에는 접촉하지 않는다), 압력을 적용하여 그 발을 안쪽으로 다시 돌린다 (안쪽번짐 방향으로).

신경림프반사 (전면) : 두덩뼈의 아래 가장자리.

신경림프반사 (후면) : L5와 PSIS의 사이

신경혈관반사 : 앞이마융기 (frontal bone eminence)에.

반응근들 : 넙다리근막긴장근, 앞/뒤정강근, 제3종아리근

경락 : 방광경 (bladder)

장기/선 : 방광

영양 : 칼슘, 칼륨, 비타민 B복합체. 수산 (oxalic acid)을 함유하는 음식물 [커피, 덩굴월귤 (cranberry), 서양자두 (plum) 등]을 피한다. 환자가 30초 이상 숨을 멈추고 있을 수 없는 경우, 티아민 (thiamine)을 씹어서 입에 머금은 채로 검사 (종아리근, 숨을 멈추고)를 반복한다.

논고 : 제3종아리근, 긴/짧은종아리근은 모두가 발목 가쪽을 고정한다. 발꿈치가 지면을 떠나면, 우선 제3종아리근이 활성화한다. 보행 시, 제3종아리근이 약한 경우, 발꿈치가 지면을 떠나는 동안, 발꿈치와 발목이 가쪽으로 비틀린다. 발꿈치가 지면에서부터 높이 들어올려지는 동안, 제3종아리근이 억제되고, 긴/짧은종아리근이 활성화한다.

짧은종아리근은 긴종아리근과 같은 동작을 하여, 동시에 검사된다. 환자의 대부분은 긴/짧은종아리근이 검사상 약하다. 경험이 적은 치료사는 (긴/짧은종아리근의 검사에서) 그 발의 등쪽 굽힘과 그 발가락들의 폄을 만들게 하기 때문에, 종아리근의 약화를 발견할 수 없다. 종아리근 약화를 찾기 위한 선별검사 (screening test)에서는 환자를 반듯이 누운 자세로 하고, 무릎들을 수직으로 세워서 (무릎들을 힙에서 바깥으로 돌리지 않는다) 양 발을 치료대의 끝에서부터 아래로 늘어뜨린다. 만약 그 발이 안으로 돌아가면 (안쪽번짐; 내번), 종아리근의 검사결과는 약할 가능성이 크다. 재발하는 발목의 염좌 (sprain)는 약하다고 검사되는 종아리근들이 원인인 경우가 많다. 긴/짧은종아리근은 많은 경우 제3종아리근의 반응근이고, 발목의 염좌에 의해서 제3종아리근이 손상된 이후 특히 그러하다. 이 반응을 교정하는 것은 앞으로의 발목의 염좌를 예방하는 데 중요한 단계이다 (부록 VIII의 증상사례 #2를 참조).

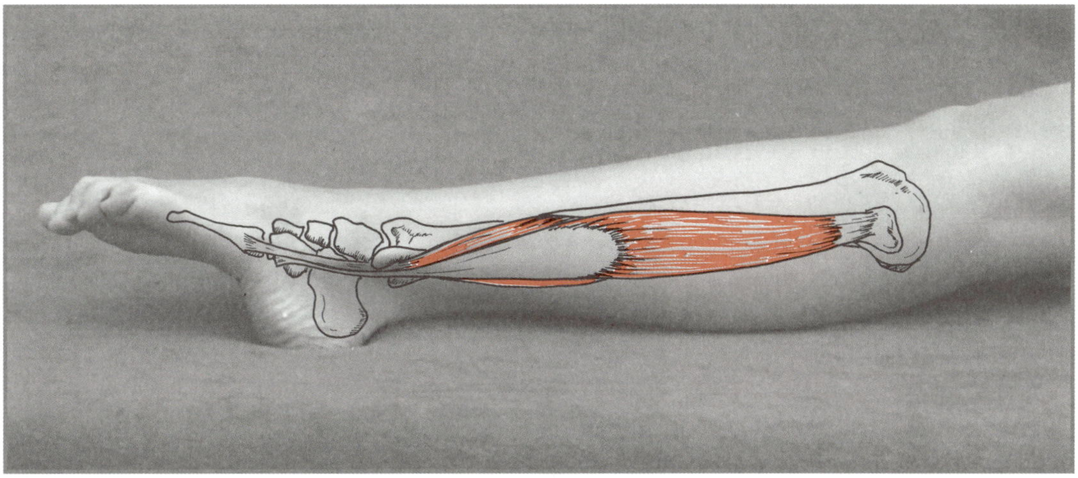

그림 6-78 긴/짧은종아리근

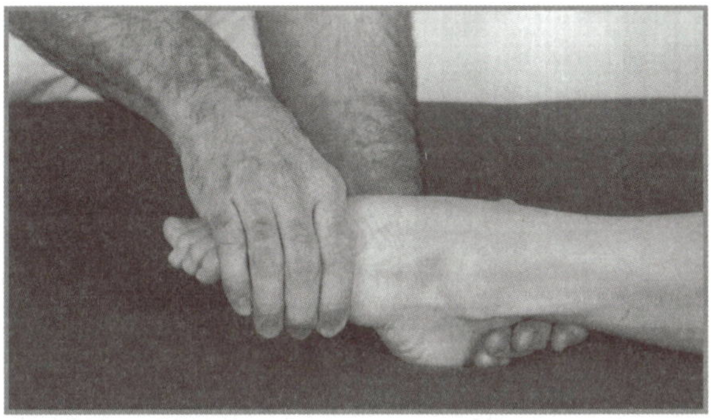

그림 6-79 긴/짧은종아리근 검사

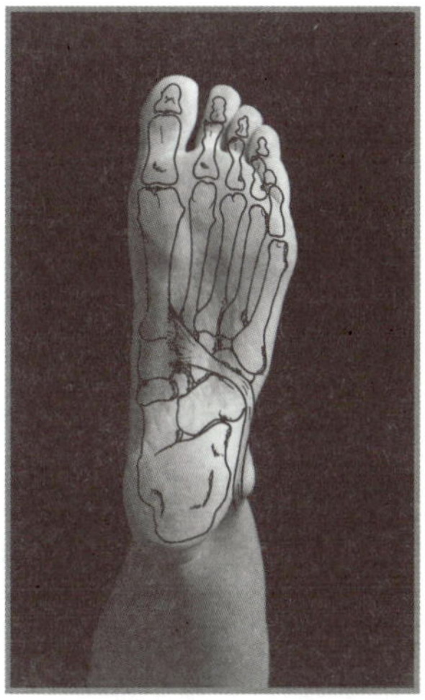

그림 6-80 긴종아리근 종지

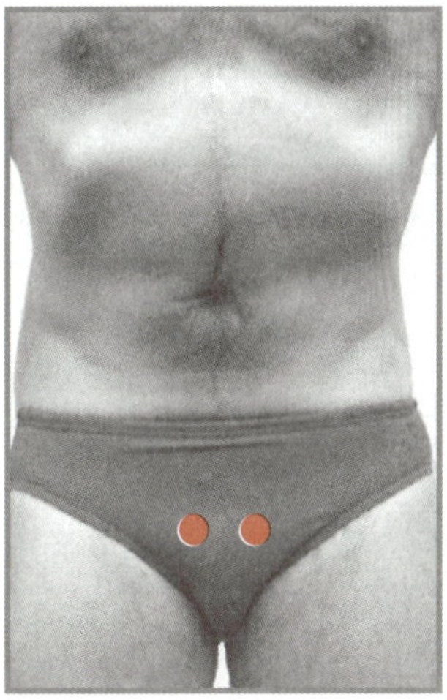

그림 6-81 전면 NL

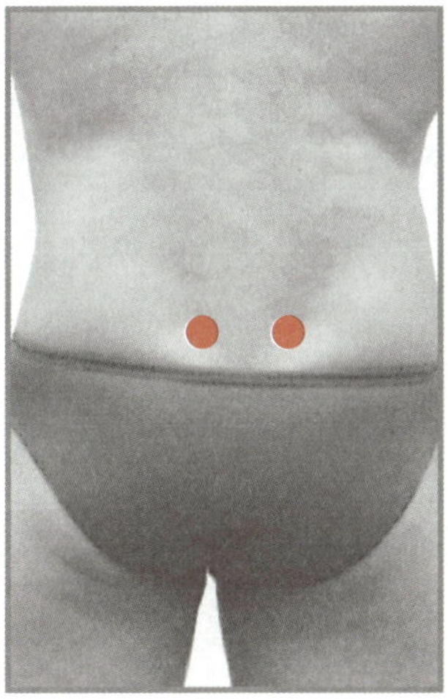

그림 6-82 후면 NL

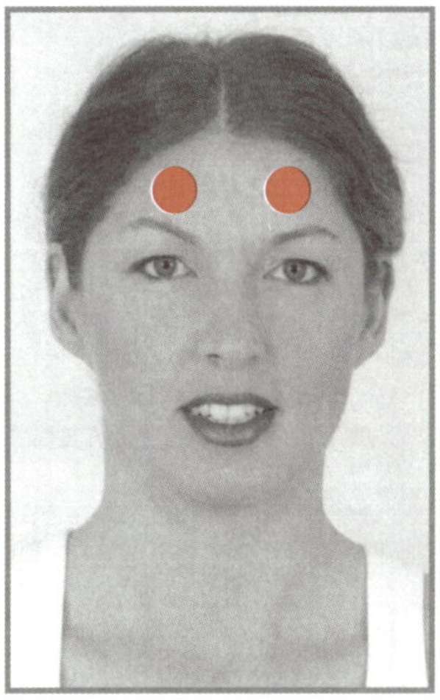

그림 6-83 NV 반사점

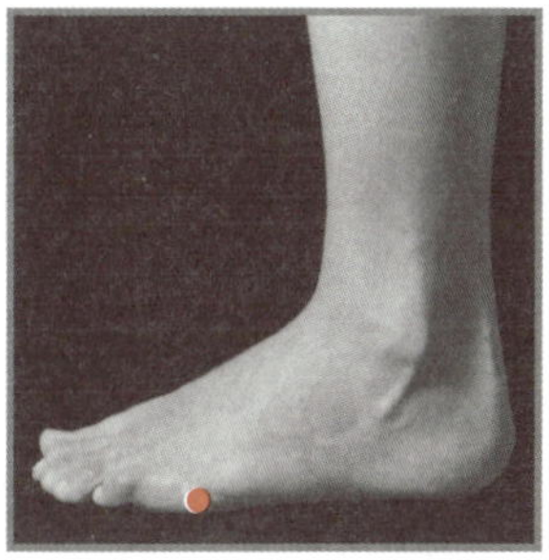

그림 6-84 진정혈 속골 (방광경 65)

셋째종아리근(그림 6-85~그림 6-91)

Peroneus Tertius

기시 : 종아리뼈의 앞면 아래 1/3– 1/2 및 근육 사이 격막

종지 : 제5발허리뼈 (발에 있는 뼈로 거기서 새끼 발가락이 계속된다) 몸쪽 끝의 발등면.

동작 : 발의 뒤굽힘, 가쪽번짐 (외번)

포지션 : 환자는 반듯이 누운 자세(또는 앉은 자세)를 취한다. 그 발을 뒤굽힘시키고, 최대로 가쪽번짐 (외번)시킨다. 발가락을 굽혀서, 발가락의 폄을 방지한다.

고정 : 치료사는 다리를 복숭아뼈들의 위에서 고정한다. 환자가 발꿈치뼈를 치료대의 위에 붙이고 반듯이 누운 자세를 취하면, 쉽게 고정할 수 있다.

근력검사 : 제5발허리뼈의 등쪽에 접촉하고, 발바닥굽힘 및 안쪽번짐 (내번)방향으로 폭넓게 부드러운 압력을 가한다.

반응근들 : 넙다리근막긴장근, 앞/뒤정강근, 긴/짧은종아리근

경락, 장기 및 영양 : 긴, 짧은종아리근과 동일하다.

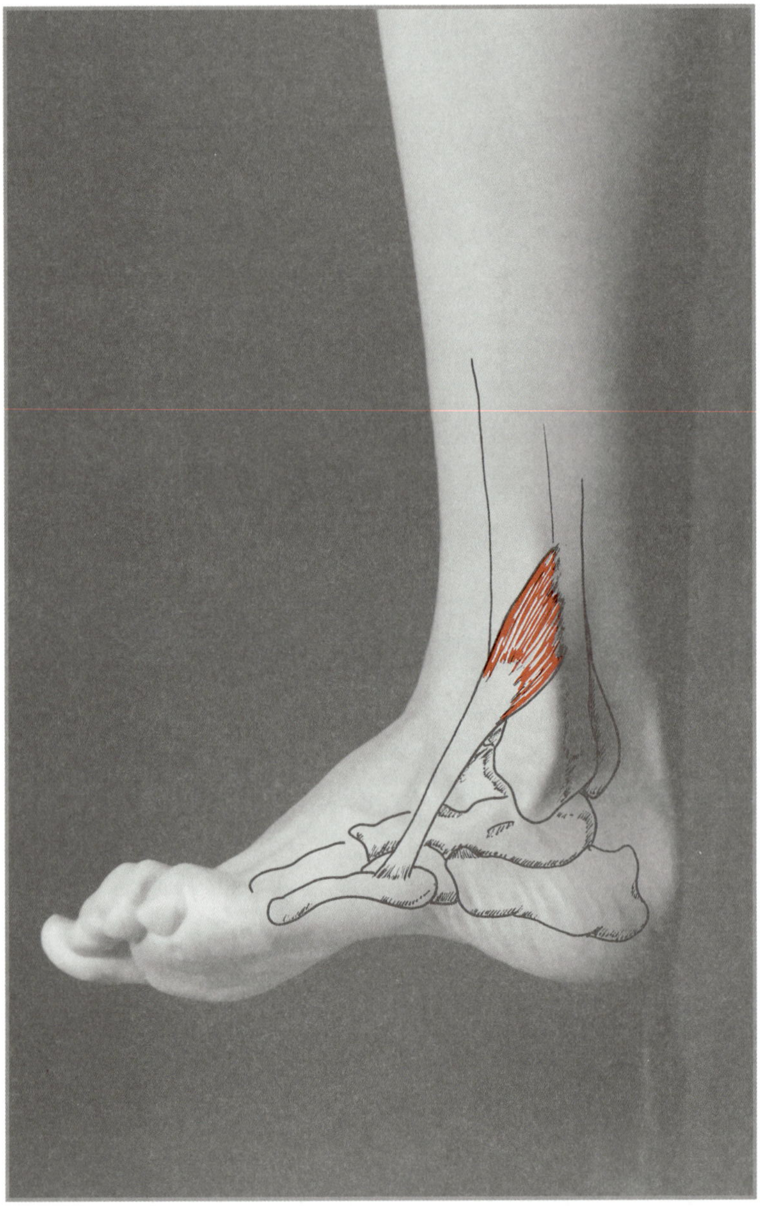

그림 6-85 셋째종아리근의 구조

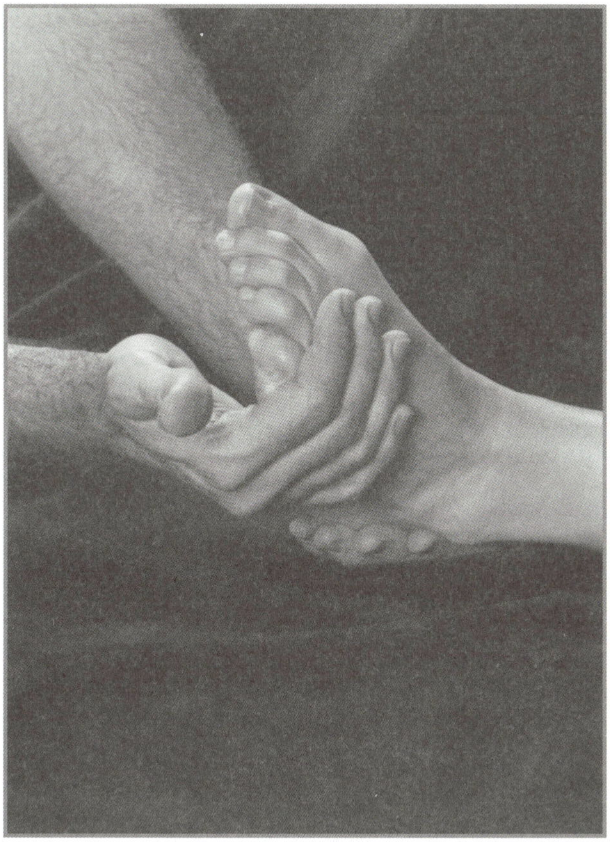

그림 6-86 셋째종아리근의 검사

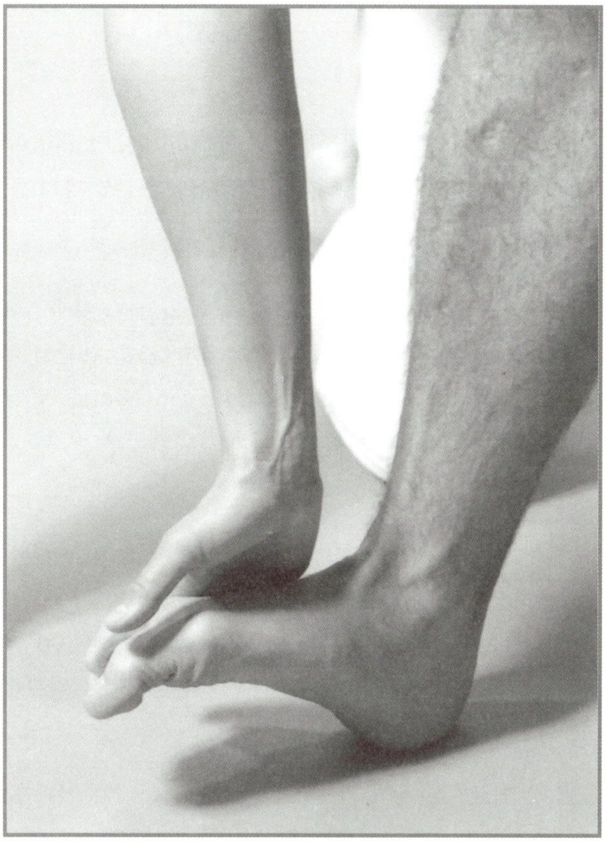

그림 6-87 셋째종아리근, 선 자세 검사

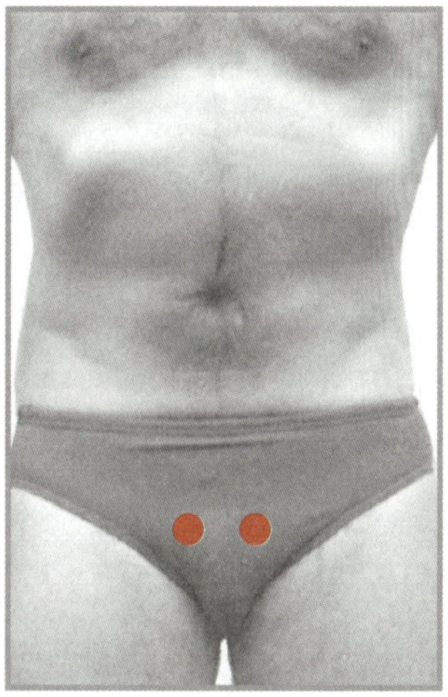

그림 6-88
전면 NL

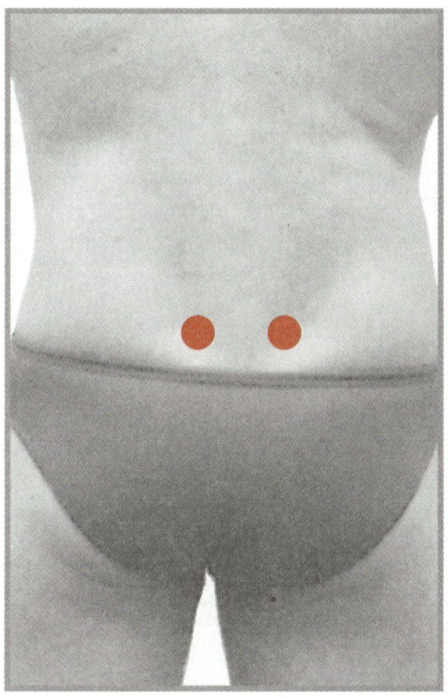

그림 6-89
후면 NL

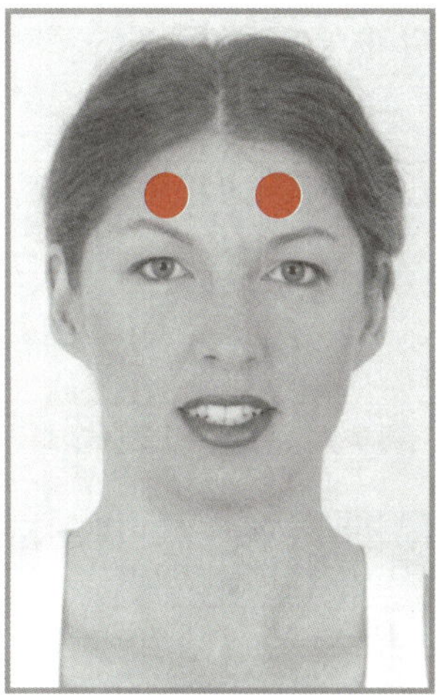

그림 6-90
NV 반사점

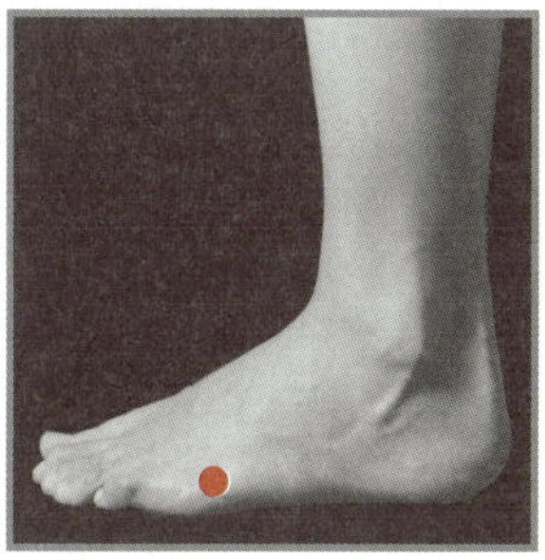

그림 6-91 진정혈
속골 (방광경 65)

궁둥구멍근 (그림 6-92~그림 6-98)
Piriformis

기시 : 앞엉치뼈구멍 (전천골공, anterior sacral foramen)의 사이 및 가쪽의 엉치뼈 전면, 엉치엉덩관절의 관절낭.

종지 : 넙다리뼈 큰돌기의 위쪽 가장자리.

동작 : 궁둥구멍근은 넙다리뼈의 머리를 엉덩관절에 고정하는 것을 돕는다. 힙이 90° 이내로 굽히거나 펴 있을 때, 궁둥구멍근은 넙다리를 *가쪽*으로 돌린다. 힙이 90° 이상 굽혀 있을 때, 궁둥구멍근은 넙다리를 *안쪽*으로 돌린다.

포지션 : 환자는 반듯이 누운 자세를 취하고 무릎을 90°로 굽히고, 힙을 90° 이하로 굽힌다. 넙다리를 가쪽으로 돌린다. 또한 엎드린 자세를 취하고, 무릎을 90°로 굽히고, 넙다리를 바깥쪽으로 돌려서도 궁둥구멍근을 검사할 수 있다.

고정 : 치료사는 무릎 위를 고정하여, 넙다리가 안쪽 또는 가쪽으로 움직이지 않도록 한다. 궁둥구멍근을 지표근육으로서 사용할 때, 치료사는 그 무릎을 가슴에 고정한다. 이것에 의해서 다른 손이 자유롭게 되어서 TL 또는 도전을 시행할 수 있다.

근력검사 : 반듯이 눕거나 엎드린 자세. 치료사는 발목 위를 눌러서 넙다리를 안쪽으로 돌린다. 치료사는 무릎 근처의 넙다리를 고정하여, 검사 중에 넙다리가 움직이지 않도록 한다.

신경림프반사 (전면) : 두덩뼈의 윗면.

신경림프반사 (후면) : PSIS와 L5 가시돌기 사이

신경혈관반사 : 두정결절의 위, 외이공의 상부 후방

반응근들 : 반대 측의 머리널판근, 중간볼기근, 넙다리근막긴장근, 모음근군, 안쪽뒤넙다리근

경락 : 심포 (circulation-sex)

장기/선 : 생식기 및 생식선

영양 : 비타민 E, 비타민 A, 니코틴산, 아연.

논고 : 엉덩허리근과 마찬가지로, 궁둥구멍근은 엉치엉덩 연결부를 가로지른다. 따라서 이 두 근육들은 이 중요한 관절의 고정에 연관되어있다. 궁둥구멍근은 골반과 요추의 대부분의 장애와 연관성이 있다. 양측의 궁둥구멍근이 검사 결과 약하면, 골반에 중대한 구조적 문제들이 있을 수 있다. 다만, 만성적인 비뇨생식기의 문제가 있는 경우, 일반적으로 궁둥구멍근은 양측 모두 약하다. 이것은 여성이 성교를 할 때 통증이나 남성의 성적 불능을 포함하는 성적 장애가 되어서 나타나는 경우가 있다. 그러한 증상사례에서, 양측의 궁둥구멍근을 개선할 수 있는 경우, 비뇨생식기 문제는 보통 성공적으로 치료될 수 있다. 궁둥구멍근의 한쪽만이 약한 경우, 다른 한쪽은 흔히 심한 촉진 과긴장성이다. 그 결과, 엉덩뼈가 당겨져, 과긴장 상태 쪽 엉치뼈에 고정되게 만들 수 있다. 촉진 과긴장인 궁둥구멍근 쪽에서 좌골신경통이 흔히 있다. 이러한 한쪽의 허약에는, 우선 약한 쪽의 궁둥구멍근을 개선한다. 필요에 따라서, 촉진 과긴장 쪽에 표준 AK 테크닉(근막 이완, 냉각과 스트레칭, 고유수용기의 조작, 반응근들 등)을 적용한다. 이것에 의해서 카이로프랙틱 교정의 필요가 없이 엉덩엉치뼈의 가동제한이 풀릴 수 있다.

궁둥구멍근은 지표근육으로서 사용되는 경우가 많다. 그렇게 하기 위해서, 치료사는 반듯이 누운 환자의 옆에 서서, 치료사를 향한 다리를 검사한다. 치료사는 환자의 넙다리가 가쪽으로 돌려진 다리의 무릎을 자신의 가슴으로 고정한다. 이것에 의해서 자유로워진 한 쪽 손으로 TL 또는 도전 검사를 시행한다. 검사를 시행하려면, 치료사는 손을 환자의 발목에 놓고, 환자의 아래 다리를 당겨서, 넙다리의 안쪽돌림을 시도한다.

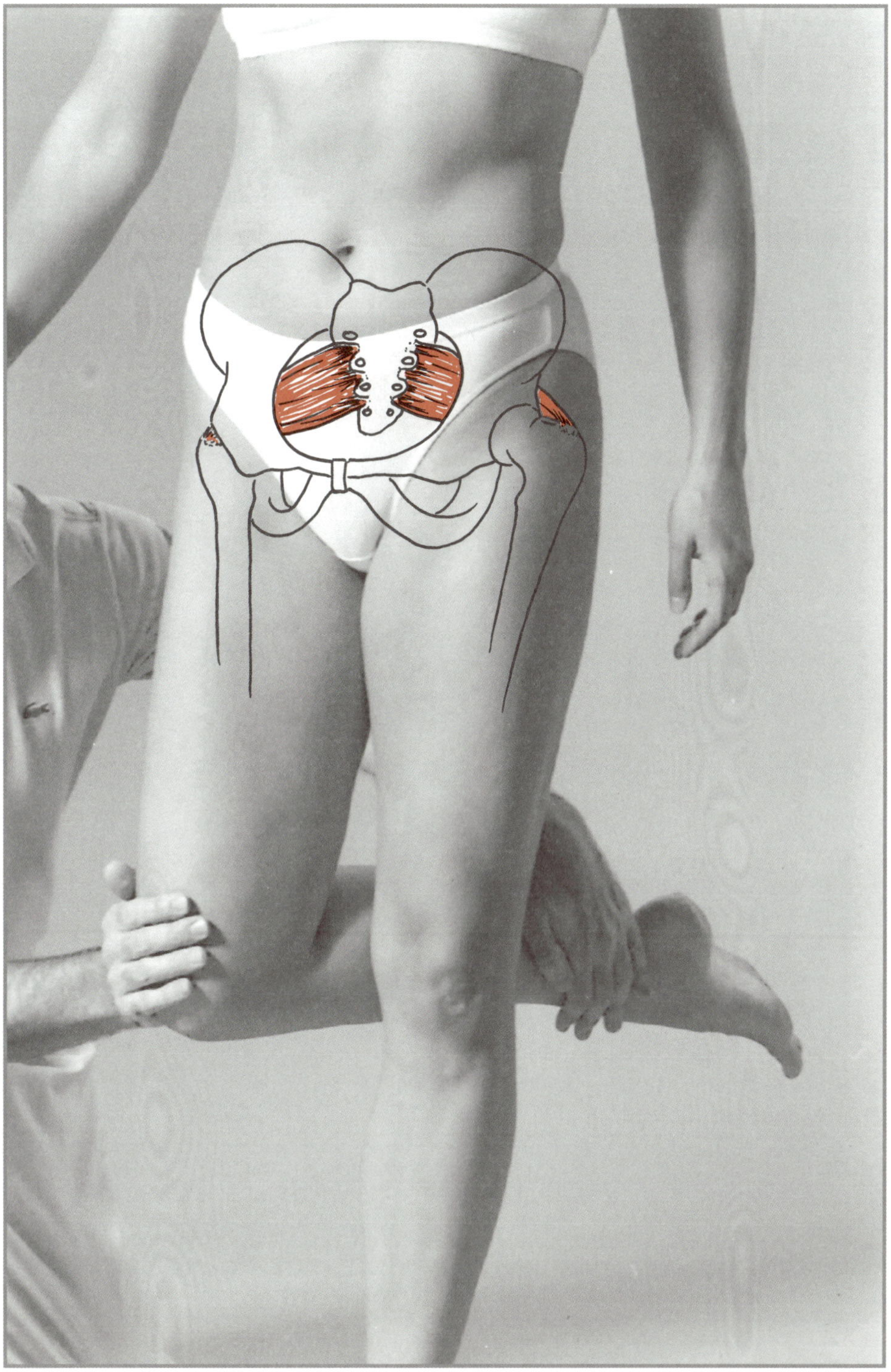

그림 6-92 궁둥구멍근

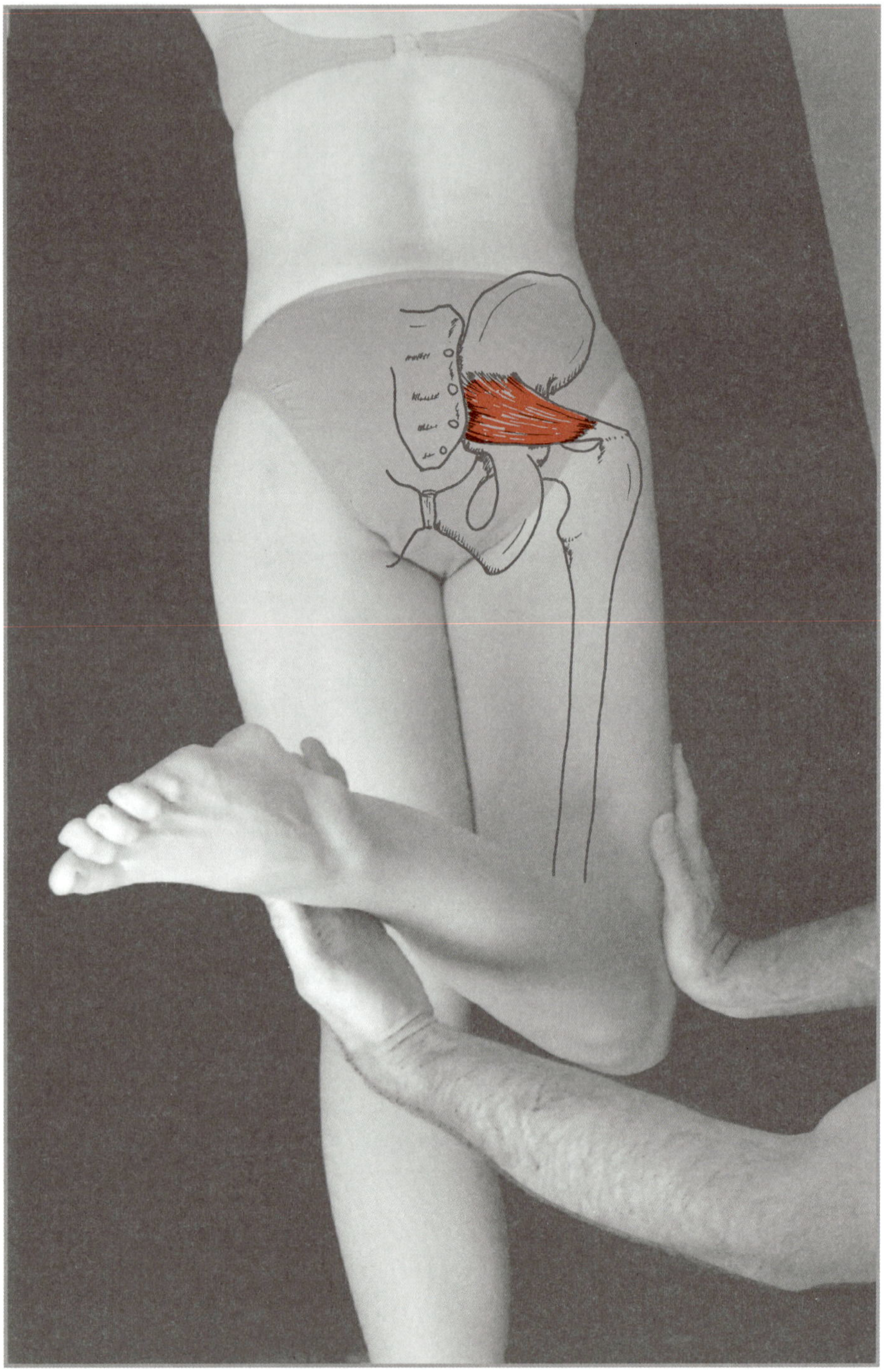

그림 6-93 궁둥구멍근, 엎드린 자세 검사

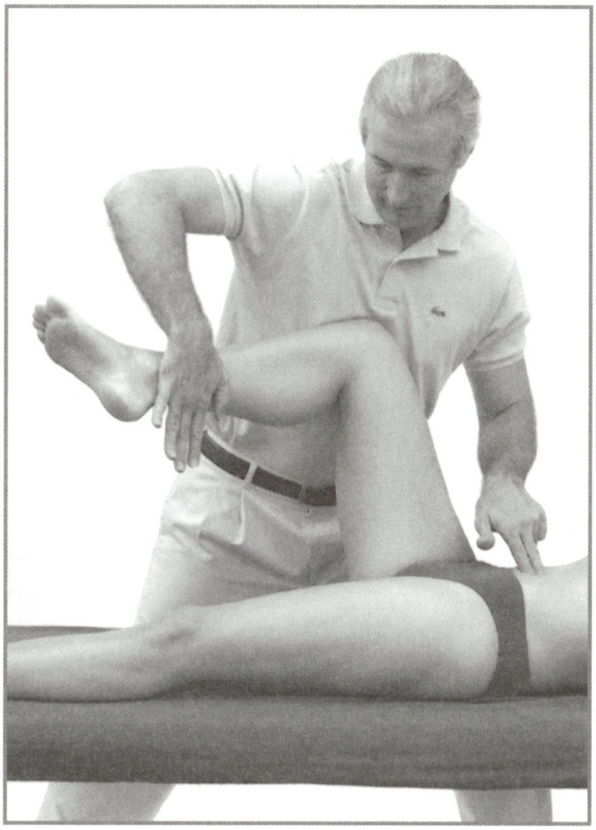

지표근육으로서의 궁둥구멍근

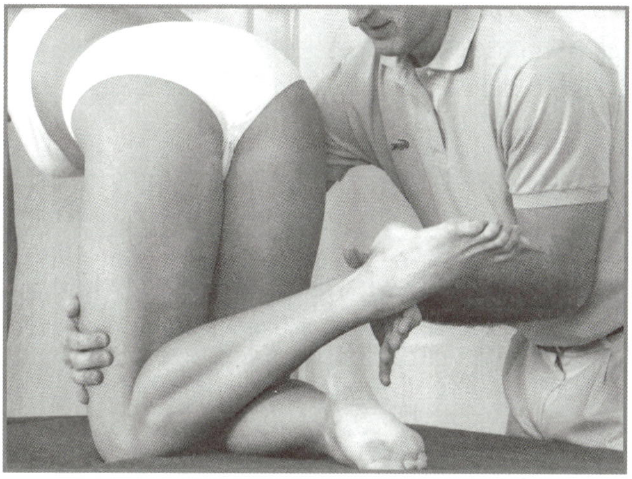

그림 6-94 네발로 기기에서의 궁둥구멍근 검사

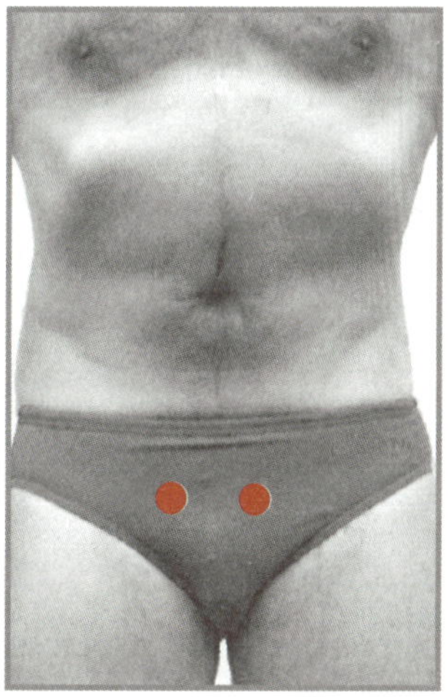

그림 6-95
전면 NL

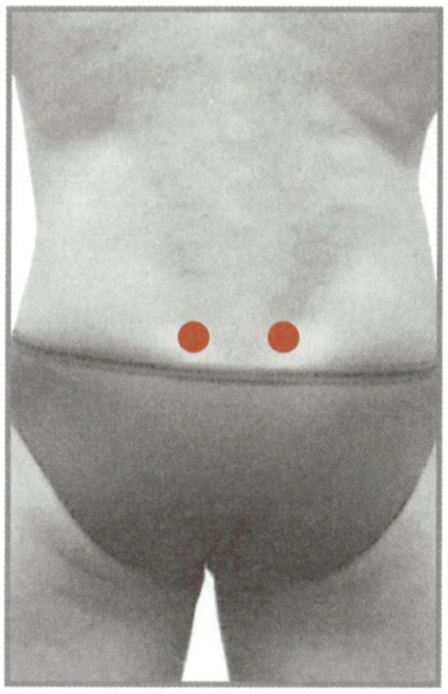

그림 6-96
후면 NL

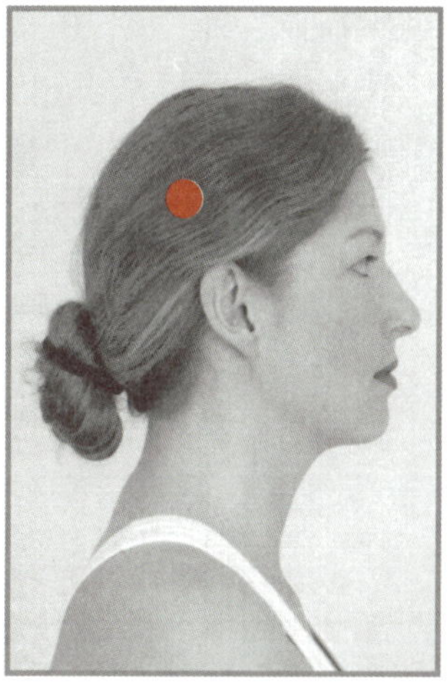

그림 6-97
NV 반사점

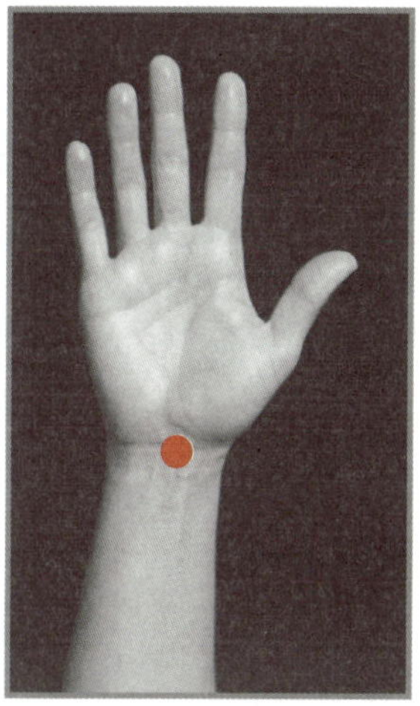

그림 6-98 진정혈
대능 (심포 7)

오금근 (그림 6-99~그림 6-105)
Popliteus

기시 : 넙다리뼈의 가쪽 먼쪽 끝, 가쪽 메니스쿠스의 뒤쪽 뿔 (posterior horn) 부위, 종아리뼈 머리.

종지 : 정강뼈 몸쪽 끝의 뒷면으로.

동작 : 넙다리뼈가 고정되면, 오금근은 정강뼈를 안쪽으로 돌린다. 정강뼈가 고정되면, 오금근은 정강뼈의 위에서 넙다리뼈를 가쪽으로 돌린다. 보행 또는 주행 시에 발꿈치가 지면을 치면, 오금근은 수축하여, 무릎을 굽혀서 완충기의 역할을 수행한다. 무릎이 굽혀질 때, 오금근은 가쪽 메니스쿠스를 당긴다. 오금근은 무릎을 뒤쪽에서 안정시킨다.

포지션 : 환자는 엎드린 자세 또는 반듯이 눕는다. 무릎과 발목을 모두 90°로 굽힌다. 정강뼈를 넙다리뼈에서 안쪽으로 돌린다.

고정 : 환자가 발목을 고정할 수 있고, 그리고 발, 발목, 무릎에 통증이나 문제가 없을 것이 필요조건이다. 환자는 또한, 넙다리뼈를 고정하여, 검사 중에 회전하지 않도록 할 필요가 있다. 치료사는 발꿈치의 가쪽 면을 고정한다.

근력검사 : 발가락에는 접촉하지 않고 발가락 가까이의 발바닥 안쪽에 넓고 부드럽게 손을 접촉하고 압력을 가한다. 반대의 손으로 발꿈치에 반대의 압력을 준다. 이것은 정강뼈를 가쪽으로 돌리는 효과를 가진다. 오금근이 약하지 않아도, 발은 회전하는 일이 있다. 검사 중의 실제의 움직임은 매우 작다. 오금근이 약해졌다는 징후는 검사 중 정강뼈의 가쪽돌림이다. 이것은 정강뼈 머리(정강뼈결절)와 종아리뼈 머리를 관찰하는 것에 의해서 가장 쉽게 찾을 수 있다. 종아리뼈는 정강뼈에 붙어 있기 때문에, 그들은 동시에 회전한다. 만약 검사 중에, 정강뼈결절이 돌아가서, 종아리뼈머리가 가쪽까지 돌출하지 않게 되면, 오금근의 검사결과는 약해진다.

신경림프반사 (전면) : 제5–6갈비뼈의 사이, 젖꼭지선에서부터 우측 복장뼈까지.

신경림프반사 (후면) : 우측 T5–6의 추궁판 사이

신경혈관반사 : 무릎의 안쪽 면 (메니스쿠스의 위)

반응근들 : 장딴지근, 가쪽뒤넙다리근, 넙다리네갈래근, 상부등세모근

경락 : 방광경 (Gall Bladder)

장기/선 : 담낭

영양 : 비타민 A, 베타인, 필수지방산 (비타민 F), 담즙산염

논고 : 오금근이 약하면, 서 있을 때 무릎이 불안정하게 되는 일이 많고, 일반적으로 과다폄이 된다 (또는 보통보다도 더 굽는다). 오금근이 약한 경우, 가쪽 메니스쿠스에 문제가 있는 경우가 많다. 검사에서 양쪽 오금근이 모두 약하다면, 경추 중간에 TL한다. 이것에 의해서 오금근이 강해진다면, 경추 중간에 가동제한이 있고, 카이로프랙틱 교정을 필요로 한다. 과다폄에 의한 무릎의 손상은 오금근에 부하를 준다.

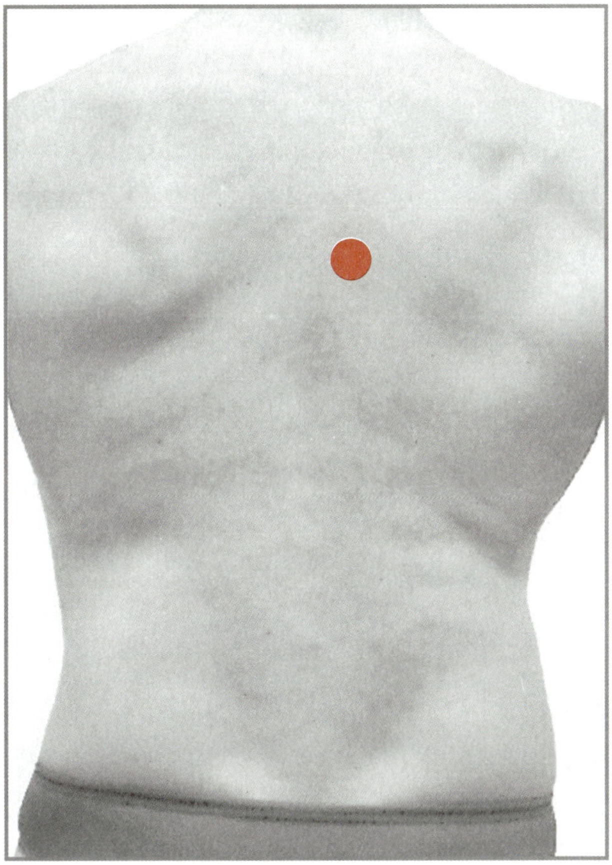

그림 6-99 오금근

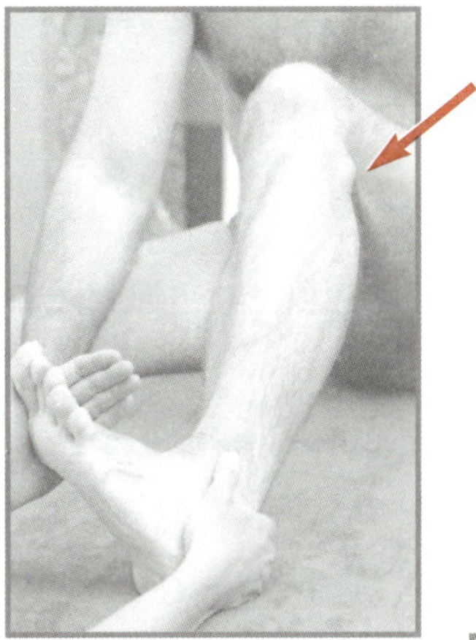

그림 6-100
오금근 검사, 시작 자세

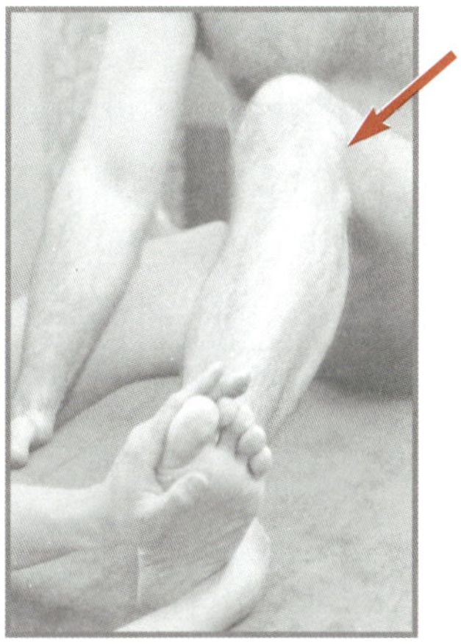

그림 6-101
오금근 검사, 그것이
약하다고 검사될 때 끝 자세

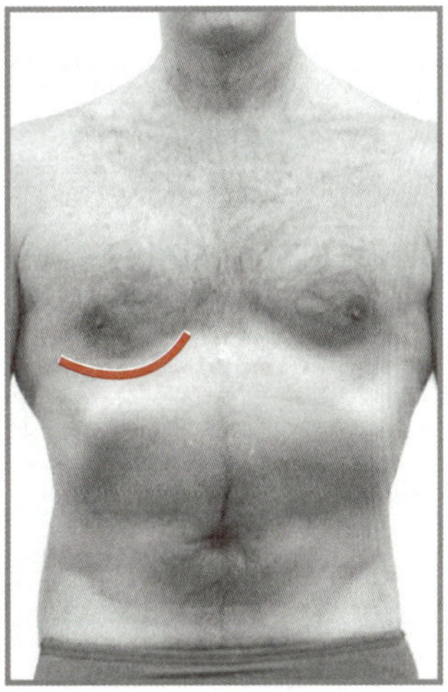

그림 6-102
전면 NL

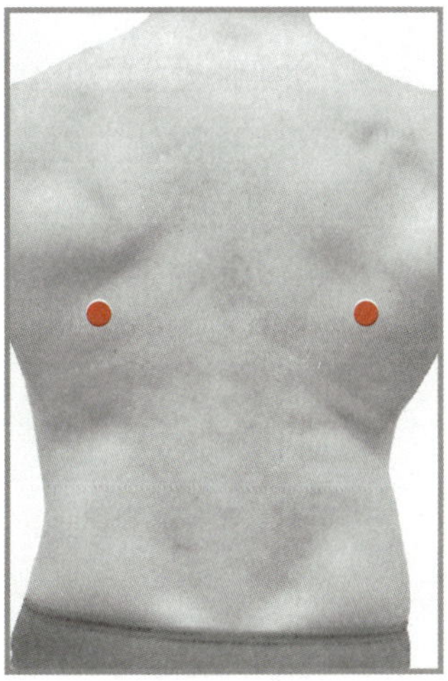

그림 6-103
후면 NL

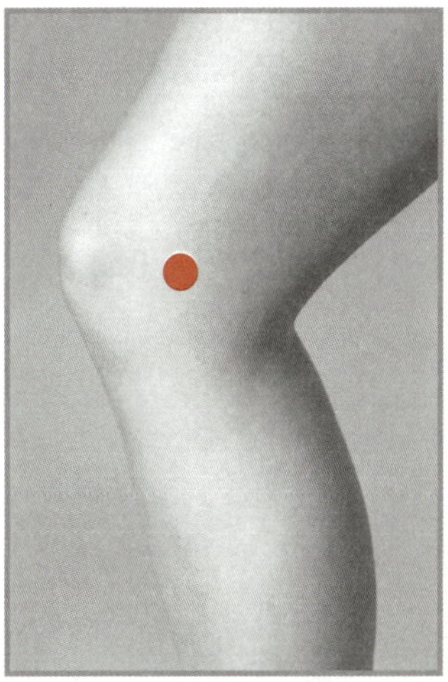

그림 6-104
NV 반사점

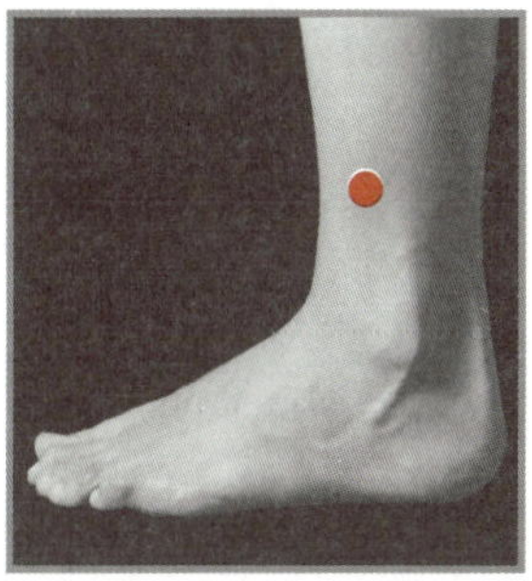

그림 6-105 진정혈
양보 (방광경 38)

배곧은근 (그림 6-106~그림 6-113)
Rectus Abdominis Group

기시 : 두덩뼈결합 및 두덩뼈능선에서.

종지 : 복장뼈에 인접하는 제5-7갈비뼈의 연골, 칼돌기의 가쪽면.

동작 : 배곧은근은 갈비뼈들과 골반을 결합하여, 복부 장기들을 유지한다. 큰볼기근과 뒤넙다리근과 함께, 배곧은근은 골반이 앞쪽으로 (전방으로) 기우는 것을 방지한다.

포지션 : 환자는 다리를 뻗고, 몸통이 다리에 대해 90°가 되게 앉은 자세를 취한다. 환자는 가슴의 앞에서 팔짱을 낀다 (어떤 활성점들 (active points)에 대한 TL을 피하기 위해서 손을 교차시켜, 팔꿈치는 가슴에서부터 뗀다). 만약 요통이 있다면, 무릎과 힙을 굽혀서 검사를 시행한다.

고정 : 환자의 다리 굽힘근들은 힙을 다리에 고정할 수 있어야만 한다. 이것이 불가능한 경우, 검사를 실행하기 전에 굽힘근들을 강화할 필요가 있다. 치료사는 환자의 다리를 치료대를 향해서 아래쪽으로 고정시켜야만 한다.

근력검사 : 치료사는 한 손을 복장뼈 위에 놓고, 상체가 다리에서 멀어지도록 민다. 또는 한 팔을 사용해서, 치료사는 그의 팔꿈치를 환자의 어깨 한 쪽에 그리고 그의 손은 다른 어깨에 놓는다. 검사 도중, 강한 엉덩허리근이 요추를 앞쪽으로 잡고 있을 수 있어서, 복근이 강하다는 인상을 주는 일이 있다. 치료사는 환자가 갈비뼈들을 두덩뼈쪽으로 고정시킬 수 있는지 어떤지를 신중하게 관찰해야 한다. 갈비뼈들이 두덩뼈에서부터 멀어지는 경우, 복근이 검사상-약하다는 것을 암시한다.

신경림프반사 (전면) : 무릎 바로 위 넙다리 안쪽의 약 10㎝ 선. 이 영역을 마사지하면 불쾌한 전기쇼크와 같은 감각이 생긴다. 이 쇼크에 의해서 우연히 환자에게 맞지 않으려면, 환자로부터 떨어져서 자극하는 방법을 권장한다.

신경림프반사 (후면) : L5와 PSIS 사이 공간

신경혈관반사 : 수직 이선 (auricular line)이 마루뼈융기와 교차하는 곳

반응근들 : 넙다리네갈래근, 반대쪽 중간볼기근, 척주세움근, 넙다리곧은근, 넙다리빗근, 허리네모근, 배곧은근 자체의 구분 사이

경락 : 소장경 (small intestine)

장기/선 : 소장

영양 : 비타민 E, 코엔자임 Q10.

논고 : 환자가 허리 디스크 문제 병력을 가진 경우, 무릎을 굽히고 검사해서, 디스크에 대한 압력을 경감한다. 환자를 지지하기 위해, 치료사는 무릎과 가까운 넙다리에 체중을 실어서, 환자의 발이 치료대로부터 떨어지지 않도록 할 필요가 있다.

배곧은근이 검사 결과 약하면, 골반을 지지할 수 없어, 골반이 전방으로 기울고, 과도한 척주전만이 형성된다 (허리가 움푹 팬다). 그 결과, 허리뼈 사이의 디스크에 큰 스트레스가 걸린다.

환자에게 만성의 소장질환이 있는 경우, 일반적으로 배곧은근이 검사상 매우 약하고, 신경림프반사는 매우 누르면 아프다. 이 경우, 복근의 교정을 시행하기 전에, 식사요법이나 보다 많은 수분섭취를 포함하는 기타의 림프 치료가 필요하다.

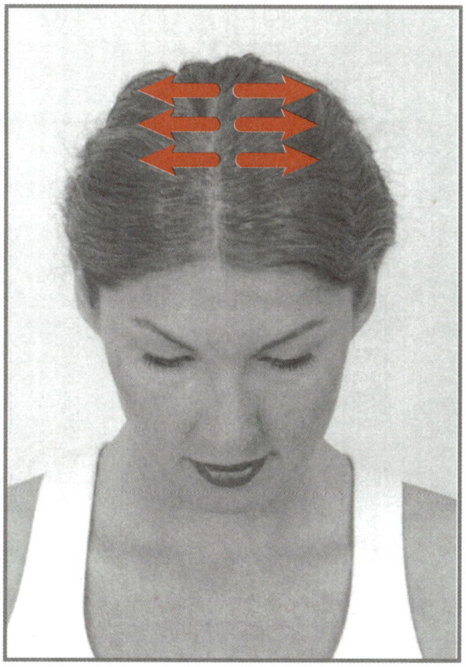

그림 6-106 배곧은근을 강화시키기 위해서 시상봉합을 열어라.

검사에서 약한 배곧은근은 시상봉합의 밀집과 함께 발견된다. 이 봉합 (suture)이 밀집되어있는 채라면, 복근의 교정은 유지되지 않을 것이다. 복근의 약화에 그 봉합이 관여하고 있는지 아닌지를 검사하려면, 환자가 그 봉합에 TL하고 있는 동안, 치료사는 근력검사를 반복한다. 이것으로 배곧은근 (또는 기타의 복근)이 이제 검사상 강하다면, 시상봉합이 연관되어 있다는 것이 된다. 이 시상봉합의 밀집을 교정하는 것은 두개장애 치료들 중에서 가장 간단하고 안전한 하나이다. 치료사는 그 봉합의 양측에 손가락들을 대고, 환자 머리 뒤 꼭대기를 좌우로 당겨서 여는 것처럼 봉합을 분리한다. 이것을 3~4회 반복하고, 그 후 복근을 검사하여, 교정을 확인한다.

많은 경우, (척주의 굽힘근인) 복근은 그 주요 길항근인 척주세움근 (척주 폄근)의 과도 장력의 결과로서 검사상 약함을 보인다. 복근을 강화시킨 후, 척주세움근을 긴장시키는 것이 복근들을 다시 약하게 만드는 지를 체크한다. 그렇게 된다면, 반응근 테크닉을 적용하여 척주세움근의 긴장을 완화하여, 그 영향으로부터 복근을 해방시켜라 (137페이지).

배곧은근의 여러 부분들은 개별적으로 신경지배를 받으며, 서로 반응하거나 한다. 등을 둥그렇게 만들었을 때 (허리 만곡을 펴는 것), 최하위부가 검사된다. 이 등을 굽힌 자세에서부터 시작하여, 검사 전에 1단계씩, 등을 일으켜서, 각 부위를 아래부터 위로 순차 검사한다.

(복근의 안전한 운동 방법에 대해서는 144페이지의 "운동"을 참조하기 바란다).

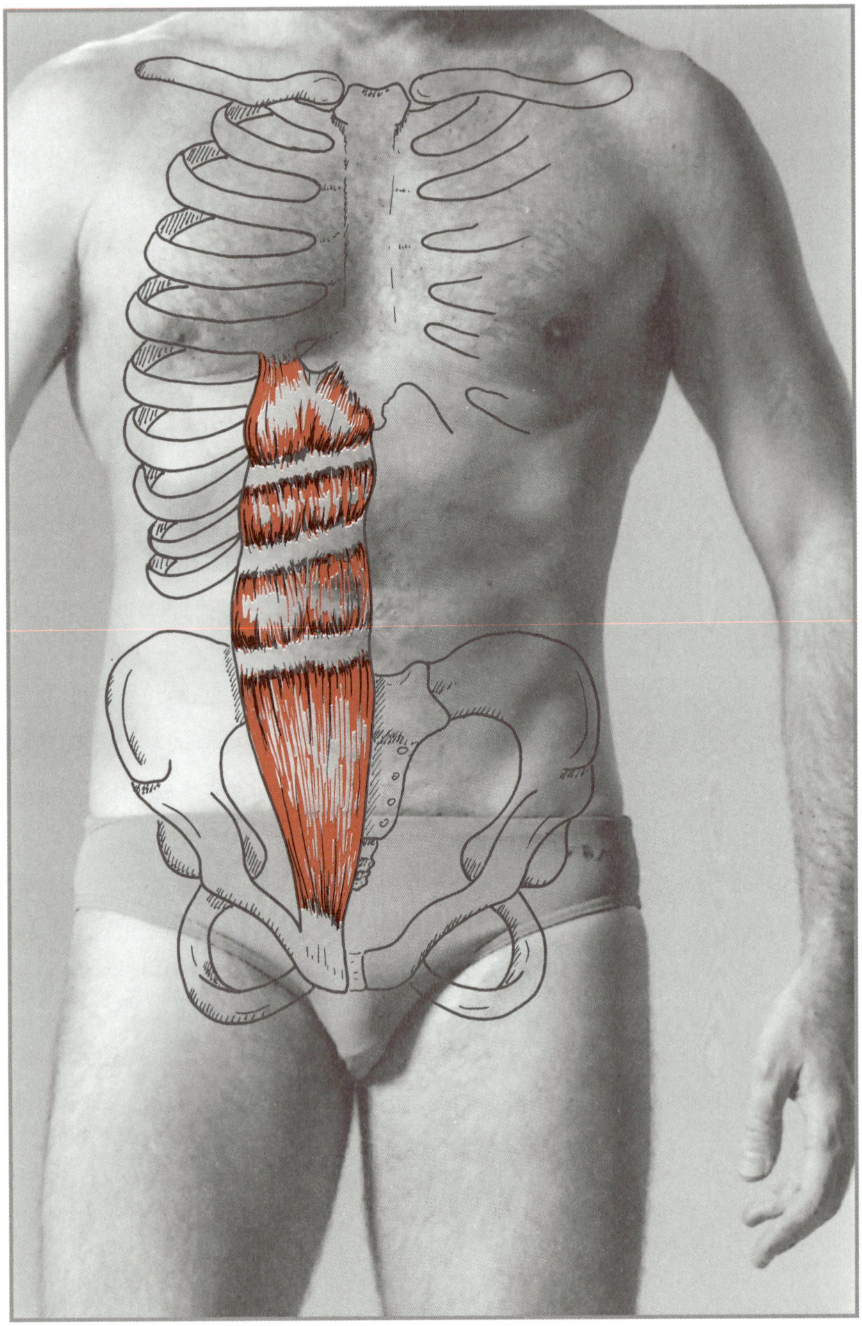

그림 6-107 배곧은근

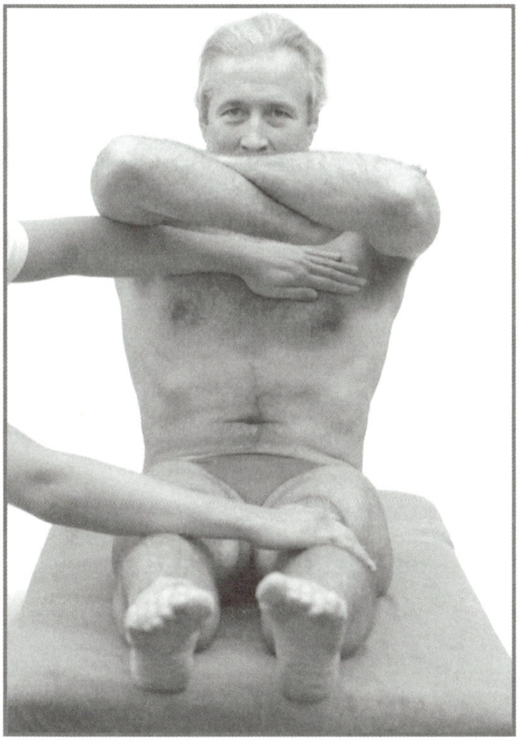

그림 6-108 배곧은근 검사, 다리를 펴고서.

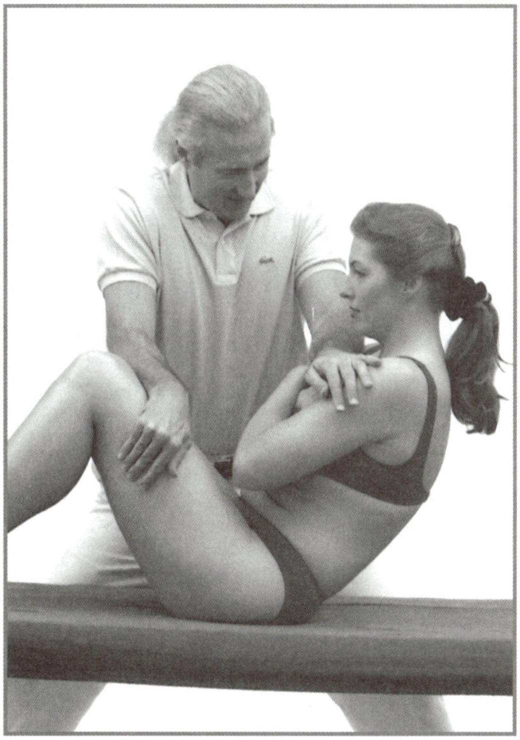

그림 6-109 배곧은근 검사, 다리를 굽히고.

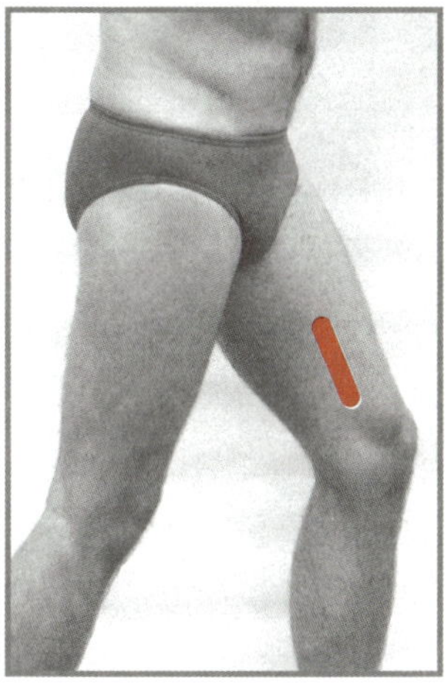

그림 6-110
전면 NL

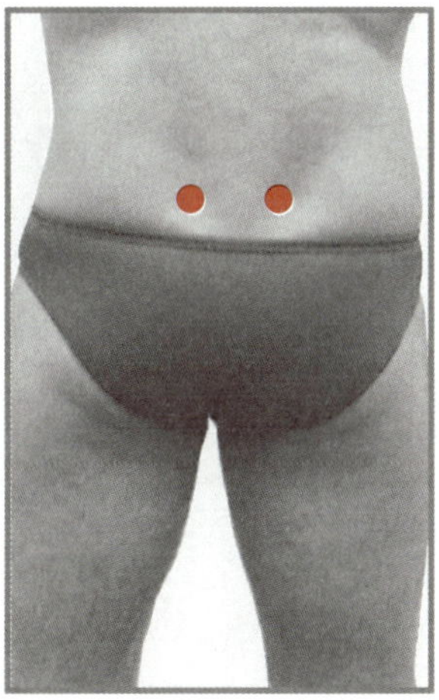

그림 6-111
후면 NL

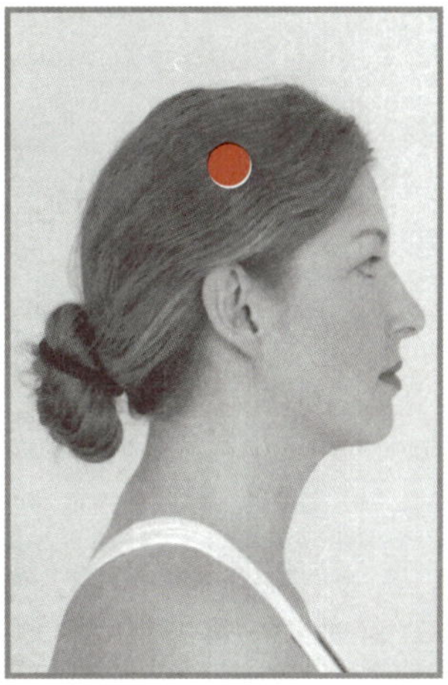

그림 6-112
NV 반사점

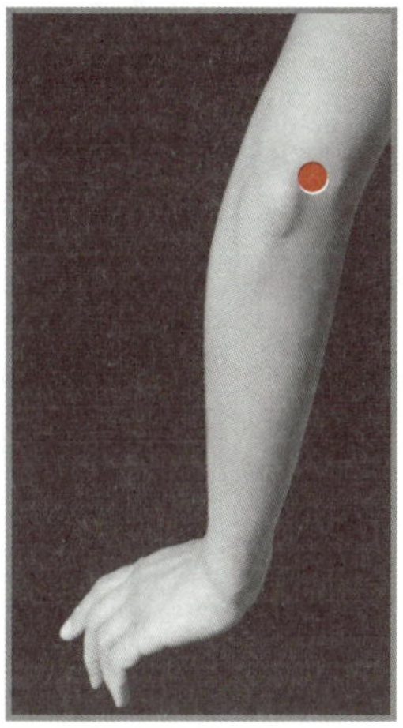

그림 6-113 진정혈
소해 (소장경 8)

넙다리곧은근 (그림 6-114~그림 6-120)
Rectus Femoris

기시 : 두 개의 머리: 하나는 엉덩뼈 앞쪽 아래 가장자리 그리고 다른 하나는 첫 번째 것의 바로 아래에서 힙 소켓의 위쪽 가장자리.

종지 : 슬개골(무릎뼈)의 상부로, 슬개골에서부터 무릎의 바로 꼬리쪽인 정강뼈결절까지에.

동작 : 무릎에서 아래 다리를 펴고 힙에서 넙다리를 굽힌다.

포지션 : 환자는 힙과 무릎을 회전시키지 않고 90° 굽힌다. 안쪽돌림은 넙다리근막이 너무 많이 개재된다. 또한 가쪽돌림은 엉덩허리근과 넙다리빗근을 과도하게 작동되게 만든다. 이 근육들은 협동근들이어서, 회전을 만들지 않을 때 조차, 이 검사에서 약간의 작용을 한다.

고정 : 환자에게 앉은 자세나 반듯이 누운 자세를 취하게 하는 경우는 고정은 불필요하다. 선 자세에서, 환자의 골반을 단단히 잡고, 환자는 한쪽 손을 치료사의 어깨에 놓고 기댄다. 환자의 복근들은 골반과 몸통 사이가 움직이지 않도록 하기 위해 충분히 강해야 한다.

근력검사 : 치료사는 한 손을 무릎 앞쪽, 바로 몸쪽에 대고, 힙을 펴려고 민다.

신경림프반사 (전면) : 늑강 앞쪽 아래 가장자리 밑. 복장뼈 바로 아래를 (꼬리쪽) 누르지 않도록 유의해라. 칼돌기는 복장뼈 아래로 뻗어있어서 쉽게 부러질 수 있다.

신경림프반사 (후면) : T8-11의 추궁판.

신경혈관반사 : 두정결절의 뒷부분 (머리 꼭대기의 옆면, 귀 뒤의 위).

반응근들 : 장딴지근, 뒤넙다리근, 배곧은근, 넙다리빗근, 큰볼기근, 모음근군

경락 : 소장경 (small intestine)

장기/선 : 소장

영양 : 비타민 B복합체, 비타민 D, 칼슘, 코엔자임 Q10, 유산균.

논고 : 소장 기능 문제들은 종종 넙다리네갈래근의 신경림프반사들을 장기간에 걸쳐서 자극하는 것에 의해서 개선될 수 있다. Goodheart는 그의 문헌 안에서 넙다리곧은근을 자주 "넙다리네갈래근"이라 불렀다. 넙다리곧은근은 모두 같은 반사점들을 가진 넙다리네갈래근의 하나

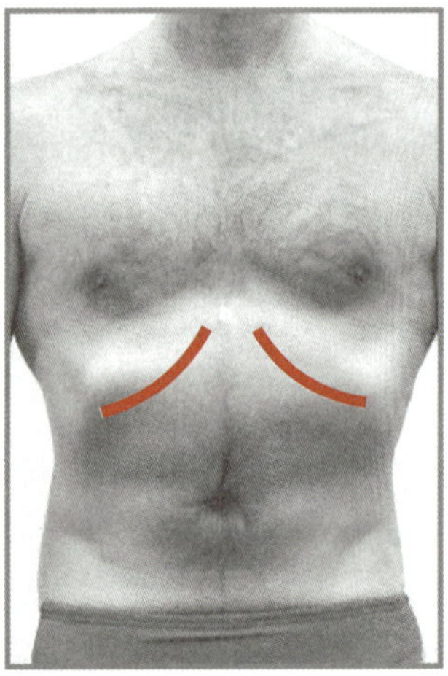

그림 6-114
전면 NL

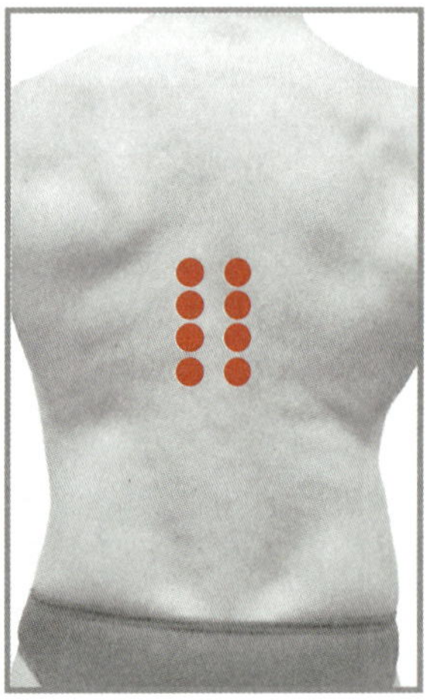

그림 6-115
후면 NL

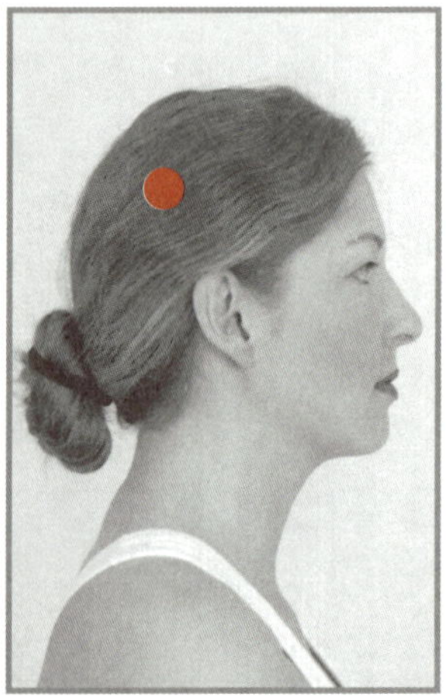

그림 6-116
NV 반사점

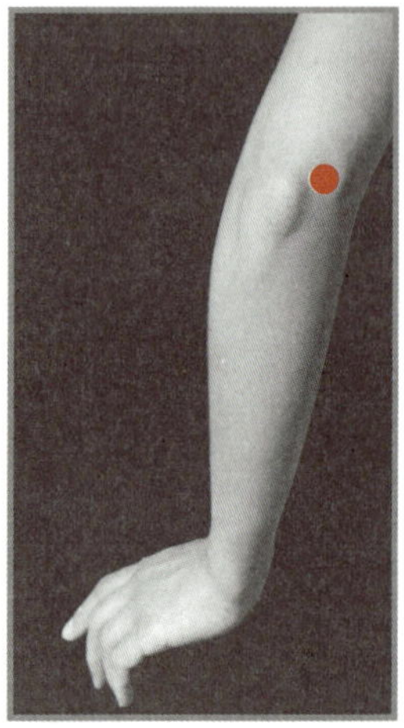

그림 6-117 진정혈
소해 (소장 8)

이다. 넙다리네갈래근을 오랜 시간 동안 최대 힘으로 수축을 계속하게 해주는 신경림프 반사들에 대한 사용에 관한 논의는 (스포츠 선수들에게 효과적인), <반복 근력 검사>의 항목 (127페이지)을 참조하기 바란다.

많은 스포츠 부상들에서, 넙다리네갈래근은 일차근 또는 반응근으로서, 반응근 관계에 관여하고 있는 일이 많다. 이 반응근 관계의 교정은 선수가 즉시 통증 없이 스포츠 현장에 복귀하는 데 효과적이다.

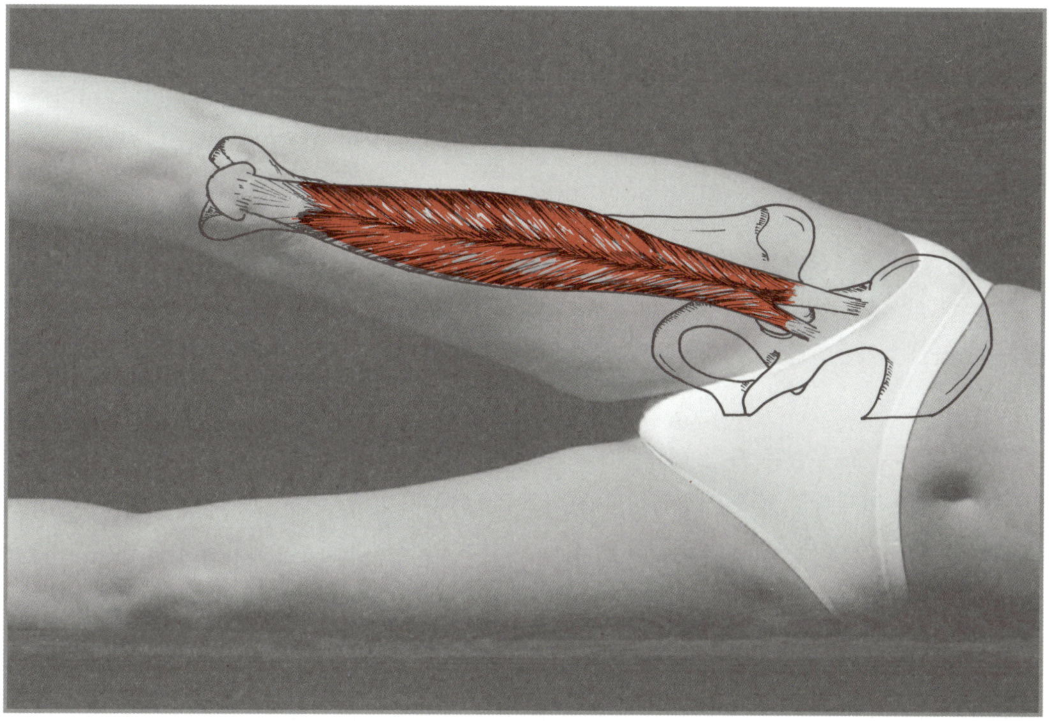

그림 6-118 넙다리곧은근

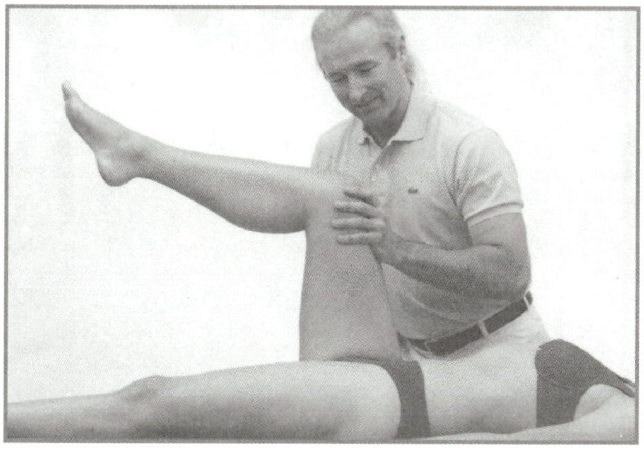

그림 6-119 넙다리곧은근, 미는 검사

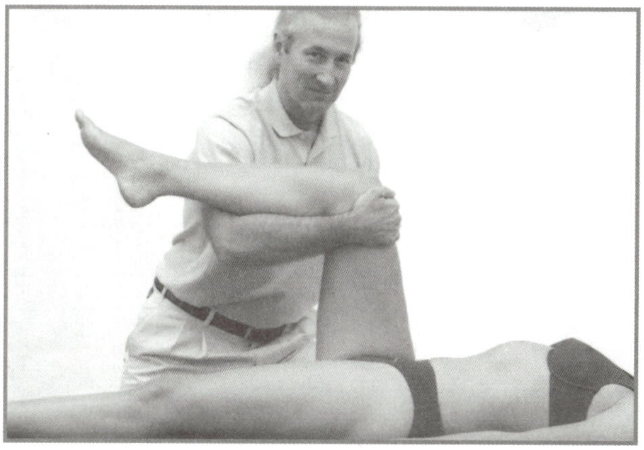

그림 6-120 넙다리곧은근, 당기는 검사

큰마름근 (그림 6-121~그림 6-127)
Rhomboid Major

기시 : Walther와 Leaf: T2-5의 가시돌기. T1-5라는 학설도 있다.

종지 : 어깨뼈의 안쪽 가장자리.

작은마름근 (그림 6-121~그림 6-127)
Rhomboid Minor

기시 : Walther와 Leaf: C7-T1의 가시돌기. C6-7로 하는 학설도 있다.

종지 : 큰마름근의 위, 어깨뼈의 안쪽 가장자리.

동작 (큰/작은마름근) : 어깨뼈 안쪽 가장자리의 모음과 올리기.

포지션 : 환자는 선 자세 또는 앉은 자세에서, 어깨뼈를 모아서 올린다. 환자가 어깨뼈의 안쪽 가장자리를 들어 올릴 수 없다면, 모음의 실행에 중간등세모근이 동원되고 있다. 마름근의 검사에서 지레로서 사용되는 팔은 중립이나 약간 바깥쪽으로 돌려진 포지션이어야만 한다.

고정 : 환자는 팔을 내려서 옆구리에 밀어붙일 수 있어야 한다. 치료사는 검사하는 측의 어깨 꼭대기를 고정시켜서, 검사 중에 환자가 이 쪽으로 기울지 않도록 한다.

근력검사 : 치료사는 팔꿈치를 당겨서, 벌림시켜 신체로부터 떨어지게 한다. 신체로부터 떨어진 팔꿈치의 움직임은 그 자체는 마름근의 약화를 나타내는 것은 아니다. 치료사는 참된 마름근의 약화를 나타내고 있는 어깨뼈의 어떤 벌림 또는 하강을 관찰해야만 한다.

신경림프반사 (전면) : 좌측의 제6-7갈비뼈의 사이로, 젖꼭지선에서부터 복장뼈의 사이

신경림프반사 (후면) : T6-7 사이의 좌측 추궁판 옆.

신경혈관반사 : Walther는 앞이마융기 [큰가슴근 빗장부 - 위경락에 사용]를 열거하고 있다. Leaf는 앞이마융기의 상부, 더 가쪽 점들 [큰가슴근 복장부 -간경락에 사용]을 열거하고 있다.

반응근들 : 어깨세모근, 앞톱니근, 가시위근, 넓은등근, 상부/중간/하부등세모근, 부리위팔근, 큰가슴근, 작은가슴근.

경락 : 간경락 (위경락)

장기/선 : 간장 (위장)

영양 : 비타민 A, 콜린, 이노시톨, 메티오닌

논고 : Goodheart는 마름근들을 간경락과 위경락에 연관시켰다. 마름근은 위장와 간장의 신경혈관 및 신경림프 반사점 자극에 반응하는 것처럼 보인다. 이 때문에, 좌측의 신경림프 반사점의 치료에서 바라는 효과를 얻을 수 없을 때, 우측에 있는 반사점들을 사용해라.

앞톱니근이 약하면, 길항근인 마름근은 단축하여, 과긴장 상태가 되는 경우가 많다. 이 예는 어깨뼈들 사이에 통증이 있는 환자에 흔히 관찰된다. 이 경우, 제일 먼저 앞톱니근을 강화할 때까지, 마름근을 이완시키려고 하는 것은 불가능하다. 비록 앞톱니근은 어깨뼈의 동작에서는 마름근의 길항근이지만, 앞톱니근은 흉곽에서 어깨뼈의 안쪽 가장자리 (medial border)를 고정시키는 복합동작에서는 마름근의 협동근이 된다.

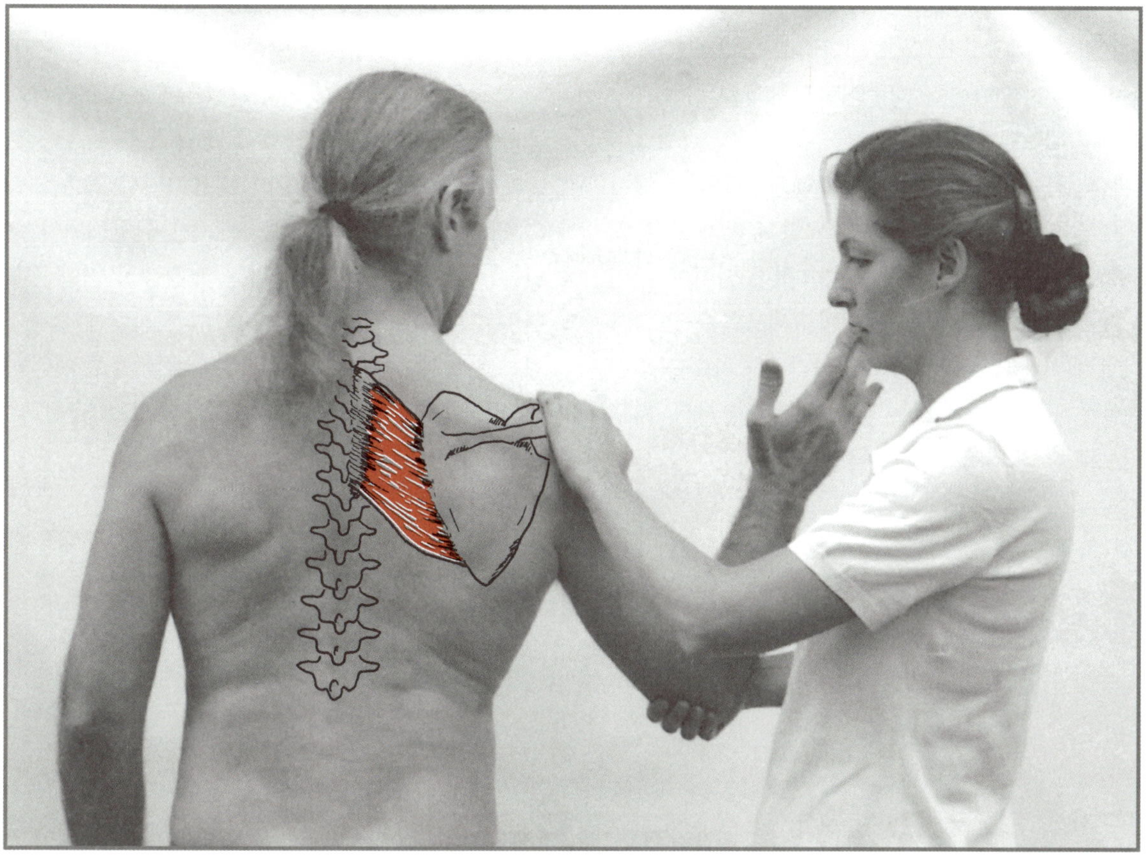

그림 6-121 마름근이 검사상 약할 때 끝 포지션

Leaf는 마름근이 약하면, 팔을 전방으로 올리는 동안 어깨뼈가 과도하게 회전한다고 언급하고 있다. 그 결과, 어깨위신경이 신장되어, 그것에 의해서 가시아래근이 약해지는 경우가 있다.

마름근은 다른 다양한 어깨 근육들과의 조합에 있어서 일차근 또는 반응근으로서 관여하는 일이 많다. 보통의 자세에서, 어깨뼈의 안쪽 가장자리와 척주 사이에 거의 공간이 없으므로, 마름근의 신경근방추세포의 근접(일차근을 진정시키려고)은 실행이 곤란하다. 이 치료를 위한 공간을 만들기 위해, 치료사는 환자의 등뒤에 서서, 겨드랑이 밑으로 손을 넣어 어깨의 윗면을 잡는다. 다음으로 환자의 팔을 앞으로 지렛대로 만든다. 그러면 어깨뼈가 척주에서부터 떨어지는 방향으로 당겨진다. 이것에 의해서 마름근은 신장되고, 신경근방추세포를 조작하기 위한 공간이 만들어진다 (그림 6-127).

마름근이 과긴장상태이면, 포옹하거나 포옹을 당할 때의 팔 및 어깨를 앞으로 뻗는 기능이 방해된다. 재미가 있는 것은 심리학자로서 나는 과긴장성 마름근과 손을 내밀 수 없다는 것 사이의 (즉, 다른 사람에게 자기를 공개하는 것에 대한 두려움) 상관관계를 자주 관찰하였다. 일화적인 관찰에 지나지 않고, 아직 응용 근신경학에는 도입되어 있지 않다.

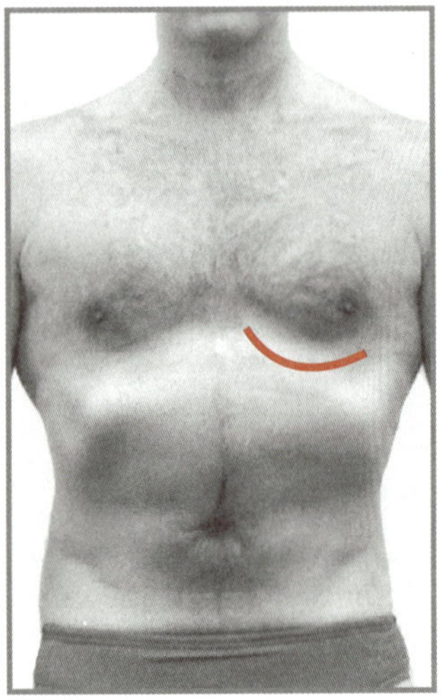

그림 6-122
전면 NL

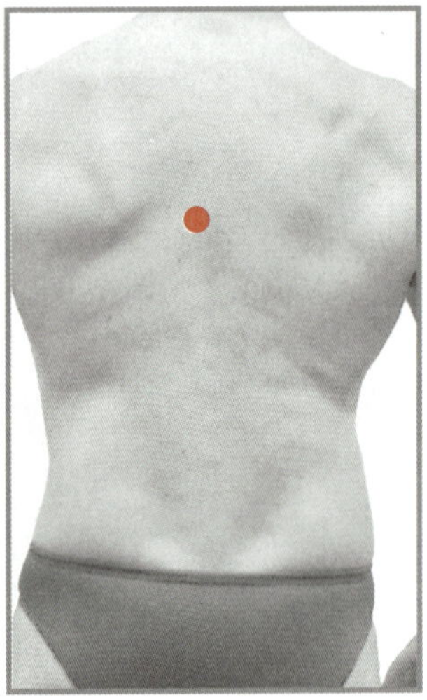

그림 6-123
후면 NL

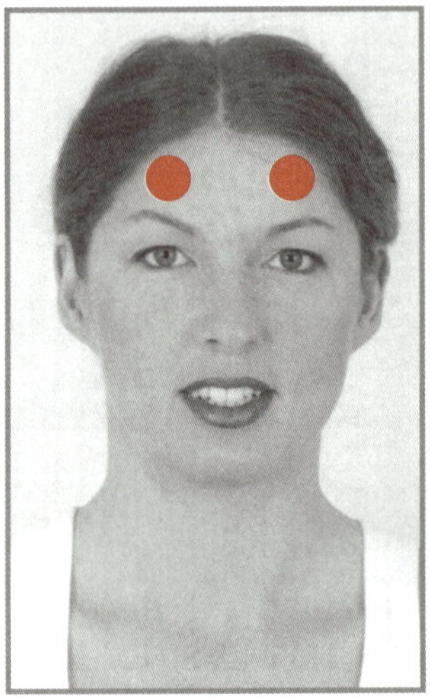

그림 6-124
NV 반사점

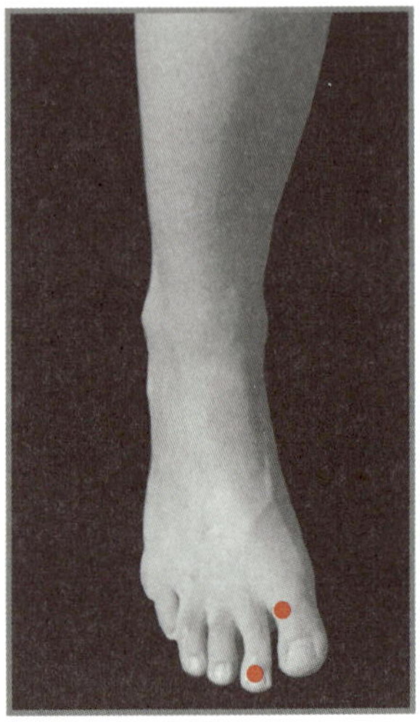

그림 6-125 진정혈
행간 (간경2),
여태 (위경 45)

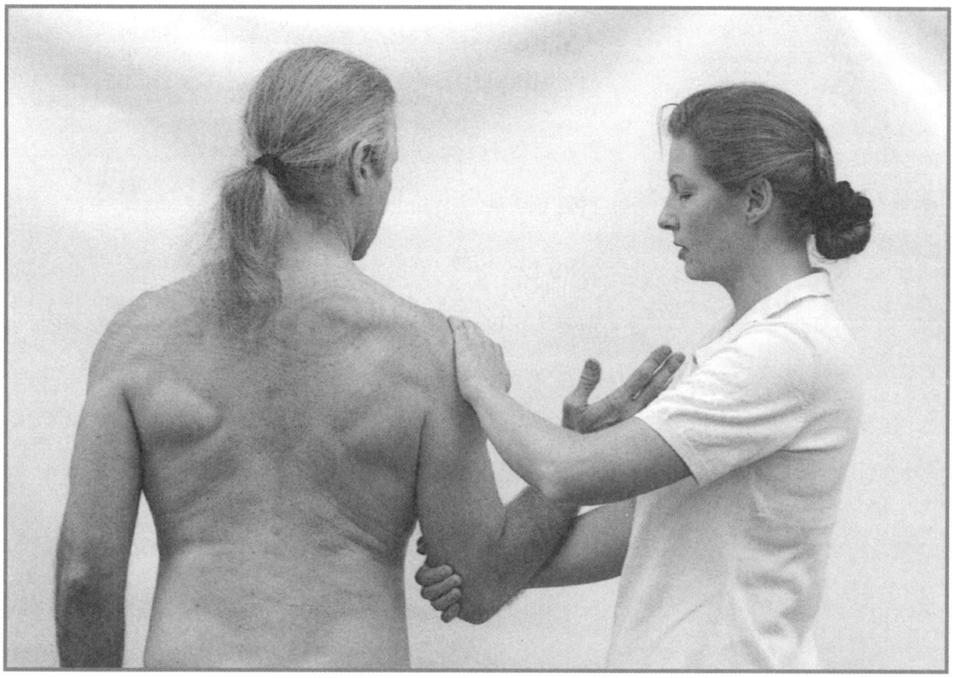

그림 6-126 마름근, 시작 위치

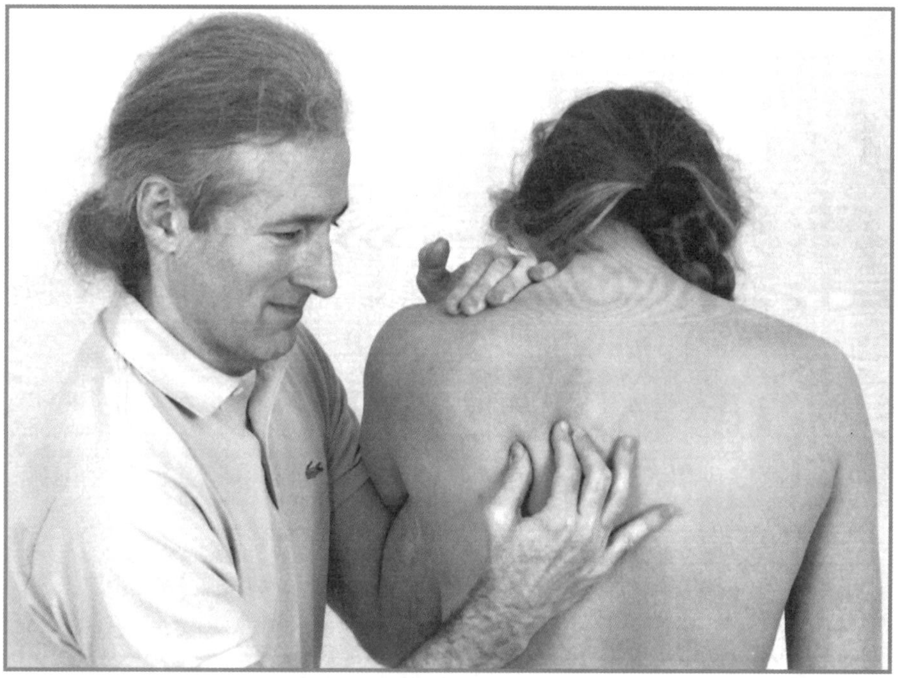

그림 6-127 마름근, 신경근방추세포 집기

척주세움근(천골척추근)
(그림 6-128~그림 6-133)
Sacrospinalis Group

기시 : 엉치뼈, 엉덩뼈능선, 가시돌기들, 가로돌기들, 및 갈비뼈들 상의 다수의 개별적 근육들.

종지 : 갈비뼈들, 가시돌기들, 가로돌기들, 및 뒤통수.

동작 : 척주의 폄, 회전, 및 가쪽 굽힘, 골반의 가쪽 동작.

포지션 : 환자는 엎드린 자세가 되고, 손을 사용하지 않고 한쪽의 어깨를 치료대로부터 들어올린다.

고정 : 반대 측 힙을 치료대에 붙이고 있는다.

근력검사 : 치료사는 들어올려진 어깨를 치료대를 향해서 아래쪽으로 민다.

신경림프반사 (전면) : 두덩뼈의 앞면, 배꼽에서부터 좌 · 우 2.5㎝ 가쪽.

신경림프반사 (후면) : L2, 가로돌기의 위.

신경혈관반사 : 앞이마융기들.

반응근들 : 큰볼기근, 뒤넙다리근, 복근

경락 : 방광경 (bladder)

장기/선 : 방광

영양 : 비타민 A, 비타민 C, 비타민 P, 비타민 E, 칼슘

논고 : 척주세움근의 전반적 기능을 파악하기 위해서, 환자에게 척주를 회전시키지 않고 힙을 기울이지 않고 직접 각각의 쪽으로 기울이게 한다 (척주를 가쪽으로 굽힌다). 환자는 약한 척주세움근 쪽을 향해서 많이 기울일 수 없을 것이다.

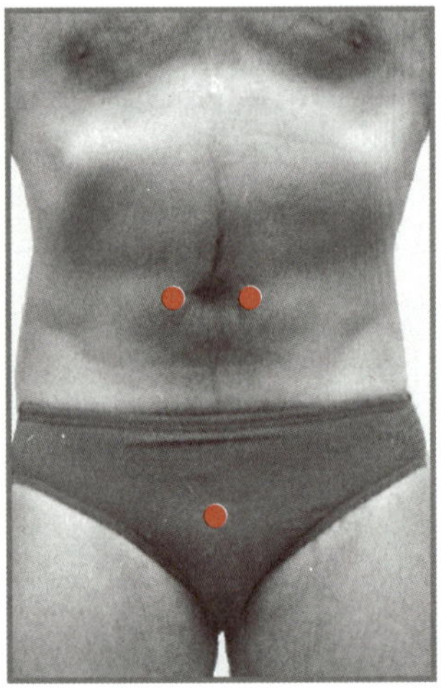

그림 6-128
전면 NL

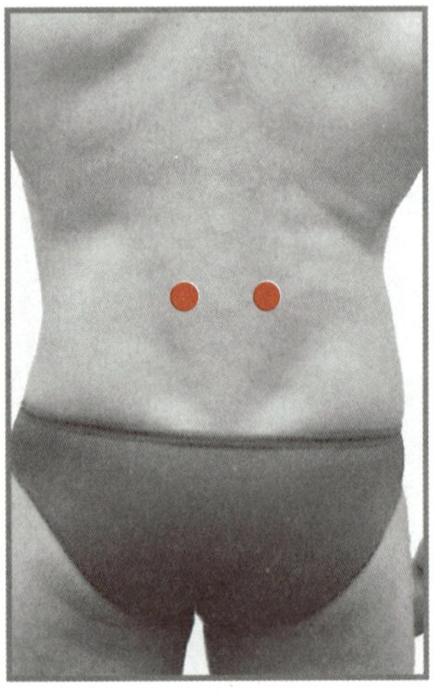

그림 6-129
후면 NL

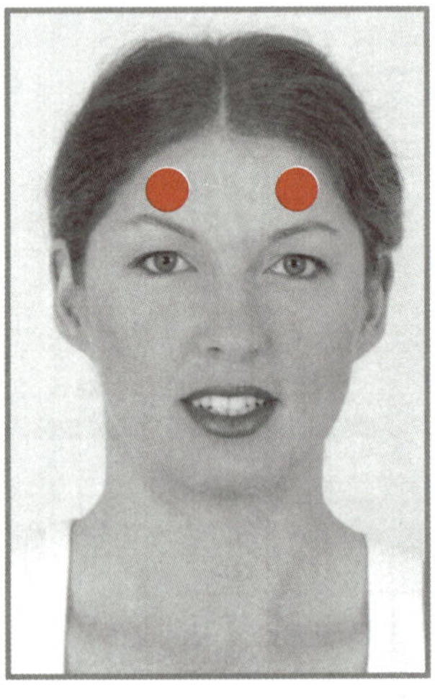

그림 6-130
NV 반사점

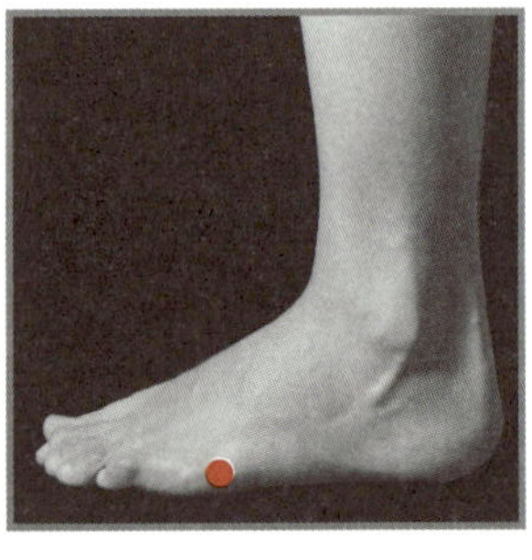

그림 6-131 진정혈
속골 (방광경 65)

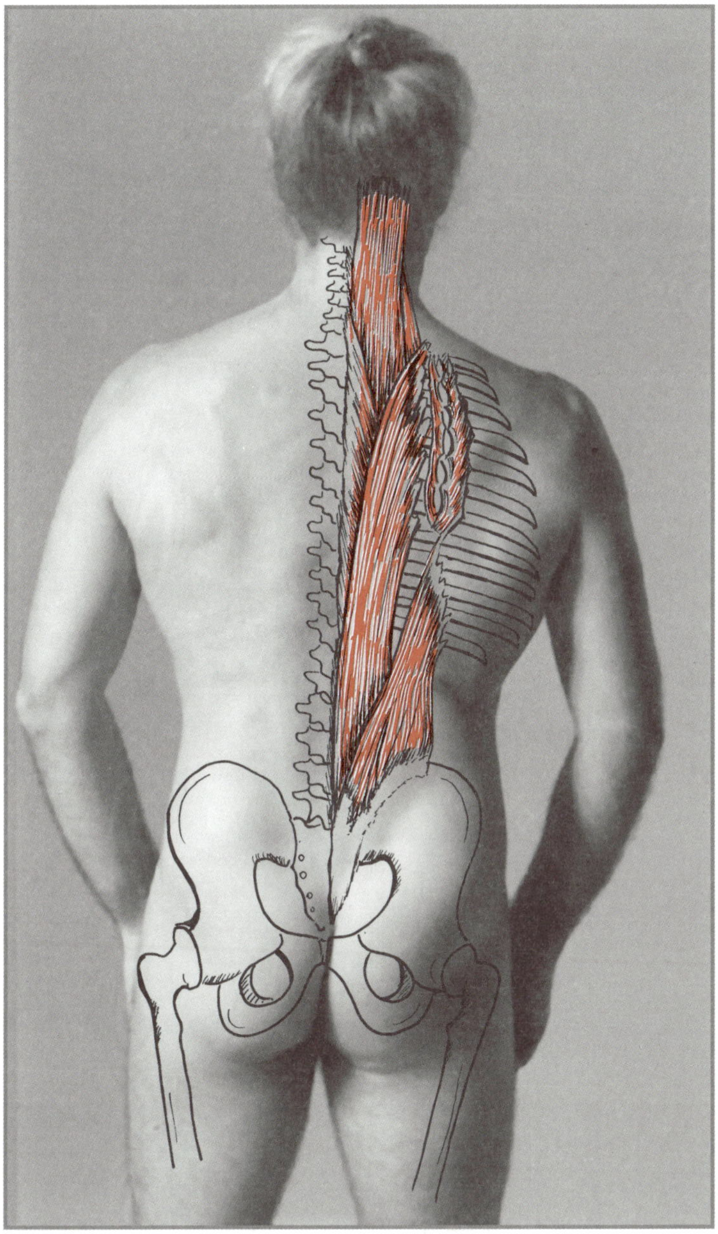

그림 6-132 척주세움근

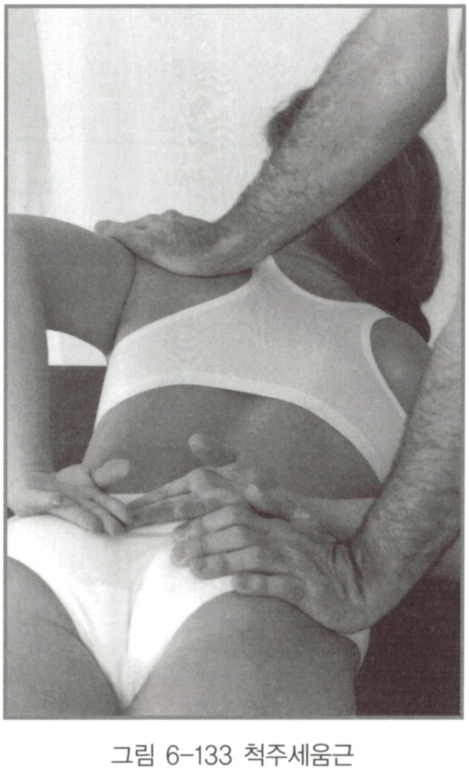

그림 6-133 척주세움근

넙다리빗근 (그림 6-134~그림 6-140)
Sartorius

기시 : 위앞엉덩뼈가시(ASIS).

종지 : 무릎 바로 밑 정강뼈의 안쪽면.

동작 : 넙다리빗근은 2개의 관절에 걸쳐 있고, 무릎과 힙을 굽힌다. 또한 넙다리를 가쪽으로 돌린다. 무릎의 안쪽면을 고정시키고, 무릎이 굽혀있을 때, 정강뼈를 안쪽으로 돌린다. 다리가 고정되어 있을 때, 넙다리빗근은 넙다리에서 힙을 굽히고 골반을 앞쪽으로 고정한다.

포지션 : 환자는 반듯이 누워서, 무릎과 힙 관절들을 약간 굽히고, 그 넙다리를 가쪽으로 돌린다 (무릎을 밖으로 향하게 한다).

고정 : 보통은 불필요하다. 환자가 치료대 위에서 미끄러질 것 같으면, 치료대의 양측을 잡아도 된다.

근력검사 : 치료사는 한 손으로 발목 위의 다리를 잡고 무릎을 펴기 위해서 당긴다. 다른 손으로 힙의 폄, 넙다리의 모음 및 안쪽돌림 방향으로 무릎을 민다. 양손으로 동시에 압력을 가한다. 넙다리빗근의 수축에서 관찰되는 것과 같이 최대 수축을 일으키는 정확한 방향의 압력을 시도한다.

신경림프반사 (전면) : 배꼽에서부터 5㎝ 위, 좌우 2.5㎝.

신경림프반사 (후면) : T11, 12의 추궁판 가까이

신경혈관반사 : 람다 (람다봉합)

반응근들 : 넙다리네갈래근과 앞정강근

경락 : 심포 (circulation-sex) 그리고 때때로 삼초

장기/선 : 부신

영양 : 비타민 C, 판토텐산, 부신 추출물, 티로신, 비타민 B6, 비타민 B12, 엽산.

논고 : 넙다리빗근은 인체에서 가장 긴 근육이며, 앞쪽 골반의 고정근이다. 넙다리빗근이 약하면, 약한 측의 엉덩뼈가 뒤쪽으로 아탈구를 일으키고, 그 결과 "X형 다리(knocked knee)"가 될 수 있다. 이러한 상황에서, 문제가 있는 관절들을 고정시키려고 하는 넙다리빗근의 계속적인 작용에 의해서, 넙다리빗근의 기시 및 종지가 매우 압통을 보인다. 부신에 연관성이 있는 모든 기능과 불균형들 (저혈압, 저혈당증, 인슐린 분비과다, 알레르기,

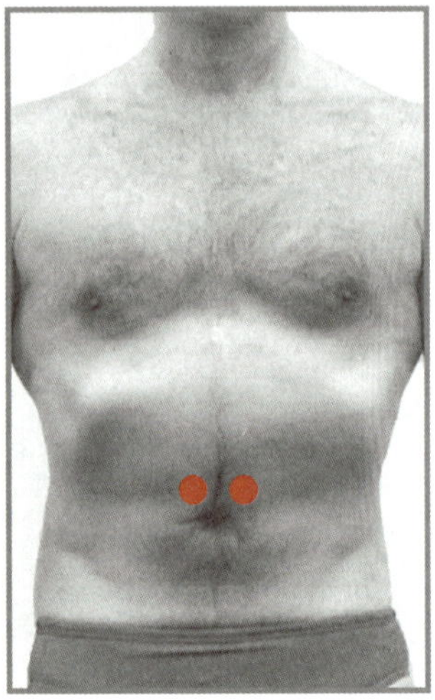

그림 6-134
전면 NL

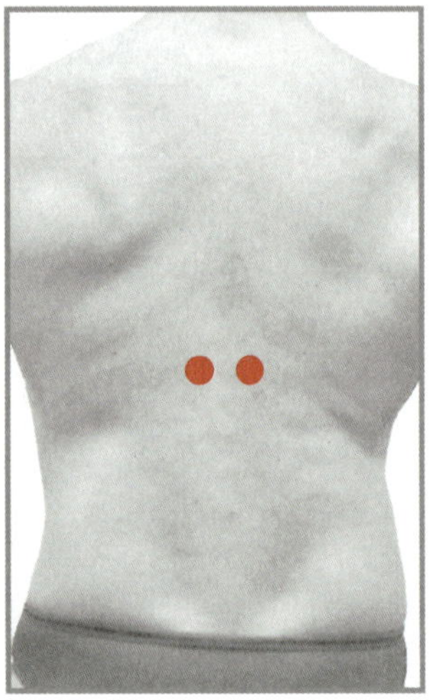

그림 6-135
후면 NL

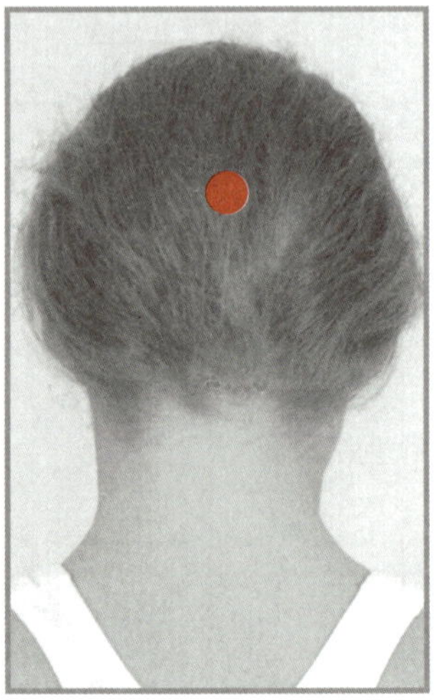

그림 6-136
NV 반사점

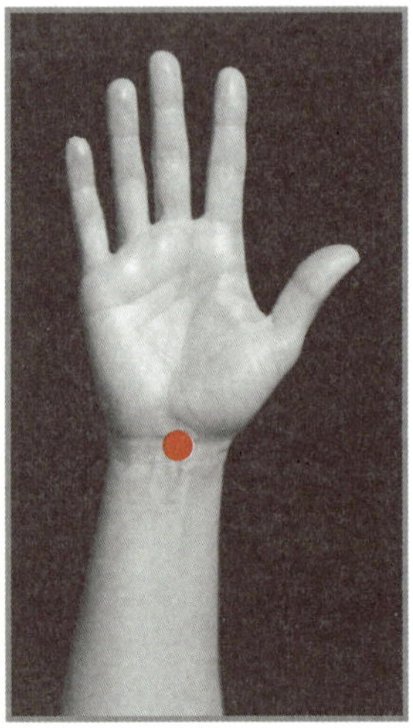

그림 6-137 진정혈
대능 (심포 7)

천식 등)은 넙다리빗근 기능에 영향을 미치는 일이 있다. 감염증이나 아드레날린의 고갈도 넙다리빗근에 영향을 준다. 역으로, 넙다리빗근의 균형을 잡는 것은, 위에서 언급한 모든 부신-관련 증상을 포함하는 부신 기능에 긍정적으로 영향을 줄 수 있다.

환자가 힘이 센 경우, 치료사는 검사에 필요한 근력을 내기 위해서, 자신의 골반의 회전을 사용하기도 한다. 환자를 앉은 자세에서 검사할 때만이 넙다리빗근이 허약하다고 나타나는 경우가 종종 있다.

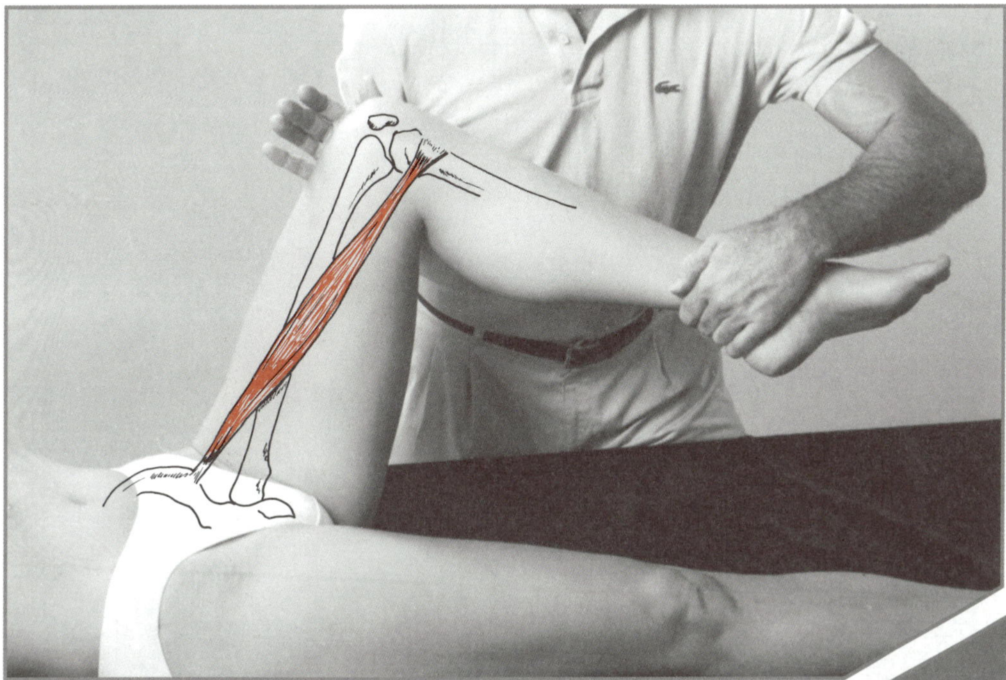

그림 6-138 넙다리빗근

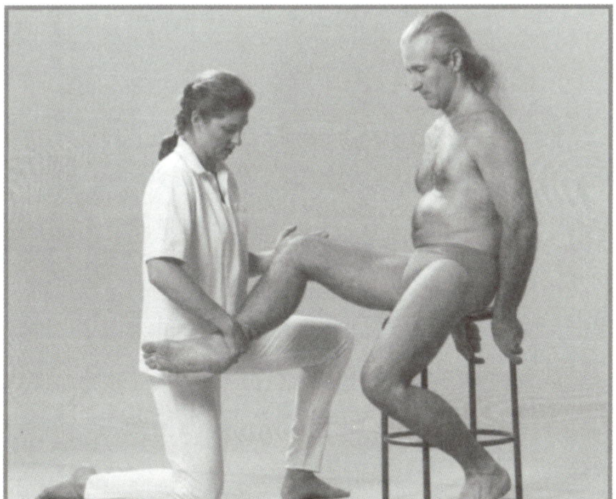

그림 6-139 넙다리빗근, 앉아서 검사

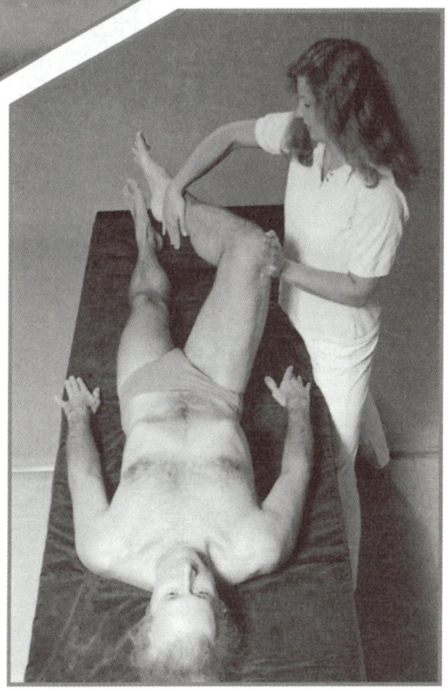

그림 6-140 넙다리빗근

앞톱니근 (그림 6-141~그림 6-147)
Serratus Anticus

기시 : 위쪽 8~9개 갈비뼈들의 가쪽 윗면.

종지 : 어깨뼈의 척추쪽 가장자리 밑.

동작 : 어깨뼈를 가쪽으로 당기고, 회전시켜서, 어깨관절을 보다 수직으로 세운다. 어깨뼈의 척추쪽 가장자리를 늑강에 붙인다 (이 동작의 협동근인 마름근과 중간등세모근처럼). 어깨뼈를 고정하면, 앞톱니근은 갈비뼈들을 당겨 올려, 힘을 준 호흡을 돕는다.

포지션 : 환자는 팔을 펴서 어깨에서 100~150° 굽히고 (각도를 바꿔서 이 근육의 각종 섬유를 검사한다), 약 30° 벌린다.

고정 : 일반적으로 이 검사에서는 불필요하다.

근력검사 : 치료사는 어깨뼈 아래 끝의 가쪽 가장자리를 안쪽으로 밀고, 안쪽 가장자리를 손가락으로 촉진한다. 다른 손으로, 환자의 손목 몸쪽 앞팔을 밑으로 당긴다. 어깨뼈가 안쪽으로 움직이고, 안쪽 가장자리가 늑강에서부터 튀어나간다면, 앞톱니근의 검사결과는 약하다는 것이 된다. 치료사는 검사 중, 손을 어깨뼈의 위에 놓아서, 어깨뼈의 움직임을 관찰해야만 한다. 가장 효과적인 방법은 치료사가 검사 중 어깨뼈의 가쪽 가장자리를 누르는 것이다. 만약 그 어깨뼈가 안쪽으로 움직인다면, 앞톱니근은 약하다고 검사된다.

신경림프반사 (전면) : 제3, 4, 5갈비뼈들이 복장뼈와 만나는 곳.

신경림프반사 (후면) : T3, 4, 5의 추궁판

신경혈관반사 : 앞숫구멍 (브레그마; bregma)

반응근들 : 마름근, 큰가슴근 복장부, 작은가슴근, 중간등세모근

경락 : 폐 (lung)

장기/선 : 폐

영양 : 비타민 C, 수분, 베타카로틴.

논고 : 검사에서는 앞톱니근이 어깨뼈를 고정할 수 있는지 어떤지를 판정한다. 팔을 지레로서 사용한다. 검사 중은 어깨 관절이 움직여서는 안 된다. 앞톱니근을 검사하려면, 어깨세모근과 가시위근이 강해야 한다. 앞톱니근이 약하면, 똑바로 뻗은 팔을 전방으로 미는 동작이 곤란해진다. 몸 앞에서 무게를 잡아 뻗어서 유지한다면, 어깨뼈의 수직 (안쪽) 가장자리가 등에서부터 돌출할 것이다.

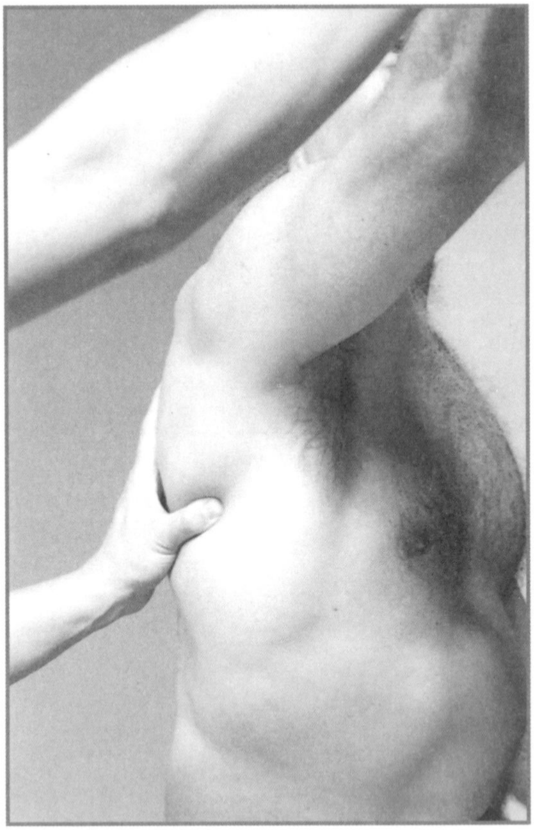

그림 6-141 앞톱니근, 엄지로 쥐기

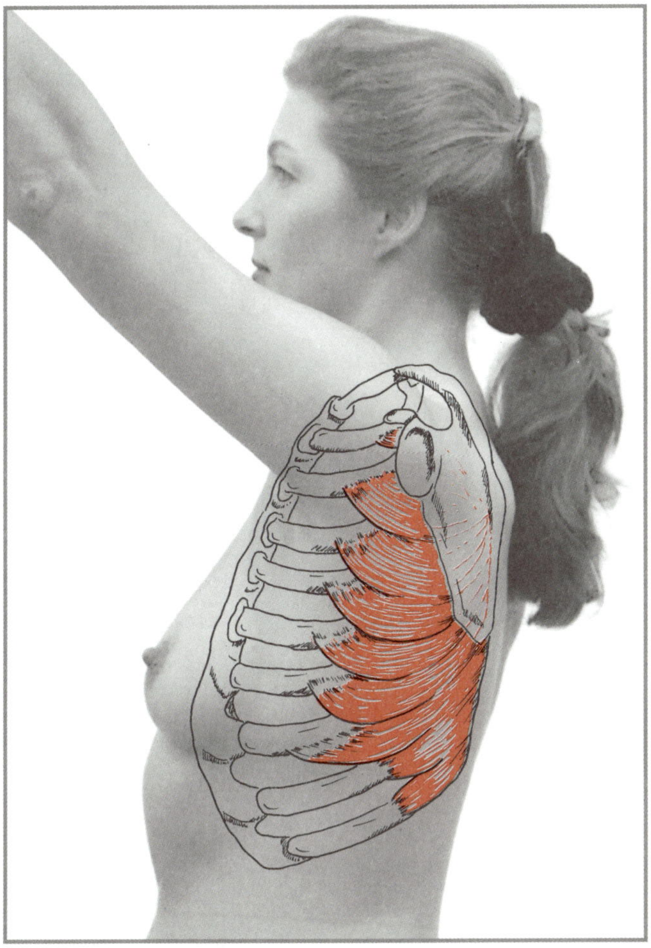

그림 6-142 앞톱니근

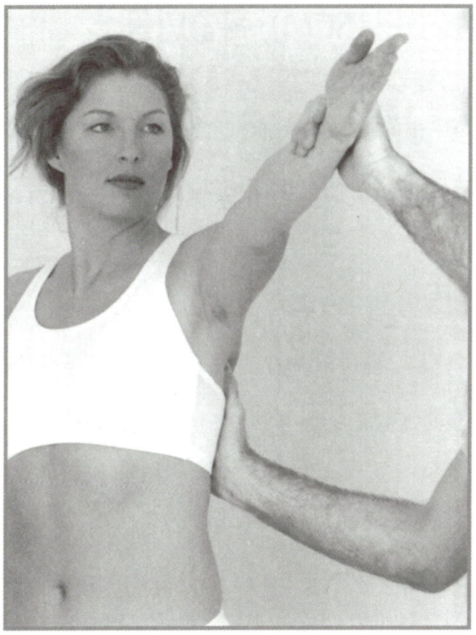

그림 6-143 앞톱니근

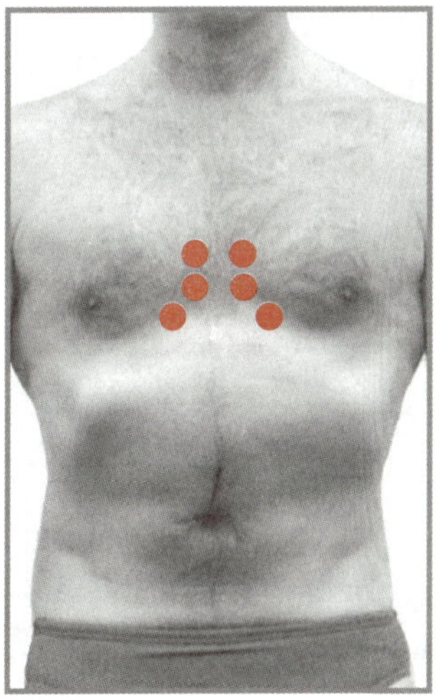

그림 6-144
전면 NL

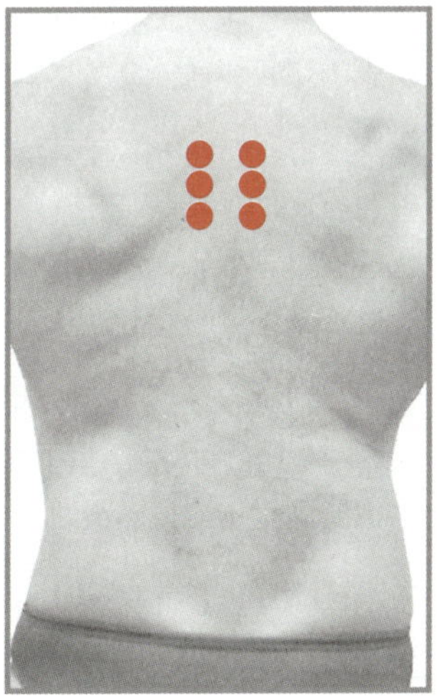

그림 6-145
후면 NL

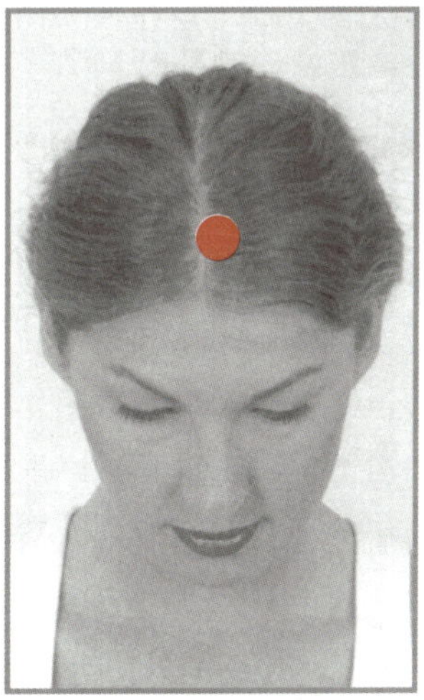

그림 6-146
NV 반사점

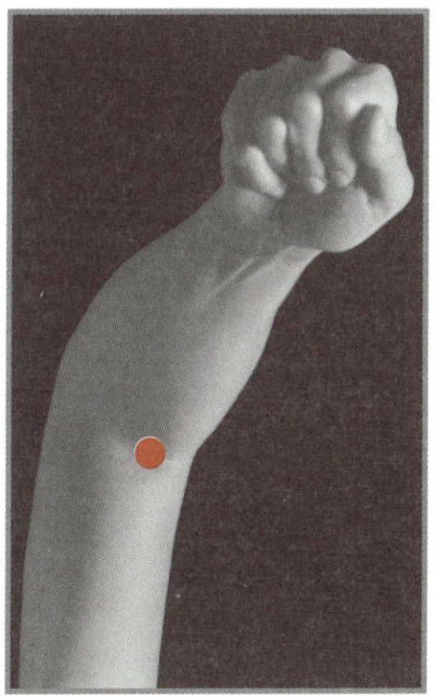

그림 6-147 진정혈
척택 (폐 5)

목빗근 (SCM): 목굽힘근
(그림 6-148~그림 6-153)
Sternocleidomastoideus: Neck Flexors

기시 : 복장머리: 복장뼈자루의 앞면 (복장뼈 상부-전면).

빗장머리 : 빗장뼈 안쪽 반의 윗면에.

종지 : 꼭지돌기의 가쪽면, 뒤통수뼈의 위쪽 목덜미선.

동작 : 한쪽-수축은 머리를 근육과 같은 측의 어깨를 향해서 당기고, 반대 측으로 머리를 회전시킨다. 양쪽 수축은 머리를 목에서 굽힌다.

포지션 : 환자는 반듯이 누운 자세를 취한다. 팔들을 굽혀 머리 위로 들어 올려서, 검사 중에 치료대에 압력을 가하지 않도록 한다. 양측을 검사하려면, 환자는 머리를 치료대로부터 들어 올려서 굽힌다. 한쪽을 검사하려면, 환자는 머리를 검사하는 측과 멀리 완전히 돌리고, 치료대로부터 들어올린다. 치료사는 그의 다른 손을 치료대의 위, 머리의 아래에 놓아, 근력이 약한 경우 머리가 떨어지는 것을 대비한다.

고정 : 반듯이 누운 자세에서 검사하는 경우, 치료대는 필요한 고정을 제공해 준다. 선 자세에서 검사할 때, 치료사는 한쪽 손을 등 상부에 대고 고정한다. 이 자세로 검사하는 경우, 근육이 약화를 나타낼 때, 즉각 검사 가압을 중지해야 한다. 목에 손상을 줄 우려가 있으므로, 머리를 후방 아래로 누르지 않도록 세심한 주의를 기울일 필요가 있다.

근력검사 : 양쪽: 치료사는 넓은 부위 접촉을 사용해서, 손을 환자의 이마 중간에 대고, 해부학적 움직임의 아크를 따라서 조심스럽게 뒤쪽으로 가압한다. 압력은 테이블을 향해서 똑바로 밑으로 가해져서는 절대 안 되는데, 디스크를 손상시킬 우려가 있기 때문이다. 한쪽 검사에서, 치료사는 손을 마루뼈의 위에 놓는다. 정확한 접촉면은 환자가 얼마만큼 머리를 회전할 수 있는가에 따라서 정해진다. 가압의 방향은 뒤쪽, 약간 가쪽이고, 그 근육의 수축에 의해서 일어나는 해부학적 동작의 아크를 따라가는 곡선에 힘을 가한다.

신경림프반사 (전면) : 제1갈비사이 공간, 복장뼈에서부터 약 9㎝.

신경림프반사 (후면) : C2의 추궁판

신경혈관반사 : 광대뼈 아래의 아래턱 가지.

반응근들 : 목폄근들, 상부등세모근, 큰가슴근 빗장부, 반대 측의 목빗근.

경락 : 위경 (stomach)

장기 : 부비강, 머리의 림프 배액.

영양 : 비타민 B6, 비타민 B3 (니코틴아미드 또는 니코틴산), 유기요오드, 부비강용의 허브 또는 동종요법 약품, 특히 노소오드 (nosode) 및 림프배액 치료제. Leaf는 니코틴 아미드 또는 니코틴산 대 B6를 5대 1의 비율로 섭취하는 것이 가장 효과적이라고 권장하고 있다.

논고 : 목빗근 (SCM)은 실제는 복수의 관련 근육들 그룹이다. 목빗근이 수축하는 것은 쉽게 볼 수 있는데, 근력검사 도중에 목에서 불끈 튀어 오르는 것이다. 비록 일반적인 검사로서는 상당히 효과적이지만, 양측 검사에서는 SCM이 충분히 분리되지 않는다. 이 검사에서, 목갈비근 및 기타의 여러 목굽힘근들도 활성적이다. SCM을 최적으로 분리하려면, 머리를 최대로 회전시켜서 각 측의 SCM을 개별적으로 검사한다. 치료사는 환자가 검사 중에 회전각을 줄이려고 하지 않는지 관찰한다. 회전각이 작아지는 것은 보통, SCM이 약하고, 10° 의 회전각에서 가장 기능을 하는 목갈비근을 동원하려는 시도를 나타낸다. 최대 회전을 유지 할 수 없는 것, 또는 회전 시에 통증을 수반한다는 것은 근력저하의 징후로 간주되며, 검사가 원인이 되어 일어나는 불필요한 스트레스나 고통을 환자에게 줌이 없이 치료해야만 한다. SCM의 해부학적인 수축동작에 의해서 일어나는 그 아크의 접선 방향으로 압력이 적용된다. 손바닥 전체로 검사 가압을 하는 것은, 피부를 당겨서 거짓 약함을 만드는 검사를 피하기 위함이다.

만성의 부비강 상태 또는 상부 경추에 문제가 있는

환자는 목굽힘근들의 검사결과가 매우 약하다. 이 경우, 검사는 매우 약한 가압으로만 시행한다.

목굽힘근들은 그 맞섬근들인 목폄근들에 비해서 기능적으로 매우 약하다. 부분적으로 중력선보다 상당히 앞에서 머리를 유지하는 자세 습관 때문에, 목폄근들은 좀처럼 이완되어 있지 않다. 이 때문에, (만성적으로 긴장상태인) 일차근-목폄근들과 (만성적으로 약하고 억제된) 반응근-목굽힘근들이라는 패턴이 형성되는 경우가 많다. 이 상황이 존재하는 경우, 목굽힘근을 강화하는 치료는 반응근들에 대한 치료가 적용될 때까지, 목굽힘근들을 강화시키는 치료는 잠정적인 효과 만을 가지게 된다. 이러한 반응성을 검사하려면, 사전에 목굽힘근들이 검사상 강하거나, 아니면 적절한 신경림프 반사점들의 마사지 등에 의해서 잠정적으로 강화되어 있어야 한다. 다음으로, 목폄근의 양측을 수축시킨다. 환자가 반듯이 누운 자세인 경우, 환자의 머리를 진찰대로 꽉 밀어붙임으로써 쉽게 만들어질 수 있다.

이 목폄근들의 수축 바로 후에, 목굽힘근들의 양쪽을 검사한다. 이 검사결과가 약하다면, 반응근들을 치료할 것을 시사한다. 이 경우, 치료는 상부등세모근 그리고 경추와 평행하게 위치한 기타 목폄근들의 복부에 신경근방추세포의 근접을 시행하는 것으로, 그 근육들의 수축길이와 평행하게 한다. 촉진에서 단단한 부위들은 반복적으로 깊이 근접시킨다. 신경근방추세포의 근접 치료에 필요한 힘에 대항해서 목폄근들이 수축하지 않도록, 이마를 지탱할 필요가 있다. 이 지지는 환자를 치료대의 옆에 앉게 하고, 그의 팔꿈치들을 치료대 위에 놓고, 그의 이마를 손바닥의 손목에 가까운 부분에 대게 함으로써 만들어 진다. 다른 방법으로, 환자를 엎드리게 해서, 이마를 앞팔 또는 딱딱한 베게 위에 올리라고 시킨다. 피부 표면만이 아니라, 근육 깊숙이 근접하는 (근육을 깊숙이 집는) 것이 중요하다. 다음으로 목근육들을 재설정하기 위해서 양측을 검사한다. 이 조작을 여러 번 반복한다. 특히 상부등세모근과 기타의 목폄근들 안에 단단함 및/또는 통증이 있는 영역들에는 중점적으로 반복한다. 치료의 효과가 있으면, 목폄근들의 수축에 의해서 목굽힘근들이 더 이상 약해지지 않게 돼야만 한다.

반응 상태들은 한쪽 SCM과 상부등세모근의 사이, 또한 양측 SCM 근육들 사이에도 존재하는 일이 있다. 현저한 반응 상태는 한쪽의 반응성 SCM과 반대 측의 허리근 사이에도 관찰된다. 저자는 유럽의 한 축구선수의 증상사례에서 이 사례를 경험하고 치료한 일이 있다. 한쪽의 머리로 공을 강하게 친 후, 선수는 그 쪽의 SCM이 과긴장 상태로 된 것을 알게 되었다. 그 후, 신체 반대측의 허리근의 종지가 만지면 극도로 아프고, 서있거나 달릴 때 통증을 느꼈다. 반대측 허리근 종지가 누르면 아플 뿐만 아니라, 이 쪽에서 검사상 약하였다. 과긴장 SCM이 원인으로 발생한 반대측의 허리근의 억제도 역시, 직립하였을 때에 그 선수의 균형을 무너뜨려, 자세를 불안정하게 하는 원인이 되었다. 과긴장 SCM에 반응근 조정을 시행하였더니, 통증이 없어지고, 균형과 조화를 개선시켰다.

이 증상사례에서는, 한쪽의 SCM의 활동과 반대 측의 허리근의 활동이 어떻게 유사한지 주목하기 바란다. 우측의 SCM의 수축에 의해서, 머리가 전방으로, 우측의 귀가 중심선 측으로 당겨진다. 좌측 허리근의 수축에 의해서 좌측 다리가 전방으로 당겨 올려지고, 신체 중심선 측으로 당겨진다. 이것을 고려하면, 전체 몸통은 그들 사이에 놓여있지만, 이 두 근육들은 서로 관계되면서 반대의 기능을 갖고 있는 것처럼 보인다. 이것은 반응 상태에 관여하는 근육의 한 쌍에 흔히 관찰되는 복잡한 관계의 한 예이다.

반응근의 치료는 그 치료의 효과가 오래 지속되어야 할 것이다. 그러나, 목폄근들의 만성적 수축을 만드는 자세의 문제는 알렉산더 테크닉 (신체의 최적 자세와 움직임의 훈련)에 있는 레슨에 의해서 교정할 필요가 있다. 또는 근육의 불균형의 원인이 정신적 외상 (trauma)인 경우, 감정적 스트레스 발산 방법을 실행할 필요가 있다. 이러한 절차들을 생략하고, 반응만을 도수적으로 치료된다면, 긴장, 통증, 및 보행 기전의 기능부전 등의 관련 패턴이 있는 반응 상태는 아마도 다시 재발하기가 쉽다.

목굽힘근들의 기능부전은 종종 어깨나 팔의 말초 신경이나 혈관 포착장애 (entrapment)의 원인이 되는 일이 많다. 이것이 의심될 때, 환자를 반듯이 누운 자세로 하여,

강하다고 평가되는 각종 팔 근육들의 기능을 검사한다. 머리를 들어올려 회전시켜서, 목굽힘근들을 수축시킨 채로, 같은 근육을 재검사한다. 그 근육들이 이제 검사결과가 약해지면, 환자의 늑강을 넓히면서 들어올리게 한다. 이것이 이전에 약하다고 검사된 근육들을 강화시키지 않는다면, 신경 포착장애가 있다. 이 경우, 냉각과 스트레칭이나 근막이완 등의 AK 테크닉을 SCM에 신중하게 적용하면 개선할 수 있다.

SCM은 C2-C3으로부터와 제10뇌신경으로부터의 이중의 신경지배가 있다는 것 때문에 특히 주목된다. 인체의 다른 근육에서 이 이중의 신경지배가 있는 것은 주요 목폄근인 상부등세모근 뿐이다. 이 두 근육들은 보행 패턴의 섬세한 조화에 반드시 필요한 섬세하게 적응된 동시 상호작용이 있다. Goodheart는 보행 조화의 올바른 기능에는 이러한 근육들의 이중 신경지배가 필요하다고 하였다. 보행 또는 주행 시, 목 굽힘근들과 폄근들의 촉진과 억제가 잘 조화되어야만 한다. 왼다리를 앞으로 내디디면, 오른 어깨가 전방으로 움직인다. 얼굴을 계속해서 정면을 향하기 위해서는, 우측 SCM과 좌측 상부등세모근 (및 기타의 좌측 목폄근들)이 억제된다. 이것이 정상적인 보행 또는 걸음걸이 조화이다. Goodheart는 이 근육들의 정상적인 촉진 및 억제를 검사하는 다음과 같은 방법을 고안하였다: 환자는 오른발을 앞으로 내딛고, 체중 그 발에 크게 건다. 보행 중인 경우는 일부의 체중이 발꿈치를 들어올린 왼발의 엄지발가락 밑 부분에도 걸린다. 이 자세에서, SCM과 상부등세모근을 검사한다. 걸음걸이 기전에 장애가 없다면, 이 자세에서 좌측 SCM과 우측 상부등세모근은 억제돼야만 하며, 이 때문에 검사결과는 약해진다. 보통, 상부등세모근은 만성 긴장 상태이므로, 이 검사에 의해서 생기는 약화는 확인하기가 힘들다.

SCM 또는 상부등세모근의 한쪽의 약화는 머리가 측방으로 기우는 원인이 되는 일이 있고, 그 결과 일어나는 평형기전의 실조는 뒤통수나 상부 목뼈의 아탈구(subluxation)나 두경부 반사의 부적절한 자극의 원인이 된다. 현기증이 일어날 때, 이 원인을 고려할 필요가 있다.

나는 심리학자로서의 작업에서, 목굽힘근들의 양쪽의 약화는 장애를 효과적으로 극복하거나, 다른 사람의 반대를 무릅쓰고 밀고 나가는 능력 부족과 결합되어있는 일이 많다는 것을 관찰하였다. 동물의 왕국에서의 우위의 의식에서 볼 수 있는 것처럼, 효과적으로 "두각을 나타내려면" 이 근육들은 강해야만 한다. 약하다고 검사된 목굽힘근들은 "남이 시키는 대로 하는 것 (pushover)"과 연관성이 있는 경우가 있다. 그러나, 이것은 일화적인 관찰에 지나지 않고, AK에는 정식으로 채택되어 있지 않다.

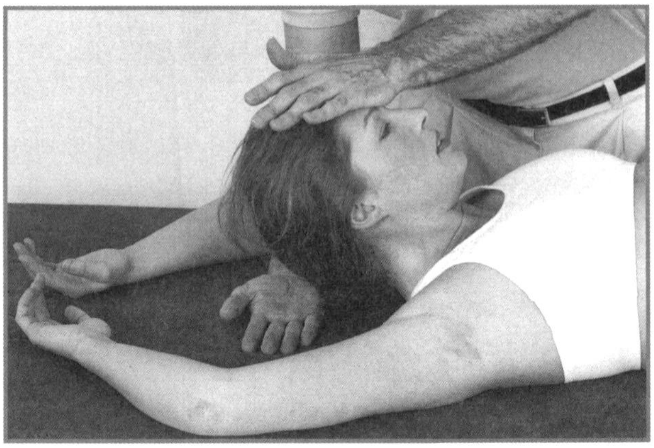

그림 6-148 목빗근, 양측 검사

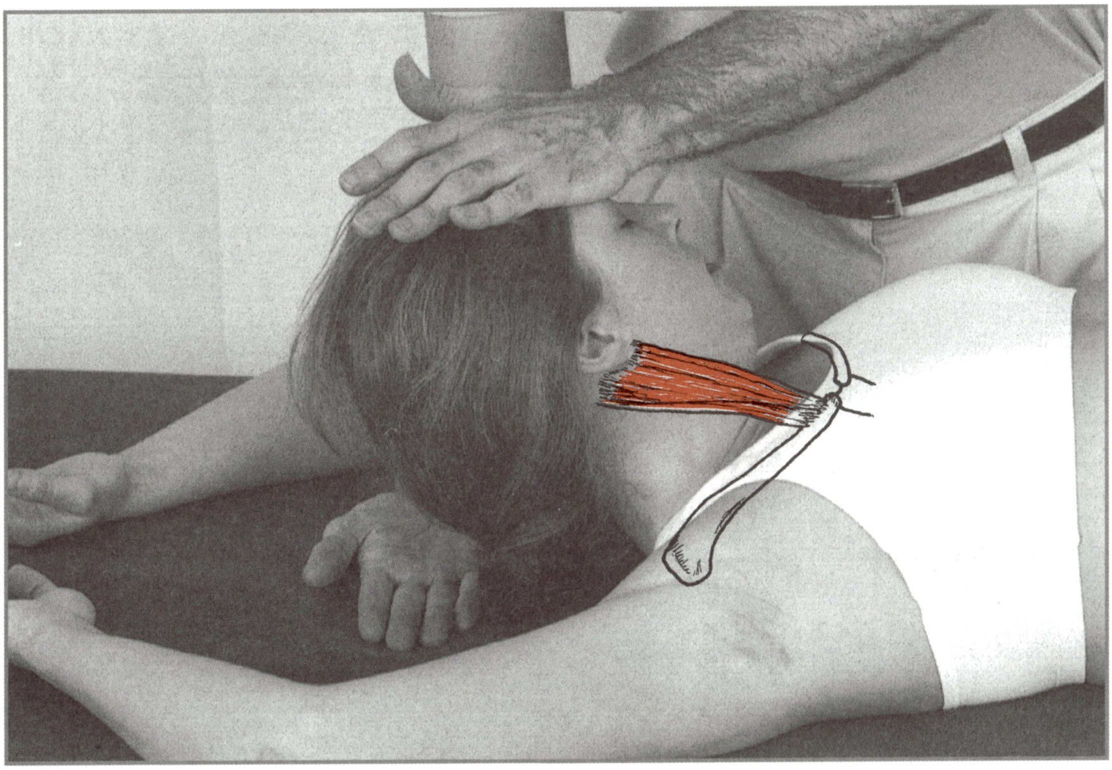

그림 6-149 목빗근, 편측 검사

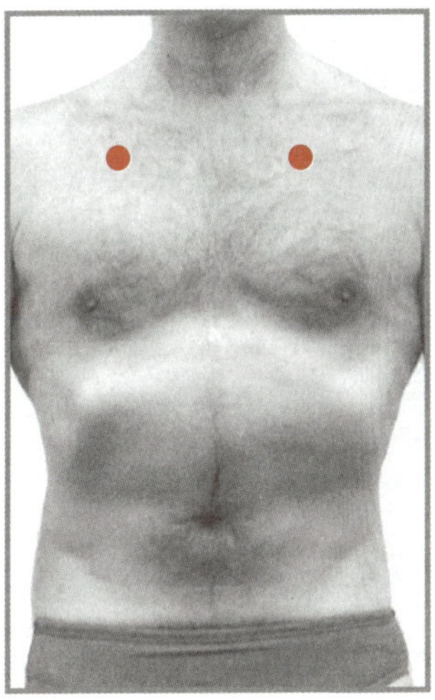

그림 6-150
전면 NL

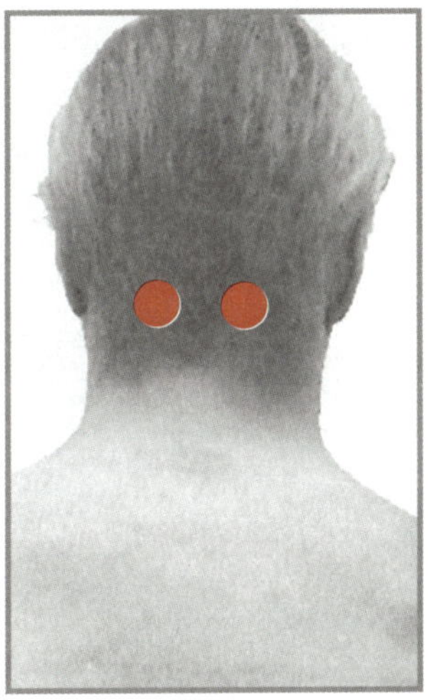

그림 6-151
후면 NL

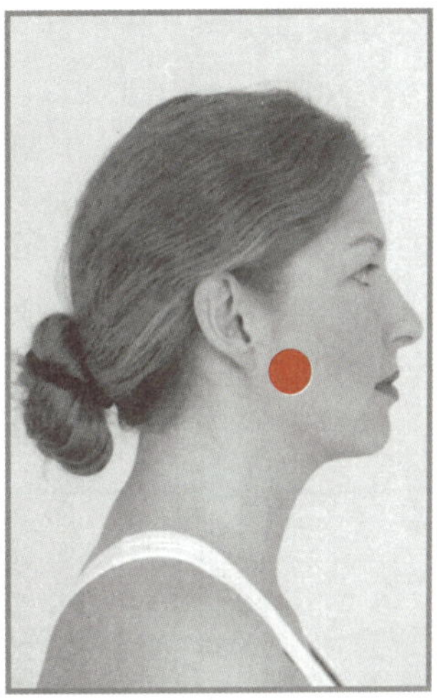

그림 6-152
NV 반사점

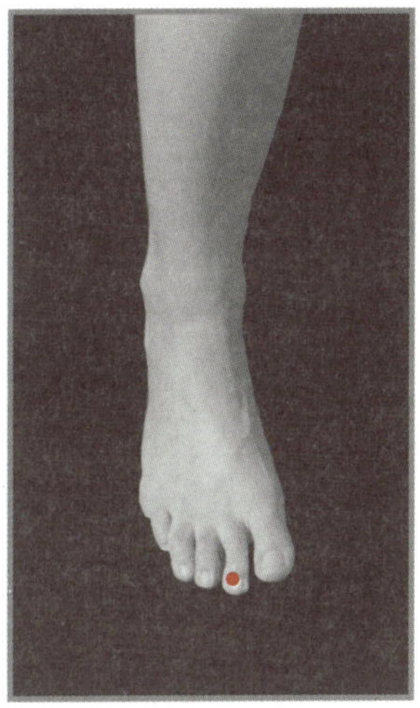

그림 6-153 진정혈
여태 (위장 45)

빗장밑근 (그림 6-154~그림 6-160)

Subclavius

기시 : 제1갈비뼈와 그 연골의 상부

종지 : 빗장밑근은 빗장뼈의 중앙 아래에 넓은 종지를 한다.

동작 : 빗장뼈를 전내방으로 당기고, 복장-빗장 관절을 향해서 안쪽으로 그것을 당긴다.

포지션 : Walther는 이 근육은 직접 검사할 수 없다고 말한다. Walther는, 환자에게 빗장밑근을 TL시키면서 한 지표근육을 검사해서 간접적으로 검사를 한다. Goodheart, Leaf, Gerz는 Alan Beardall이 고안한, 양팔을 귀 위에 똑바로 올리는 검사를 사용하고 있다.

고정 : 양팔을 한 번에 검사하는 경우, 고정할 필요는 없다. 한쪽 팔만을 검사하는 경우, 치료사는 손가락들 또는 엄지손가락을 빗장뼈 위에 놓아서, 검사하는 측의 등세모근을 고정시킨다. 이것에 의해서, 치료사는 검사 중에 빗장밑근이 활성 여부를 느낄 수 있다.

근력검사 : 치료사는 손목 몸쪽에 압력을 가하여, 그 팔을 머리로부터 떼어놓는다. 빗장뼈가 약간 움직일 것 같으면, 빗장밑근이 약하다는 것을 시사한다.

신경림프반사 (전면) : 빗장뼈, 복장뼈 및 제1갈비뼈의 결합부위. 또한 복장뼈의 기저에서부터 바로 위 (Dewe).

신경림프반사 (후면) : T1의 양측 2.5㎝ (추궁판에). T10-11, 척주의 양측 5㎝ (Dewe).

신경혈관반사 : 귀의 꼭대기가 머리에 붙는 곳 바로 위 선상에서, 귀에서부터 손가락 2개만큼 앞쪽.

반응근들 : 상부등세모근.

경락 : AK에서는 인지되어 있지 않다. Dewe의 조사에 따르면 심장경.

장기 : 심장?

영양 : 비타민 E, 비타민 B복합체, 비타민 C, 심장, 마그네슘

논고 : 빗장밑근은 보통, "동결견" 증후군과 연관성이 있다. 이 경우, 환자는 팔을 수평 위로 올리기 위해서 몸을 옆으로 기울여야만 한다. 이 증상사례의 약 30%는 빗장밑근을 강화함으로써, 즉각 어깨를 들어올리는 기능이 개선된다. AK에서는 고유수용기 조작이나 근막 이완 등의 치료를 이 근육에 직접 적용할 것을 권장하고 있다.

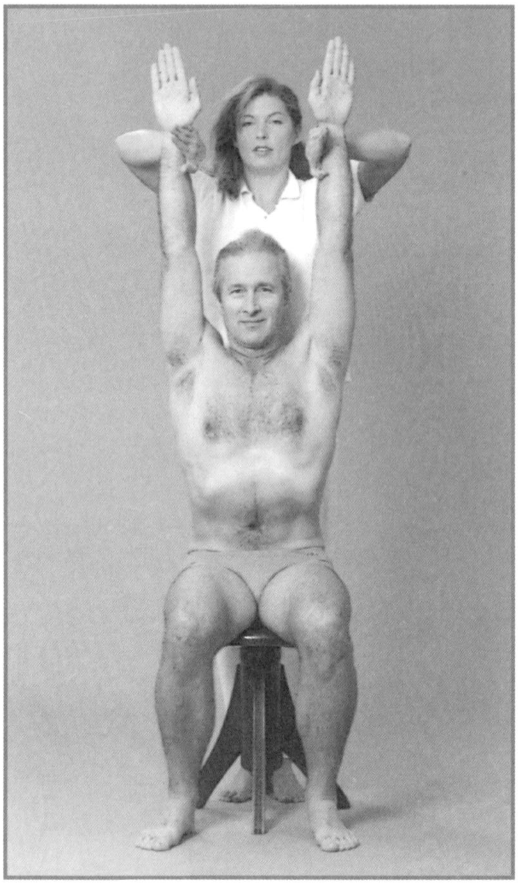

그림 6-154 빗장밑근, 양측 검사

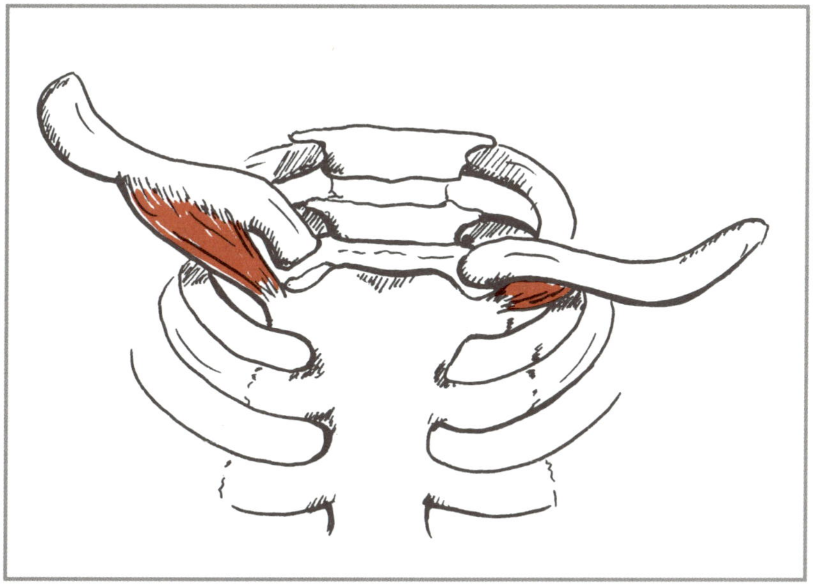

그림 6-155 빗장밑근
그 근육을 나타내기 위해서 우측 빗장뼈가 비해부학적으로 돌려졌다.

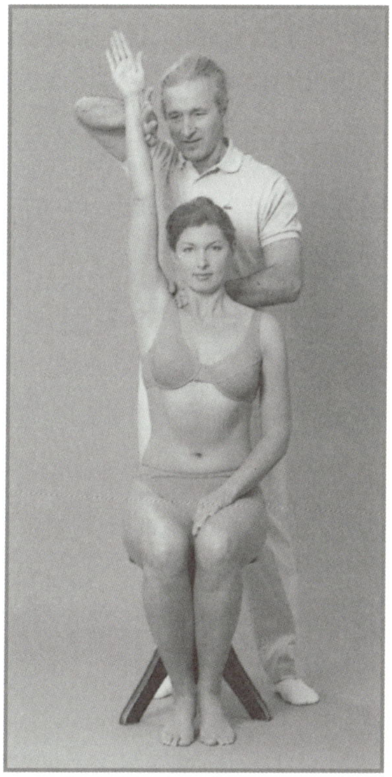

그림 6-156 빗장밑근, 편측 검사

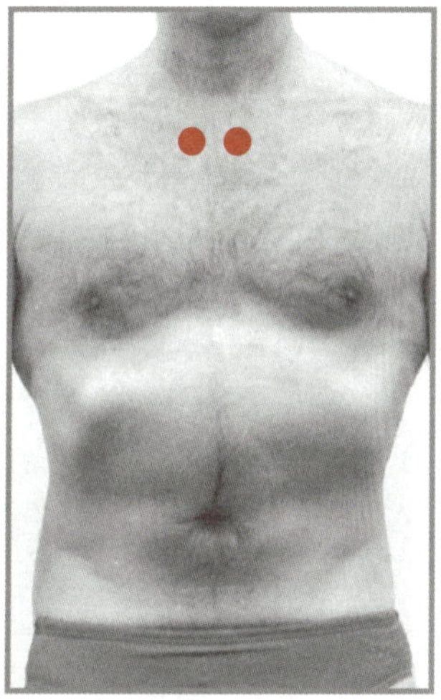

그림 6-157
전면 NL

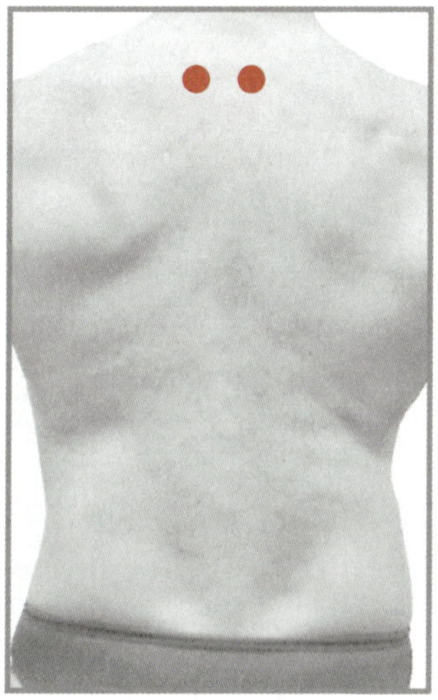

그림 6-158
후면 NL

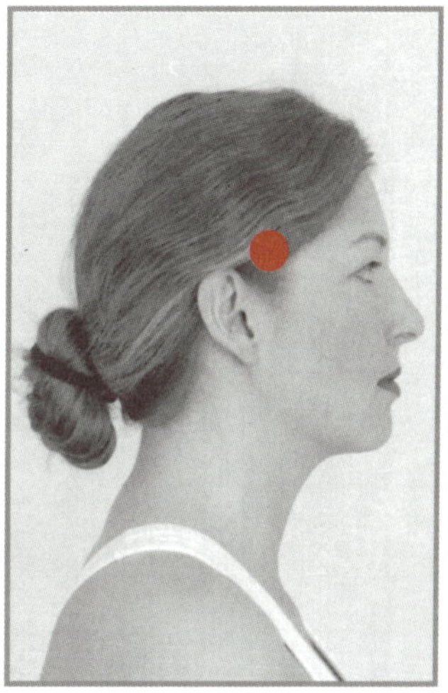

그림 6-159
NV 반사점

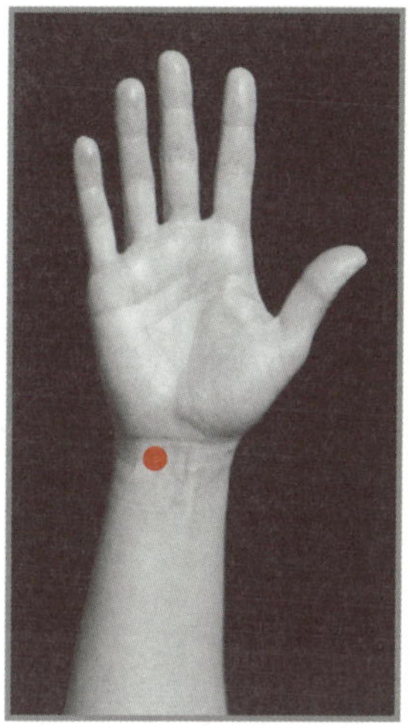

그림 6-160 진정혈
신문 (심경 7)

어깨밑근 (그림 6-161~그림 6-166)

Subscapularis

기시 : 어깨뼈 내면 거의 전체.

종지 : 어깨관절 높이의 위팔뼈 앞면 및 어깨 관절낭의 아랫부분에.

동작 : 위팔뼈를 안쪽으로 돌린다. 어깨의 모음을 보조한다. 또한 그 팔이 올려있을 때, 위팔뼈머리를 전방 아래로 당겨서, 위팔뼈의 머리를 관절오목에 고정한다.

포지션 : 환자는 위팔뼈를 옆구리로부터 90° 벌려서, 팔꿈치를 90° 굽힌다. 어깨를 들어 올리지 않고서, 위팔뼈를 안쪽으로 돌리는데, 그것은 그 손을 가능한 멀리 힙을 향해서 밑으로 보낸다. 이 검사는 선 자세, 앉은 자세, 엎드린 자세, 반듯이 누운 자세 어느 것에서도 시행할 수 있다.

고정 : 치료사는 팔꿈치 가까이에서 위팔뼈를 고정하고, 검사 중에 움직여서는 안 되는 위팔을 움직이려고 시도하는 것을 찾는다.

근력검사 : 치료사는 앞팔을 위팔뼈 주위로 가쪽으로 돌리고 머리를 향해서 위로 보내기 위해서 손목 몸쪽에 압력을 가한다.

신경림프반사 (전면) : 제1–2갈비뼈 사이의 복장뼈 부근.

신경림프반사 (후면) : T2–3의 가로돌기 사이.

신경혈관반사 : 앞숫구멍 (브레그마)

반응근들 : 작은원근, 가시아래근, 어깨세모근, 가시위근.

경락 : 심장 (heart)

장기/선 : 심장

영양 : 비타민 E, 비타민 B2, 비타민 B3, 비타민 C, 카르니틴

논고 : 운동에 의해서 기대한 대로 심박이 올라가지 않는 경우, 어깨밑근은 종종 검사상 약하다. 이 경우, 신경림프 자극에 의해서 어깨밑근이 강화되고, 운동에 대한 심장의 반응도 개선된다. "심장의 울렁거림 (fluttering)" 수축, 가슴이나 어깨의 통증, 현기증 등은 어깨밑근의

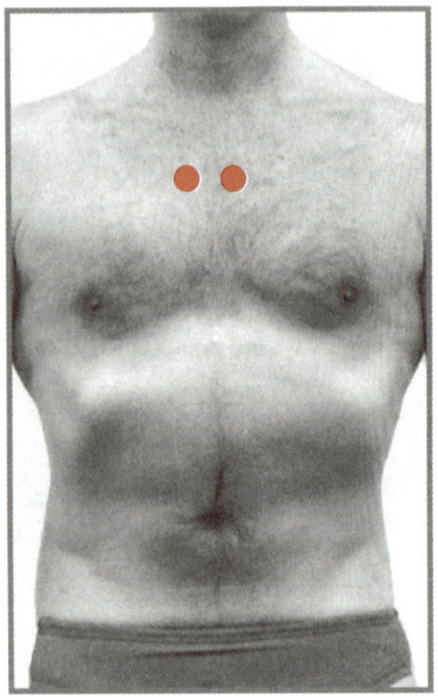

그림 6–161
전면 NL

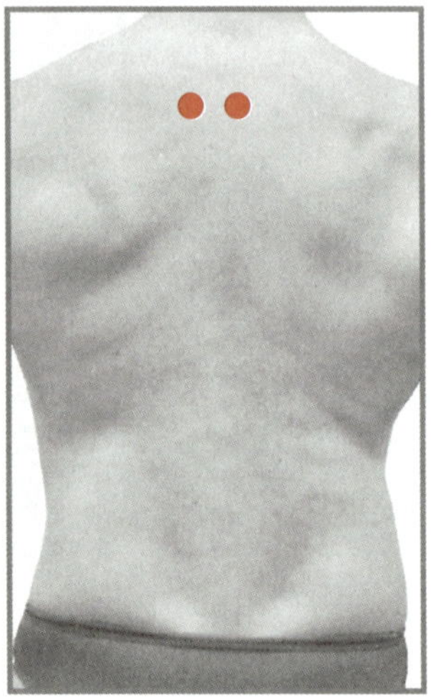

그림 6–162
후면 NL

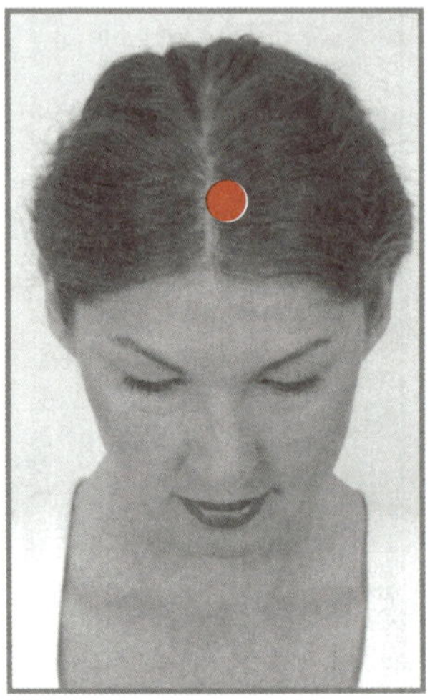

그림 6–163
NV 반사점

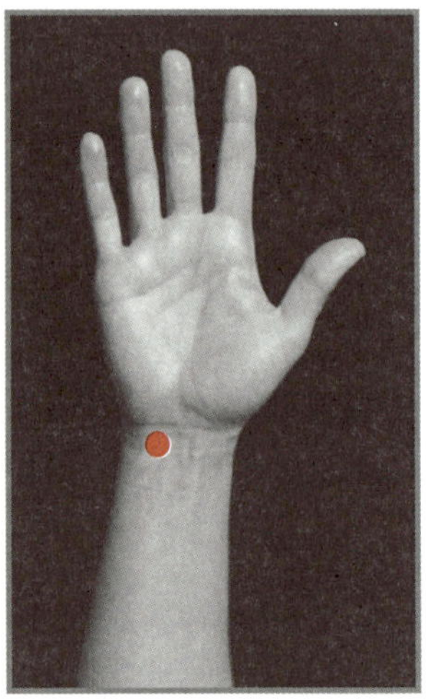

그림 6–164 진정혈
신문 (심장 7)

강화에 의해서 개선되는 경우가 있다. 어깨밑근의 기시 또는 고유수용기의 치료가 필요한 경우, 환자에게 손을 등으로 돌려서 위로 올리도록 지시한다. 이 자세라면, 어깨뼈 안쪽 가장자리가 등으로부터 떨어져, 치료사는 어깨뼈의 밑에 접촉할 수 있다. 신경근방추세포의 조작에서, 치료사는 어깨뼈 양끝 밑으로 뻗어야만 한다.

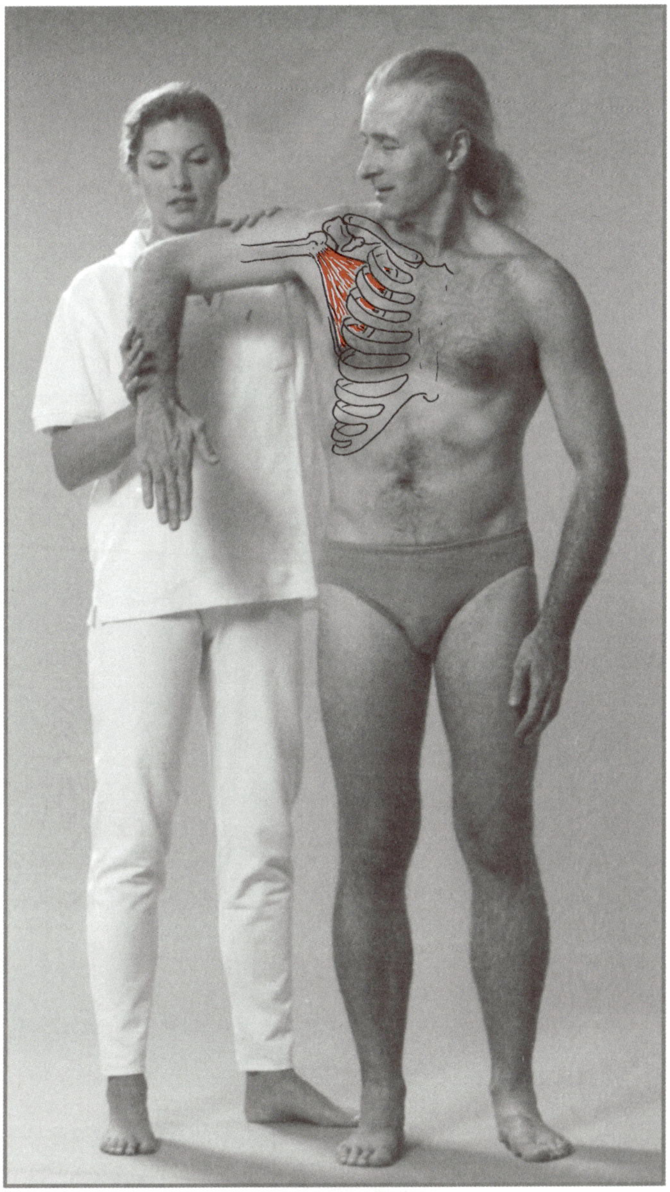

그림 6-165 어깨밑근

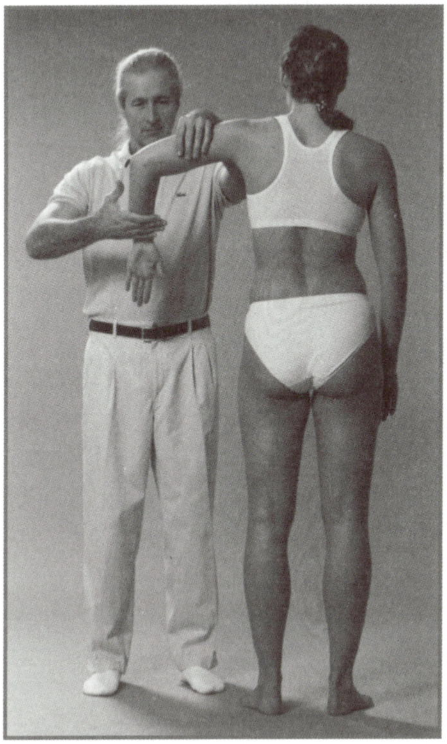

그림 6-166 어깨밑근

가시위근 (그림 6-167~그림 6-171)
Supraspinatus

기시 : 가시위근 오목의 안쪽 2/3, 어깨뼈가시 위 부분.

종지 : 어깨관절의 높이에서 위팔뼈 머리의 가쪽면으로.

동작 : 팔을 (바로 옆으로 그리고 약간 앞쪽으로) 벌린다. 또한 위팔뼈 머리를 어깨뼈 안으로 잡고 있는다 (어깨관절을 안정시킨다). 가시위근은 어깨가 탈구되지 않도록 완전히 이완 되는 일은 없다.

포지션 : 환자는 그 팔을 15~20° 옆으로 보낸 다음 약간 앞으로 보낸다. 손바닥은 사타구니로 향한다.

고정 : 검사하는 어깨의 반대 측 또는 같은 측의 어깨를 고정한다. 치료사가 검사 동안 그것이 활성적인지를 확인하기 위해서 가시위근의 수축을 느끼게 해 주므로, 같은 측의 고정을 권장한다.

근력검사 : 치료사는 그 팔을 모으기 위해서 꼬리쪽 및 안쪽 (사타구니를 향해서 아래 안쪽) 방향으로 손목 몸쪽 팔을 누른다.

신경림프반사 (전면) : 어깨관절의 바로 안쪽부터 전방어깨세모근과 큰가슴근의 사이 오목에 있는 어깨 앞면을 따라 있는 선, 그리고 전방어깨세모근 가장자리 약간 밑.

신경림프반사 (후면) : 목 가까이의 뒤통수 가장자리 밑, 고리뼈의 좌우 4㎝ (고리뼈 가로돌기의 뒤쪽).

신경혈관반사 : 이마 작은 뼈 융기 상에서 눈 위.

반응근들 : 마름근, 작은가슴근, 작은원근, 큰원근, 넓은등근.

경락 : 임맥 [任脈, central (conception vessel)]

장기 : 뇌

영양 : 리보핵산, 단백질, 아미노산, 콜린.

논고 : 이 검사에서는 어깨세모근이 활성적이므로 (협동근), 팔을 20° 이상 올리지 않는 것이 중요하다. 20°를 초과하면, 어깨세모근의 기능이 보다 활발해져, 팔을 들어올리는 기능의 대부분을 어깨세모근이 차지해버리기 때문이다. 학습장애 (특히, 어린아이의)는 가시위근의 약화와 연관성이 있는 경우가 있다. 가시위근, 어깨밑근 및 어깨세모근 (반응근들) 사이의 불균형이 없는지 체크한다.

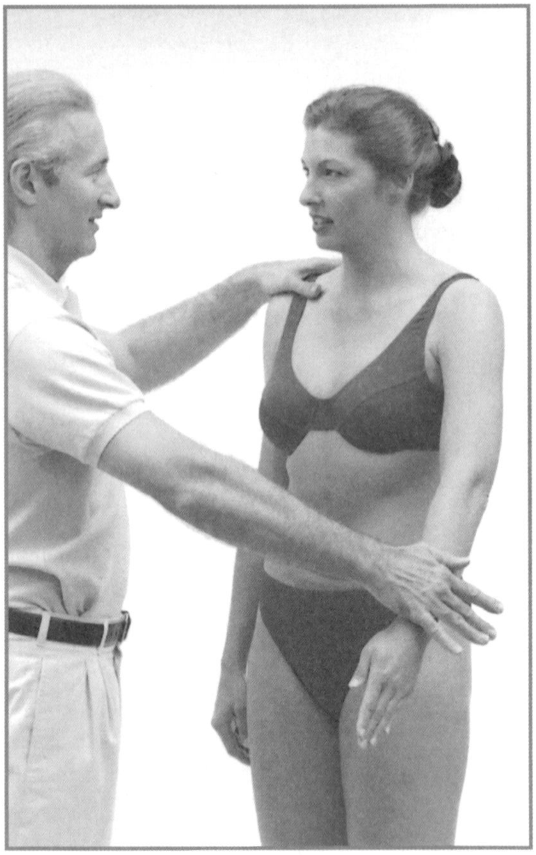

그림 6-167 가시위근, 선 자세의 검사

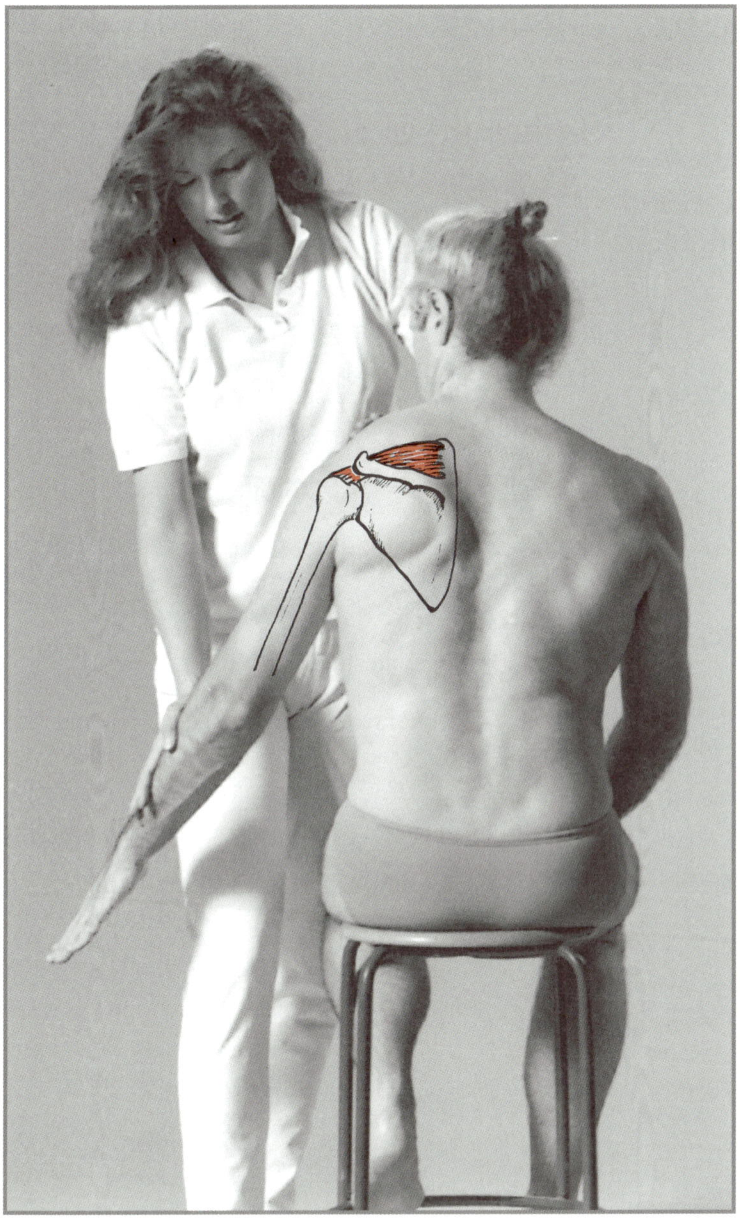

그림 6-168 가시위근

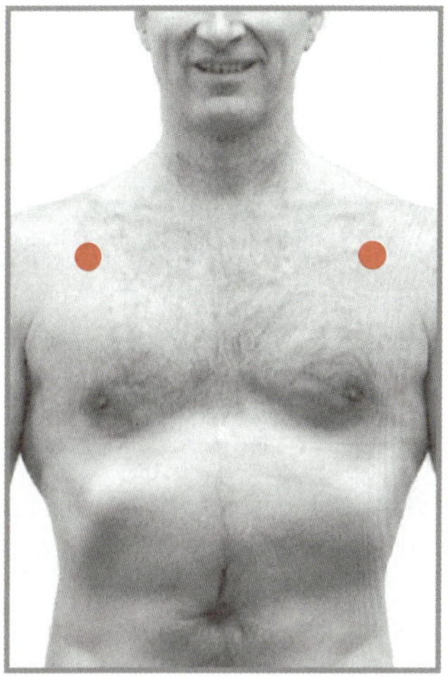

그림 6-169
전면 NL 반사점

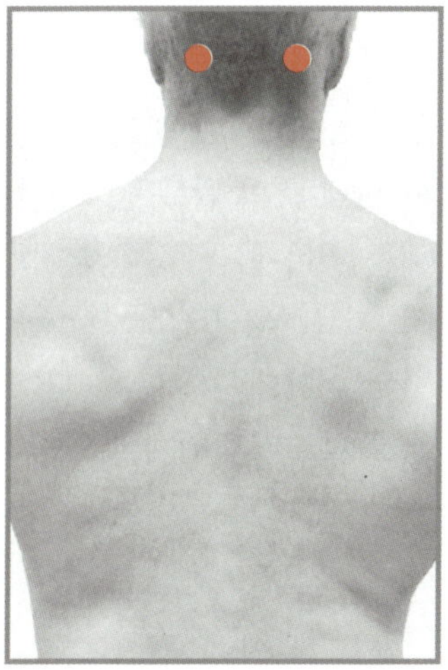

그림 6-170
후면 NL 반사점

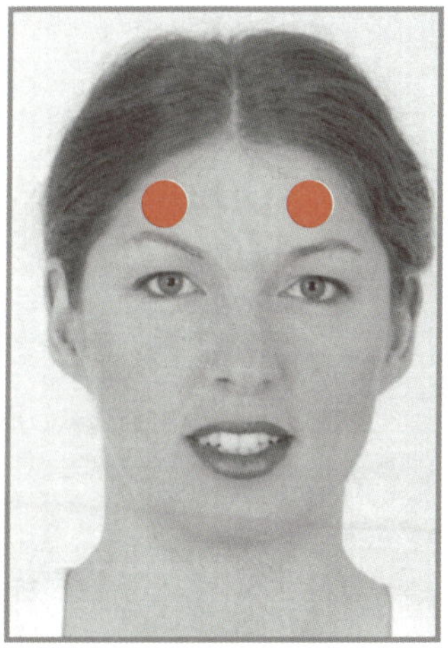

그림 6-171 NV 반사점

넙다리근막긴장근 (그림 6-172~그림 6-178) Tensor Fascia Lata

기시 : 엉덩뼈 앞쪽 가쪽 가장자리에서.

종지 : 엉덩정강인대의 중간 1/3, 바깥 힙(엉덩뼈능선)을 정강뼈에 결합하는 긴 근막에.

동작 : 넙다리를 굽히고, 벌리고, 안쪽으로 돌린다.
엉덩정강밴드를 당겨서, 무릎이 가쪽으로 굽지 않도록 고정한다.

포지션 : 환자는 무릎을 완전히 펴고 반듯이 누운 자세를 취한다. 검사하는 다리를 약간 벌리고, 가능한 한 안쪽으로 돌리고, 힙에서 약간 굽힌다. 올바른 치료사세를 취하면, 환자는 넙다리근막의 강한 수축을 감지할 수 있다.

고정 : 환자에게 반듯이 누운 자세를 취하게 하면, 검사와 반대 측의 발목을 고정시킬 수 있다. 환자에게 선 자세를 취하게 하는 경우, 치료사는 환자의 힙 주위를 잡고, 치료사의 가슴으로 힙을 고정한다. 환자는 손을 치료사의 어깨에 놓는다. 보다 안정을 시키려면, 또 한쪽의 손을 치료대의 위에 놓으면 좋다.

근력검사 : 치료사는 발목 몸쪽에 접촉하고, 그 다리를 힙의 모음 및 폄 방향으로 (다른 다리를 향해서) 민다.

신경림프반사 (전면) : 이것들은 인체 최대의 신경림프 영역이며, 힙에서부터 무릎까지 양 다리 측면에서 넓은 밴드로서 뻗어 간다.

신경림프반사 (후면) : 힙들에서부터 허리뼈를 따라 있는 2개의 삼각형 영역들. 이러한 영역을 자극할 때는, 치료사는 신장(kidney)에 해당하는 부분 위를 너무 세게 누르면 안 된다.

신경혈관반사 : 마루뼈 결절의 뒷부분.

반응근들 : 모음근군, 제3종아리근, 큰볼기근, 뒤넙다리근.

경락 : 대장 (large intestine)

장기/선 : 대장

영양 : 유산균, 호로파 (fenugreek), 컴프리 (comfrey), 엽산, 및 비타민 D. 양측이 약한 경우는 철분 부족을 의심한다.

논고 : 넙다리근막긴장근은 결장 문제들과 연관성이 있는 일이 많다. 그럴 경우, 중증의 림프의 울혈이 있는 경우가 많다. 이 경우, 넙다리근막의 신경림프반사 영역을 자극하면, 결장의 기능이 개선된다. 이러한 자극은 환자가 "가정 학습 (homework)"으로서 계속할 필요가 있다.

대장의 기능은 넙다리 양측의 넙다리근막긴장근의 신경림프반사 영역을 마사지함으로써 자극할 수 있다. 근육 수축의 방향 그리고 대장 내용물의 이동방향은 우측 복부를 올라가서, 위장 (stomach)의 뒤로 횡단하고, 좌측 복부를 내려간다. 이 방향으로 대응하는 신경림프반사 마사지를 시행함으로써, 느릿한 또는 변비인 장을 효과적으로 자극할 수 있다. 선 자세의 경우, 넙다리의 반사는 결장의 움직임의 반대 방향에 있다는 것 즉, 상승하는 결장은 우측 넙다리의 아래쪽으로 (꼬리쪽) 간다. 무릎이 가슴으로 당겨지면, 반사는 정확히 결장을 따른다. 이를 위해서, 손가락 또는 손가락관절을 사용해서, 넙다리근막긴장근의 신경림프반사를 능동적으로 마사지한다. 결장의 움직임의 방향을 따라서, 힙 바로 위의 우측 다리 옆면에서 시작해서, 무릎 아래를 향해서 힘차게 마사지한다. 다음으로 마사지를 좌측 무릎 측면으로 옮겨서, (머리쪽 방향으로) 좌측 힙까지 올라간다. 이것을 몇 번 반복한다.

나는 키우고 있던 강아지가 폐색된 결장을 막 수술을 받았다는 친구를 방문한 일이 있다. 친구는 수술에서부터 2일이 경과해도 강아지가 기운이 없고, 배변을 하지 않으므로, 죽을 까봐 걱정을 하고 있었다. 나는 강아지의 저항에 굴하지 않고, 그 다리들을 움직여서 넙다리근막긴장근을 활성화하였다. 그 다음 위에서 기술한 대로 강아지의 신경림프반사를 마사지하였다. 마지막으로, 저항하는 강아지의 다리를 움직여서 근육을 활성화하였다. 수분 후, 강아지는 배변을 하였다. 같은 날 몇 시간 후, 강아지는 다시 마당으로 나가서 큰 구덩이를 팠다. 그것은 강아지가 좋아하는 활동이었다.

넙다리근막긴장근이 양측이 약한 경우, 철분의 부족에 의한 빈혈증의 징후가 있는 경우가 많다. Goodheart의 설에 따르면, 림프 시스템이 적절하게 배액을 하지 않으면, 과도한 림프액의 압력에 의해서 적혈구의 제조가 방해된다고 한다. 과도한 림프액을 우선적으로 제거하는 것이 가장 중요하다고 지적하였다 (『신경림프 반사』 102~106페이지를 참조). 이러한 빈혈증의 예는 동종요법에서의 철분의 섭취에 잘 반응한다.

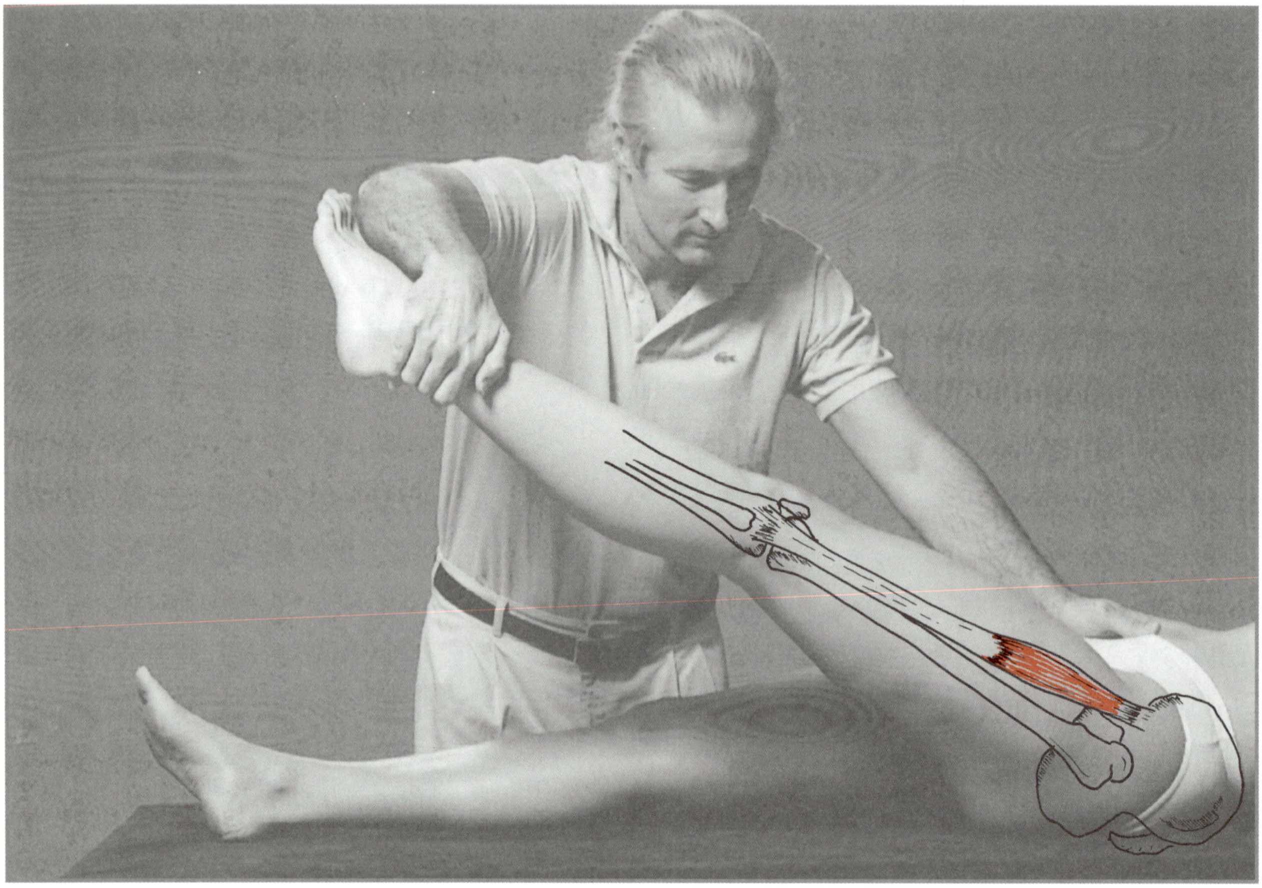

그림 6-172 넙다리근막긴장근

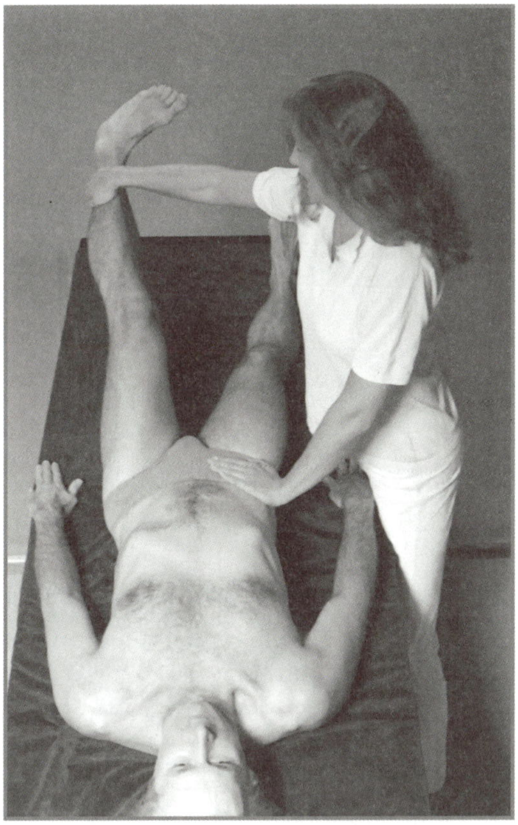

그림 6-173 넙다리근막긴장근

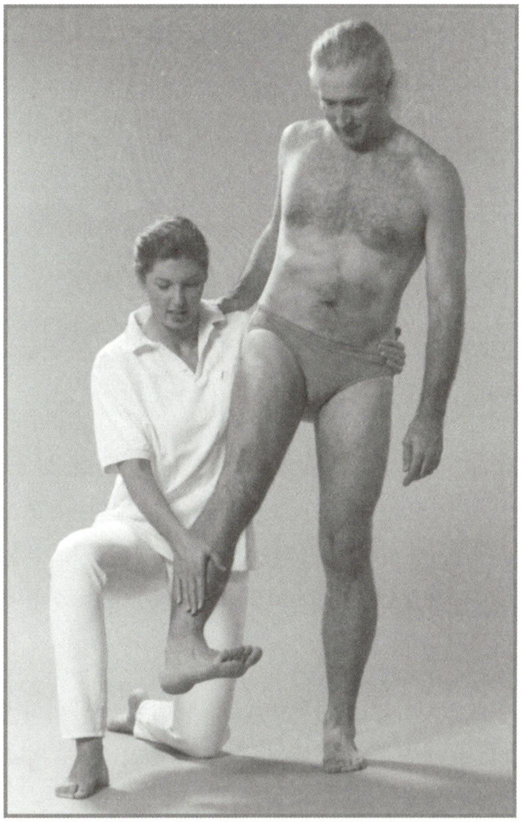

그림 6-174 넙다리근막긴장근, 선 자세에서 검사

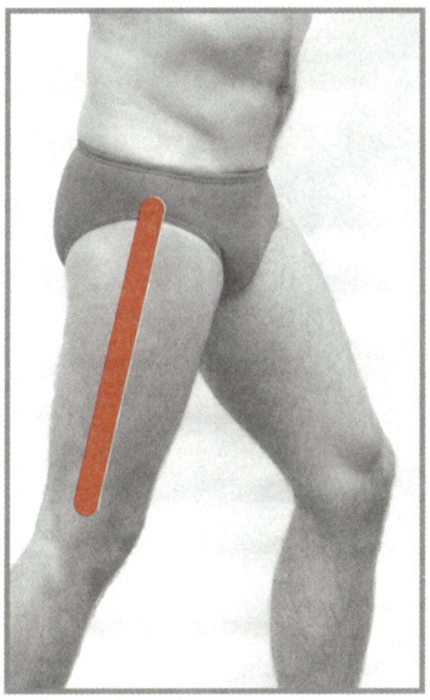

그림 6-175
전면 NL

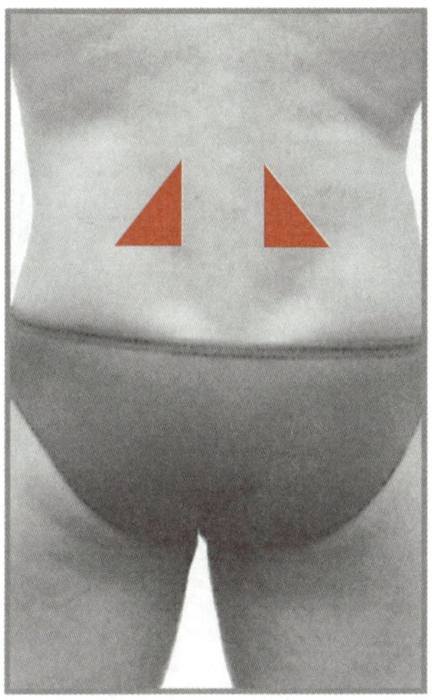

그림 6-176
후면 NL

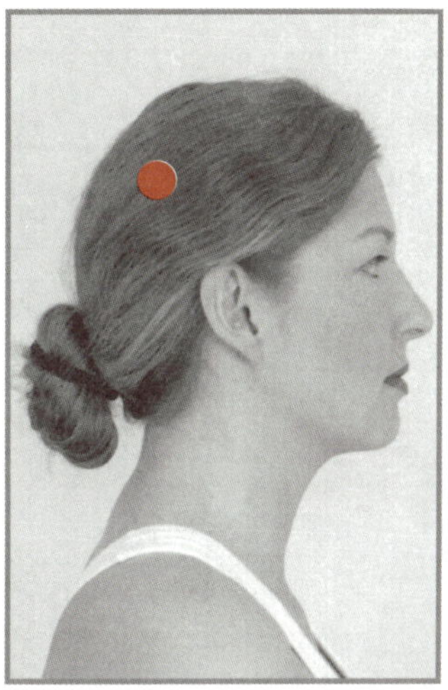

그림 6-177
NV 반사점

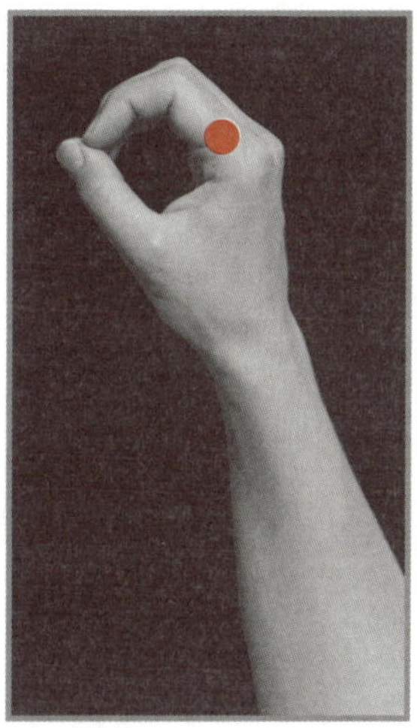

그림 6-178 진정혈
이간 (대장 2)

큰원근 (그림 6-179~그림 6-184)

Teres major

기시 : 어깨뼈의 겨드랑이 등쪽면의 아래 1/3.

종지 : 위팔뼈의 앞면, 어깨 관절의 바로 먼쪽.

동작 : 위팔뼈를 모으고 및 안쪽으로 돌린다.

포지션 : 환자는 팔을 90도로 굽히고 손목을 힙 뒤에 댄다. 팔꿈치는 가급적 뒤로 보낸다.

고정 : 환자에게 엎드린 자세를 취하게 하고, 반대 측 어깨의 뒷면에 접촉하여, 치료대에 고정한다. 선 자세에서의 검사에서는 검사하는 어깨의 앞면을 고정할 필요가 있다. 엎드린 자세에서 양쪽을 검사하는 경우에서 고정은 필요하지 않다.

근력검사 : 치료사는 팔꿈치를 벌림과 굽힘의 방향으로 (신체 바깥을 향해 원호를 그리도록) 민다. 양측 검사에서는, 치료사는 그의 팔들을 교차시킨다.

신경림프반사 (전면) : 제2-3갈비뼈의 사이, 빗장뼈의 아래, 복장뼈의 중심선에서부터 약 7㎝.

신경림프반사 (후면) : T2-3의 가로돌기 사이.

신경혈관반사 : 귀의 꼭대기가 머리에 붙는 곳 바로 위 선상에서, 귀에서부터 손가락 2개만큼 앞쪽.

반응근들 : 큰가슴근 빗장부 및 복장부, 전방어깨세모근, 작은원근, 가시아래근

경락 : 독맥 (governing)

장기 : 척주

영양 : 과도한 발한 (sweating)이 있는 경우는 켈프(kelp)에 함유된 유기요오드. 유기 광물. 환자에게 미각장애가 있는 경우는 아연. 산성과 알칼리성의 균형을 개선할 필요가 있다.

논고 : 마름근 또는 등세모근이 검사상 약하면, 어깨뼈가 검사 중에 가쪽으로 움직여, 강한 큰원근이 검사상 약하게 보인다. "동결견"의 원인이 큰원근과 작은원근의 어느 것에 있는지를 판정하려면, 환자에게 팔을 올리게 하여, 안쪽돌림 (큰원근) 또는 가쪽돌림 (작은원근)시킨다. 그 팔을 올렸을 때 어느 쪽 회전에 곤란을 수반하는가에 따라서, 원인이 되는 근육을 판정한다. 종종 큰원근의 양측이 약한 경우, 흉추의 척추성 가동제한을 나타낸다. 스트레칭이나 비틀기가 효험이 없다면, 이 가동제한은 카이로프랙틱 조정이 필요할 수 있다.

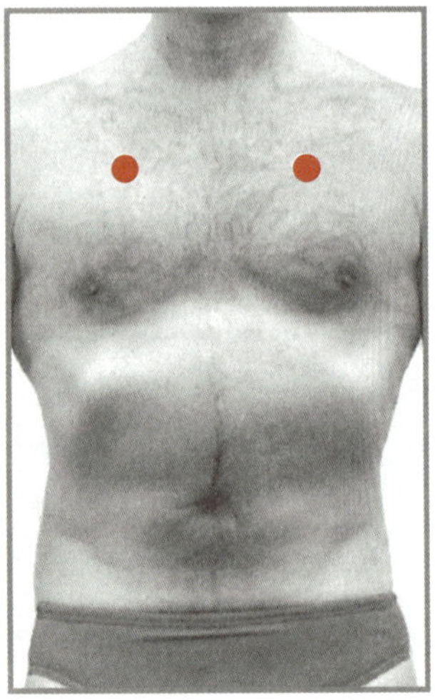

그림 6-179
전면 NL

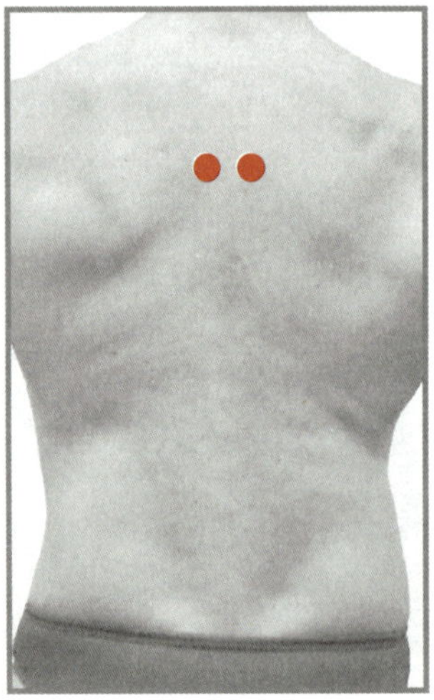

그림 6-180
후면 NL

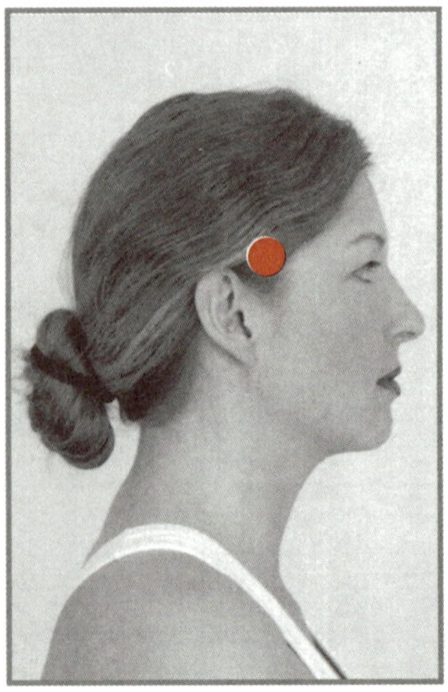

그림 6-181
NV 반사점

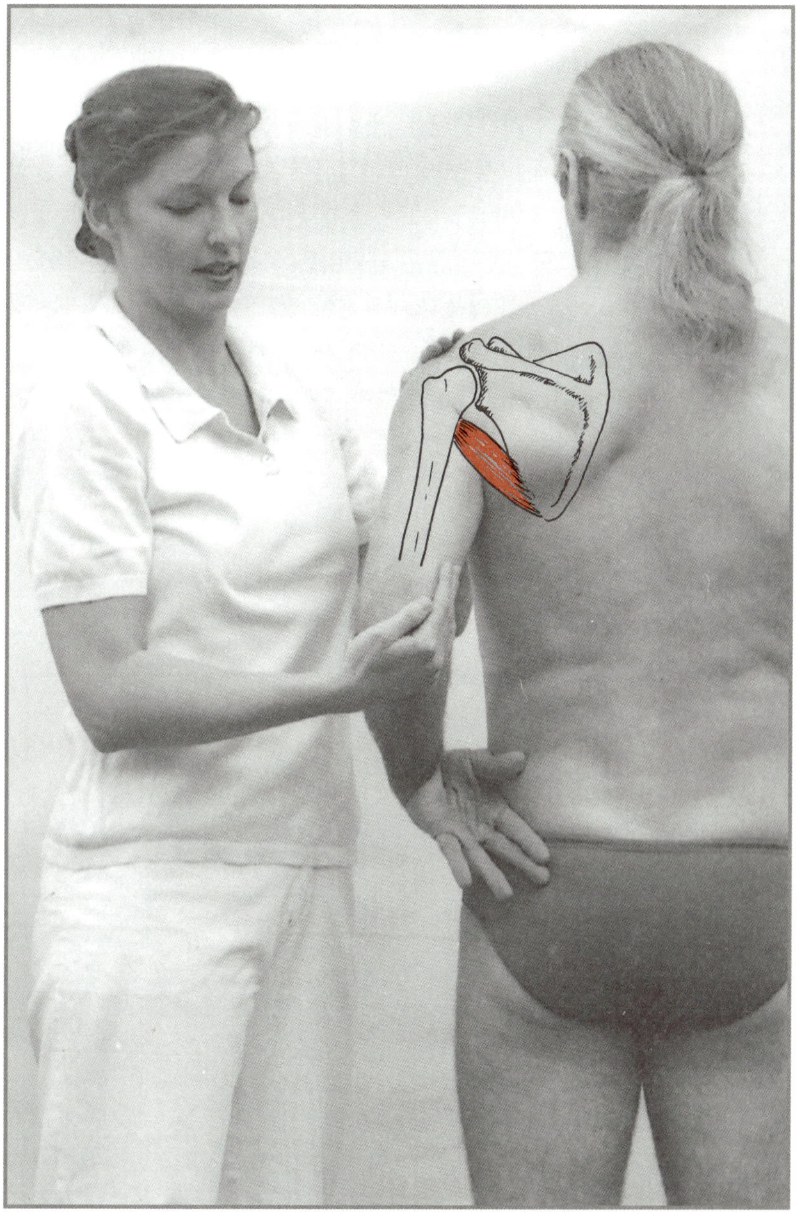

그림 6-182 큰원근

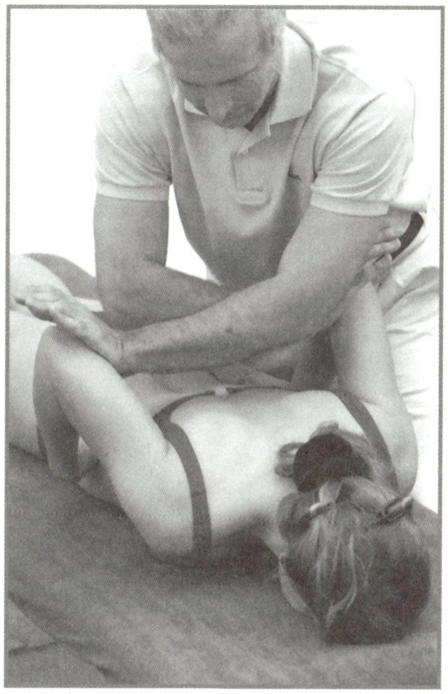

그림 6-183 큰원근, 양측 검사

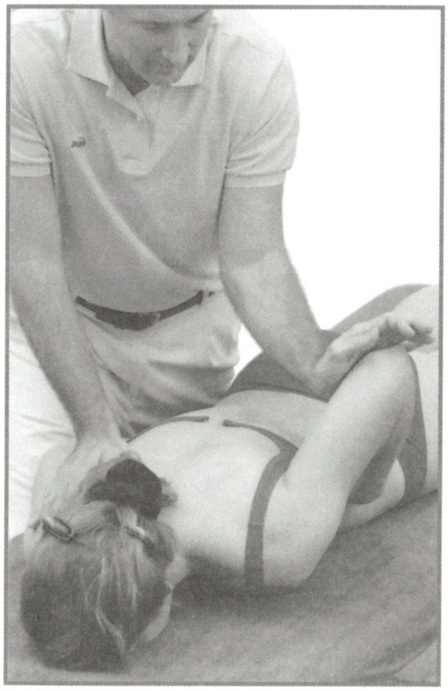

그림 6-184 큰원근, 편측 검사

작은원근 (그림 6-185~그림 6-190)
Teres Minor

기시 : 어깨판의 겨드랑이 가장자리 등쪽면의 중간 1/3.

종지 : 위팔뼈 뒷면의 어깨 관절 밑 (큰원근 기시의 먼쪽).

동작 : 위팔뼈를 가쪽으로 돌린다. 위팔뼈 머리를 관절와에 고정한다.

포지션 : 환자는 팔꿈치를 옆구리 가까이에, 팔꿈치를 90° 굽힌다. 앞팔을 가쪽으로 돌린다 (인체의 측면에서부터 멀어지게).

고정 : 치료사는 팔꿈치를 고정하여, 위팔뼈의 회전 이외의 움직임이 일어나지 않도록 한다. 검사 중, 환자의 등세모근과 마름근이 어깨뼈를 고정할 수 있어야 한다.

근력검사 : 치료사는 손을 펴서, 손목 몸쪽을 누른다. 앞팔을 지레로 하여 위팔뼈를 안쪽으로 돌린다.

신경림프반사 (전면) : 제2-3갈비뼈 사이, 복장뼈의 부근.

신경림프반사 (후면) : T3의 추궁.

신경혈관반사 : 귀의 꼭대기가 머리에 붙는 곳 바로 위 선상에서, 귀에서부터 손가락 2개만큼 앞쪽. 첫 번째 갈비뼈, 빗장뼈 및 복장뼈의 연결부에.

반응근들 : 어깨밑근, 넓은등근, 어깨세모근, 가시위근

경락 : 삼초 (triple heater)

장기/선 : 갑상선

영양 : 켈프 및 기타의 해조류에 함유되는 유기 요오드, 티로신.

논고 : 작은원근은 팔을 올렸을 때, 위팔뼈머리를 어깨관절에 고정한다. 작은원근이 이 중요한 기능을 수행할 수 없으면, 그 어깨는 "동결"된다 ("큰원근"을 참조). 일반적으로 작은원근은 근막이완 조정이 필요하다. 이 조정은 갑상선 기능과 연관성이 있고, 체온을 상승시키는 경우가 많다. 감염증, 소화 불량, 예기치 않은 체중의 감소 또는 증가, 이유도 없이 우는 것 (모두 갑상선기능과 연관성이 있는 것) 들은 약한 작은원근과의 연관성을 생각할 수 있다.

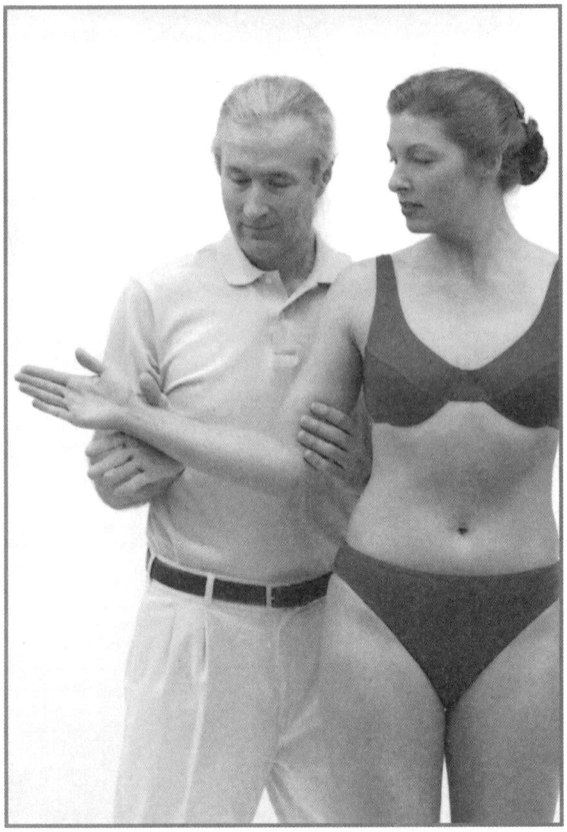

그림 6-185 작은원근

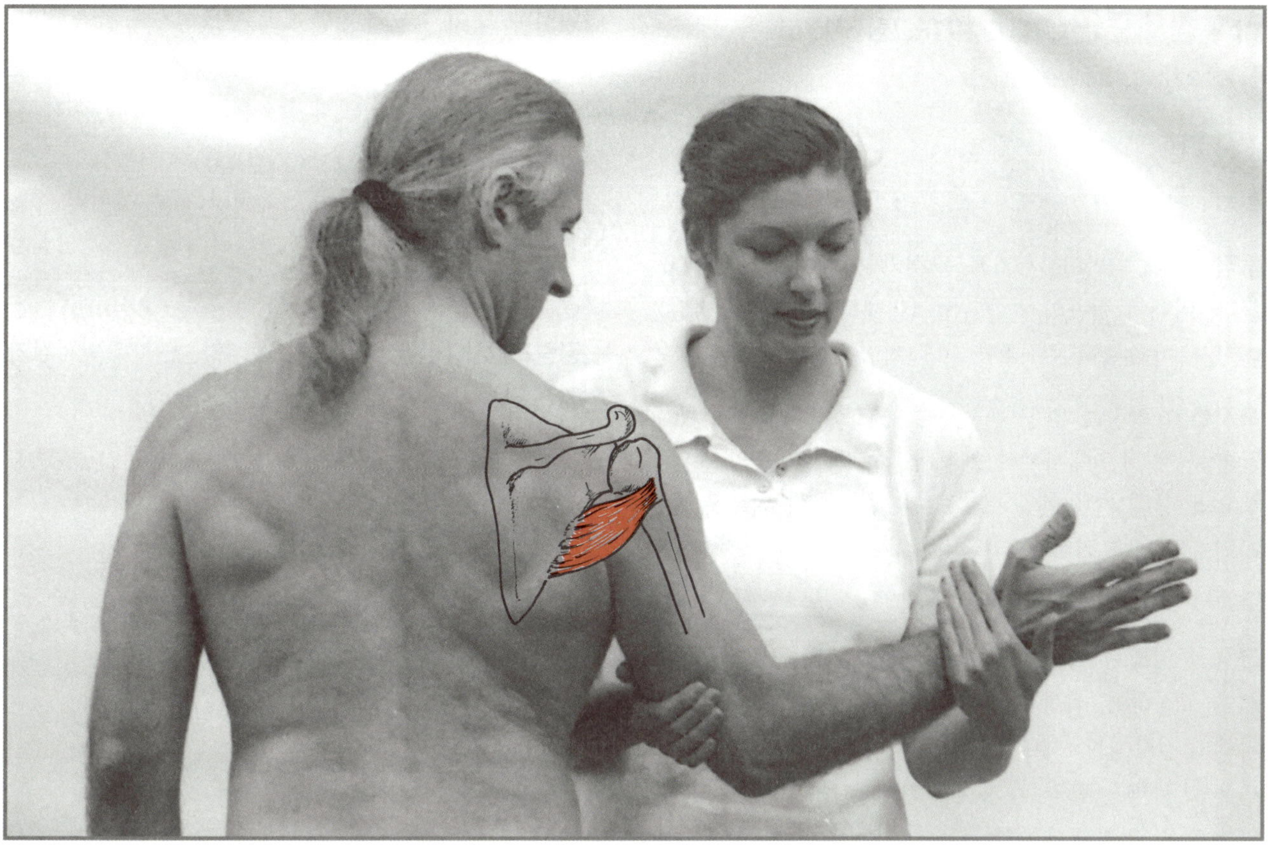

그림 6-186 작은원근

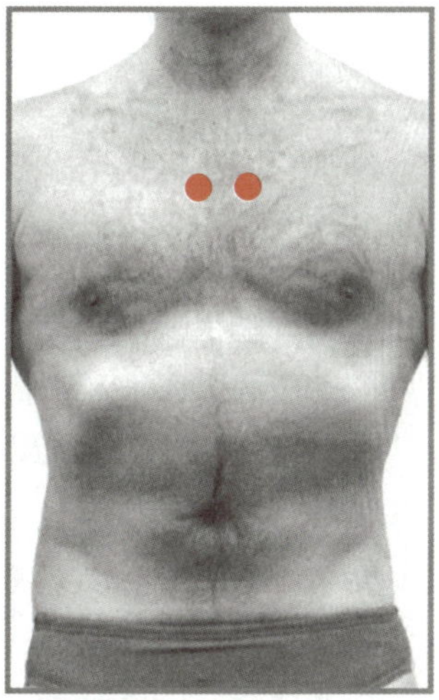

그림 6-187
전면 NL

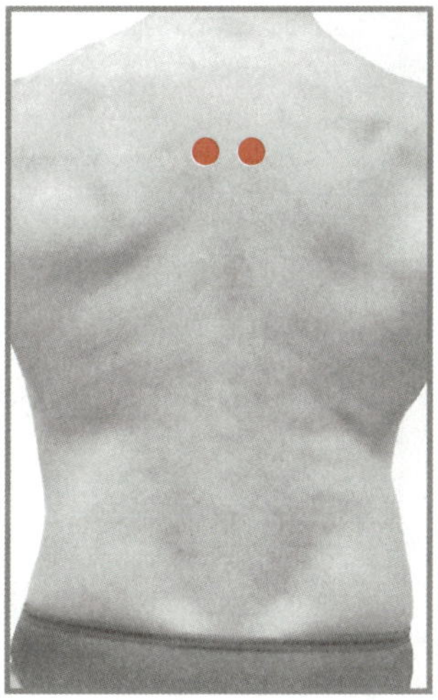

그림 6-188
후면 NL

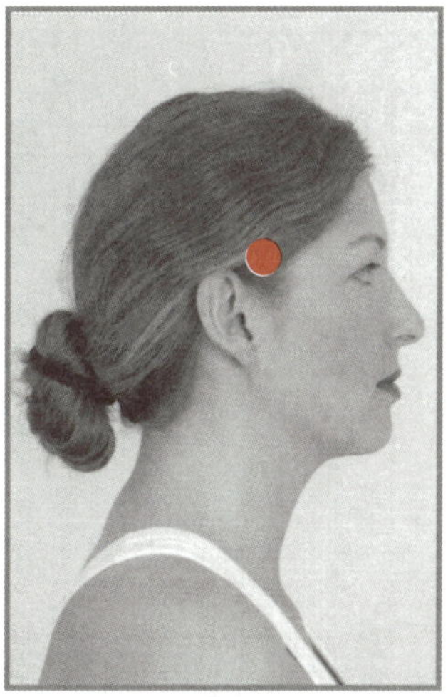

그림 6-189
NV 반사점

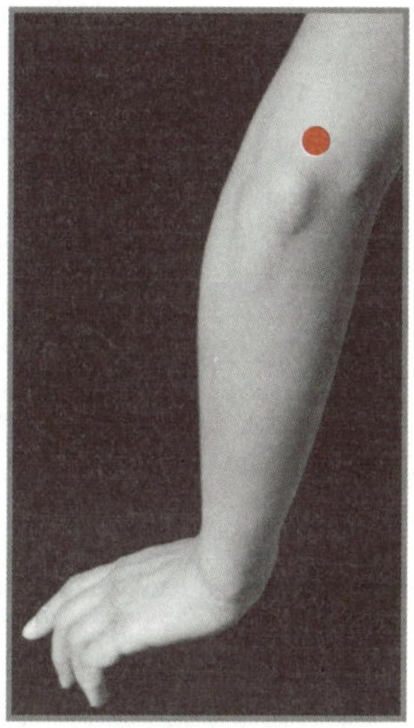

그림 6-190 진정혈
천정 (삼초 10)

하부등세모근 (그림 6-191~그림 6-196)

Trapezius, Lower

기시 : T6-12의 가시돌기들.

종지 : 어깨뼈의 어깨뼈가시의 중간 1/3.

동작 : 어깨뼈를 회전시키고, 그것의 아래쪽 면을 안정시킨다. 어깨뼈 뒷면의 가쪽 위쪽 (어깨봉우리) 끝을 당긴다. 양측이 수축하면 척주를 편다 (직립자세를 보조한다).

포지션 : 환자는 엎드린 자세 또는 선 자세를 취한다. 팔을 신체 측면에서부터 올려서, 하부등세모근의 중앙 섬유와 정렬시킨다 (약 150°). 엄지손가락이 뒤쪽을 가리키도록 팔을 가쪽으로 돌린다. 머리는 정면을 향하게 하거나 검사하는 측으로 향하게 한다.

고정 : 엎드린 자세의 검사에서, 치료사는 반대 측의 힙을 고정하여, 몸통 회전이 일어나지 않도록 한다. 선 자세의 검사에서, 치료사는 검사와 같은 측의 어깨의 앞면을 고정한다. 만약 선 자세 검사에서 몸통이 안정되지 않는 경우, 환자에게 벽에 등을 기대고 서게 한다.

근력검사: 팔이 얼굴의 정면에 오는 방향으로 팔을 민다. 치료사는 손목부터 팔꿈치 위까지, 가하는 힘의 원하는 양에 따라 어디서나 임의의 장소를 밀 수 있다. 어깨 뒤쪽 근육들은 어깨뼈에 대해서 위팔뼈의 위치를 고정할 수 있어야 한다. 그 검사는 어깨뼈와 척주 사이의 가동제한이다. 이것은 검사 도중 관찰하거나, 느낄 필요가 있다.

신경림프반사 (전면 및 후면), 신경혈관반사 : 반사점의 위치는 모두 중간등세모근과 같다.

반응근들 : 큰가슴근 빗장부 및 복장부, 작은가슴근, 상부등세모근, 어깨올림근

경락, 장기/선, 영양 : 중간등세모근과 동일하다.

논고 : 하부등세모근의 양측의 약화는 흉추와 요추의 연결부의 가동제한을 종종 나타낸다. 카이로프랙틱 치료가 필요한 경우도 있다. 가동제한이 풀리면, 하부등세모근은 강하다고 테스트돼야만 한다.

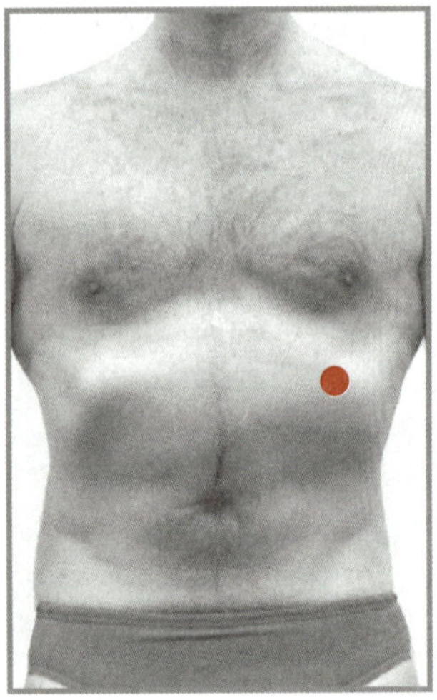

그림 6-191
전면 NL

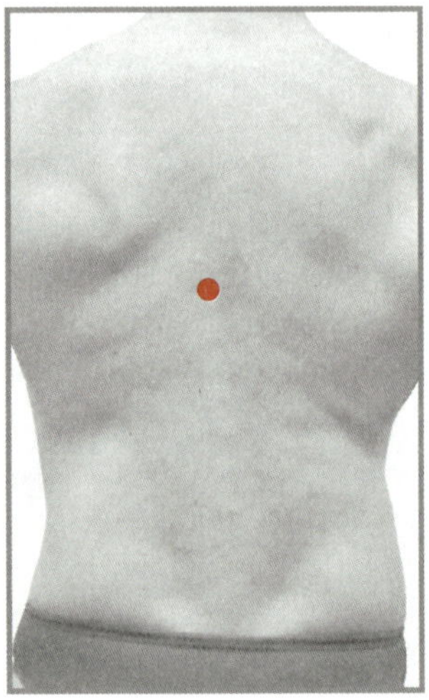

그림 6-192
후면 NL

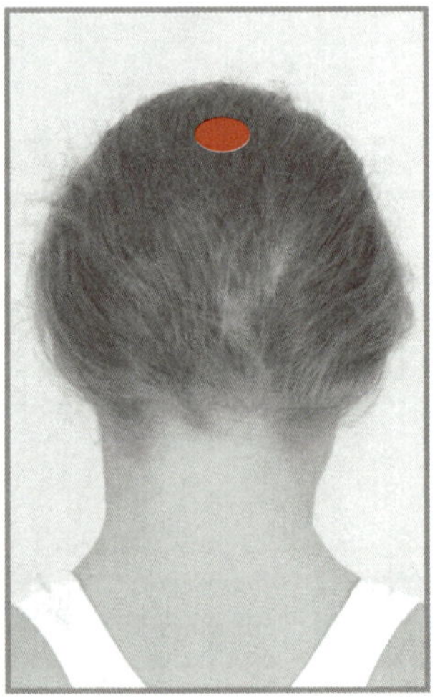

림 6-193
NV 반사점

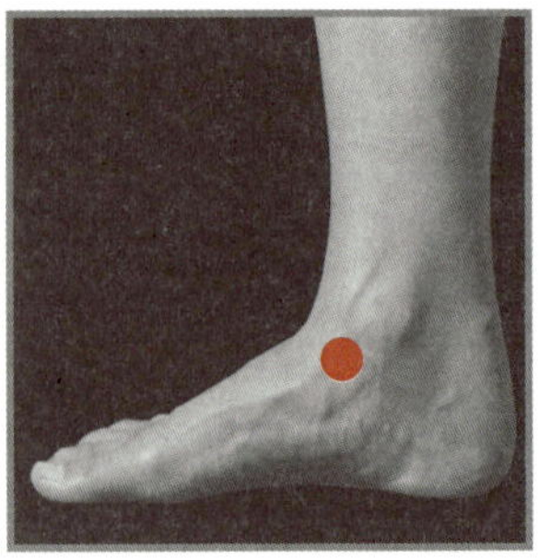

그림 6-194 진정혈
상구 (비장 5)

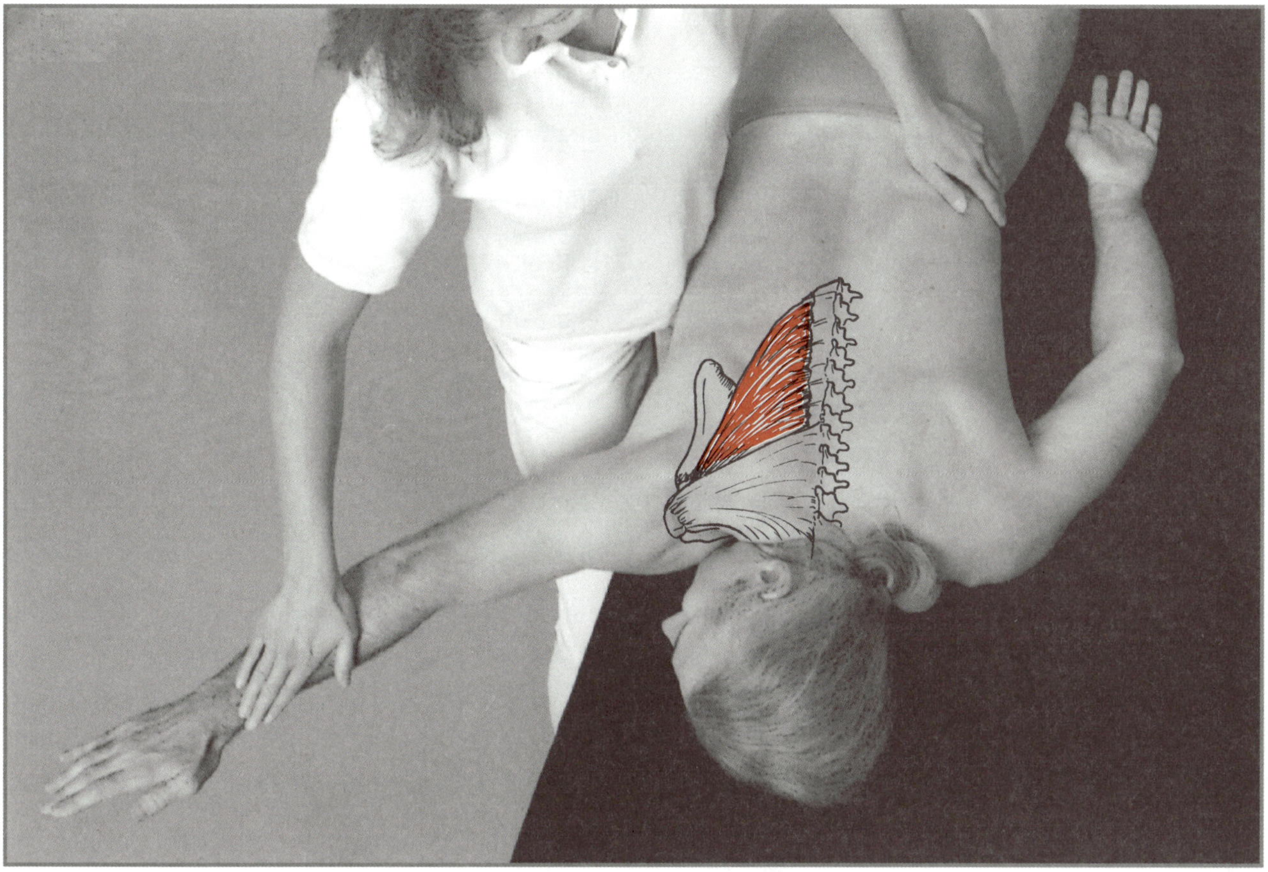

그림 6-195 하부등세모근

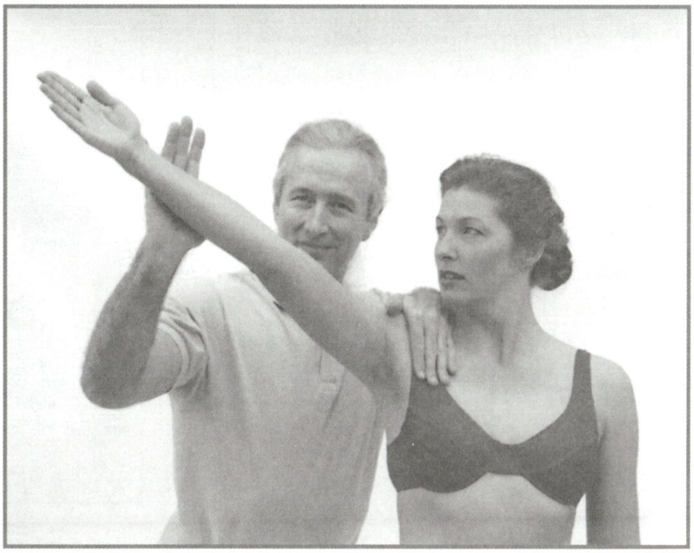

그림 6-196 하부등세모근

중간등세모근 (그림 6-197~그림 6-202)

Trapezius, Middle

기시 : T1-5의 가시돌기들.

종지 : 어깨봉우리돌기와 어깨뼈가시.

동작 : 어깨뼈를 모으고, 약간 올리며, 어깨봉우리를 뒤로 당긴다.

포지션 : 환자는 엎드린 자세 또는 선 자세를 취한다. 환자는 팔을 신체로부터 90° 가쪽으로 들어 올린다. 그 팔을 가쪽으로 돌려서 (엄지손가락을 뒤로 향함), 협동근인 마름근이 쓰이지 않게 한다. 만약 치료사가 손목 몸쪽에 힘을 가하면, 이 회전 각도 또한 팔꿈치의 굽힘을 막을 수 있다.

고정 : 엎드린 자세의 검사에서, 치료사는 반대 측 어깨를 고정해서, 몸통이 회전하지 않도록 한다. 선 자세의 검사에서, 치료사는 검사와 같은 측의 어깨의 앞면을 고정한다. 선 자세 검사에서 몸통이 안정되지 않는 경우, 환자를 벽에 등을 대고 서게 한다.

근력검사 : 그 팔을 앞쪽으로 민다. 치료사는 손목에서 팔꿈치 위까지, 원하는 힘의 양에 따라서 어디서나 임의의 장소를 밀 수 있다. 어깨 뒤쪽 근육들은 어깨뼈에 대해서 위팔뼈의 위치를 고정할 수 있어야 한다. 그 검사는 어깨뼈와 척주 사이의 가동제한이다. 이것은 검사 도중 관찰하거나, 느낄 필요가 있다.

신경림프반사 (전면) : 넓은등근과 같다: 좌측 젖꼭지의 아래, 제7 및 제8갈비뼈의 사이.

신경림프반사 (후면) : T7-8 사이, 좌측 추궁판의 부근.

신경혈관반사 : 뒤숫구멍 (람다) 위쪽 2.5㎝.

반응근들 : 큰가슴근 빗장부 및 복장부, 작은가슴근.

경락 : 비장 (spleen)

장기/선 : 비장

영양 : 비타민 C, 칼슘.

논고 : 검사 중, 팔이 전방으로 움직인다는 이유만으로는 중간등세모근의 약화를 확정 짓지 못한다. 팔이 앞으로 움직이는 것은 어깨의 근육들이 어깨관절을 충분히 고정하고 있지 않기 때문이라고 생각된다. 중간등세모근이 약하면, 어깨뼈가 척주의 가쪽으로 움직이고, 어깨뼈의 척주쪽 가장자리가 등으로부터 불쑥 나오는 일이 있다. 양측의 중간등세모근이 약한 경우, 비타민 C가 부족한 경우가 많다. 이것을 확인하려면, 환자에게 오렌지 등 비타민 C를 함유하는 식품을 먹게 한 다음에, 중간등세모근을 다시 검사한다. 만약 이제 강하다면, 비타민 C 부족을 시사한다.

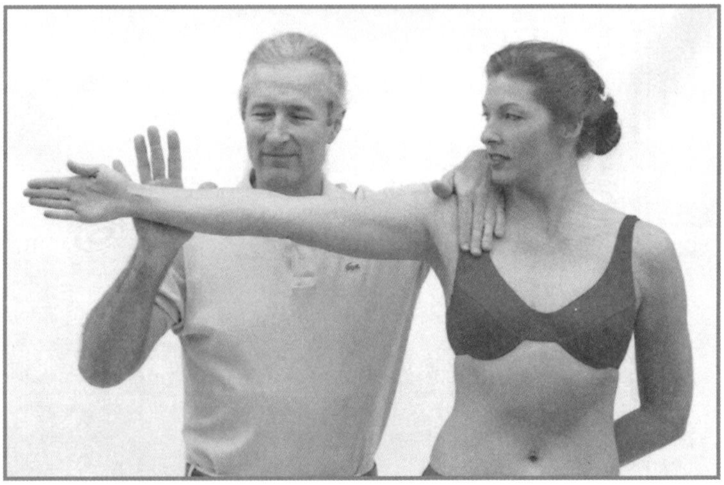

그림 6-197 중간등세모근, 선 자세 검사

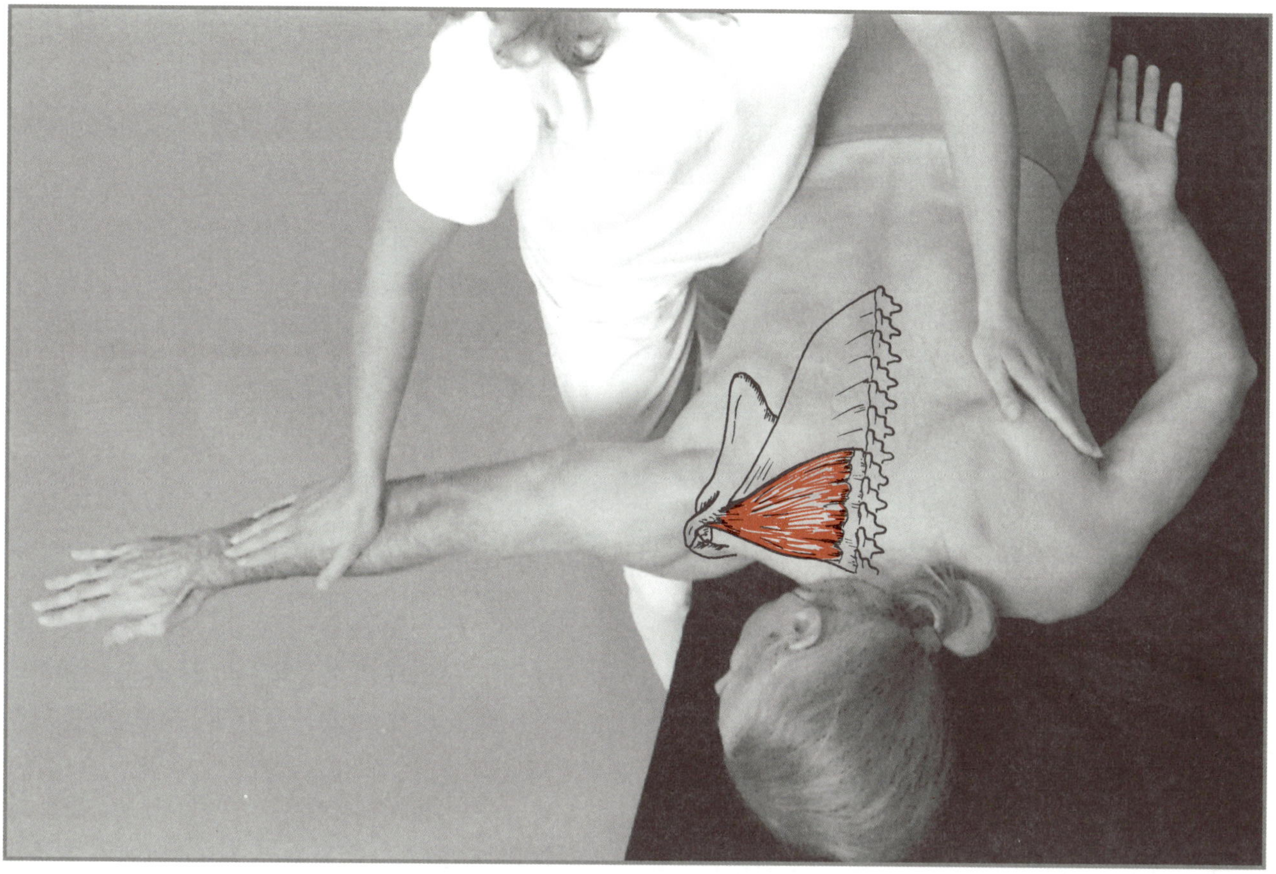

그림 6-198 중간등세모근

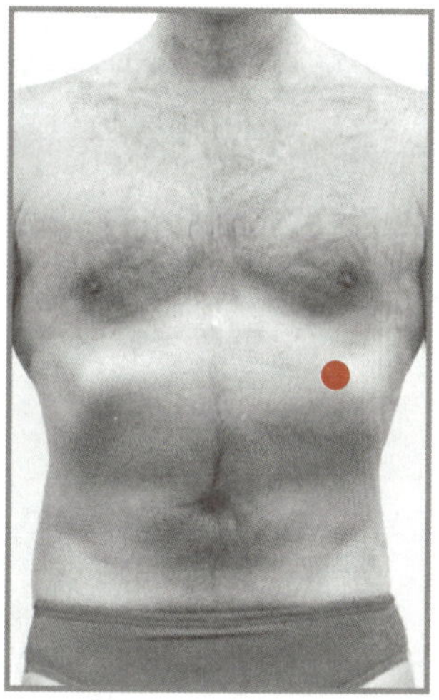

그림 6-199
전면 NL

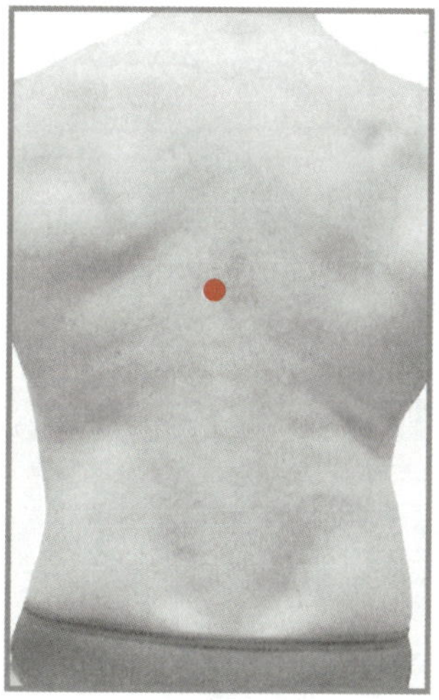

그림 6-200
후면 NL

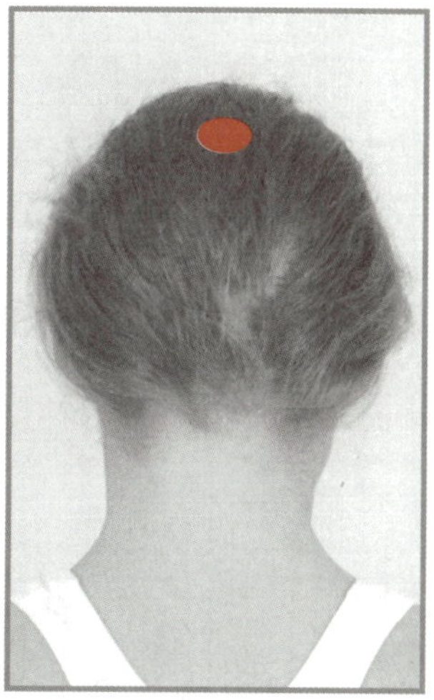

그림 6-201
NV 반사점

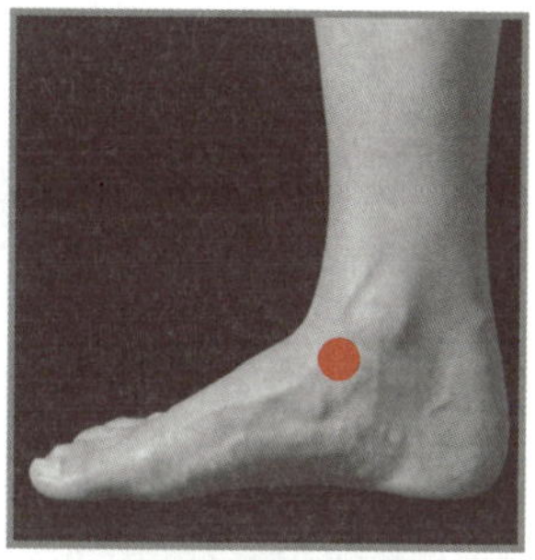

그림 6-202 진정혈
상구 (비장 5)

상부등세모근 (그림 6-203~그림 6-208)
Trapezius, Upper

기시 : 두개골 기저부터 C7 가시돌기까지.

종지 : 빗장뼈의 가쪽 1/3, 어깨뼈의 어깨봉우리.

동작 : 어깨 관절 오목이 위쪽을 향하도록 어깨뼈를 회전시킨다. 등세모근의 다른 부분과 함께 작동할 때, 그것은 어깨뼈를 안쪽으로 당긴다. 기시와 종지가 서로 바뀌면, 머리를 전방으로 당기고, 수축의 반대 측으로 머리를 회전시킨다. 저항에 대항하여 양측이 수축하면, 목 위에서 머리를 뒤로 당긴다.

포지션 : 환자는 한쪽의 어깨를 들어올리고, 귀를 어깨 쪽으로 기울인다. 머리는 검사하는 측으로부터 반대로 약간 회전시킨다. 어깨는 귀에서부터 수 cm 떼어서, 그 근육이 과도하게 단축해서 고정 (lock)되는 것을 방지한다. 환자가 어깨와 귀를 붙이면, 상부등세모근이 검사상 약화하는 일은 거의 없다는 것이 경험으로부터 밝혀졌다.

고정 : 검사에서 가하는 힘으로 충분히 고정된다.

근력검사 : 치료사는 양손을 사용해서 어깨와 머리를 당겨서 분리한다.

신경림프반사 (전면) : 전방어깨세모근과 중간어깨세모근의 사이, 7㎝ 길이 선.

신경림프반사 (후면) : 고리뼈 뒤쪽 아치 위 두개골의 기저 밑에.

신경혈관반사 : 광대뼈 위, 눈 바깥 가장자리 뒤 2-3cm, 관자뼈와 나비뼈의 결합점.

반응근들 : 넓은등근, 위팔두갈래근, 어깨밑근, 반대 측의 상부등세모근, 목굽힘근들.

경락 : 신경 (kidney)

장기 : 눈과 귀

영양 : 비타민 A, 비타민 B, 비타민 F, 비타민 G, 칼슘, 수분.

논고 : 상부등세모근은 특정의 눈의 장애, 특히 사시와 연관성이 많다. 상부등세모근을 검사하여 교정하면 난청이 개선되는 경우도 있다 (낮은 주파수 쪽이 더 효과적이다). 신경림프 (경우에 따라서는 신경혈관) 반사점을 자극하는 것은 연관성이 있는 눈과 귀의 장애에 큰 효과가 있다. 탈수증이 상부등세모근의 통증과 긴장의 원인이 되는 경우가 있다. 상부등세모근의 과도한 긴장의 치료로서는, 우선 유리컵 두 잔의 물을 마시고, 약 20분 기다

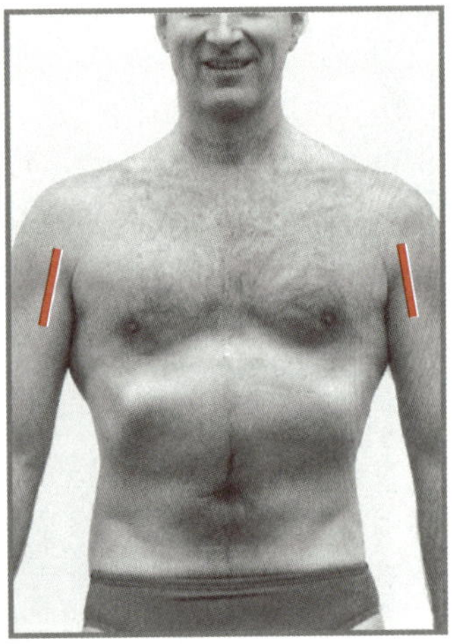

그림 6-203
전면 NL

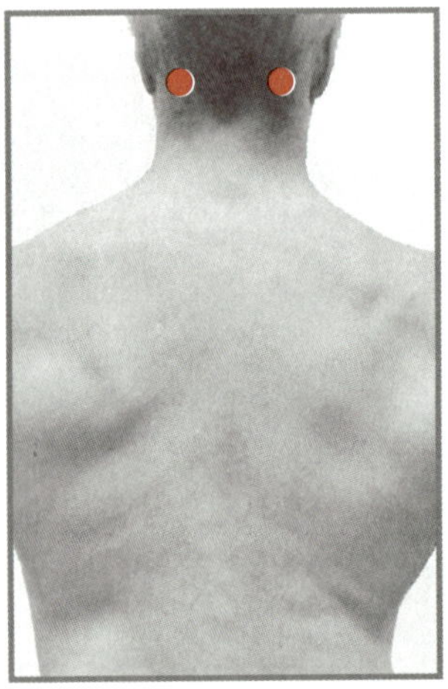

그림 6-204
후면 NL

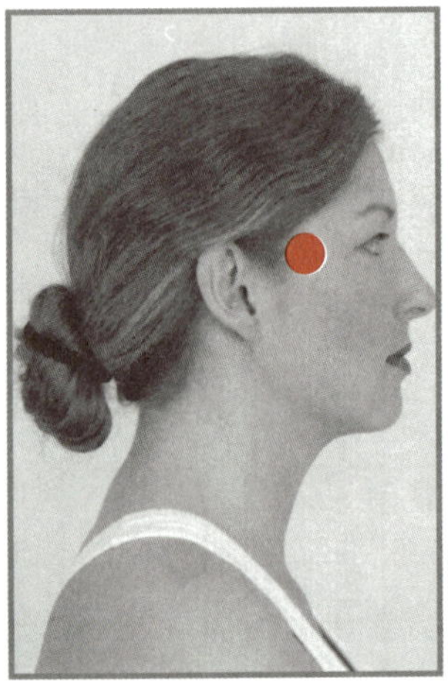

그림 6-205
NV 반사점

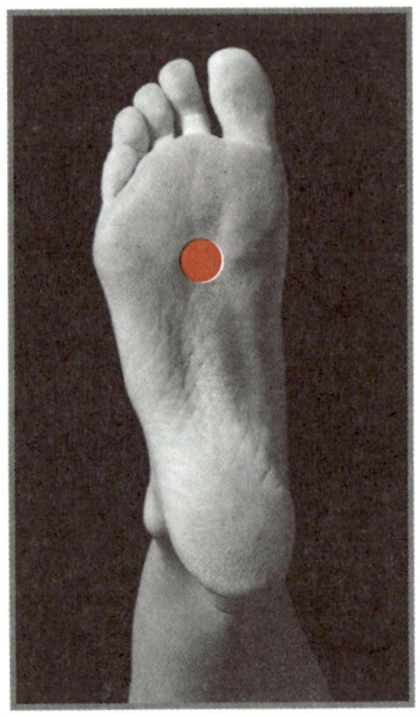

그림 6-206 진정혈
용천 (신경 1)

려서 효과를 평가할 것을 권장한다.

상부등세모근의 과도한 긴장은 아주 흔히 볼 수 있다. 상부등세모근은 그 길항근인 넓은등근의 지속된 약화를 만드는, 일차근인 경우가 많다. "공포증 반응"에서, 주로 상부등세모근에 의해서 머리는 뒤로 당겨지고, 어깨는 들어올려진다. 이 본능적 반응에 의해서, (머리뼈의 후방 하부에 있는) 연수가 보호된다. 심박과 호흡은 연수로부터 제어된다. 연수에 대한 직접적 타격은 죽음으로 연결되기 때문에, 이 영역의 본능적 보호는 생존하는 데 중요하다. 거듭되게 겁을 먹고 있는 환자들 에서, 이 영역의 긴장은 다소간 끊임없다.

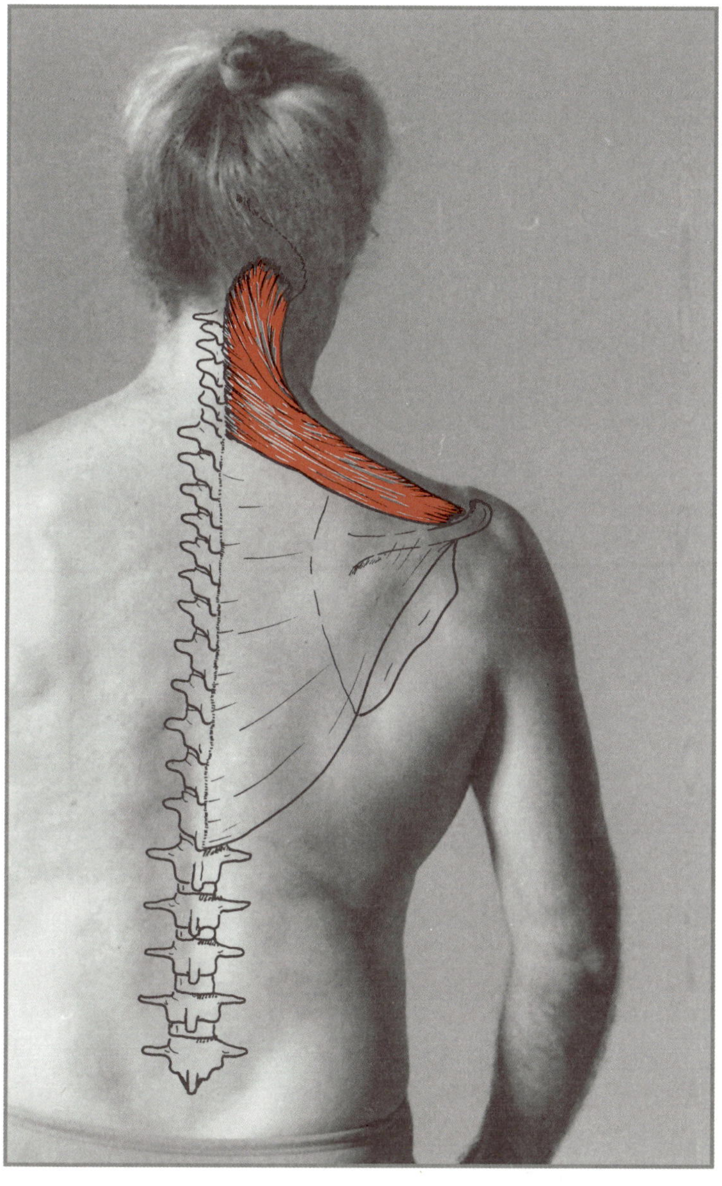

그림 6-207 상부등세모근

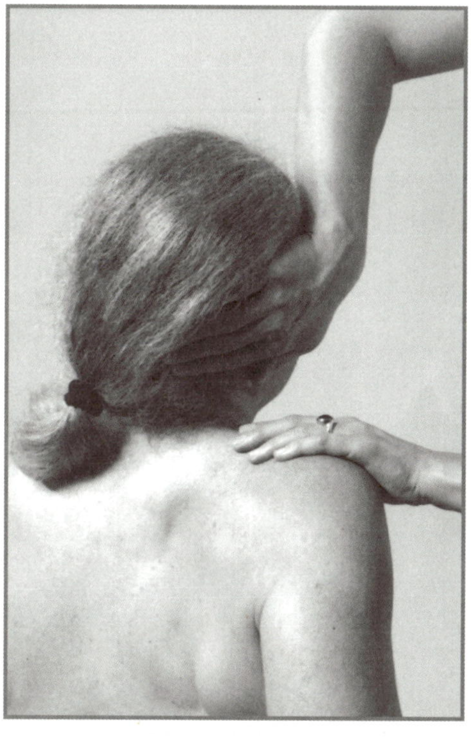

그림 6-208 상부등세모근

제 7 장

구조

Structure

이 장은 ICAK 구조적 진단 및 교정 테크닉들을 가르쳐 주고, 단축된 근육들의 동작 범위를 늘려주기 위한 매우 효과적인 스트레칭 테크닉을 가르쳐 준다. 주제는 다음과 같다:

- 인대 교차연결 (Interlink): 반대측 관절 교정. 왼쪽 발목 통증을 위해서 오른쪽 손목을 치료하고 목뿔뼈에 가쪽 압력을 가한다.
- 과긴장-역긴장: 인체를 잠시 동안 통증이 없는 자세로 둔다. 수동적으로 되돌려지고 그 통증은 사라진다.
- 걸음걸이 (gaits): 팔과 다리의 양측성 동작 패턴. 뇌의 두 반구들의 기능을 통합한다. 조화 및 명백한 사고 둘 다를 혼란된 학습으로 옮긴다.
- 총배설강 동기화: 머리의 정위 반사들을 골반의 생식 및 배설 반사들과 통합시킨다.
- 목뿔뼈: 인체의 자이로스코프를 균형 맞춘다.
- 손상 회상 (Injury Recall) 테크닉: 오래된 부상들로 인한 차후 영향을 없앤다.
- 안구 잠금 (Ocular Lock), 자세이상으로 향하는 시선 (Eyes into Distortion), 자세이상을 보상하는 시선 (Eyes Out of distortion), 자세이상 유발검사 (Body into distortion): 자세이상 방향으로 쳐다보는 것이 시스템에 스트레스를 주어 숨겨진 양성 반응을 일으켜서 이어지는 치료를 더 완전하게 만든다.
- 고유수용성 신경근 촉진법(Proprioceptive Neuromuscular facilitation; PNF): 숨을 내쉬면서 신장된 근육을 긴장시킨다. 숨을 들이 마시면서 새로운 동작 범위로 이완하면서 스트레칭 한다.

인대 교차연결

Ligament Interlink

Goodheart는 발목에 아픈 부종을 만드는 류마티스성 열을 가진 한 환자가 있었다. 흥미롭게도, 환자가 팔을 굽힐 때 통증이 덜해졌다. 환자가 반대측 팔을 펴서 팔꿈치가 펴질 때 무릎 통증은 더 심해졌다. 이러한 예사롭지 않은 소견에 매료되어, Goodheart는 다른 환자들의 통증을 줄이는 것을 돕기 위해서 그것을 적용하는 방법을 찾았다. 그는 증례들을 찾았는데 거기서 한 환자 팔에 있는 아픈 관절은 다른 다리에 (반대측 상부/하부 사지) 해당하는 관절이 환자에 의해서 동시에 접촉되지 (두-손 TL) 않는 한, TL을 하지 않는다는 것이다.

Goodheart는 걸음걸이에 관련된 부분들 – 걷기에 있어서 함께 움직이는 것들 (어깨와 반대편 힙, 무릎-팔꿈치, 손목-발목, 손가락-발가락)- 사이에서 기능하는 두-손 TL을 발견했다. 손가락을 가진 네발로 기는 동물(네발 짐승)에서, 손가락이 반대편 발가락과 동시에 움직이는 것을 쉽게 볼 수 있다. 인간이 자유롭고 활기차게 걸을 때, 손목이 앞쪽으로 흔들리는 것이 반대쪽 발목이

관절	반대측 관절
손가락	발가락
손목	발목
팔꿈치	무릎
어깨	힙
엉치엉덩 (엉치-힙)	복장갈비 (ICAK), 뒤통수 (저자만의 소견-표준ICAK 관계는 아님)
꼬리뼈	칼돌기 (복장뼈의 아래 끝)
T5-6 위의 척추	흉추 5/6 연결부 아래 같은 거리인 맞은편 척추 (Lovett Brother)
몸 안의 어떤 관절	측두하악관절 (TMJ)

발걸음을 딛기 위해서 앞쪽으로 흔들리는 것과 동시에 생기는 것을 관찰할 수 있다. 한 팔과 반대 다리의 신경 신호들 (신경 지배) 사이에 연결이 있다. 두-손 TL 내의 기능에 발견되는 대응은 다음 표에서 볼 수 있다:

실험을 통해서, Goodheart가 발견한 것은 목뿔뼈를 한 쪽으로 잡고 있는 것이 관절들에 대한 두-손 TL을 없앤다는 것이다. 그가 제안한 것은 목뿔뼈에 붙어 있는 근육들 내의 신경들에 대한 자극은 어떤 이유인지는 몰라도 인체의 반대측에 있는 대응하는 관절 사이의 신경 교류에 영향을 주고 있다는 것이다. 이 관찰을 사용해서, 그는 관절 통증을 줄이는 테크닉을 개발했다. 다시 여기서 우리는 비상한 관찰을 하고 그것을 유용한 응용 근신경학 테크닉으로 개발한 Goodheart의 천재성을 본다.

첫째, 아픈 관절에 TL을 하고 한 지표근육을 검사한다. 지표근육이 약해진다면, 양성 TL이 없어질 때까지 일반적인 AK 검사들 및 교정이 실행된다. 인체 반대쪽에 있는 대응하는 관절이 (위의 표를 보아라) 비슷하게 평가된다. 다음, 관절 내의 아픈 점과 (보통 인대 상에 있다) 대응하는 반대쪽 관절 둘 다 동시에 TL을 한다. 예를 들자면, 두 관절들에 대한 이 검사에서, 환자는 오른 손을 아픈 왼 팔꿈치에 그리고 동시에 왼손을 반대측 오른 무릎에 댄다. 환자의 두 손이 두-손 TL을 위해서 사용되는 것에 주목을 해라. 근육 검사에 팔이 더 이상 사용되지 못하므로, 다리 근육이 지표근육으로 사용된다.

환자는 앞쪽으로 몸을 기울이면 절대 안 되며, 또는 다른 방법으로 다양한 검사들 (관절 1, 관절 2, 두 관절들) 사이에 자세를 바꿔라. 자세를 바꾸는 것은 인체의 일부 다른 부분을 예기치 않게 자극할 수 있어서 검사 결과를 바꾼다. 그러므로, 각 개별 관절을 검사하기 위해서 사용되는 인체 자세는 두 관절들을 동시에 검사하기 위해서 요구되는 자세에 매우 가깝게 정해야만 한다.

두 사지에 있는 TL을 할 점들은 직접적으로 대응하는 것으로 밝혀질 것이다. 발목의 안쪽은 손목의 안쪽에 대응할 것이다. 경고: 무릎은 아래 다리를 뒤쪽으로 구부리고 팔꿈치는 앞팔을 앞쪽으로 구부리기 때문에, 왼 무릎의 안쪽면은 오른 발꿈치의 가쪽면에 대응한다.

다음, 환자는 지표근육을 검사하는 동안, 목뿔뼈를 한 쪽으로 그리고 나서 다른 쪽으로 잡고 있는다. 어느 한 쪽으로 목뿔뼈를 잡고 있는 것이 지표근육을 검사상 약하게 만든다면, 목뿔뼈에 붙어 있는 근육들이 평가돼야만 하고 더 진행하기 전에 균형이 맞춰져야만 한다.

치료사는 TL이 되었던 두 점을 같은 압력으로 누르고 어떤 쪽이 더 아픈 지를 물어 본다. 덜 아픈 관절은 치료된 것이다. 치료 동안, 환자는 목뿔뼈를 치료된 쪽을 향해서 (덜 아픈 관절 쪽을 향해서) 잡고 있는다. 치료사는 덜 아픈 점을 약 10파운드 압력으로 몇 초간 누르고 난 다음 압력을 푼다. 이 사이클을 30-40초간 계속하거나, 아니면 반대쪽 관절에 대한 압력이 더 이상 통증을 만들지 않을 때까지 한다. 치료하는 동안, 치료사는 그 통증이 덜해졌는 지를 확인하기 위해서 아픈 관절 위를 가볍게 누를 수 있다. 이것은 치료에 도움이 되지 않지만, 그러나 도수 치료를 멈출 때를 (통증이 사라진 때) 알기 위해서 사용될 수 있다.

드문 경우에서, 대응하는 관절들이 인체에서 같은 쪽에 있을 수도 있다. 두 대응하는 관절들이 각각 홀로 TL 될 때 관찰될 수도 있는 또 다른 이상스러운 변형은, 개별적으로 균형 잡혀질 수 없는데, 그러나 함께 TL될 때 지표근육을 약하게 만들지 않는다. 이 이상스러운 두 경우에서, 치료는 동일하다: 목뿔뼈를 덜 아픈 쪽으로 잡고 있어라.

인대 교차연결은 모든 관절 문제를 위한 만병 통치는 아니다. 다른 가능성 있는 문제들 모두를 (아탈구, 근육 허약, 그리고 근육 신장 반응, 반복된 근육 실패 (failure), 반응근, 과긴장-역긴장, 등의 다른 불균형들) 찾아서 제거할 필요가 있다. 인대 교차연결은 관절염 통증을 줄이는데 효과적일 수 있다. 염좌 및 기타 부상 따위의 외상 치료에서, 첫 번째 "쇼크 (shock)" 반응이 끝나고 초기 치료가 이미 시작했을 때, 인대 교차연결이 통증, 염증, 및 부종을 신속히 줄이기 위해서 적용될 수 있다.

인대 교차연결 테크닉
Ligament Interlink Technique

평가:

1. 환자는 관절 내 통증 수준을 평가한다. 아픈 관절에 TL한다. 활성을 보이면, 양성 TL을 없애기 위해서 표준 AK 테크닉들을 (근육 균형 잡기, 도수 조작, 등) 실행한다.
2. 아픈 관절과 그것의 반대쪽 파트너를 동시에 TL 한다. 만약 활성을 보이면, 반대쪽 파트너 만을 TL 한다. 이 하나 만의 TL이 활성을 보이면, 계속하기 전에 반대쪽 상-하체 파트너 관절을 우선적으로 균형을 잡아라. 만약 이중-TL이 이제 활성을 보이면, 인대 교차연결 테크닉이 지시된다.
3. 가장 큰 통증 부위를 찾기 위해서 아픈 관절을 촉진한다 - 보통 인대에 있다.
4. 아픈 인대 그리고 대응하는 반대쪽 상체-하체 인대를 동시에 누르는데, 각각의 쪽에서 동일한 크기로 눌러라.
5. 당신이 누르고 있을 때 어느 쪽이 더 아프냐고 환자에게 물어라. 덜-아픈 관절이 치료할 쪽이다. 이것은 일반적으로, 항상 그렇지는 않지만, 환자의 현재 통증이 있는 쪽과 반대 쪽에 있다.

교정:

1. 목뿔뼈를 왼쪽으로 누르고 근력검사를 해라. 목뿔뼈를 오른쪽으로 누르고 검사해라. 만약 좌 또는 우 어느 한 쪽으로 목뿔뼈를 누르는 것이 지표근육을 약하게 만든다면, 계속하기 전에 목뿔뼈의 근육을 균형 잡아라.
2. 환자는 치료될 쪽으로 목뿔뼈를 잡고 있는다.
3. 치료사는 치료될 관절/인대를 몇 초간 세게 (약 10 파운드의 압력) 누르고 난 다음 이 압력을 푼다. 30-40초간 이것을 반복한다. 선택 사항: 치료사는 반대쪽을 가볍게 누르고 있으면서 그 동안 환자에게 어떤 통증의 감소가 있으면 말하라고 청한다.

교정의 확인:

1. 아픈 관절과 그것의 반대쪽 파트너를 동시에 TL 한다. 근육 검사를 한다. 이것은 이제 지표근육을 더 이상 약하게 해서는 안 된다.
2. 환자에게 움직여 보고 통증의 감소를 평가해 보라고 시킨다.

과긴장 역긴장
Strain Counterstrain

과긴장 역긴장 테크닉은 1950년대에 접골요법사인 Lawrence Jones에 의해 신경근육 및 근골격 장애들을 치료하기 위한 방법으로 개발되었다. 1964년에 Jones는 "포지셔닝에 의한 자발적인 이완 (Spontaneous Release by Positioning)"이라는 제목의 논문에서 그의 방법을 처음 선보였다. 이 논문은 모든 척추 및 많은 다른 병소들을 위한 특정 포지션들과 통증 유발점들을 포함한다.

Jones가 과긴장 역긴장 테크닉으로 성공적으로 치료했던 첫 환자는 정원일을 하면서 오랫동안 몸을 숙이고 있었다. 일어 났을 때, 그는 허리가 갑작스럽게 무엇으로 찌르는 듯한 통증을 (요통) 보였다. 숙이고 있었던 동안에는 통증이 없었다. 그가 몸을 똑바로 세웠을 때 통증이 시작했다. 이것은 모든 치료사들이 그의 환자들에게서 들을 가능성이 흔히 있는 일이다.

Jones는 환자의 이환된 근육 (들)을 강하게 굽히는 자세로 수동적으로 가게 해서 통증을 경감시키는 것을 도울 수 있었는데, 그 자세는 그가 정원일을 하면서 오랫동안 유지해온 바로 그 자세였다. Jones는 이 현상의 설명을 위한 가설을 세웠다: 한 근육이 오랜 시간 동안 굽혀져 있다가 그 다음 갑자기 늘려질 때, 근육의 고유수용체들은 짧아진 길이에 익숙해져 있어서 갑작스러운 늘어남에 적응할 시간을 갖지 못한다. 그 결과로, 그들은 빗발치는 부적절한 자극을 신경계로 보내서, 그 근육, 그것의 협동근, 및 그것의 길항근들의 기능 장애를 초래한다. 짧아진 포지션으로 근육을 수동적으로 유지한 다음, 그것을 수동적으로 천천히 늘리는 것은, 고유수용체들을 리셋하게 해 주고 이환된 근육 그룹의 근긴장을 정상화시켜 준다.

Jones의 테크닉은 통증을 최대한으로 줄여 주는 자세로 환자 몸을 적어도 3분 동안, 이상적으로 통증이 없는 자세로, 유지하는 것이다. 그 다음 환자가 최대한 수동적으로 남아있게 하는 동안, 치료사는 환자의 몸을 천천히 움직여서 짧아진 근육을 늘리게 만든다.

과긴장에 대한 정확한 기전은 완전히 이해되지 않았다. 근육에 대한 어떤 부상이 방추 세포들을 부적절하게 발화하도록 만든다고 여겨진다. 계속된 신호 보내기는 신경근육 반사 고리를 시작시켜서 이환된 근육 내의 근긴장을 부적절하게 리셋시켜서, 인체 통증을 만들며, 또 조직 내에 "압통점 (tender points)"이라 불리는 것을 형성한다고 여겨지며, 직접적으로 이환된 근육에서 종종 아주 멀리 있다. 이 압통점은 만지면 극도로 아프다. 이들은 Travell과 다른 이들에 의해서 "통증 유발점"이라고 기술된다. 통증 유발점의 위치는 병소의 정확한 포지션을 나타낼 수 있다. 경험 많은 치료사는 원인 병소의 포지션을 진단하기 위해서 만지면 아픈 통증 유발점을 촉진할 수 있다. 척추 병소를 찾는데 있어서 그것을 싸고 있는 조직 및 척추를 직접 촉진하는 것보다 훨씬 더 효율적이다.

과긴장 역긴장 테크닉은 조직 내 그리고 압통점 내의 인체 통증을 경감시키기 위해서 사용된다. 오늘 날 교습되고 있는 기본 테크닉은 아주 간단하다: 치료사는 이환된 사지 또는 몸통을 이환된 근육들의 두 끝이 가깝게 되는 어떤 포지션으로 수동적으로 둔다. 환자의 통증 유발점 민감성을 포함해서 모든 통증이 없는 정확한 포지션을 찾을 때까지 그를 실험적으로 움직여라. 치료사는 환자의 수동적인 몸을 이 자세에서 90초간 잡고 있는다. 그 다음 치료사는 환자의 몸을 다시 중립 포지션으로 되돌린다. 그 테크닉이 성공적 이려면, 환자는 절대로 움직이려 하거나 어떤 근육을 긴장시키지 말고 그 절차 동안 완전히 수동적으로 있어야 한다. 체성 통증 및 압통점의 민감성을 줄이는데 종종 아주 성공적이다.

특정 병소에서, 통증을 없애는 포지션은 일반적으로 모든 환자에서 동일하다는 것이 많은 연구에서 밝혀졌다. 이 이유는 특정 구조의 병소는 거의 동일하기 때문이다. 물론, 예외가 있지만, 제시된 자세를 시도해 보는 것이 치료사의 시간을 많이 절약해 줄 것이다. 이 근육-관절 통증 포지션들은 잘 기록되어 있어서 치료사가 그의 환자를 치료하는데 활용하기 위한 출발점을 제공해 준다.

특정 근육을 위해서 활용할 수 있는 특정 자세는 문헌에 기술되어 있으며 온라인 비디오에서 활용 가능하다. 제시된 자세가 통증을 완벽하게 없애지 않는다면, 치료사는 모든 통증이 사라질 때까지 자세를 바꿔 보아라. 이 자세에서, 이환된 긴장한 근육이 이완되었다고 느껴질 수 있고 이환된 통증 유발점은 촉진에 통증이 없게 된다. 또한 치료사는 통증 유발점 안의 통증을 없애는 자세를 찾기 위해서 몸을 움직이면서 연관된 통증 유발점을 눌러서 치료 포지션을 찾을 수 있다.

만약 환자가 이 자세에서 벗어나서 몸을 움직인다면,

그 근육은 다시 굳어진다 - 더 이상의 부상을 막기 위해서 이환된 관절에 부목을 대려는 명백한 시도에서. 흥미롭게도, 그 병소를 통증-없게 만드는 자세는 일반적으로 그 병소가 생긴 자세다. 부상을 당한 포지션에서 능동적으로 벗어나려고 움직이는 것은 그 근육을 굳게 만들고 그 통증 유발점을 다시 아프게 만든다.

병소를 갖고 있는 척추 분절 또는 다른 관절을 진단학적으로 결정하기 위해서 통증 유발점이 사용될 수 있다. 각각 두 개의 연이은 척추 사이의 한 병소는 특정 활성 통증 유발점과 연관되어 있다. 종종 부정확한 아탈구된 부위에 대한 직접적인 촉진 보다는 통증 유발점을 사용해서 병소들이 더 쉽게 구분될 수 있다.

위에서 기술된 접골요법적인 "병소 (lesion)"는 AK에서 "아탈구 (subluxation)"이라고 불린다.

과긴장 역긴장의 적응증은 근육 및/또는 관절 내 누르면 아픈 통증 유발점을 갖고 있는 고질적인 통증을 포함한다.

과긴장 역긴장 테크닉: Jones

Strain Counterstrain Technique: Jones

1. 환자가 다쳤을 때 정확히 무슨 일이 생겼던 지를 말하게 해라. 그가 무엇을 하고 있었나? 통증이 시작했을 때 무슨 자세인가? 무엇으로 맞았는가? 어떻게 떨어졌는가? 몸을 틀어지게 만든 충격력을 추정해라. 추정을 확인하고 교정하기 위해서 촉진해라.
2. 검사에 의해서 찾은 기형을 과장시켜라. 환자를 아탈구로 만든 자세로 움직여라. 통증을 최대로 줄이고, 굳은 근육을 최대로 이완시키고, 그리고 통증 유발점 통증을 줄이는 자세를 찾을 때까지 자세를 바꿔 보아라.
3. 환자는 이 자세에서 수동적으로 3분까지 그대로 있는다.
4. 환자는 치료사가 그를 이완된 포지션으로 되돌리는 동안 수동적으로 있는다.

Goodheart는 골몰히 생각하고, 더 연구해서, 과긴장 역긴장 테크닉을 AK에서 사용하는 것을 채택했다. 그것의 적용은 근육 긴장을 리셋하고 통증을 경감시킬 뿐만 아니라, 인체 전반에 걸쳐서 신경근 기능 및 움직임 패턴을 증진한다. 그것은 환자가 치료를 필요로 하는 근육에서 멀리 떨어진 곳에서 통증을 호소할 때마다 사용된다고 그는 말했다.

과긴장 역긴장 테크닉: Goodheart

Strain Counterstrain Technique: Goodheart

평가:

1. 문제가 있는 근육은 검사상 강해야만 한다. 그렇지 않다면, 일반적인 AK 테크닉으로 우선 강화되어야만 한다.
2. 치료사는 환자를 도와서 그 근육을 3초 동안 최대로 수축시키고 난 다음, 이완된 자세로 되돌린다.
3. 근육을 다시 검사한다. 이제 그것이 약하다고 검사되면, 과긴장 역긴장 테크닉을 적용한다.

교정:

1. 누를 때 가장 아픈 근육 복부 안의 위치를 촉진해서 찾아라. 환자가 참을 수 있을 만큼 강하게 압력을 유지해라.
2. 환자가 완전히 수동적으로 있는 동안, 치료사는 팔 다리 또는 기타 인체 부분을 움직여서 눌려진 점 안에서 통증이 최대로 줄어드는 자세를 찾아라. 일반적으로, 그 점이 몸의 정중선에서 멀리 있을수록, 팔 다리 또는 기타 인체 부분은 더 많이 굽혀지고 돌려져야만 한다.
3. 치료사는 환자를 이 자세로 잡고 있는다. 환자는 그 근육을 단단하게 만드는 것을 삼간다. 가능하다면, 치료사는 통증 점 밑에 있는 방추세포들을 늘린다. 이러한 방추세포 떼어 늘리기 기전은 27p에 도해되어 있다. 이러한 스트레칭은 호흡을 5-7번 하는 동안 만들어진다. 만약 치료된 근육이 몸의 전면에 있다면 (허리근, 넙다리곧은근, 가슴근, 복근들, 등), 방추세포 스트레칭은 들숨 동안 실행된다.

만약 치료된 근육이 몸의 후면에 있다면 (척주세움근, 뒤넙다리근, 큰볼기근, 마름근 등), 방추세포 스트레칭은 날숨 동안 실행된다.

4. 만약 방추세포 스트레칭이 실행되지 않는다면, 그냥 아픈 점을 계속 누르는데 그 동안 통증을 최소한으로 줄이는 자세로 환자를 유지시킨다.

5. 치료 끝 무렵에 환자는 치료된 근육을 굳게 만들지 않는 것이 매우 중요하다. 그는 이완된 자세로 되돌아 갈 수 있는데 두 방법들 중 하나를 사용한다. 첫째, 그는 치료사가 환자의 사지나 기타 몸 부분을 시작 자세로 매우 천천히 되돌리는 동안 그는 수동적으로 남아 있는다. 아니면 환자는 치료사가 천천히 이완시키는 저항에 맞서서 치료된 근육의 길항근을 단단하게 만들 수 있다.

보행(걸음걸이)
Gaits

한 근육이 활성적일 때, 그것의 협동근은 촉진되고 그것의 길항근은 억제된다. 이러한 "상호 항진과 억제"는 21-32p 에서 신경근방추세포와 골지건기관들에 관한 항목에서 자세히 기술되었다. 논의한 것처럼, 이 기능은 척추 분절 안에서 일어나며 무릎-반사에서처럼 매우 빠른 반응 안에서 활성적이다.

상호 항진과 억제에 대한 보다 복잡한 예들은 보행 패턴에 관한 조직화에서 볼 수 있다. 정상적인 걸음걸이 패턴들은 위쪽과 아래쪽 사지들의 반대측 움직임들을 포함한다. "걸음걸이"란 단어는 걷고 달리는데 있어서 팔과 다리의 조화 패턴들을 말한다. 다른 걸음걸이 패턴들은 인간보다 말에서 보다 쉽게 볼 수 있다. 말은 다른 속도에 따라 다른 걸음걸이를 사용한다 (걷기 walk, 보통 구보 canter, 속보 trot, 질주 gallop…). 인간은 비록 두 다리로 걷지만, 보행에서 네 발 짐승에서 볼 수 있는 동일한 조화 패턴으로 팔은 다리와 반대측으로 흔들린다. 왼다리가 앞쪽으로 흔들리면, 오른팔은 앞쪽으로 흔들린다. 동시에, 오른 다리는 뒤를 집고 왼팔은 뒤로 흔들린다. 오른팔이 앞쪽으로 올 때, 왼다리를 앞쪽으로 옮기기 위한 다리 근육의 수축은 항진된다. 동시에, 왼팔을 앞쪽으로 오른다리를 앞쪽으로 옮기는 근육은 억제된다. 이 상호 억제는 현재 근육 활동에 간섭을 하는 근육들의 수축을 막는다.

때때로 사람들이 "낙타" 걸음걸이를 하는 것을 보는데, 같은 팔과 다리로, R-R 그리고 L-L. 이것은 동측성 조화 Homolateral organization을 나타내며 일반적으로 병적이라고 간주된다. 이 동측성 보행은 그 사람이 현재 잘못 조화되어 있고 걷는 움직임을 조화를 맞추기 위해 한 번에 하나의 반구를 사용하고 있다는 것을 나타낸다. 동측성 걸음걸이는 일반적으로 신경학적 부조화를 나타낸다. 신경학적 부조화는 균형장애, 정신적 장애 및 불능, 또는 둘 다로 나타내질 수 있다. 신경학적 부조화의 극단적인 증례의 사람들은 "독서 장애자 dyslexic"으로 분류된다. 독서 장애자는 학습 능력 결핍으로 간주된다. 그러나, 아주 창조적이고 성공적인 사람들의 일부는 (쉐어, 탐 크루즈, 스티븐 스필버그, 키아누 리브스, 존 레논, 등등) 그들이 독서 장애자라고 진단되었던 정도로 학습 및 조화 결핍을 갖고 있었었다.

사람이 걸을 때, 머리는 앞을 보며 그대로 있는다. 이러한 외견상 간단한 동작은 복잡한 조절을 요구한다. 오른 발이 앞쪽으로 내딛는 동안, 골반과 하부 몸통은 시계 반대방향으로 돌아간다 (위에서 볼 때). 왼 어깨가 앞쪽으로 나올 때, 상부 몸통은 시계방향으로 돌아간다. 머리가 상부 몸통의 동작을 따라가지 않게 하기 위해서, 오른 목빗근과 (목 굽힘근) 왼쪽 상부 등세모근은 (목 폄근) 수축 해야만 하고 그러는 동안 동시에 왼 목빗근과 오른쪽 상부 등세모근은 이완되어야만 한다. 걷는 동안 머리의 회전 또는 기울이기는 걸음걸이 문제가 있다는 하나의 증거다. 머리 포지션을 포함한 많은 보행 근육들에서의 상호 항진 및 억제 조절은 척추 분절 조절 이상을 요구한다. 보행에 관여된 많은 근육들에 대한 조절은 소뇌의 활동 또한 요구한다.

걷는데 있어서 함께 일을 하는 (항진되는) 근육은 동시에 검사될 때 강하다고 검사되어야만 한다. 이것이 AK 걸음걸이 검사의 기본이다.

걸음걸이 검사는 환자가 등을 대고 누워서 제일 쉽게

수행된다. 그러나, 일부 걸음걸이 문제들은 환자가 체중을 견디는 자세에서만 감지될 수 있다. 보행이 잘 조화되지 않지만, 그러나 등을 대고 누워서 걸음걸이 장애가 감지되지 않을 때, 환자를 세워서 걸음걸이 검사를 수행해라.

걸음걸이 검사 테크닉

Gait Testing Technique

평가:

환자는 등을 대고 눕는다. 치료사는 반대쪽 걸음걸이 자세를 검사한다. 몇몇 사지가 이중 검사에서 검사상 약하다면, 치료사는 개별적으로 검사한다. 그것이 개별적으로 검사상 강하다면, 그 때 걸음걸이 불균형이 확증된다. 그것이 개별적으로 검사상 약하다면, 치료사는 그것을 강화시키고 이중 검사를 반복해라.

1. 팔과 힙 굽힘근: 환자는 한 팔과 반대쪽 다리를 테이블 위로 약 20° 올린다. 치료사는 둘 다를 테이블을 향해서 밑으로 민다.
2. 팔과 힙 폄근: 환자는 한 팔과 반대쪽 다리를 테이블을 향해서 밑으로 당긴다. 치료사는 둘 다를 테이블에서 위쪽으로 당긴다.
3. 팔과 힙 벌림근: 환자는 한 팔과 반대쪽 다리를 몸 옆에서 바깥으로 유지시킨다. 치료사는 그들을 환자의 몸 옆으로 향해서 누른다.
4. 팔과 힙 모음근: 환자는 한 팔과 반대쪽 다리를 정중선을 향해서 안에서 유지시킨다. 치료사는 둘 다를 정중선에서 멀리 당긴다.
5. 허리근과 반대쪽 큰가슴근: 환자는 한 다리를 들어올려서 바깥으로 돌린다. 반대쪽 팔을 45-90° 든다. 치료사는 그 다리와 팔을 몸에서 가쪽으로 멀리 밑으로 누른다. 큰가슴근 빗장부 및 복장부를 동시에 검사하는 것임을 주목해라.

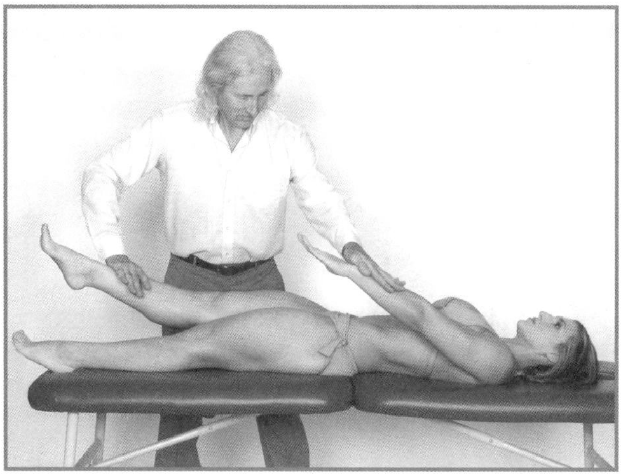

7-1 걸음걸이 검사: 팔과 힙 굽힘근

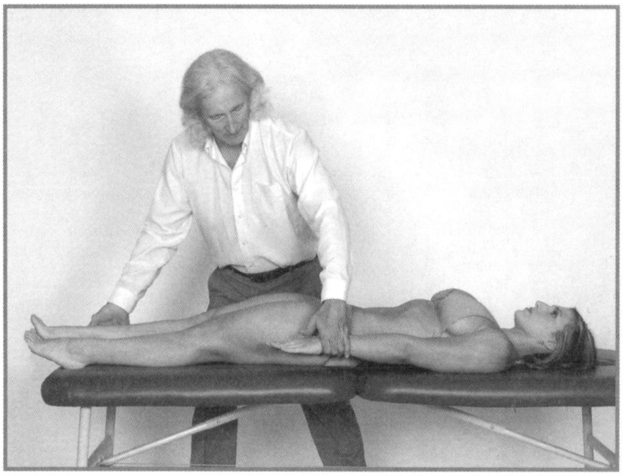

7-2 걸음걸이 검사: 팔과 힙 폄근

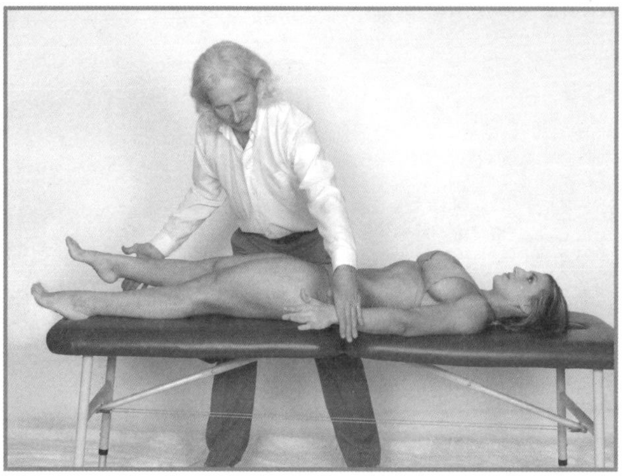

7-3 걸음걸이 검사: 팔과 힙 벌림근

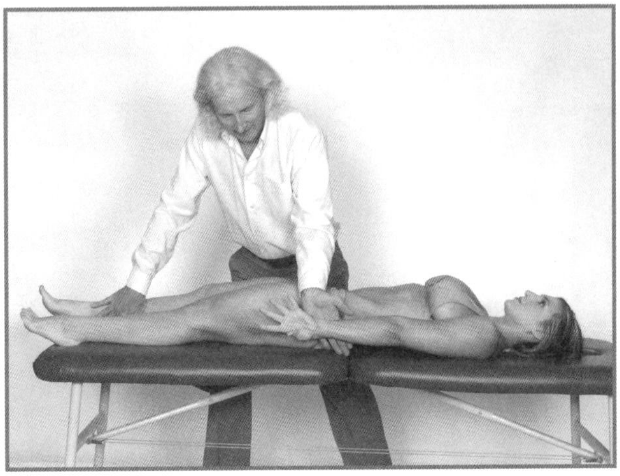

7-4 걸음걸이 검사: 팔과 힙 모음근

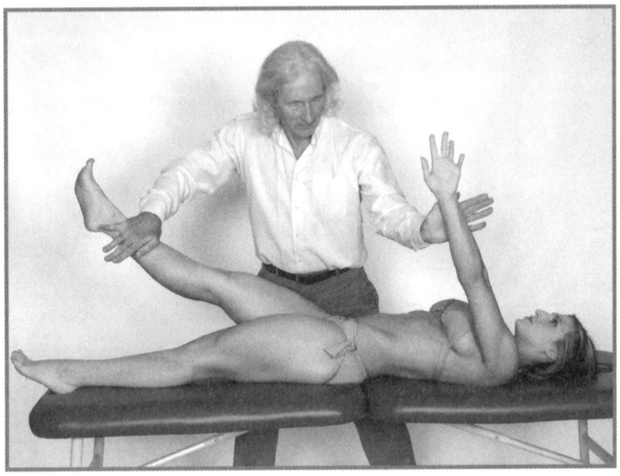

7-5 걸음걸이 검사: 허리근과 큰가슴근

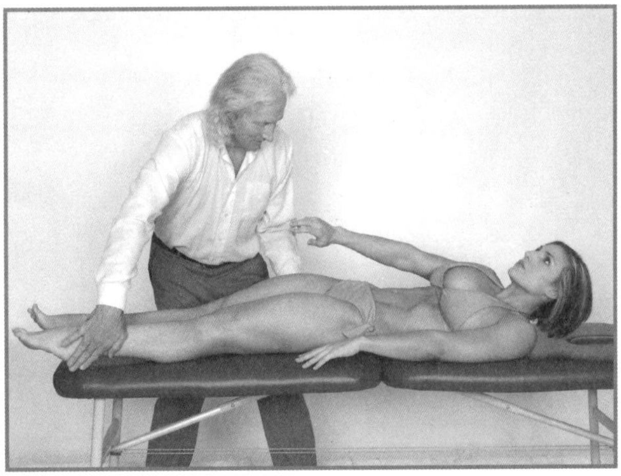

7-6 걸음걸이 검사:
중간볼기근과 반대쪽 복근 - 등을 대고

6. 중간볼기근과 반대쪽 복근: 등을 대고 누운 환자는 한 어깨를 들어 올리고, 반대쪽 힙 쪽으로 복부를 수축시키기 위해서 그쪽으로 어깨를 당긴다. 또한 환자는 반대쪽 다리를 옆쪽 바깥으로 움직인다. 치료사는 들어올린 어깨 쪽의 다리를 고정시키고 반대쪽 다리를 정중선을 향해서 안으로 민다. 비록 한쪽의 복근이 수축되지만, 오직 반대쪽 중간볼기근만이 약함이 검사된다.
7. 중간볼기근과 반대쪽 복근은 환자를 앉혀서도 검사할 수 있다. 환자는 앉아서 한 다리를 치료사의 다리에 맞서서 옆쪽 바깥으로 민다. 환자는 상체를 치료사를 향해서 돌린다. 치료사는 그 회전을 되돌린다는 의도로 환자의 어깨를 누른다. 이것은 이중 검사에서 복부 부분만을 검사하는 것을 주목해라.

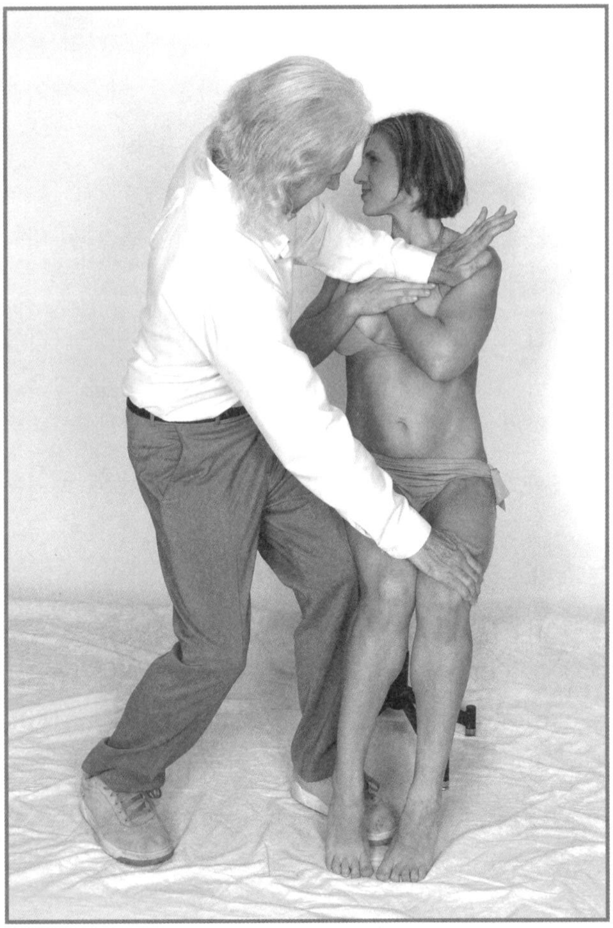

7-7 걸음걸이 검사:
중간볼기근과 반대쪽 복근 - 앉아서

교정:

약하다고 검사된 특정 걸음걸이 검사들을 위해서 발에 있는 경혈점들을 약 15초간 세게 마사지 해라.

어떤 경혈점들이 어떤 걸음걸이 불균형을 교정하는지를 알기 위한 인기 있는 AK 기억법이 있다. 도시명인 Palo Alto의 처음 다섯 글자는 (PALOA) 엄지발가락의 안쪽면에서 시작되는 여섯 걸음걸이 자세들의 다섯을 나타낸다. 이 점들은 발허리뼈들의 먼쪽 끝 사이에 있다. 발가락 뿌리 사이와 발허리뼈 사이의 공간 안으로 위로 마사지 해라.

P– Posterior (뒤쪽): 어깨와 힙 폄근 (사지를 뒤쪽으로 당기는 것) – 비경 3

A– Anterior (앞쪽): 어깨와 힙 굽힘근 (사지를 앞쪽으로 당기는 것) – 간경 2

L– Lateral (가쪽): 어깨와 힙 벌림근 (사지를 가쪽으로 당기는 것) – 위경 44

O– Oblique (빗): 중간볼기근 및 배빗근 검사 – 담경 42

A– Adductors (모음근들): 어깨와 힙 모음근 – 방광경 65

허리근과 가슴근 걸음걸이 검사를 위한 것인 마지막 점은 신경1인데, 발바닥에 위치하는데, 발 볼 중심에서 몸쪽에 있다.

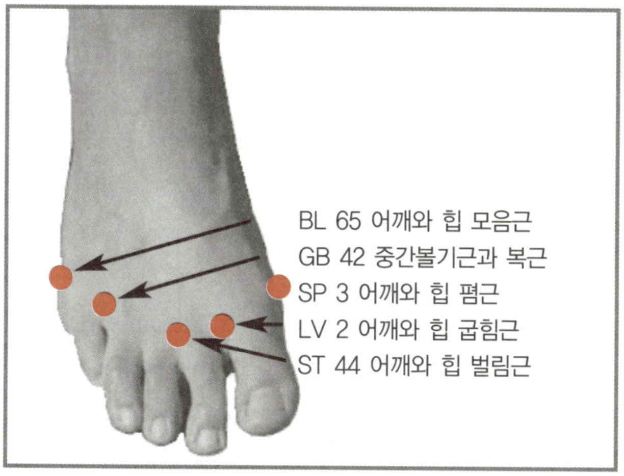

7-8 발등에 있는 걸음걸이 경혈점들

교정의 확인:

이전의 양성 걸음걸이 자세들을 다시 검사해라. 그것들은 이제 검사상 강해야만 한다.

추가적 걸음걸이 검사
Further Gait Testing

앞에서 말했듯이, 걷는데 있어서 함께 일을 하는 (항진되는) 근육은 동시에 검사될 때 강하다고 검사되어야만 한다. 이것이 AK 걸음걸이 검사의 기본이다. 역으로, 걸음걸이 자세가 취해졌을 때 (한 다리와 반대 팔이 앞쪽에), 걸음걸이의 이 단계에서 억제된 모든 근육은 검사상 약해야만 한다. 이 근육 회로에 있어서 표준적인 AK 걸음걸이 검사들보다 더 완전한 검사는 걸음걸이 자세에서

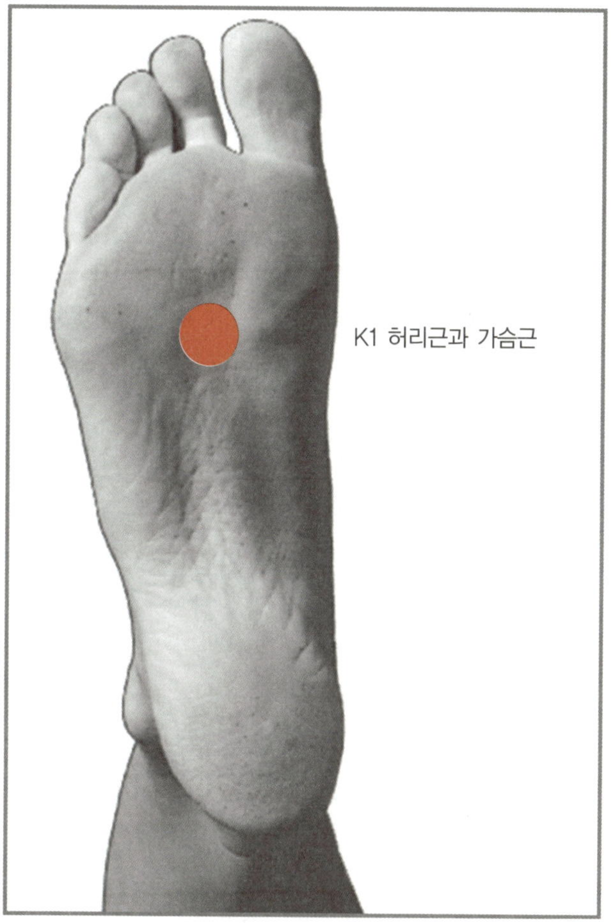

7-9 발바닥에 있는 걸음걸이 경혈점들

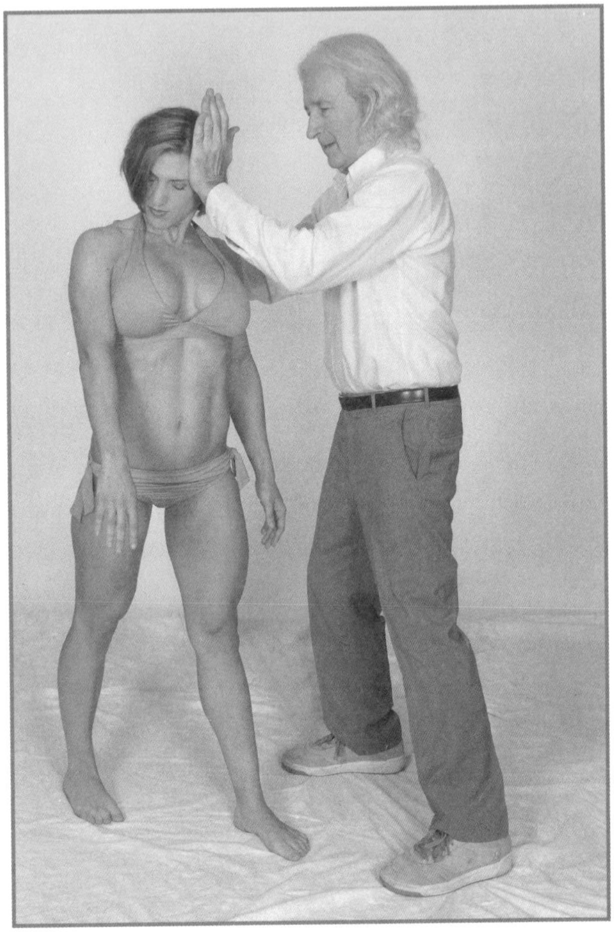

7-10 선 걸음걸이 자세에서 목빗근의 검사.
끌려 가는 다리 쪽의 목빗근은 검사상 약해야만 한다.

환자를 서 있게 해서 실행될 수 있다 (한 팔은 앞쪽 그리고 반대쪽 다리가 앞쪽). 이 걸음걸이 스탠스에서, 협동근들은 항진돼야만 (검사상 강한) 하고 길항근들은 억제돼야만 (검사상 약한) 한다. 걸음걸이에 관여된 근육 회로들의 더 완전한 검사를 위해서, 환자에게 걸음걸이 스탠스를 잡게 하고 아래에 나열된 모든 근육을 검사해라. 어떤 근육이 예상한 대로 약해지지 않는다면, 위에서 나열된 여섯 걸음걸이 포지션들 중의 하나가 잘못되어 있을 가능성이 있다. *응용 근신경학 개요*, 163-164p에서, David Walther가 제안한 것은 적절하게 약해지는 데 실패한 근육은 치료를 요하는 활성적인 스트레스 수용체를 갖고 있을 수 있다고 했다. 스트레스 수용체들은 이 책 안에서 다루지 않는다.

오른 팔과 왼 다리 앞쪽 스탠스는 다음에 있는 근육을 오른쪽에서 방해하고, 왼쪽에서 항진하게 만든다:

넓은등근
목빗근
후방 어깨세모근
위팔세갈래근
허리근
넙다리곧은근
앞정강근
손 폄근들
발 굽힘근들

동일한 오른 팔과 왼 다리 앞쪽 스탠스는 다음에 있는 근육들을 왼쪽에서 방해하고 오른쪽에서 항진하게 만든다:

상부 등세모근
전방 어깨세모근
가슴근
위팔두갈래근
큰볼기근
궁둥구멍근
뒤넙다리근
장딴지근
손 굽힘근들
발 폄근들

논의
Discussion

신발은 걸음걸이를 개선하거나 부조화를 만들 수 있다. 치료사는 체중을 받는 포지션에서 환자를 검사해야만 하는데, 맨발로 그리고 여러 신발을 신고 있는 동안에도 해야 한다. 다리 길이를 교정하기 위한 깔창은 걸음걸이를 개선하거나 부조화를 만들 수 있으므로 비슷하게 평가되어야만 한다.

걸음걸이 문제를 가진 아이들은 달리는 것이 부조화스러워서 종종 다른 어린이들에게서 놀림을 받는다. 그는 그 때 스포츠는 자신에게 맞지 않고 정신적인 연구에만 집중해야 하겠다고 결심을 할 수도 있다. 이것은 그 자신의 자기-이미지에 혼란을 주고 그의 전체 생애 경험의 질을 낮출 수도 있다. 걸음걸이의 교정은 삶의 질을 상당히 바꿀 수가 있다.

임상 증례: 극도의 독서 장애인 45세 환자는 정신적 곤란함과 신체적 부조화를 갖고 있었다. 그는 특수한 바지를 입고 있었는데 종종 조절이 안 되어 바지를 젖게 만들기 때문이었다. 그의 부인은 그를 놀렸고, 그의 개인적인 이미지는 아무 일도 하지 않고서 자빠져 있는 사람이었다. 그가 한 팔을 들어 올리면, 양 쪽에 있는 모든 다리 근육들은 검사상 약했다. 그가 한 다리를 들어 올리면, 양 쪽에 있는 모든 팔 근육들은 검사상 약했다. 그는 항상 수영을 배우기를 바랬었지만, 팔과 다리의 동시적으로 필요한 조화는 그의 능력 밖에 있었다.

집중을 해서, 그는 여러 반대쪽 걸음걸이 (교차 크롤) 움직임을 배울 수 있었다. 그는 수영장에 가서, 여러 걸음걸이 동작 및 검사에 대응하는 교차 크롤 움직임을 시행했고, 발에 있는 반사점을 문질렀고, 다시 교차 크롤을 했다 (걸음걸이의 자기-조정). 그 다음 그는 물 속으로 들어가서 한 시간 동안 수영을 배웠다. 그는 아주 기쁨에 찬 눈으로 치료사에게 되돌아 왔다. (마치 어린아이가, "엄마 내가 해 냈어요"라고 말하듯이) 그리고 그의 성공을 이야기 했다. 그가 제일 잘 한 것은 그의 이전 문제를 조절해서 자기 자신의 손으로 이제 그것을 교정한 것이었다.

다음 구절은 유용한 정보를 제공해준다 (표준 ICAK 임상은 아니다):

전방 걸음걸이가 검사상 약할 때, 환자는 현재 상황에서 원하는 상황으로 가는 "앞쪽으로 내딛는 것"에 곤란함을 가진다. 걸음걸이의 교정은 환자에게 무력함과 두려움을 극복할 수 있는 보다 많은 능력을 줄 수 있으며, 그리고 긍정적으로 행동해서 원하는 목표를 이루게 해준다. 기능장애인 걸음걸이에 포함된 감정을 검사하는 것은 걸음걸이에 대한 신체적 치료와 더불어서 심리학적 도움을 받도록 환자를 돕는데 활용할 수 있는 정보를 치료사에게 준다.

형석Fluorite (광물질)과 Pink Ivory (나무)로 걸음걸이 불균형의 제거

Eliminating Gait Imbalances with Fluorite (Mineral) and Pink Ivory (Wood)

환자에게 근육 검사를 하기 전에 시계와 보석을 벗으라고 David Walther는 권하는데, 이들이 근육 검사의 결과를 바꿀 수 있기 때문이다. 이러한 관찰에 매료되어, 나는 보석과 광물질이 근육 검사 결과를 정말로 바꾸게 하는 지를 검사했다. 그 결과들은 내 박사학위 논문인, <*인간 신경학적 기능에 대한 보석의 영향*>에 포함되어 있다.

나는 광물질인 형석과 남아프리카산 나무인 핑크 아이보리가 어떠한 양성 걸음걸이 검사들을 제거할 것이라는 것을 발견했다. 이것은 걸음걸이를 교정한 것이 아니지만 그러나 그 환자가 그 광물 또는 나무와 약 5mm 이내에 있는 한 효과적인 해결책이다. 직접적인 접촉이 없어도 되므로 그 영향은 화학적인 것은 아니다. 거리를 두어도 효과가 생기므로, 어떤 장(field) 효과가 있는 것임에 틀림없다. 나무나 광물질이 측정할 수 있는 전자기장을 갖고 있지 않으므로, 그 장은 인체에 있을 가능성이 있다.

근육 검사에 의해서 감지된 불균형들을 없애는 보석, 나무, 허브, 및 기타 물질들의 많은 예들이 발견되고 확인되었다. 검증된 물질을 갖고 다니는 것은 어떤 "스트레스 부스터"로 행동할 수 있어서, 환자에게 특징적인 에너지 불균형이 생김이 없이 높은 수준의 스트레스를 다루기 위한 능력을 준다. 비록 그러한 물질이 불균형을 교정하지는 않지만, 치료가 생기고 있는 동안 특정 문제에서 스트레스를 없애기 위한 효과적인 "지주 (크러치)"로서 반드시 작용을 한다. 에너지-균형 물질의 사용은 운동선수 그리고 높은 수준의 퍼포먼스를 추구하는 기타 사람들에게 유용함을 제공해 준다.

이러한 대단히 흥미롭지만 설명되지 않은 현상에 관심이 있는 사람은 더 자세히 알려면 나에게 연락하기를 바란다.

총배설강 동기화
Cloacal Synchronization

아주 오래 전 인간들이 지구상에 나타나기 전에, 우리 선조들은 배설과 생식 기능이 동일한 구멍을 함께하는 한 단계를 거쳤다. 뱀과 닭은 아직까지 이 구조를 유지하고 있는 동물의 예다: 두 가지 기능을 위한 하나의 구멍.

태내에 있는 동안, 인간 태아는 진화 과정의 발생 반복처럼 보이는 것을 지나간다. 초기 단계에서, 인간 태아는 지느러미와 꼬리를 갖는다 – 그리고 어류와 파충류의 조합처럼 보인다. 비록 우리가 더 이상 총배설강을 갖고 있지는 않지만, 이러한 초기 단계의 진화에서 온 원시적인 총배설강 반사는 인간 및 다른 동물에게서 여전히 남아 있다.

총배설강 반사는 고양이를 등을 따라 밑으로 꼬리쪽으로 쓰다듬어서 발생시킬 수 있다. 그렇게 쓰다듬을 때 고양이가 꼬리를 들어 올리고 뒷다리를 세우게 만드는 것이 총배설강 반사다. 암소의 엉덩이 바깥쪽을 만지면, 암소는 자극을 피해서 움직인다. 그러나, 암소의 엉덩이 안쪽을 만질 때, 총배설강 반사는 엉덩이를 자극 쪽으로 움직인다. 이러한 반사는 반드시 하나의 효과를 가진다 – 성적 교합이 성공적으로 생기는 것을 돕는다. 진화론적인 선택은 후손을 성공적으로 갖기 위해 종을 돕는 어떤 인자를 좋아한다. 이런 이유로 원시적인 총배설강 반사는 아주 많은 종에서 여전히 발견된다고 보인다.

진화에서, 총배설강 반사는 언어 이전 오래 전에 발달했다. 이런 이유 때문에 총배설강 동기화를 받고 있는 환자들은 종종 어떤 원시적인 자각을 보고하고 무언의 놀라움 같은 것을 경험한다. 이 교정에 의해서 만들어진 느낌을 말로 나타내는 것은 아주 힘들 것이다. 그것은 우리 의식에 있어서 "언어-이전" 부분들을 포함한다.

AK 총배설강 동기화 테크닉은 총배설강 반사의 에너지들을 (배설과 섹스에 관련된) 직립 포지션을 유지하는 책임을 가진 머리와 목에 있는 반사들과 균형을 맞춘다. 그것은 일종의 두개-엉치 통합이다.

많은 사람들은 그들 자신의 성생활에 상당히 분리된 관계를 가진다. 그들은 그들의 욕구가 대체될 때까지 그리고 그들이 잠시 동안 "그들의 골반에서부터(성적으로)" 살아갈 때까지 다소간 "생각만 하면서" 그들의 삶을 살아 간다. 총배설강 동기화 테크닉은 환자를 도와서 성적 충동을 지적인 자각과 통합시킨다. 총배설강 동기화를 요구하는 환자는 지적 생활과 성적 생활 사이의 기능적인 분리를 가질 수도 있다. 성공적인 총배설강 동기화 이후, 그 환자는 섹스의 커다란 힘을 보다 의식적으로 활용을 하고, 인간 삶의 이러한 두 가지 극단을 기능적인 화합으로 더 잘 통합 시킨다. 총배설강 동기화에 대한 내 자신의 심리학적인 관점이다.

치료사는 신경학적 부조화의 원인들을 찾아서 교정하기 위해서 종종 총배설강 동기화 테크닉을 사용한다. 이 테크닉은 시각 정위반사, 목 정위반사, 및 내이 미로기관의 평형반사 들을 사용해서 전방 및 후방 총배설강 반사의 기능적 조화를 검사한다. 이 반사의 기능에 영향을 준다고 여겨지는 많은 AK 테크닉이 있다. 확실하다고 밝혀진 것은 이러한 반사가 적절하게 기능을 하지 못하고 조화롭게 함께 일을 하지 않는다면, 항상성은 파괴되고 몸의 전반적인 통합은 부정적으로 영향을 받는다. 총배설강 동기화의 설정은 신경학적 부조화 또는 "스위칭"의 재발성 문제를 없앨 수 있다. 총배설강 동기화는 머리를 똑바로 세우고 목, 척추, 및 골반 위에서 균형 잡게 하는 것을 돕는다.

걸음걸이 검사처럼, 총배설강 동기화는 한 팔과 한 다리를 동시에 검사한다. 치료사는 두 가지 선택이 있다. 그는 먼저 총배설강 동기화 검사에 사용될 각각의 팔과 다리를 검사해서, 그가 찾은 불균형을 표준 AK 테크닉으로 교정한다. 아니면 그는 직접적으로 총배설강 동기화 이중 검사를 수행할 수 있다. 이 경우에서, 이중 검사의 어떤 것이 약함을 보인다면, 그는 검사상 약한 각각의 사지를 검사해서 하나만을 검사했을 때 그것이 강한지를 확인해야만 한다. 그렇지 않다면, 그는 그것을 교정하고 이중검사를 반복해야만 한다. 그렇지 않으면, 치료사는 그 문제가 실제로 오로지 하나의 사지에만 있는대도 총배설강 동기화가 교정을 요한다고 잘못 가정할 수 있다. 두 방법들은 아래에 기술된다.

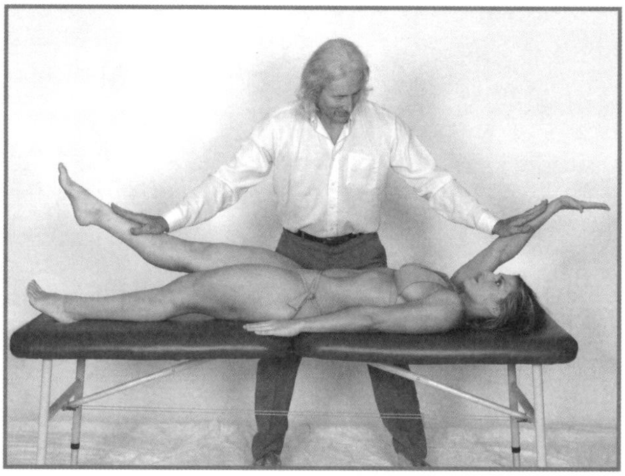

7-11 총배설강 검사: 같은 쪽, 밑으로 민다

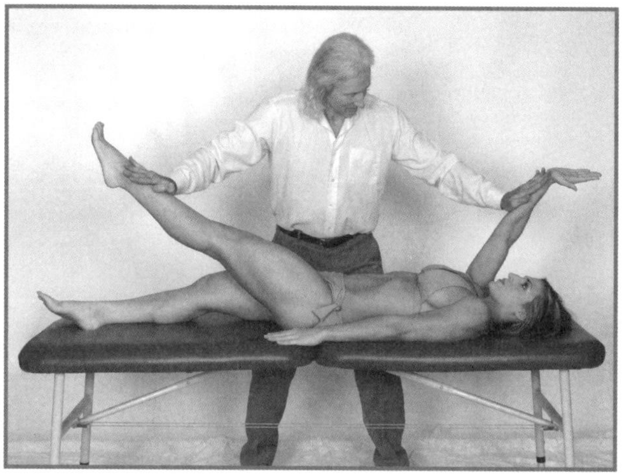

7-13 총배설강 검사: 반대 쪽, 밑으로 민다

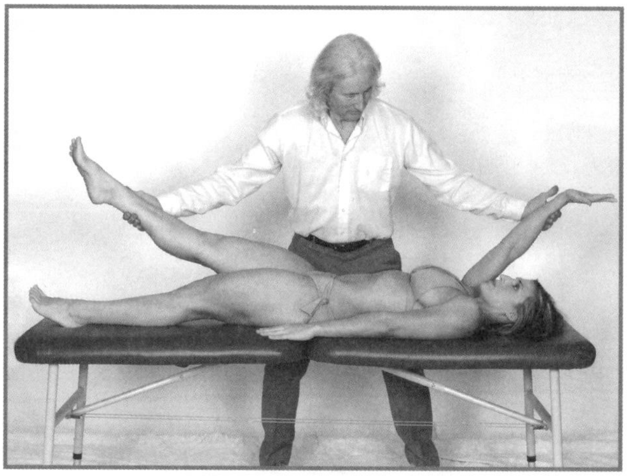

7-12 총배설강 검사: 같은 쪽, 위로 당긴다

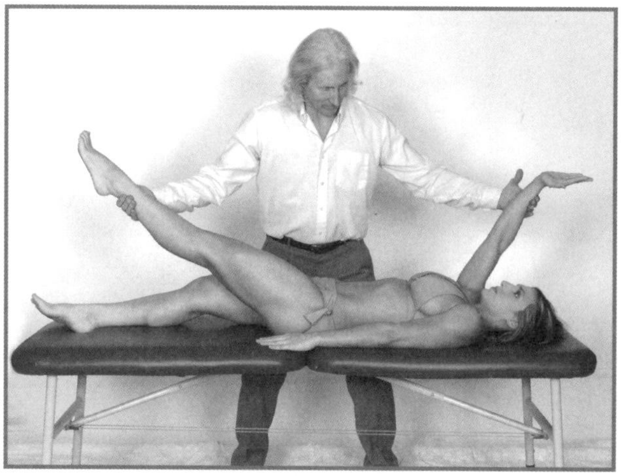

7-14 총배설강 검사: 반대 쪽, 위로 당긴다

예비 검사: 우선 각각의 사지를 검사한다

Pretests: Testing the Individual Limbs First

1. 환자는 등을 대고 누워서 한 팔을 머리 위로 들어 올린다. 그 팔을 양 방향에서 검사한다: 밑으로 밀고 위로 당긴다. 다른 팔을 반복한다.
2. 환자는 한 다리를 펴서 테이블에서 약 30° 들어 올린다. 그 다리를 밑으로 밀고 위로 들어 올리면서 검사한다.
3. 이러한 단일 검사들에서 어떤 허약이 있다면 더 진행하기 전에 교정돼야만 한다.
4. 팔과 다리를 밑으로 밀고 위로 당기는 모든 단일 검사들이 강하다고 검사된 이후, 실제 총배설강 동기화 검사가 시작될 수 있다.

총배설강 동기화 테크닉

Cloacal Synchronization Technique

평가:

1. 환자는 오른 다리를 테이블에서 약 30° 들어 올리고 오른 팔을 머리 위로 약 30° 올린다. 두 팔 다리를 테이블 쪽으로 동시에 밑으로 밀어서 검사한다. 그 다음 팔과 다리를 위로 당겨서 검사한다.

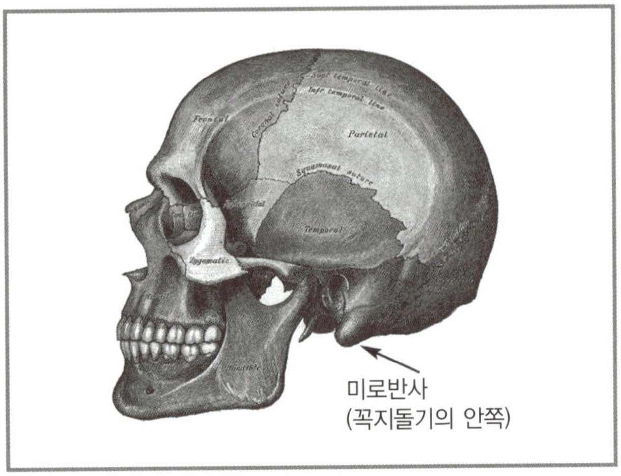

7-15 미로 반사점

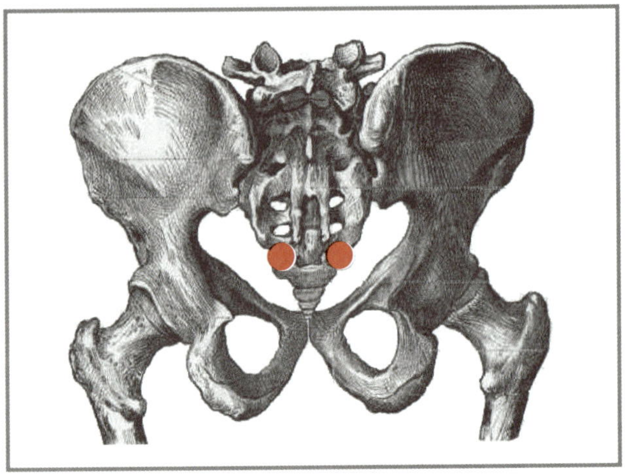

7-18 후방 총배설강 반사점

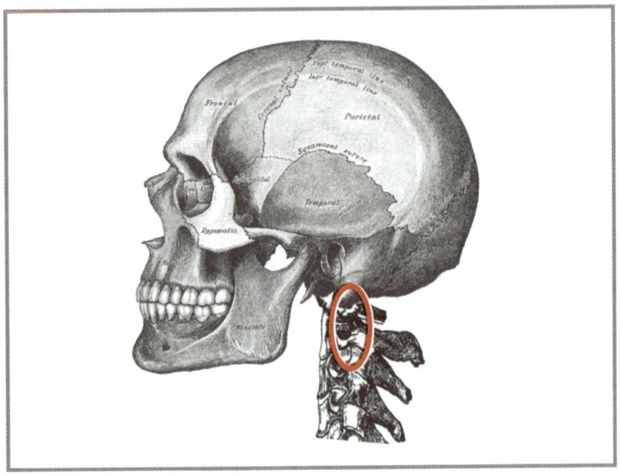

7-16 목 정위반사점

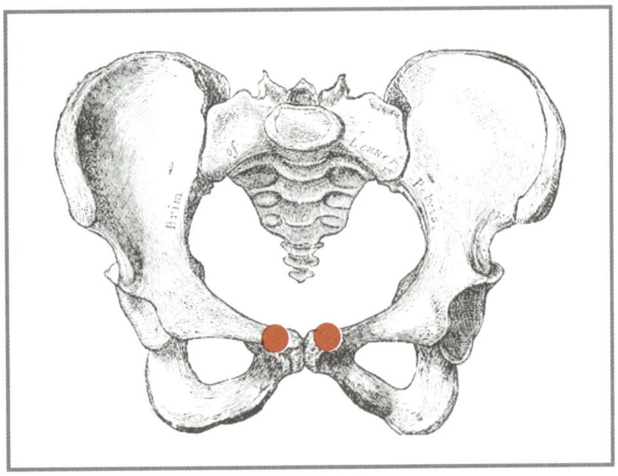

7-17 전방 총배설강 반사점들

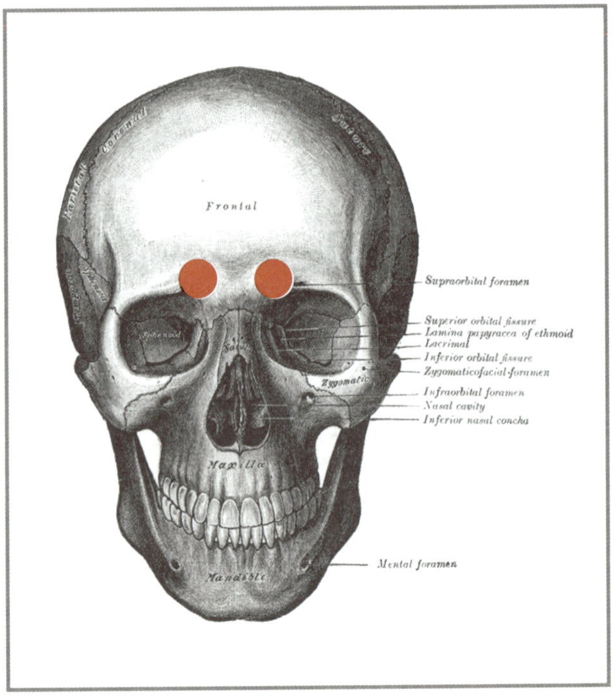

7-19 시각 정위반사점들

2. 밑으로 밀고 위로 당기는 검사를 팔들과 다리들의 모든 네 가지 조합으로 (R-R, R-L, L-R, L-L) 반복하고, 몇몇 허약을 찾아 보아라. 모든 여덟 가지 가능한 조합을 검사해라. 팔과 다리를 밑으로 밀어서 굽힘근을 검사해라. 팔과 다리를 당겨서 폄근을 검사해라.

3. 만약 미는-굽힘근 검사에서 허약이 발견되면, 두덩뼈 중앙의 좌 · 우측 약 일 인치에 있는 전방 총배설강 반사점들의 각각에 TL을 사용해라. 이 점들 중의 하나는 반드시 활성일 것이다. 그 다음 각 눈의 안쪽 구석 위의 고랑에 위치한 활성 시각 정위반사점을 찾기 위해서 TL을 사용해라. 이 점들 중의 하나는 반드시 활성일 것이다.
4. 만약 당기는-폄근 검사에서 허약이 발견되면, 꼬리뼈와 엉치뼈의 연결부 좌 · 우측에 있는 두 개의 후방 총배설강 반사점들의 각각을 검사하기 위해서 TL을 사용해라. 이 아래쪽 점들 중의 하나는 반드시 활성일 것이다. 그 다음 (꼭지돌기에 있는) 미로와 좌 · 우 목 정위반사점들을 (뒤통수뼈와 고리뼈, 고리뼈와 중쇠뼈 사이, 그리고 때때로 중쇠뼈와 세 번째 목뼈 사이에 있는) 검사해라. 이 네 개의 위쪽 점들 중의 하나는 반드시 활성일 것이다. 목 정위반사점들의 세 개의 포지션들의 TL은 세 개의 손가락 끝으로 위쪽 목의 옆을 따라 접촉해서 모두 동시에 실행될 수 있다. 이 TL이 활성이라면, 정확한 활성점을 결정하기 위해서 단일 점 TL을 사용해라.
5. 활성 반사점들이 예상된 곳에 있지 않다면, 전방과 후방의 모든 점들을 검사해라. 하나는 머리에서 그리고 하나는 골반에서 발견될 것이다.

교정:

1. 총배설강 동기화가 필요할 때, 특징적으로 파워풀한 감정 문제가 포함되어 있다. 치료사는 총배설강 동기화의 부족과 관계된 주된 문제를 검사하고 교정을 실행하기 전에 환자와 상의하는 것이 추천된다. 더 깊이 들어가서, 치료사는 각각의 총배설강 동기화 교정에 관여된 두 점의 (전방 또는 후방 총배설강 점, 시각 정위, 미로, 및 목 정위반사점) 각각에 대응하는 특정 감정을 검사할 수 있다. 이것은 표준적인 ICAK 절차는 아니다.
2. 두 개의 활성 반사점을 동시에 잡고 있어라 - 하나는 머리에 하나는 골반에. 접촉은 부드럽고 두 점 안에서 동기화된 박동을 느낄 때까지 잡고 있어라. 이것은 20초에서 2분까지 걸릴 수 있다. 환자와 함께 리듬을 맞춘 호흡이 교정의 완료를 보조할 수 있다.
3. 환자가 굽힘근 및 폄근 검사에서 모두 검사상 약하다면, 필요한 전방 및 후방 교정을 수행해라.

교정의 확인:

1. 약하다고 검사된 이중 총배설강 동기화 검사를 재검사해라. 그것들은 이제 검사상 강해야만 한다.
2. 연관된 감정이 교정을 하기 전에 테스트 된다면, 그것들이 더 이상 활성적이 아닌지를 (한 지표근육을 더 이상 약하게 만들지 않는다) 보기 위해서 이제 검사해라. 그 감정을 말하게 하고 이전에 약한 총배설강 동기화 검사를 반복해서 이중-확인해라.

논의
Discussion

Walther가 말하기를 호흡의 한 단계가 (완전한 들숨 또는 완전한 날숨을 유지하고 있는 것) 총배설강 동기화가 약하다고 검사된 것을 없앤다면, 수행하는데 선호되는 교정은 두개-엉치 초기 호흡 시스템의 치료다. 이 주제는 이 책의 범위에 벗어 난다.

총배설강 교정은 스위칭이 재발하거나 걷고나 달린 다음, 허약이 다시 나타날 때 적응된다. 두개-엉치 호흡 시스템에서 문제가 없다면, 총배설강의 교정은 일반적으로 반복을 요구하지 않는다. 걸을 때, 목빗근과 상부 등세모근은 번갈아 항진되고 억제된다. 이것은 두개골을 당기는 리듬을 가진 세트를 만든다. 만약 걸음걸이가 균형을 잃었다면, 이러한 당김은 바뀔 수 있어서, 두개장애(cranial faults)를 일으킬 수 있다. 걸음걸이 교정은 두개장애가 재발할 때 필수적일 수 있다.

목뿔뼈
Hyoid bone

목뿔뼈는 관절을 통해서 또 다른 뼈와 부착되지 않은

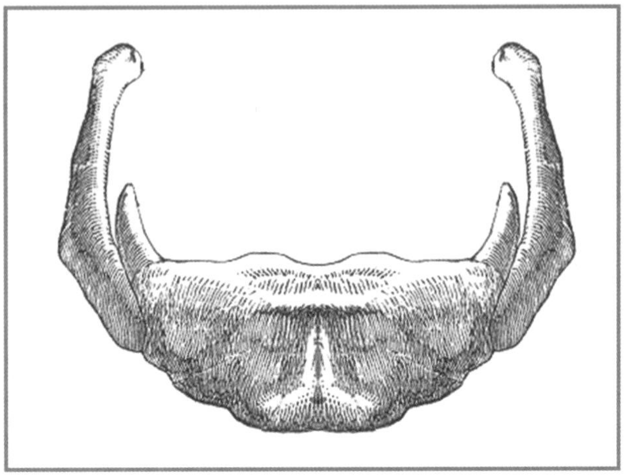

7-20 목뿔뼈

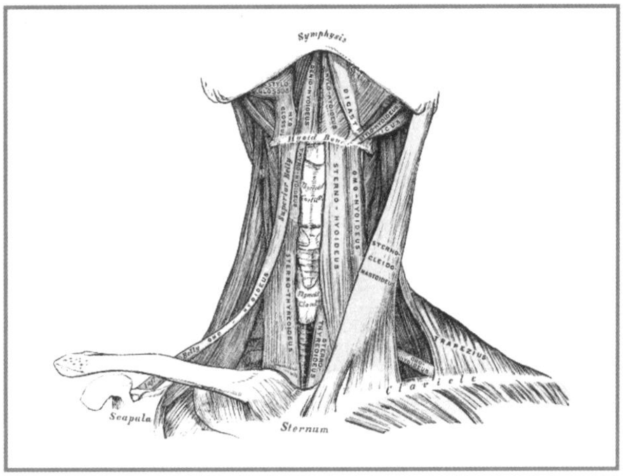

7-21 목뿔근들: 전면

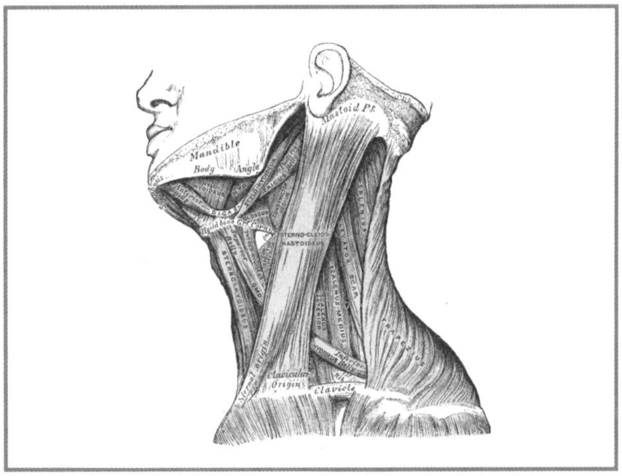

7-22 목뿔근들: 옆면

인체의 유일한 뼈이다. 그것은 "자유롭게 떠 있다" 목뿔뼈는 발굽 모양이며 후두의 갑상연골 바로 위에 있으며, 갑상설골 인대에 의해서 갑상연골에 붙어 있다. 목뿔뼈는 구강 바닥과 혀에 붙어있으며 이러한 근육을 위한 하나의 고정 장치로 작용한다.

목뿔뼈는 인대와 근육에 의해 제자리에 있는데 그것들은 그것을 턱, 두개골, 혀, 인두, 그리고 심지어 어깨뼈 등에 붙게 한다. 목뿔뼈는 두개골 기저에서 (관자뼈의 붓돌기) 인대에 의해 떠있다. 목뿔뼈에 붙어 있는 근육은 혀, 후두, 인두, 및 하악골을 움직인다. 이 근육은 발음, 먹기, 및 삼키기에 연관되어 있다.

목뿔뼈의 거의 알려지지 않은 기능은 일종의 자이로스코프로서의 효과이다. 그것에 부착되어 있는 어떤 근육이 부적절한 근장력을 갖고 있을 때, 목뿔뼈는 기울어진다. 여기서 목뿔뼈의 자이로스코프같은 효과가 관찰될 수 있다. 목뿔뼈가 기울어질 때, 인체 분절들은 (골반, 어깨, 머리) 같은 방향으로 기울어져서 이러한 기울기를 반영하는 경향이 있다.

목뿔뼈 근육의 불균형은 시스템 전체에 조직화의 문제를 일으킬 수 있다. 신경학적 부조화, 걸음걸이 문제, 두개장애, 인체 분절의 방향감각 상실, 또는 자세이상으로 향한 시선검사 등이 있거나 교정 이후 재발할 때마다 목뿔뼈를 의심하고 검사해라.

목뿔뼈는 다른 인체 분절이 그들의 적절한 방향감각을 잃어버리게 만들 수 있다. 인체 분절의 틀어짐은 목뿔뼈 근육들에게 적응하도록 만들고 그래서 균형을 일어버린다. 원인이 무엇이던지, 목뿔뼈 근육의 교정은 머리, 어깨, 힙, 및 기타 인체 부분의 방향감각에 대한 오래가는 교정을 위해서 필요할 수 있다.

목뿔뼈의 근육들

Muscles of the Hyoid

목뿔뼈 밑에 있는 근육들은 갑상연골, 어깨뼈, 빗장뼈, 그리고 복장뼈에 그것들의 기시를 가진다. 목뿔뼈 밑에 있는 근육들은 방패목뿔근, 어깨목뿔근 그리고 복장목뿔근 들이다.

목뿔뼈 위에 있는 근육들은 두개골과 하악골에 붙어

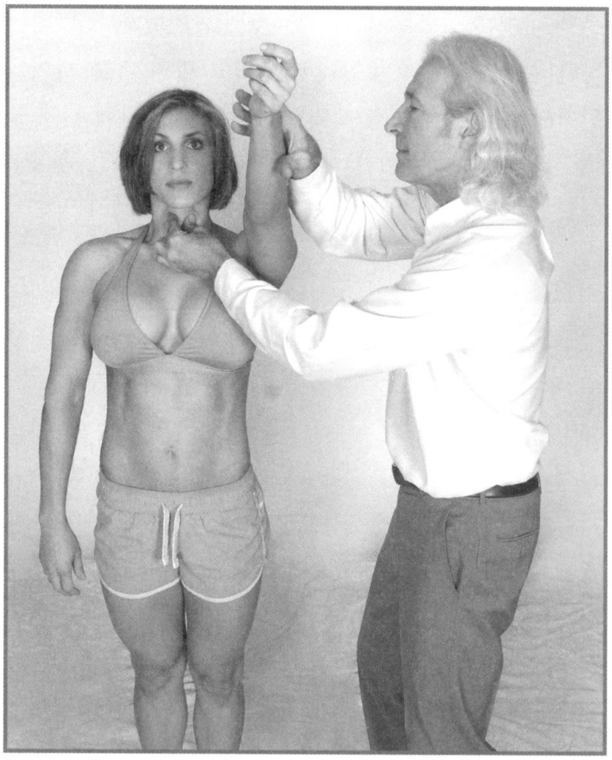

7-23 목뿔근의 상방 도전. 이것은 어깨목뿔근, 복장목뿔근, 방패목뿔근, 및 복장방패근 들을 당긴다.

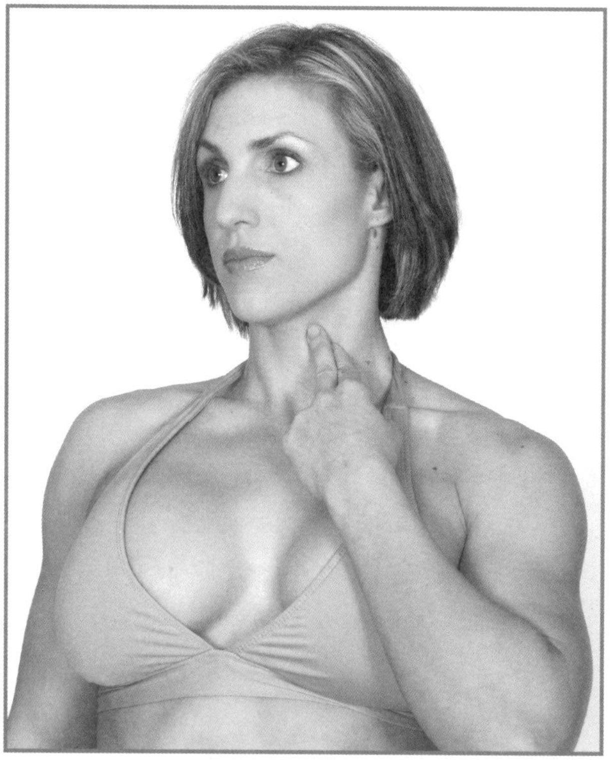

7-24 복장목뿔근에 TL

있다. 목뿔뼈 위에 있는 근육들은 목뿔혀근, 두힘살근, 붓목뿔근, 턱끝목뿔근, 및 턱목뿔근 들이다.

두힘살근은 팔걸이 모양을 하고 있다. 한쪽 끝에서 그것은 꼭지돌기에 붙어있다. 다른 끝에서 그것은 턱 밑에 붙어 있다. 중간에서, 그것의 섬유성 건 고리는 목뿔뼈의 가쪽면에 붙어있다.

다른 목뿔뼈 근육들은 여기서 개별적으로 논의하지 않을 것이다. 이 근육들의 특정한 해부 및 기능은 목뿔뼈 도해 및 문헌들을 찾아 보아라.

목뿔뼈 테크닉

Hyoid Technique

평가:

1. 목뿔뼈의 한쪽은 엄지로 다른 쪽은 검지로 가볍게 댄다.
2. 지표근육 하나를 검사한다. 이러한 접촉이 지표근육을 약하게 만든다면, 손상, 피부 자극, 또는 다른 병리를 평가해 보고 필요하면 교정해라. 계속하기 전에 지표근육은 목뿔뼈에 TL을 할 때 검사상 강해야만 한다.
3. 모든 목뿔뼈 근육들의 그룹 테스트를 위해서, 목뿔뼈를 모든 방향으로, 회전과 틀기를 포함해서, 부드럽게 움직여라.
4. 지표근육을 검사해라. 그것이 검사상 약하다면, 목뿔뼈 근육들의 하나 아니면 그 이상에 기능장애가 있다.
5. 목뿔뼈를 움직이는 각 방향을 검사해라: 위, 아래, 좌, 우, 돌리고, 기울이고. 검사상 약해지는 어떤 방향이 있을 때, 어떤 목뿔뼈 근육이 당겨졌는지를 고려해라. 목뿔뼈를 좌측으로 당길 때 우측에 있는 근육을 당긴다. 목뿔뼈를 앞쪽 아래쪽으로 당기면 붓목뿔근 또는 두힘살근의 후방 복부를 당긴다.

6. 다른 방법으로, 개개 목뿔근들을 당기는데 손가락 하나를 그 근육 안으로 대고 목뿔뼈에서 멀어지게 당겨라. 당긴 이후 즉시, 지표근육이 약해지는 가를 검사해라. 근육들의 일부는 서로 가깝게 붙어 있고, 부분적으로 겹쳐 있어서, 완전히 분리하기가 어렵다.
7. 의심스러운 목뿔근 복부에 TL을 하고 지표근육을 근육 검사해라. 오직 한 손가락 끝만으로 TL을 하고 활성적인 근복부 안의 위치를 찾아라. 인접한 손가락 두개의 끝을 사용해서, 하나의 작은 "검사 집게"를 만들기 위해서, 하나는 다른 하나의 위에 두고서, 손가락 끝 극성의 다름으로 인한 검사 결과들의 어떤 가능한 왜곡을 없애라. (이것은 ICAK 테크닉은 아니다).

교정:

활성 TL이 발견된 곳에 있는 근복부의 방추 세포를 벌려라. 이것을 하기 위해서 손가락 끝 두 개를 사용해라. 그 근육이 이 치료에 정확하게 수축될 수 없다면, 그냥 그 부위 위로 전반적인 마사지를 해라.

교정의 확인:

1. 이전의 활성 TL을 반복해라. 그것은 이제 불활성이어야만 한다.
2. 목뿔뼈를 모든 방향으로 흔들고 지표근육을 검사해라. 그것이 이제 검사상 강하다면, 목뿔뼈의 교정은 확인된다.

손상 회상 테크닉
Injury Recall Technique

손상을 받았을 때, 일반적인 반응은 굽힘근의 반사 반응과 함께 물러나는 것이다. 손이 어떤 뜨거운 것에 닿을 때, 두갈래근은 (팔 굽힘근) 수축해서, 뜨거운 것에서 손을 멀리 벗어나게 당긴다. 발병 전문가인 Robert P. Crotty는 손상은 일반적으로 손상과 같은 쪽에 있는 발의 목말뼈를 아탈구 시킨다는 것을 발견했다. 목말뼈는 장딴지의 정강뼈와 종아리뼈 그리고 발의 뼈들 사이에 위치해 있다. 그래서 인체의 전체 체중이 목말뼈 위에 올려 지게 되어 목말뼈를 통해서 발로 간다. 어떤 손상이 생길 때 발 굽힘근의 반사 수축 때문에 목말뼈가 아탈구가 되기 쉽다.

손상을 받은 다음, 목말뼈가 리셋 될 때까지, 인체는 그 손상이 여전히 급성 단계인 듯이 계속 반응한다. 손상된 조직이 치료가 된 다음 조차도, 스트레스 호르몬이 계속적으로 생산된다; 사지가 우선 영향을 받고, 다리를 절며, 다른 보상들이 계속 생기게 된다는 것을 뜻한다. 이렇게 현재의 스트레스라고 감지되는 것에 의한 중추신경계에서의 증가된 신호는 많은 근육의 근긴장을 올려서, 정서적 혼란 (보통 공포), 그리고 인체 전체에 걸친 뻣뻣함과 유연성의 부족을 만든다.

손상에 대한 반응에서 굽힘근 수축이라는 이 법칙에 대한 중요한 예외는 목에 있다. 위험이 급박하거나 사고가 생기고 있을 때, 목 폄근이 수축해서, 머리를 뒤로 당기고 어깨를 올린다. 이러한 본능적인 반응은 손상에서 연수를 보호한다. 연수는 심장박동 및 호흡을 포함하는 여러 인체 과정을 조절한다. 만약 연수가 타격을 받는다면, 심장박동과 호흡이 –생명– 멈춘다. 이 "놀람 반응"은 위험한 상황에서 머리를 뒤로 확 잡아 당겨서 생명을 구할 수 있다.

목의 관절과 연조직은 (근육, 건, 인대, 근막 조직) 인체의 나머지 보다 기계적수용체를 더 많이 갖고 있다. 이러한 고유수용체들의 집중은 목 위에 머리의 위치를 그리고 몸 위에 목을 중추신경계에 의해서 조심스럽게 모니터 되게 해 준다. 명백하게, 몸에 관계해서 머리의 포지션을 알게 해 주는 것은 매우 중요하다. 눈에 부착되어 있는 근육과 조직 안에 있는 기계적수용체에서 온 입력과 함께, 목의 기계적수용체는 먹이를 잡고 위험에서 도망가는, 생존에 중요한 둘 다에 정확하게 반응하게 해 준다.

놀람 반응이 활성화 될 때, 목의 폄근은 전반적으로 굳어있는 경향이 있다. 이러한 장력은 많은 목 고유수용체에서 오는 신호를 방해한다.

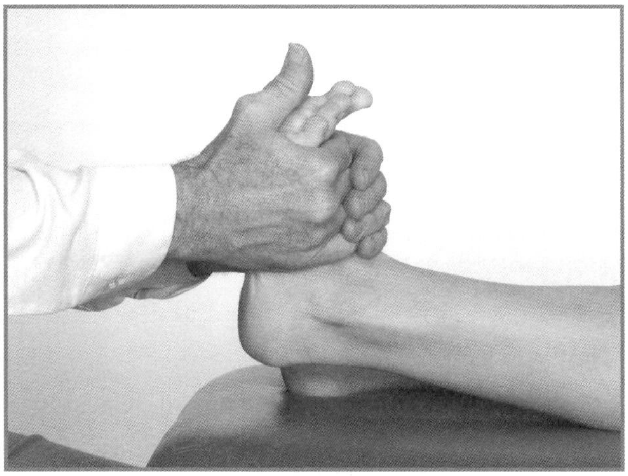

7-25 목말뼈의 카이로프랙틱 교정

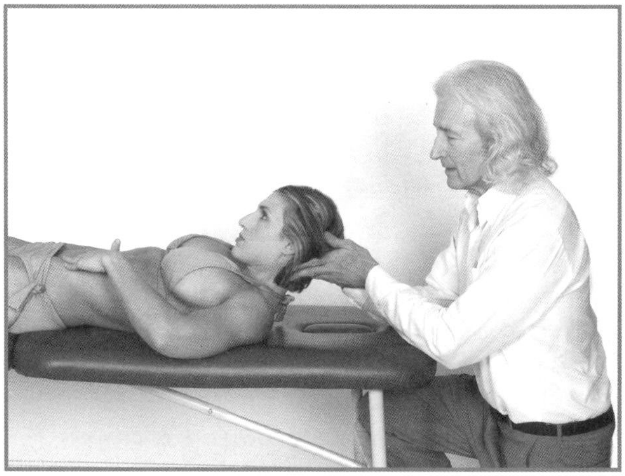

7-26 손상 회상 테크닉: 목을 굽힌다

Goodheart의 AK 동료들인 원래 "12인의 악동들" 중의 하나인 Walter Schmidt Jr.는 이러한 오래 끄는 손상 후유증을 다루기 위해서 AK 손상 회상 테크닉을 고안했다. 굽힘근의 정상적 활성화는 지난 손상으로 만들어진 오래된 반응을 계속적으로 강화시킨다고 상정했다. 그는 손상 회상 테크닉에 높은 우선권을 주어서 모든 새로운 환자들에게 그것을 시행했다. 그는 그들에게 인체 그림을 건네 주고, 그들이 지난 손상을 받았었던 곳을 어디라도 표시하라고 부탁했다. 그 다음 그는 이러한 오래된 손상 부위들 각각에 필요한 손상 회상 테크닉을 시행했다.

아래에 있는 방향들은 그의 방식에서 채택되었다. 일부 권위자들은 목말뼈 교정은 목 밑에 있는 모든 손상을 위해서 시행돼야만 하고 경추 교정은 목 안 또는 위에 있는 모든 손상들을 위해서 시행돼야만 한다고 주장한다. 나는 인체 전반에 걸쳐서 손상의 위치에 상관이 없이 모든 이전 손상들을 위해서 목말뼈 그리고 경추 손상 반사를 검사하는 것을 추천한다.

손상 회상 테크닉: 목말뼈 (Talus Bone)

Injury Recall Technique: Talus Bone

1. 발의 목말뼈에 TL 한다. 만약 TL이 활성적이라면, 그것이 비활성이 되도록 우선 해결해라.
2. 오래된 손상 부위에 TL을 한다. TL이 활성적이라면, 그것이 비활성이 되도록 우선 해결해라.
3. 오래된 손상과 목말뼈에 동시에 TL을 해라. 이 이중 TL이 지표근육을 약화시킨다면, 손상 회상 테크닉이 목말뼈에 적용된다.
4. (3단계의 대용) 발의 뒤꿈치를 세게 두드려라. 이것은 목말뼈와 정강뼈 사이의 장붓구멍 관절을 부드럽게 밀어 넣는다. 이환된 목말뼈가 있을 경우, 그것은 종종 몸에서 손상 받은 쪽에 있다. 그 손상이 안쪽에 있다면, 좌 · 우 양 쪽의 목말뼈를 검사해라.
5. 곧바로 오래된 손상 부위를 TL하고 지표근육을 재검사해라. 약함은 목말뼈 손상 반사 패턴이 있음을 나타낸다.
6. 같은 방식으로 다른 손상 부위들을 검사한다.
7. 다리를 옆 바깥으로 당겨서 다리 벌림의 범위를 측정해라.

카이로프랙틱 교정:

카이로프랙틱 교정은 다음과 같다. 환자는 등을 대고 눕고 손상 부위를 TL한다. 치료사는 환자의 발 옆에 선다. 치료사는 환자의 발을 완전히 굽히고 엄지를 발 밑에 손가락을 발 등에 교차를 시켜 발을 굽힌 채로 유지한다. 발바닥을 향해서 목말뼈를 잡아 당겨서 교정적인 밀기를 만든다. 압력점은 치료사 손의 약지와 새끼 손가락으로 목말뼈 위에서 만든다.

비-카이로프랙틱 교정:

Bruce Dewe들은 목말뼈를 위해서 비-카이로프랙틱 교정을 고안했다. 이것은 ICAK 테크닉이 아니다.

1. 손상 부위를 TL한다.
2. 손상 받은 쪽의 엄지발가락을 잡아서 당기고 바깥쪽으로 돌려라. 동시에 반대쪽 엄지손가락을 당기고 바깥쪽으로 돌려라. 지표근육은 이제 검사상 약해야만 한다.
3. 지표근육이 약하다는 것을 없애는 호흡 단계를 (보통 완전한 들숨 또는 날숨) 찾아라.
4. 환자가 이 호흡 단계를 유지하는 동안 치료사는 엄지손가락과 엄지발가락을 세게 여러 번 당기고 돌려라.

교정의 확인:

1. 다시 발뒤꿈치를 세게 두드린다.
2. 손상 부위를 TL하고 지표근육을 검사해라. TL이 비활성이라면, 교정은 확인된다.
3. 다리 벌림을 다시 검사해라. 이제 틀림없이 더 클 것이다.

손상 회상 테크닉: 목뼈

Injury Recall Technique: Cervical Vertebrae

1. 환자는 목을 통증 없이 할 수 있는 만큼 뒤로 부드럽게 당겨서 목을 과도폄 시킨다. 근육 검사를 한다. 이것이 지표근육을 약하게 만든다면, 계속하기 전에 이것을 해결해라.
2. 오래된 손상 부위를 TL한다. TL이 활성이라면, 그것이 비활성이 되도록 우선 해결해라.
3. 손상 부위에 TL을 하면서 환자는 목을 과도폄 시킨다. 지표근육의 근육 검사를 한다. 그것이 이제 검사상 약하다면, 환자는 경추 손상 회복 테크닉을 필요로 한다. 기타 이전 손상 부위들의 각각을 위해서 2와 3단계를 반복해라.
4. 다리 벌림의 가능한 범위를 검사해라.

교정:

환자가 손상 부위를 TL하는 동안, 치료사는 환자의 이마를 앞쪽으로 부드럽게 굽히는데, 그것을 여러 번 끄덕이게 한다. 이전의 활성 손상 부위의 각각을 위해서 이것을 반복한다.

교정의 확인:

1. 목을 과다폄으로 두고 손상 부위에 TL을 한다. 지표근육은 이제 검사상 강해야만 하는데, 그것은 교정을 확인해 준다.
2. 다리 벌림을 검사하고 증가된 동작 범위를 만들어 보아라.

경추 기계수용체들에서 온 입력은 우리의 정위 반사들의 (중력에 대한 우리 자세 관계의 자각) 주된 부분을 차지한다. 경추 손상 기억 테크닉은 우리의 균형감을 바꿀 수 있다. 경추 손상 기억 테크닉을 수행한 다음, Dewe 박사가 추천하는 것은 한 손을 배꼽에, K27들을 마사지하고, 그리고 눈으로 회전하는 것을 동시에 수행하는 것을 통해서 "수평을 리셋"하는 것이다.

안구잠금, 자세이상으로 향한 시선, 자세이상을 보상하는 시선

Ocular Lock, Eyes into Distortion, Eyes Out of Distortion

안구잠금: 추가적인 고려사항

Ocular Lock: Further Considerations

AK에서, 특정한 시각 방향을 쳐다 보는 것이 거의 모든 지표근육을 약화 시키는 경우들에 많은 관심을 둔다. 이것은 87-90p에 있는 안구잠금 항목에서 논의되었다. 안구잠금은 일반적으로 몸의 두 쪽들 사이의 통합 문제들과 두개장애와 연결되어 있다.

자세이상으로 향한 시선

Eyes into Distortion; EID

눈이 특정 방향을 쳐다 볼 때 근육을 검사상 약하게 만들 수 있는 또 다른 현상이 있다. AK에서, 이것은 "자세이상으로 향한 시선 (EID)"이라고 불린다. 자세의 틀어짐이 있을 때, 골반, 어깨, 또는 머리의 기울어짐 따위, 인체의 틀어짐과 평행한 방향으로 눈을 맞추는 것은 많은 근육을 약하게 할 것이다. 왜 이럴까? 인체 분절들의 어떤 자세성 틀어짐은 경막의 균형이 틀어지게 당겨서, 척주 및 두개골 전체에 불균형인 장력을 만들 것이다.

시각적 예리함을 유지하기 위해서, 눈은 인체 포지션의 변화들에 재빨리 적응한다. 예를 들면, 사람은 머리를 앞뒤로 돌리거나 또는 기울인 채로도 읽을 수가 있다. 다른 정위반사는 (미로 및 목 위의 머리 반사) 그렇게 반응적이지 않다. 상부 경추 아탈구에 의한 틀어짐은 목 위의 머리 수용체들이 머리의 위치에 관한 부정확한 정보를 보내게 만들 수 있다. 인체의 분절은 목 위의 머리 수용체에서 온 부정확한 신호와 함께 그들의 지향을 맞추도록 적응할 것이다. 그 원인에 상관이 없이, 인체의 어떤 분절이 틀어진 방향으로 있을 때, 인체 전반에 걸친 균형인 틀어진 당김이 있고, 민감한 평형 기전을 뒤죽박죽으로 만든다. 이것이 시스템 전반에 걸친 부조화를 만들 수 있다.

눈의 근육은 그러한 불균형을 보상해서 똑바로 선 방향을 유지한다고 가정된다. 눈이 인체의 틀어짐과 같은 각도로 방향을 맞출 때, 이 보상은 도전을 받거나 제거되어서, 시스템 전반에 걸친 혼란을 만들어서 많은 근육을 약하게 만든다.

자세이상으로 향한 시선의 방향은 바디 랭귀지를 주의깊게 읽으므로 서 정해질 수 있다. EID에는 여덟 개의 주된 방향이 있다: 상, 하, 좌, 우, 우상, 우하, 좌상, 좌하. 힙이 앞쪽으로 기울어지는 것 같은 틀어짐이 오로지 시상면에 있을 때만, 상하가 활성을 보인다. 어깨가 우측으로 돌아가 있을 때, EID 방향은 우측으로 맞춰질 것이다. 힙들이 좌측 밑으로 기울어져 있을 때, EID는 좌측 아래에 있을 것이다. 많은 경우, 인체 틀어짐은 더 복잡하다. 예를 들면, 머리가 좌로 돌아가서 우로 기울어져 있다면, 환자는 좌측 밑을 내려 보고 그 다음 천천히 그의 아래쪽을 향한 눈 방향을 정중선을 향해서 우측으로, 그러나 정중선을 넘지 않고서, 다시 움직여서 EID에 접근할 수 있다.

이 현상은 숨겨진 문제들을 찾는데 활용될 수 있다. 시각 조사는 걸음걸이 문제를 밝힐 수 있지만, 그러나 걸음걸이를 조사한 것이 (체중을 지탱하는 자세에서 조차도) 불균형이 아닐 수도 있다. 그러한 경우, 걸음걸이를 재검사하는 동안 틀어진 방향을 쳐다보는 것은 숨겨진 걸음걸이 문제가 드러나게 만들 것이다. 또한 EID는 숨겨진 문제들을 TL되게 만들 것이다. EID는 "고성능" TL을 만든다.

EID와 목뿔뼈 사이에 이상한 연관이 있다. 이것은 한 지표근육의 눈 방향 약화가 EID에 의해서 생긴 것인지를 정하는데 사용될 수 있다. 눈 방향이 한 지표근육을 약화 시킬 때, 목뿔뼈를 동일한 지향으로 움직인 다음 거기서 그것을 잡고 있는다. 이것이 지표근육을 더 이상 약화시키지 않는 눈 방향을 만들고 눈 방향에 기인한 다른 신호들이 사라진다면, 스트레스를 주는 눈 방향은 EID의 방향이다.

EID는 종종 목뿔뼈 불균형에 대한 이차적이다. 목뿔뼈 불균형을 교정하는 것은 종종 EID를 교정하고 EID의 오래 가는 교정을 위해서 요구될 수 있다. 더 많은 정보는 249-251p의 목뿔뼈에 대한 항목을 보라.

자세이상을 보상하는 시선

Eyes Out of Distortion; EOD

Schmitt는 눈이 EID와 맞은편 방향으로 지향되어 있을 때, 자세이상으로 약해진 근육들이 강하다고 검사되는 것을 발견했다. 이 현상은 자세이상을 보상하는 시선 (EOD)이라고 불린다. 위에서 논의한 것처럼, EID는 자세성 불균형에 대한 인체의 적응을 없앤다고 여겨지며 그래서 이런 이유로 근육들을 약화 시킨다. EOD는 논리적으로 그 불균형에 대한 눈의 적응을 개선하므로 관련된 근육 강화 효과를 만든다.

EOD는 인체 분절들의 틀어짐에 대한 정확한 지향을 결정하기 위해서 사용될 수 있는데, 그것은 EID 방향 (EOD의 맞은 편)이다. 어깨 높이가 틀린 위의 예에서, 우측 위를 쳐다 보는 것이 약하다고 검사된 상부 등세모근을 강화 시킨다면, 그 때 EID 방향은 좌측 아래다. 그러므로, 왼 어깨는 높게 있는 오른 어깨보다 낮게 있다.

자세이상 유발검사
Body into Distortion

환자가 앉아 있거나 누워 있을 때 보다 서 있을 때 근육 검사의 결과는 종종 다르다. 이것은 똑바로 선 자세에로 인한 체중이 누르는 힘 때문일 수 있다. 고려할 또 다른 요인은 환자가 서 있을 때 만드는 자세의 틀어짐이다. 이것들은 치료대에서 누워 있을 때 없을 수 있으므로 간과 돼서는 안 된다.

이러한 종류의 문제를 찾기 위해서, 우선 환자의 자세를 조심스럽게 관찰해라. 필요 시, 정확한 자세 틀어짐을 찾기 위해서 EID와 EOD를 사용해라. 그 다음 환자를 비슷하게 지향되도록 눕히고, 서 있을 때 관찰된 자세성 변위를 흉내 내거나 과장시키기 위해서 베개 또는 블록을 사용한다. 서 있는 동안 머리가 앞쪽에 있고 우측으로 기울어 졌다면, 환자에게 등을 대고 눕게 한다. 머리를 올리기 위해서 그 밑에 베개를 받히고 머리를 우측으로 기울어지게 만든다. 이 더해진 틀어짐은 그렇게 하지 않았을 때 강하다고 검사된 연관 근육을 검사상 약하게 만들 것이므로 치료를 요하는 것으로서 감지된다.

때때로 인체 틀어짐의 변수들을 정하는 것이 쉽지는 않다. 어깨가 우측이 높은가 아니면 좌측이 낮은가? 자세 틀어짐이 있을 때, 검사상 약한 자세 근육들은 틀어짐과 연관된다. 어깨 높이가 틀릴 때, 찾아서 검사할 근육들은 어깨를 올리고, 고정시키고, 내리는 근육들이다; 상부 등세모근, 톱니근, 넓은등근, 복장 큰가슴근, 및 작은 가슴근. 이들은 어떤 것이 검사상 약한지를 결정하기 위해서 검사돼야만 한다.

자세 이상 유발 검사를 사용해라:

1. 관찰된 자세 변위가 있을 때마다, 그러나 연관된 불균형을 찾을 수 없을 때.
2. 환자가 느리게 진전하거나 아니면 진전을 멈출 때.
3. 모든 검사된 교정들이 수행되었는데도, 명백한 자세성 변위 또는 다른 증상들이 여전히 존재할 때.

자세이상 유발검사의 포지션은 척주의 카이로프랙틱 교정을 수행하기 위한 방향을 지시할 수 있다는 것에 주목해라. 카이로프랙틱의 기본 원칙은 다림줄 (추선) 방향으로 교정하는 것이다. 그러므로 자세이상 유발검사가 척추의 좌측 기울기를 밝힌다면, 그 때 카이로프랙틱 교정은 우측을 향해서 만들어져야만 한다. 척추 도전은 이상적인 접촉점 및 적용할 힘의 벡터를 드러낼 것이다.

고유수용성 신경근 촉진법
Proprioceptive Neuromuscular Facilitation; PNF

관절의 동작 범위는 몸의 각각의 쪽에서 동일해야만 한다. 한 쪽이 더 유연하다면, 통증과 기능장애가 만들어질 것이다. 예를 들면, 보다 유연한 쪽에서 더 긴 발걸음으로 매일 걸어 다니는 것은 척수 신경을 싸고 있는 경막 (dura mater)에 동일한 당김을 만들지 못할 것이다. 경막은 엉치 그리고 두개골 안쪽에 붙어 있다. 더 긴 발걸음을 하는 한 다리를 끊임없이 동일하지 않게 당기는 것은 두개장애 및 시스템 전반에 문제를 일으킬 것이다. 동작 범위가 덜한 쪽을 스트레칭하는 것은 양측성 대칭을 재정립하고 외견상 연관되지 않은 많은 문제들을 해결할 것이다.

스트레칭을 가장 효율적으로 하려면 어떻게 하는가? 스트레칭을 하는 동안 반동을 주면 안 된다. 반동은 고유수용체를 활성화 시키는데, 그것은 신장된 근육을 굳게 만들고 그 스트레칭에 저항한다. 수동적이고, 느린 스트레칭이 더 효율적이다. 오랜 기간의 수동적 스트레칭은 근막에 오래가는 변화를 만들어서 더 큰 동작 범위를 만들어 준다.

그러나, 수동적 스트레칭은 단점이 있다. 수동적 스트레칭은 관절의 동작 범위를 늘려 주지만, 그러나 이 새로운 동작 범위 내에서 근육의 강도를 증가시키지 못한다.

그 결과, 인체가 갑자기 미끄러지거나 넘어져서, 그 관절을 그것의 새로운 동작 범위로 스트레칭 시킨다면, 그 근육은 충분히 강하지 못해서 인체의 손상을 막지 못할 것이다.

한 근육을 스트레칭 할 때마다, 그 근육을 그것의 새로운 전체 동작 범위 안에서 강화시켜야 한다는 것에 관심이 필요하다. Frank Mahoney의 Hyperton-X 테크닉을 사용한 고유수용성 신경근 촉진법과 그것의 적용은 동작 범위를 늘려주고, 이 새로운 동작 범위 안에서 힘을 증가시켜 준다. 근육을 이완시킨 다음 더 늘리면서 그 근육 수축을 번갈아 해서 이루어 진다. 이 방법으로, 그 조직은 신장되고 그 근육을 발화시켜 수축하게 만들기 전에 근육 내의 장력과 길이가 증가되도록 고유수용체들이 훈련된다. 이 테크닉으로, 한번의 짧은 세션으로 몇 주에 걸친 수동적 스트레칭보다 더 증가된 동작 범위를 얻을 수 있다.

고유수용성 신경근 촉진법

Proprioceptive Neuromuscular facilitation Technique

1. 선택한 근육이 거의 최대로 늘어난 자세로 인체를 두고서 그 자세로 인체를 고정시켜 스트레칭된 근육들이 짧아지지 않게 해라.
2. 스트레칭된 근육을 수축시키는데, 쓸 수 있는 힘의 80-90%를 사용해서 20-60초간 그 근육이 떨릴 때까지 해라.
3. 선택한 근육을 이완시킨 다음 더 늘려라.
4. 1-3 단계를 원하는 만큼 반복해라.

Frank Mahoney의 Hyperton-X 테크닉

Frank Mahoney's Hyperton-X Technique

1. 치료사는 환자의 수동적인 사지 또는 기타 몸 부분을 부드럽게 움직여서 그 근육이 완전히 신장되게 해라.
2. 치료사는 그 사지가 늘어난 대로 있도록 등척성으로 저항을 만든다. 환자는 천천히 숨을 들이 마신다.

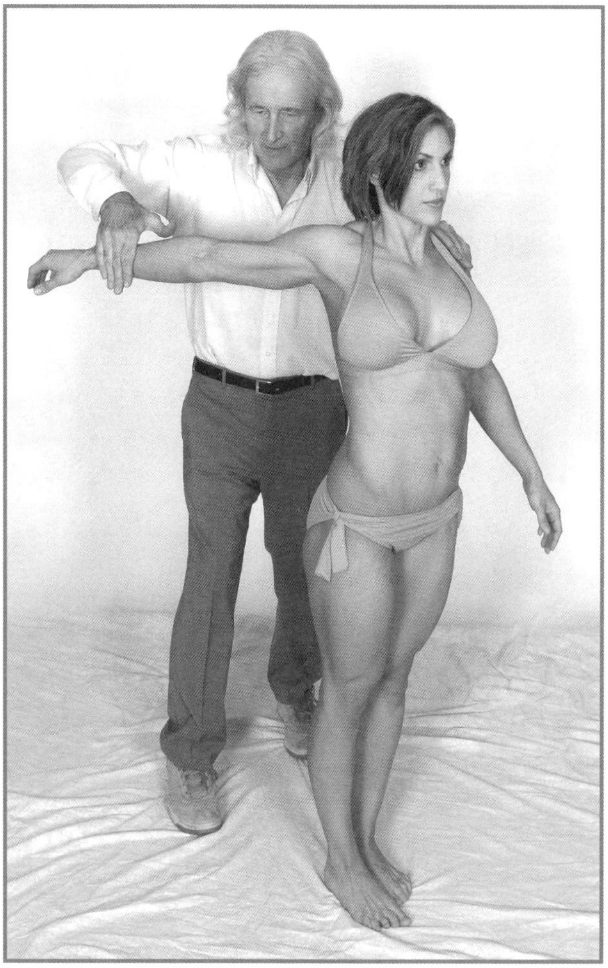

7-27 오른쪽 가슴근들을 스트레칭 하기 위한 PNF/Hyperton-X 테크닉

3. 환자는 약 5초 동안 숨을 내쉬면서 최대 수축의 약 25%로 그 근육이 스트레칭 되고 있게 근육에 힘을 준다.
4. 환자가 이완시키고 숨을 들이마시는 동안, 치료사는 그 근육을 더 스트레칭 시키기 위해서 그 사지를 움직인다.
5. 3-4 단계의 사이클을 세 차례 더 반복한다.
6. 세 번째 수축을 한 다음, 환자는 근육을 이완 시켜서 치료사가 그것을 약간 더 스트레칭 하게 만들도록 한다. 환자가 근육을 계속 이완시키는 동안 치료사는 수동적으로 그것을 쉬는 포지션으로 다시 되 돌린다.

인체의 한 쪽에 있는 단축을 교정하기 위해서 사용될 때, 짧아진 쪽에 더 주목을 해라. 먼저 짧아진 쪽에 PNF를 적용해라. 그 다음 반대쪽에 PNF를 더 부드럽게 적용해라. 짧아진 쪽을 다시 치료하는 것으로 마무리 한다.

이 테크닉을 사용할 때 주의 사항이 있다. 스트레칭 전에 웜업 해라. 환자가 힘이 세지 않고 체격이 작으면, 부드럽게 시작하고 스트레칭 되는 근육이 쓸 수 있는 힘에서 오직 낮은 퍼센트만을 사용해라. 이 테크닉에 의해서 고유수용적 신호체계가 바뀌게 되므로, 몇 시간 동안 운동 또는 힘든 움직임을 피하는 것이 좋다. 이것은 고유수용체들에게 새로운 상태에 적응할 시간을 주어서 필요시 인체를 보호하기 위해서 더 잘 반응하게 해 준다.

제 8 장

화학
Chemistry

인체 내 화학 물질들의 균형은 인체 구조와 정신 둘 다에 영향을 준다. AK를 사용해서, 치료사는 화학 불균형의 본질과 그들을 교정하는 방법을 결정할 수 있다. 이 장에서 다룰 내용은 다음과 같다:

- 물질 검사: 한 물질이 인체에 긍정적, 중립, 부정적 영향을 갖는지를 결정한다.
- 역행성 림프 테크닉: 림프계가 배출을 제대로 하고 있는 지를 확인한다.
- 열 또는 냉: 특정 시기에 부상을 치료하기 위해서 열 또는 냉 어느 것을 적용해야 하는 지를 검사한다.

물질 검사
Substance Testing

물질 검사는 AK의 중요한 진단 도구다. 인체에 부정적인 영향을 갖는 흔한 물질은 화학물, 식품, 금속, 미생물, 및 꽃가루 들이다. 그러한 물질의 검사 세트 및 효과적인 치료법을 위한 자원은 부록 X, "연락 주소"에 나열되어 있다.

영양소, 보충제, 의약품, 및 기타 화학물을 검사할 때, 다음과 같이 약간의 기본적인 AK 법칙이 있다:

물질은 그들이 인체에 긍정적, 중립, 부정적 영향을 갖는지가 결정될 수 있다.

일반적으로, 물질은 그들이 정상적으로 접촉되는 방식으로 검사된다. 입으로 먹는 물질은 입 안에서 검사된다. 향 또는 공기 샘플들은 흡입된다. 국소 크림은 피부에 문지른다. 이것이 표준 프로토콜이다.

한 물질이 인체에 부정적인 영향이 있는 지를 검사하려면, 정상긴장성 지표근육을 사용해서 그 물질이 그것을 약하게 만드는지 아니면 과긴장성으로 만드는지를 보아라.

한 특정 문제에 긍정적인 영향을 갖고 있는 보충제 및 치료제를 검사하기 위해서, 이상적인 지표근육은 그 문제 때문에 검사에 약하다고 검사되는 한 근육이다.

그 문제 때문에 약하다고 검사되는 근육이 하나도 없다면, 한 지표근육을 약하거나 과긴장성이라고 검사되게 만드는 방식의 TL 또는 도전을 통해서 그 문제를 유발시켜라. 쓸 수 있는 치료제를 검사하기 위해서, 결과로 초래된 허약 또는 과긴장성을 사용해라.

최소한, 지표근육을 약하게 해서는 안되고 그것을 과긴장성으로 만들어서도 안 되는 어떤 치료제를 택해야만 한다.

이상적으로, 검사상-약하거나 과긴장성 근육을 정상긴장성으로 만드는 물질(치료제)을 취해야만 한다.

검사할 물질이 어떤 특정한 장기 기능장애에 대한 치료제라면, 그 장기와 연관된 근육을 검사해라. 연관된 근육이 검사상 약하거나 과긴장성이라면, 그것은 치료제 검사를 위해 사용될 이상적인 검사 근육이다.

특정 장기에 대해서 부정적인 영향을 갖는 물질이 무엇인가를 결정하는 것이 목적이라면, 이상적인 지표근육은 그 장기와 연관된 정상긴장성 근육이다. 그 지표근육을 약하게 하거나 과긴장성으로 만드는 물질은 피해야만 한다.

물질이 인체에 부정적인 영향을 갖고 있다는 것이 밝혀졌을 때, 할 일은 무엇인가? 최상의 계획은 그 물질을 먹거나 접촉을 피하는 것이다. 가능한 치료제를 문제 물질과 함께 입 안에 넣고 근력 검사를 해서 가능한 치료제들을 검사해라. 문제 물질과 함께 물질을 입안에 넣었을 때, 지표근육을 정상긴장성으로 만드는 물질들은 치료제로서 사용될 수 있다. 금속, 독소, 항원, 그리고 근력 검사에 의해서 인체에 부정적인 영향을 갖고 있다고 결정된 기타 물질을 제거하기 위해서 해독이 시행돼야만 한다.

특정 장기의 기능장애가 의심되던지 알려져 있지만, 그러나 연관된 근육 (들)이 검사상 약하거나 과긴장성이 지 않다면, 치료사는 물질이 그 장기에 긍정적인 영향을 갖고 있는 지를 어떻게 검사하는가? 숨겨진 허약을 밝혀내기 위해서 여러 테크닉이 사용될 수 있다.

숨겨진 기능장애와 근육 허약을 밝혀내기 위한 테크닉

Techniques to Elicit Hidden Dysfunctions and Muscle Weaknesses

1. 장기, 관절, 또는 기능장애인 구조 자체에 TL을 한다.
2. 자세이상으로 향한 시선 (Eyes into Distortion; EID)
3. 자세이상 유발검사 (Body into Distortion)
4. 근육/장기의 치료점에 TL 그리고 관자 두드리기.
5. 영양 요구를 찾기 위해서 두 치료점들에 TL 그리고 관자 두드리기.
6. 장기 신경림프 반사점들에 TL.

장기 신경림프반사점들

Organ Neurolymphatic Reflex Points

신장: 배꼽 1인치 양측에서 1인치 위.

부신: 신장 점들에서 1인치 위

면역 반사들: 겨드랑이 밑

갑상선: 복장뼈에 가까운 두 번째 갈비사이 공간

심장과 폐: 3, 4번째 갈비사이 공간

뇌하수체: 미간

시상하부: GV 21

송과선: GV 20

동 (sinus)과 치아: 빗장뼈 전체 길이 밑을 따라

위장: 좌측에 있는 5, 6번째 갈비뼈 사이의 6인치 길이 공간

간: 5-6, 6-7, 7-8갈비뼈들 사이의 약 6인치 길이 공간

비장/췌장: 젖꼭지 가쪽 1 1/2인치, 7-8 갈비사이 공간

방광/생식기: 두덩뼈

작은창자: 12번째 갈비뼈 아래, 양쪽에서 12인치 길이

큰창자: 무릎에서 힙 사이의 가쪽 넙다리

Michael Lobowitz, DC는 TL/도전을 할 때 작고 강한 자석의 남극과 함께 그것을 시행함으로써 그것이 훨씬 더 민감하게 만들어질 수 있다는 것을 발견했다. 남극을 적색 페인트 또는 적색 도관 테이프로 표시를 하는 것은 도전을 훨씬 더 효과적으로 만들고 숨겨진 허약을 훨씬 더 잘 밝혀준다. 한 장기 위에 작고 강한 자석의 적색 남극을 사용하면, 장기 NL반사점, 또는 어떤 반사점은 TL 하나만을 했을 때보다 훨씬 많은 불균형을 드러낼 것이다. 이것은 계속하기가 좋은 방법이다. 당신은 찾을 수 있는 것을 치료만 하면 된다.

한 영양소가 상승제과 억제제를 갖고 있다면, 그 영양소 하나만을 섭취하는 것은 상승제 또는 억제제 결핍을 초래할 수 있다.

한 영양소를 처방하기 전에, 어떠한 상승제와 억제제를 고려해라. 상승제 및/또는 억제제 또한 섭취될 필요가 있을 수 있거나, 그 영양소는 상승제 내의 결핍을 초

래할 수 있다. 일부 억제제는 하루의 분리된 시간에 섭취될 필요가 있을 수 있다. 상승제 및 억제제의 생리학적 비율을 알아라. 예를 들면, 아연 대 구리의 생리학적 비율은 7:1이다. 아연이 좋다고 검사되어 그것이 처방될 예정이라면, 아연과 함께 환자의 입 안에 구리를 동시에 놓고 재검사해라. 그 조합이 지표근육을 약하게 하거나 과긴장성으로 만들지 않는다면, 아연과 구리를 함께 묶어 처방해라.

환자는 칼슘을 먹기 때문에 마그네슘이 부족할 수 있다. 그는 아연의 수준이 비례적으로 매우 높기 때문에 구리 결핍일 수 있다. 그러한 경우, 상승제 또는 억제제 섭취를 줄이는 것은 보충제의 필요 없이도 결핍 영양소 수준을 정상화 시킬 수 있다.

비록 구강 또는 비강 검사가 표준 ICAK 프로토콜이지만, 한 물질을 검사를 위해 직접 투여하는 것은 알러지 반응을 일으킬 수 있다. 포름알데히드 따위의 독성 용해제를 흡입하는 것은 정신 착란을 일으킬 수 있다. Lebowitz는 직접 접촉을 요구하지 않는 물질 검사 방법을 개발했다. 그 결과치들은 그를 비롯한 AK를 사용하는 많은 의사들에 의해서 직접 접촉 검사와 밀접한 연관성이 있다고 보고되었다. 비록 표준적인 ICAK 테크닉이 되기에는 너무 새롭지만, 그의 프로토콜은 모두에게 추천된다.

물질 검사와 결과

Substance Testing and Consequences

1. 정상긴장성 지표근육을 찾는다. 검사상 약한 또 다른 근육을 찾는다 (문제가 있다고 생각되는 그 장기와 연관된 것이 이상적이지만, 약하다고 검사되는 어떤 근육이라도 좋다).
2. 강한 자석의 적색 남극에 그 물질을 놓아라. 자석과 GV20 사이에 물질을 잡고 있어라. 영향을 근력 검사한다.
3. 검사상-약한 또는 과긴장성 근육을 정상긴장성으로 만드는 물질들은 인체에 긍정적인 효과를 갖고 있으므로 처방되어야만 한다.

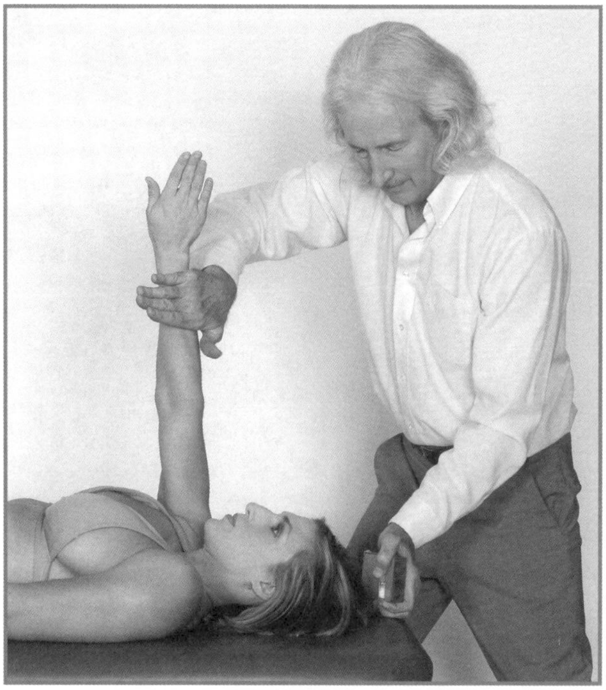

8-1 물질 검사

4. 지표근육을 약하게 만들거나, 과긴장성으로 만드는 물질은 인체에 부정적인 효과를 갖고 있으므로 피해야만 한다.
5. 나쁘다고 검사된 어떤 물질을 완전히 피하기가 불가능하거나 바람직하지 않은 경우, 가능성 있는 치료제들과 그것을 함께 검사해라. 나쁘다고 검사된 물질과 한 치료제를 함께 검사할 때, 지표근육을 정상긴장성으로 만드는 치료제를 찾아라. 문제 물질과 함께 그 치료제를 섭취하는 것은 인체에 대한 부정적인 영향을 줄일 것이다.
6. 이상적으로, 나쁘다고 검사된 식품들은 최소한 몇 주간 완전히 피해야만 한다. 그 기간 동안, 어떤 생명력이상을 교정하기 위한 수단을 강구하고 그 식품의 부정적인 영향을 상쇄하기 위해서 5단계에서 찾은 어떤 검사된 치료제들을 섭취해라. 그것이 더 이상 나쁘다고 검사되지 않는다면, 그것은 다시 섭취해도 되지만, 처음에는 가끔 섭취해라. 동일한 식품에 대한 민감성이 다시 재발하는 지를 확인하기 위해서 정기적으로 검사해라.

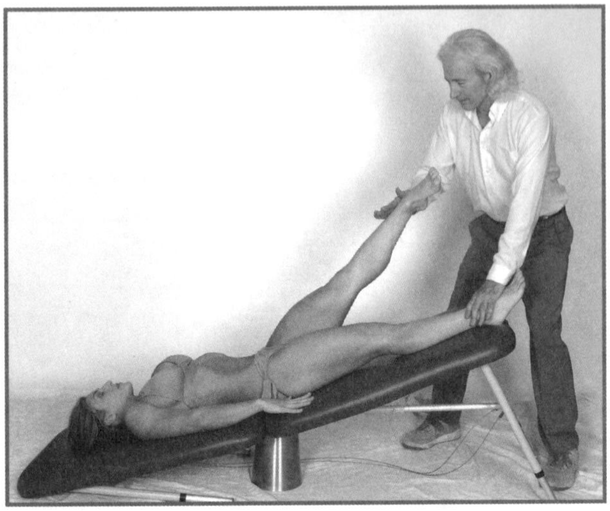

8-2 역행성 림프 검사

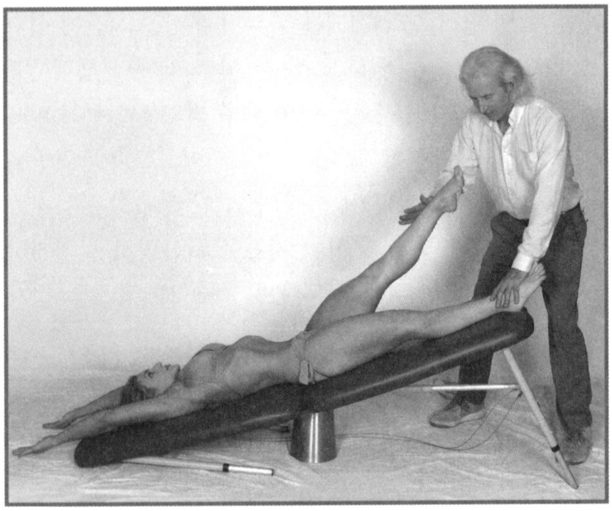

8-3 양성 역행 림프 검사.
손들을 머리 위로 두는 것이 허약을 없앤다면,
림프 울혈이 확인된다.

7. 재발을 막기 위해서, 문제를 일으킬 만한 물질들의 원천을 찾아서 그것들을 제거하거나 피해라.

역행성 림프 테크닉

Retrograde Lymphatic Technique

림프계는 전신에서 독소를 배출한다. 그것은 인체에서 가장 느리게 움직이는 액체 시스템이며 부분적으로 막히기가 쉽다. 종종, 나쁜 자세 또는 근육 불균형은 전신에서 온 림프가 빗장뼈 밑에서 정맥 시스템 속으로 비우는 곳인 좌측 및/또는 우측 림프관들을 부분적으로 막는다. 그것들은 반월 밸브들로부터 자체에 역압을 갖게 되어 혈액이 림프관 속으로 거꾸로 흘러 들어오는 것을 막아준다. 더 자세한 정보는 180-181페이지의 작은가슴근에 대한 논의를 보라. 단축되고, 과도긴장된 가슴근들은 림프관들의 폐쇄를 일으키는 흔한 인자다.

손상된 림프 배액은 흔히 볼 수 있다. 림프계가 인체에서 폐기물을 제거하기 때문에, 어떤 적절치 않은 림프 배액의 느려짐은 독성을 증가시키고 치료와 회복의 과정을 늦춘다. 림프 울혈은 여러 상황들을 일으키고 나쁜 영향을 줄 수 있다. 이러한 상황들이 있거나 의심될 때 림프 울혈을 검사하고 교정해라: 눈, 귀, 및 목 문제, 기관지염 또는 폐염 따위의 상하부 호흡기 감염, 감기, 편도선염, 사지의 문제, 관절 문제, 느린 치료를 보이는 관절 외상, 치아 이갈이, 수면 시 짧은 호흡, 부종, 및 밤에 잦은 소변. 침대에서 장기 요양(bed rest)은 림프배액을 늦춘다. 수면 또는 장기간 요양 도중 나타나는 증상들은 하나의 원인으로 림프 울혈을 갖고 있다.

홍채 진단법에서, 홍채 (iris)의 바깥 부분 주위에 "흰 구슬 띠(string of white pearls)"는 림프 울혈을 나타낸다. 확대경을 갖고서 림프 울혈을 갖고 있다고 의심이 가는 환자의 눈에서 이러한 숨길 수 없는 징후를 찾아라. 이것은 ICAK 프로토콜은 아니다.

림프관들 전반에 걸친 안 좋은 림프 배액을 찾기 위한 표준 AK 검사는 역행성 림프 테크닉이라 불린다. 그것을 하려면, 경사 테이블에 환자를 등을 대고 눕게 한 후 머리가 몸보다 낮게 조정한다. 적절한 경사는 20°다. 이 포지션에서, 치료사는 한 다리 근육이 약해지는 가를 검사한다. 그것이 정상적인 포지션에서 강하다고 검사되지만, 머리가 낮은 포지션 일 때 약해진다면, 림프 울혈을 나타낸다.

환자는 계속 경사 테이블에 있는다. 팔을 머리 위로 뻗는 것이 (가슴근을 스트레칭 시킨다) 지표근육을 강화시키게 만든다면, 림프 울혈은 확인된다. 다른 방법으로,

환자가 여전히 경사 테이블에 있는 동안, 조수는 겨드랑이에 견인을 적용할 수 있어서, 가슴근을 스트레칭 시키고, 그래서 림프관들로 가는 압력을 줄인다. 이 견인이 지표근육을 검사상 강하게 만든다면, 림프 울혈은 유사하게 확인된다.

경사 테이블은 림프 울혈을 위한 가장 정확한 검사라고 간주된다. 때때로 경사 테이블이 없을 때, 등을 대고 누운 환자의 힙 밑에 베개를 놓아서 이 검사의 변형으로 사용할 수 있다.

환자가 여전히 역행성 포지션으로 누워있는 동안, 그리고 어떤 교정 테크닉을 적용하기 전에 낮은 함량의 비타민 A 또는 철분 영양소를 입 안에 넣은 다음 이것이 역행 림프 검사 허약을 없애는 지를 보아라. 만약 그렇다면, 이들을 처방해라 그러면 역행성 림프 재발의 경향은 줄어들 것이다. 다음에 있는 림프 배액을 돕는다고 알려진 허브들을 비슷하게 검사해라: *정조수* (Vitex agnus-castus; chasteberry), *미국자리공* (Phytolacca decandra: poke), *붓꽃* (Iris versicolor), *갈퀴덩굴* (Galium aparine; cleaver), *자주갯활량나물* (Baptisia tinctoria; wild indigo), *악마의 발톱* (Harpagophytum procumbens; devil's claw), *붉은 토끼풀* (Trifolium pratense; red clover), *민들레* (Taraxacum officinale; dandelion). 역행성 림프 검사 허약을 없애는 것들을 처방한 다음 정상긴장성을 검사해라. 이들은 림프계가 더 적절하게 배액하는 것을 도울 것이다.

이 역행성 림프 검사가 양성일 때마다, 작은가슴근은 관여된다. 작은가슴근은 주된 림프관들 위에 놓여 있다: 흉관 및 우측 림프관. 인체 대부분에서 온 림프액은 흉관 속으로 비워지는데, 흉관은 좌측 빗장밑정맥과 좌측 내부경정맥이 만나는 곳과 부착해서 비우기 전에 높은 아치로 끝을 만든다. 가슴근들은 림프관들을 둘러싸고 있는 동일한 근막에 매몰되어 있다. 작은가슴근이 과도하게 긴장해 있을 때, 그것들은 어깨를 앞쪽으로 당기고, 등을 둥그렇게 만들어서 림프관들에 대한 압력을 증가시킨다. 일반적으로 관여된 가슴근은 과긴장성으로 밝혀지나, 그러나 그것들은 검사상 약할 수 있어서 강화를 요구한다.

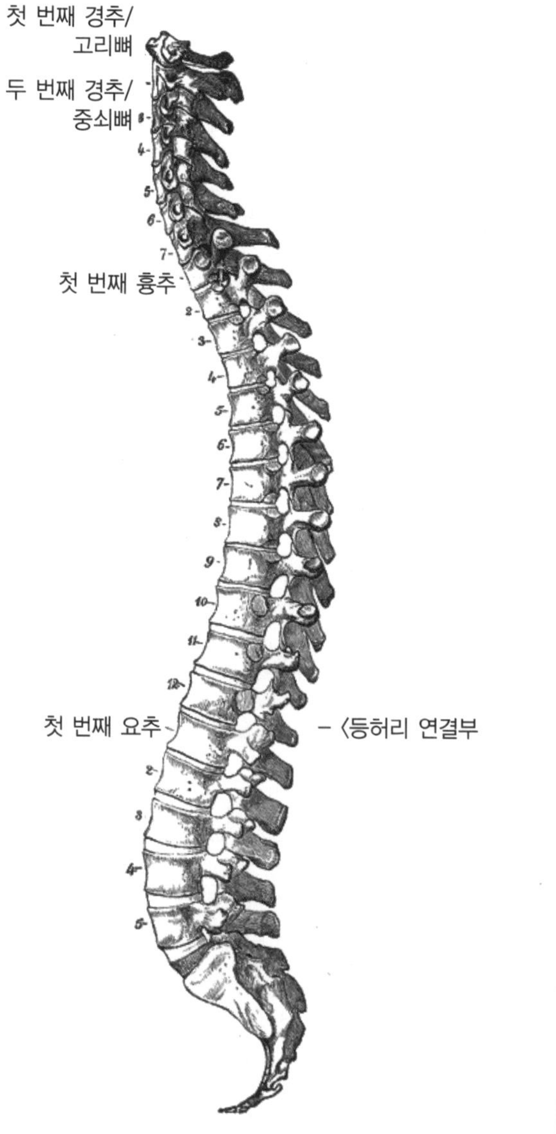

8-4 자연적인 척추 만곡

자주, 작은가슴근은 검사상 강하지만, 빠른 스트레칭 이후 그들은 검사상 약해진다. 작은가슴근을 스트레칭 시키려면, 치료사는 환자의 어깨를 위와 뒤로 당길 수 있다. 또는 환자가 자신의 마름근과 상부 등세모근을 재빨리 수축시켜 어깨판을 서로 모으게 당겨서 동일한 스트레칭을 이룰 수 있다. 작은가슴근에 대한 근육 신장 반응의 치료는 일반적으로 근막 이완 테크닉을 요한다. 또한, 근육 신장 반응을 위해서 큰가슴근 빗장부와 복장부를

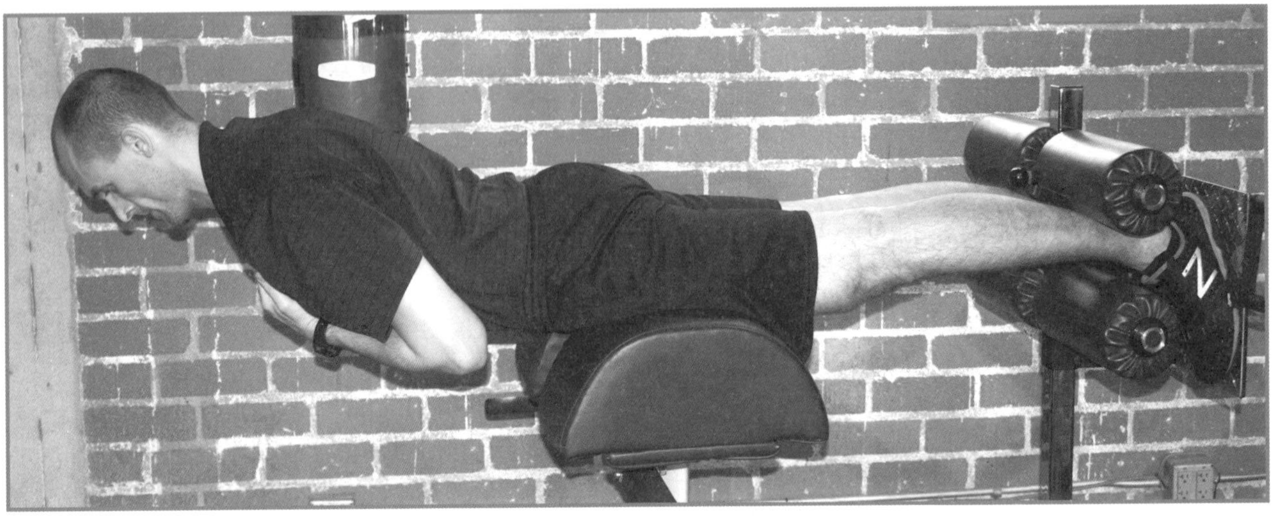

척주 폄. Sam Visnic 사진

검사하고 필요한 경우 치료해라. 근육 신장 반응 및 근막 이완은 132-133페이지에 기술되어 있다.

작은가슴근의 길항근인 하부 등세모근이 검사상 약할 때, 그것들의 허약은 작은가슴근을 너무 긴장되게 만들 것이다. 등허리 연결부 척추들의(T10-L2) 가동제한(fixation)은 하부등세모근을 검사상 약하게 만들 것이다. 과긴장성 작은가슴근들의 오래가는 교정은 카이로프랙틱 또는 기타 방법들을 통한 이 가동제한의 해소를 요구한다.

대부분의 급성 척추 부상은 경추 및 등허리 연결부에서 생긴다. 척주에서 가장 불안정한 부위이다. 등 부분은(T10-12) 오직 떠있는 갈비뼈들이 붙어있다. T10 위로, 갈비뼈들은 비교적 유연하다. 또한 여기는 척주 만곡이 바뀌는 곳이다 - 등 척추후만은 허리 척추전만과 만난다. 등허리 연결부의 가동제한은 그것이 구조적으로 약한 곳 자체를 보호하려는 인체의 의도가 아닐까 생각된다. 이 가동제한의 오래가는 교정은 척주세움근 그리고 기타 힙 굽힘근 특히, 큰볼기근의 강화를 요할 수 있다. www.endyourbackpainnow.com의 Sam Visnic은 다음과 같이 보고한다: 그림에서와 같은 척주를 편 포즈를 3분간 유지할 수 있는 충분한 체력을 가진 환자들은 좋지 않은 척주 폄 내구성을 가진 환자에 비해서 훨씬 감소된 등 통증을 보인다.

작은가슴근을 (183페이지) 위한 전방 NL반사점은 복장뼈 기저에 있는 칼돌기 바로 위에 위치한다. 치료사 또는 환자가 약 2분간 세게 마사지를 하는 것이 추천된다 (민감한 칼돌기를 누르지 않도록 주의해라) - 림프 순환을 개선하기 위해서 집에서도 해야 한다.

역행성 림프 테크닉

Retrograde Lymphatic Technique

평가:

1. 환자를 20° 경사진 테이블에 등을 대고 눕히고, 머리를 낮게 한다.
2. 치료사는 한 다리 근육을 검사한다. 그것이 이 포지션에서 검사상 강하다면, 역행성 림프 검사는 음성이다. 다리 지표근육이 검사상 약하다면, 다음의 검사를 계속해라.
3. 환자는 팔을 펴서 머리 위로 뻗는다. 치료사는 다리 근육을 다시 검사한다. 다른 방법으로, 보조자가 환자의 겨드랑이를 당겨서 어깨를 들어 올리고 가슴근을 스트레칭 시킨다. 이것들 중 어느 것이 다리 근육을 다시 검사상 강하게 만든다면, 역행성 림프 검사는 양성이다.

4. 낮은-용량의 비타민 A, 철분 영양소, 또는 림프 배액을 돕는 허브들이 지표근육을 강화시키는 지를 검사해라.

교정:

1. 작은가슴근을 검사해라. 그것이 검사상 약하다면, 그 근육의 양 끝에 위치한 골지힘줄기관들에 대한 진동을 주는 마사지가 일반적으로 효과적이다.
2. 작은가슴근이 검사상 강하다면, 그것을 재빨리 스트레칭 시킨 다음 곧 바로 그것을 다시 검사해라. 주목: 작은가슴근은 종종 아주 강하고 긴장되어 있어서 근육 자체 내에서 근육-약화를 일으키기가 힘들다. 이것이 의심된다면, 작은가슴근을 재빨리 스트레칭 하고 그 다음 지표근육이 약하다고 검사되는 가를 보아라. 작은가슴근에 대한 근육 스트레칭이 직접적으로 허약을 만들거나 아니면 지표근육에서 허약을 만든다면, 작은가슴근에 대한 근막 이완 테크닉을 사용해라.
3. 큰가슴근 빗장부와 복장부에서 근육 신장 반응이 있는지를 확인하고 있다면, 그것을 치료해라.
4. 하부등세모근을 근력검사 해라. 만약 약하다면, 교정해라 - 등허리 연결부 내의 어떤 가동제한을 푸는 것이 우선이다. 등 폄근들을 강화시키는 프로그램을 시연하고 추천해라.
5. 위의 평가 4단계에서 양성이라고 검사된 영양소 또는 허브들을 처방해라.

열 또는 냉?
Hot or Cold?

부상, 부하, 염좌 등을 위한 일반적인 치료는 냉 또는 열을 적용하는 것이다. 일반적인 법칙은 우선 부종을 줄이기 위해서 냉을 적용하는 것이다. 그 다음, 명시되지 않은 상당 시간이 지난 다음, 냉 대신 열이 가해진다. 특정 상황에서 열 또는 냉의 어떤 것이 도움이 되는 가를 결정하는 방법은 무엇인가?

열 또는 냉 어떤 것을 적용할 것인가의 검사
Testing Whether to Apply Heat or Cold

1. 부상당한 부위에 TL을 한다. 한 지표근육을 검사한다. 그것은 검사상 약해야만 한다.
2. TL을 계속하고 있으면서 그 부위에 냉을 적용하고, 근력 검사를 한다.
3. TL을 계속하고 있으면서 그 부위에 열을 적용하고, 근력 검사를 한다.
4. 근육을 정상긴장성으로 검사되게 만든 열 또는 냉이 이 시기에 적용해야 할 것이다.
5. 그 시기에 어떤 것을 적용할 지를 알기 위해서 종종 다시 검사해라.

제 9 장

정신: 사고방식과 감정
Psyche: Mind and Emotions

정신은 건강의 삼 요소 중 가장 연구가 덜 된 분야다. David Walther의 약 600페이지가 되는 응용 근신경학 개요 (Applied Kinesiology Synopsis)에서, 오로지 17 페이지만 정신/감정 불균형에 할애되었다. ICAK 에서 인증된 여러 테크닉들이 여기에 제시되어 치료사에게 정신 및 감정 불균형들을 찾아서 해결하게 해 준다:

- 감정 신경혈관 반사점: 한 손을 이마에 대서 스트레스를 줄인다.
- 역전과 갈등 (Reversal and Conflicts): 방해 행위를 찾아서 해제해라.
- 관자 두드리기(Temporal Tapping): 제안을 보다 효율적으로 만들고, 숨겨진 문제를 밝히고, 영양소 보충을 검사하고, 특정 카이로프랙틱 교정을 조정 없이 시행하기 위해서 사용된다.
- 전뇌-후뇌 (Front Brain-Back Brain): 눈을 뜨거나 감을 때 하는 무엇이 근력 검사 결과치를 바꾼다.
- 공포증: Callahan의 5분 공포증 치료에 대한 AK의 채택.
- 동측성 조직화: 교차 K27 스위칭, 과다과민 (hypersensitivity), 및 정신분열증 (schizophrenia.)

감정 신경혈관 반사점들
Emotional Neurovascular Reflex Points

건강 삼 요소 중 정신 측면에 대한 장애를 위해 치료사는 AK를 사용해서 무엇을 할 수 있는가? 첫 번째 것은 환자가 감정적 스트레스를 줄이는 것을 돕는 방법을 배우는 것이다. 스트레스를 줄이는 간단한 테크닉의 하나는 (치료사 또는 환자의) 한 손을 환자의 이마에 대는 것이다. 이것은 전 세계에 걸쳐서 거의 모든 사람들이 아주 큰 스트레스를 받을 때 하는 것이다. 스트레스를 많이 받을 때, 우리 모두는 한 손을 이마에 대고, 깊은 숨을 쉬고 중얼거린다, "하느님, 어찌하란 말입니까?"

손을 이마에 대는 것이 어떻게 스트레스를 줄이는가? 뇌의 이마쪽 부분들은 현재-시간의 자각을 다룬다. 이 이마앞 피질은 의식적 사고와 판단 결정을 하는 곳이다. 이마앞 피질의 기능은 감정적 자극들에 대해서 행동하느냐 아니냐를 선택하게 해 준다. 뇌 생리학자들은 이마앞 피질이 행동하는 방식을 결정하는 능력을 우리에게 준다고 믿고 있다. 우리의 행동이 목표를 향해서 움직이게 하느냐 아니냐를 정하고 모니터 하는 것이 여기에 있다. 우리의 선택된 목적에서 벗어나게 우리를 움직이는 행동을 억제하는 능력을 우리에게 주는 것은 바로 이마앞 피질이다. 그것은 우리가 목표를 향해서 계속 정진하도록 뇌의 다른 부분들에 대한 조절을 하고 있다.

이마앞 피질의 사고방식 기능은 감정에 대해서 자유로운 것처럼 보인다. 동기유발, 계획, 조직화, 및 집중된 주목들 모두는 뇌의 전두엽들의 기능들이다.

감정이 격해질 때, 우리는 관찰하고 있는 것에서부터 추상적인 분리를 할 수 있는 위치에 있게 되지 않는다.

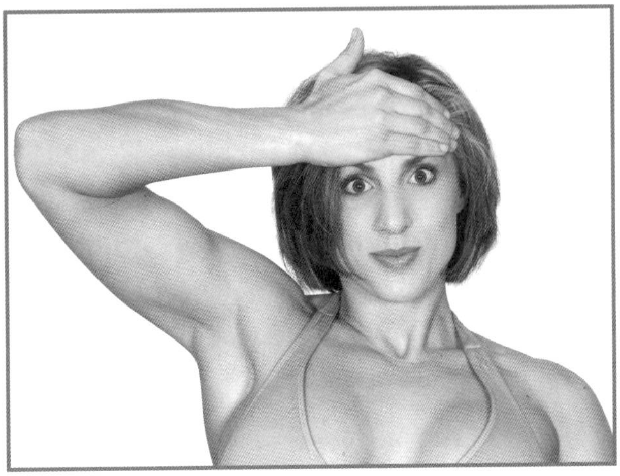

9-1 스트레스에 대한 보편적인 반응

우리는 이마앞 피질로부터의 기능을 하는 능력을 잃어버린다. 즉, 우리는 무엇이 실제로 진행되고 있는 지를 보는 능력이 적거나 거의 없이 우리의 감정에 의해서 삼켜져 버린다. 우리의 감정이 우리의 정신적 과정을 지배할 때, 우리는 주로 습관적인 방식으로 반응한다. 우리는 아픔을 피하기 위한 의도를 갖고서 과거에 했었던 대로 반응한다. 한 손을 이마에 대는 것은 에너지, 혈류, 및 행동을 이마앞 피질 속으로 가져다 준다고 가정된다. 이것이 우리 감정들에서 우리를 집어 내서 균형을 갖고서 상황을 보게 해 준다. 이것은 자동적인 반응을 억제하고 우리가 하고자 하는 것을 결정하는 능력을 우리에게 준다. 그것은 스트레스를 줄이고 선택하는 능력을 준다.

여기에 스트레스를 줄이기 위해서 손을 이마에 대는 효능에 대한 간단한 검사가 있다:

이마에 손 대기 테크닉

Hand on Forehead Technique

평가:

1. 정상긴장성으로 검사되는 지표근육을 찾아라.
2. 환자에게 아직까지 작은 스트레스를 주는 어느 때의 상황을 기억해 보라고 시킨다. 이 간단한 예에서, 극단적인 스트레스를 주는 기억들은 피해라. 감정 폭발 상황을 기억시켜서 공황 발작을 갖게 하는 것은 바람직하지 않다. 이 간단한 테크닉은 그러한 스트레스 수준에는 적합하지 않다. 그 기억이 주된 스트레스 인자가 아니라는 것을 확인해라. 이 간단한 예를 위해서, 계속 반복해서 일어나는 스트레스를 주는 상황들을 피해라 (다림질을 하는 것 따위).
3. 환자에게 그 스트레스 상항을 상기하라고 시키고 그가 정신적으로 '그 상황에 있을 때' 말하라고 시켜라.
4. 환자가 스트레스를 상기하고 있는 동안, 이전의 정상긴장성 지표근육을 다시 검사해라. 선택한 스트레스가 이 과정에 적합하다면, 근육은 이제 검사상 약할 것이다. 강하다고 검사된다면, 선택된 지표근육과 연관된 경락의 진정혈에 접촉을 해라. 진정혈에 대한 접촉이 근육을 약화시킨다면, 스트레스에 대한 생각은 환자의 지표근육을 과긴장성 상태로 둘 것이다. 경험 많은 치료사는 이 과긴장성 반응을 스트레스를 줄이기 위한 출발점으로 사용할 수 있다.

교정:

1. 환자에게 손을 이마에 대라고 시켜라.
2. 환자에게 숨을 깊게 쉬라고 시켜라 (이것은 또 다른 스트레스-경감 테크닉이다).
3. 환자에게 주위를 둘러 보라고 시켜라. 환자에게 당신의 손이 느리게 그리는 원을 쳐다 보라고 시켜라. 환자의 눈을 면밀히 관찰해라. 눈이 어떤 특정 부위에서 건너뛴다면, 이 부위 위에서 당신의 손을 앞뒤로 움직여라. 환자에게 당신의 손을 실제로 쳐다 보라고 말해라. 환자가 그렇게 하고 있는 지를 면밀히 살펴라. 눈 돌리기 (eye circles)를 사용하는 자세한 정보는 87페이지의 안구 잠금 (ocular lock) 항목을 보아라. 이 간단한 예를 위해서, 이 단계는 선택적일 수 있다.
4. 환자에게 스트레스를 주는 상황을 다음 방식으로 상기하라고 시켜라: 그 사건의 이전에서 시작해라.

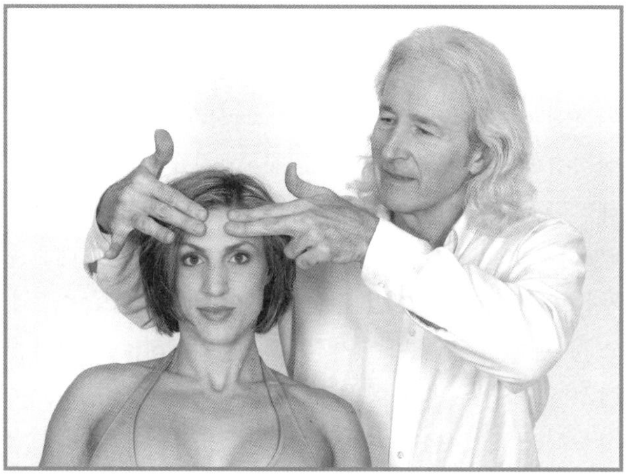

9-2 감정 신경혈관 반사 점들

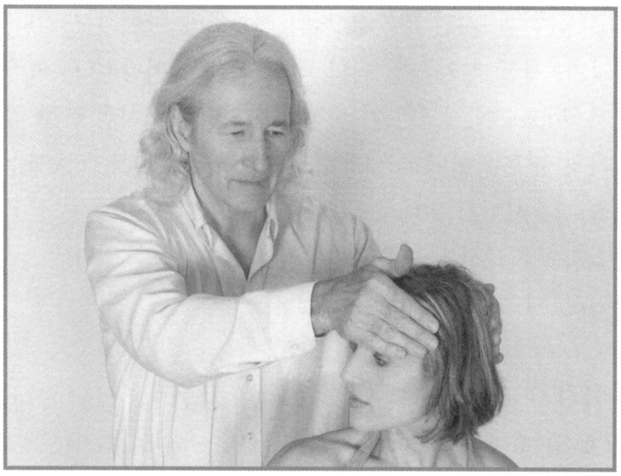

9-3 이마뼈-뒤통수뼈 잡고 있기

그 상황이 끝날 때까지 그 기억을 비디오테이프의 빠른 재생처럼 돌려라. 되돌리지 않고서, 그 스트레스 상황 전부터 다시 시작하며 그 기억을 빨리 리뷰해라. 그 기억을 빠르게 열 번 리뷰할 때까지 이 과정을 반복해라. 이러한 기억이 빨리 지나가게 하는 것은 환자를 부정적인 감정상태로 빠뜨리지 않을 것이다.

교정의 확인:

당신이 지표근육을 재검사 하고 있는 동안, 환자에게 선택한 스트레스 상황을 상기하라고 시켜라. 교정이 성공적이라면, 그 스트레스에 대한 기억은 더 이상 지표근육을 약하게 만들지 않을 것이다. 스트레스가 처음 불러내지는 동안 지표근육이 과다반응성이었다면, 그것은 이제 정상긴장성일 것이다.

감정적 신경혈관 반사 치료의 미세 조정

Fine-Tuning the Emotional Neurovascular Reflex Treatment

이마에 있는 치료되는 실제 점들은 두 개의 이마뼈 융기들이다. 이것들은 보통 혹처럼 만져지며 각각의 눈동자 바로 위 약 5cm 에 위치한다. 이것들은 처음에 Terrence Bennett에 의해서 기술되었고 George Goodheart에 의해서 AK 안으로 통합되었다. Bennett는 그들은 "감정점 (emotional points)"이라고 불렀다. AK에서, 그들은 감정 신경혈관 반사점들이라고 불린다.

다른 신경혈관점에서처럼, 그것들을 부드럽게 잡고 있는 것이 효과적일 수 있다. 그러나, 이들 및 다른 신경혈관점에 대한 치료는 치료사의 손가락 끝들 아래서 가장 크게 촉진되는 박동을 만드는 방향으로 부드럽게 당겨질 때 더 효과적이다.

AK에서 원래 가르쳐진 대로, 이마뼈 융기들에 대한 활성 TL이 감정 신경혈관 반사 치료를 위한 필요를 나타내기 위해서 사용될 수 있다. 이마뼈 융기들을 잡고 있은 다음, 이마뼈 융기들에 대한 TL이 다시 시행된다. TL이 더 이상 활성적이 아니라면, 치료는 완료되었다고 간주된다. 그러나, Walther가 지적한 것처럼, 이마뼈 융기를 잡고 있으면서 감정적 괴로움을 일으키는 그 문제를 찾아서 고려될 때 더 효율적이라고 간주된다.

이마뼈-뒤통수뼈 잡고 있기

Frontal-Occipital Holding

한 손을 이마에 대고 다른 손을 머리 뒤에 대고 있는 것은 환자를 신체적으로 안정시키는 것을 돕는데, 특히 환자가 서 있으면서 시행할 때 그렇다. 뇌의 시각 센터들은 뒤통수 안에 위치한다. 한 손을 이마에 대고 있으면서 다른 손을 뒤통수에 대고 있는 것은 오래된 시각적 기억들 안에 저장된 스트레스를 해소시키는데 도움이 될 수 있다. 현재-시간 자각은 뇌의 전두엽들 안에서 생긴다. 과거-시간 기억들은 뇌의 더 뒤쪽에서 저장된다. 이마뼈-뒤통수뼈 잡고 있기는 감정 신경혈관 반사점 잡고 있기의 한 변형이며 과거에 생겼었던 사건들에서 스트레스를 경감시키기 위해서 추천된다. 이마뼈-뒤통수뼈 잡고 있기는 치료사 또는 환자 누구라도 시행할 수 있다.
이것은 ICAK 테크닉은 아니다.

실제적 적용
Practical Applications

감정적 고통을 겪고 있을 때, 이마뼈 융기들을 잡고 심호흡을 해라. 동작으로 들어 가기 전에, 감정 신경혈관 반사점들을 잡고, 주위를 둘러 보며, 숨을 쉬고, 어떻게 행동하고 싶은 지를 생각하고, 그리고 스트레스가 줄어들고 가라앉게 해라.

스트레스를 받을 때, 모든 사람들은 습관적인 행동을 반복하는 경향이 있다. 만약 새롭고, 창조적인 방식으로 행동하는 것이 당신의 선택이라면, 스트레스를 우선 경감시켜라.

당신이 누군가와 맹렬한 논쟁을 하고 있다면, 그녀의 눈을 조심스럽게 살펴라. 한 눈동자 밑에 흰자위가 보일 때, 그녀는 괴로워하기 시작하는 것이다. 두 눈동자 밑에 흰자위가 보일 때, 그녀는 매우 스트레스를 받고 있어서 논쟁을 계속하는 것은 아무런 의미가 없다. 아무 것도 새로운 것을 도출할 수 없다. 당신이 어떤 점을 지적한다면, 그녀는 구석에 몰린 쥐처럼 행동해서 후려 갈기려고 할 것이다. 그 대신, 잠시 쉬어라, 재미있는 어떤 것을 해라, 그리고 당신 둘 다 스트레스 풀어라.

당신의 파트너 역시 AK 또는 그 아이디어를 알고 있다면, 두 사람 모두 이마뼈 융기들을 잡고 있는 것이 도움이 될 것이다. 긴장을 풀고 깊은 호흡을 해라. 두 사람 다 이마를 잡고 있는 것이 우습게 보여서 서로를 웃게 할 수 있다. 웃음은 최고의 약으로 알려져 있고 스트레스를 푸는 최상책이다.

어떤 문제가 감정적으로 스트레스를 주어서 감정 신경혈관 반사점 잡고 있기로서 도움이 되는 가를 검사하기 위해서, 근육 검사를 하는 동안 환자에게 그 문제를 상상하라고 청해라. 이 경우에서, 환자의 정신적 이미지는 검사되고 있는 도전이다. 지표근육이 검사상 약하다면, 환자에게 문제를 계속 상상하라고 시켜라. 환자의 감정 신경경혈관 반사점들을 잡게 하고, 지표근육을 재검사해라. 감정 신경경혈관 반사점들을 잡고 있는 것이 근육 약화를 없앤다면, 그 점들을 잡고 있는 것이 스트레스를 푸는데 도움이 될 수 있다. 이 간단한 테크닉으로 스트레스를 가장 효과적으로 경감시키기 위해서, 그 점들을 잡고 있으면서 문제를 풀기 위한 방법들을 정신적으로 상상해라.

감정 신경경혈관 반사점들을 잡고 있는 것이 스트레스를 줄일 수 있다. 간단한 일상 스트레스를 위해서, 그것은 효과가 좋다. 이마를 잡고서 더 복잡한 정신/감정 문제들을 풀려고 노력하는 것은 마치 스위칭 점들인 K27, GV1, GV27, 및 CV24를 문질러서 스위칭을 없애려고 하는 것과 같다. 그것은 효과가 있지만 오로지 "응급 조치"다. 내재한 원인들은 아직 해결되지 않고 있다.

보다 고급 치료사는 이마에 손을 사용해서 다른 어떤 불균형에 정신적 양상이 있는 지를 정할 것이고, 그 다음 불균형을 풀 수 있을 하나를 찾기 위한 다른 테크닉들 근육 검사를 진행한다.

어떤 기능장애에 대한 정신/감정 측면 유무의 결정
Determining If There Is a Mental/Emotional Aspect to a Dysfunction

1. 치료사는 한 지표근육을 검사상 약하거나 과긴장성으로 만드는 어떤 불균형을 찾는다.
2. 환자는 (또는 치료사) 한 손을 환자의 이마에 놓는다.
3. 치료사는 불균형을 다시 검사한다.
4. 지표근육이 이제 정상긴장성이라고 검사된다면, 기능이상에 정신/감정 측면이 있다.

어떤 기능장애에 정신/감정 측면이 있는 지를 정하기 위한 선별 검사로서 이 간단한 방법을 사용해라. 그 다음 건강의 삼요소 중 정신적 면에서 다른 테크닉들을 사용해서 그러한 정신/감정 불균형을 해결해라.

역전과 갈등
Reversals and Conflicts

이 항목은 심리학자인 Roger Callahan의 임상에서 채택한 것이다 (Thought Field Therapy and the Emotional Freedom Technique의 창시자).

심리학적 역전을 위한 Callahan의 원래 테크닉은 오직 한-팔 당겨 내리기 근력검사와 두 개의 가능한 치료점들을 사용한다: SI3 및 때때로 SI1. 이 테크닉은 아래와 같이 확장되어서 두 종류의 방해 행위 (sabotage) 프로그램들 (역전과 갈등), 믿을 만한 지표근육에 대한 양측 검사, 및 기타 여러 치료 점들을 포함한다.

심리학적 역전에 관해서, 문헌이 말하고 있는 것은 한 환자가 심리학적 역전을 갖고 있을 때, 그의 의식적 생각은 한 가지를 원하지만 그러나 무의식적 생각은 다른 어떤 것을 원한다. 그 환자는 말한다. "나는 좋아지길 원한다." 그러나 근력검사는 그의 일부가 이것을 전혀 원하지 않는다는 것을 밝혀준다. 이것이 그 환자의 의식과 무의식 생각 사이의 어떤 갈등이라고 말하는 것은 하나의 유용한 모델이지만, 그러나 그것은 엄격히 정확하기에는 너무 지나치게 간단하다.

갈등은 스위칭을 이끌어낸다
Conflicts Elicit Switching

갈등은 양 면을 갖고 있고 그 둘은 그것들이 원하는 것을 원한다. 당신은 아이스크림을 먹기를 원하지만, 건강과 날씬함을 원한다. 하나를 너무 많이 한다면, 다른 것이 고통을 받는다. 어떻게 하더라도, 한 쪽은 불행하다. 이것은 최적 상태는 아니다. 갈등에 대한 특징적인 반응은 스위칭이며, 보통 불가분의 관계에 있다. 스위칭된 상태에서, 나쁜 일은 좋게 느껴진다. 아이스크림을 먹을 수 있고 그것에 대해 기분이 좋아진다. 틀린 일을 할 수 있고 올바른 일을 하고 있는 것처럼 느낀다. 신경학적 부조화는 해결되지 않은 갈등에 대한 전형적인 반응이다.

심리학적 문제들은 치료 과정을 방해할 수 있다. 누군가가 삶의 의지를 포기할 때, 예후가 나쁘다는 것이 잘 기록되어 있다. 역으로, 누군가가 살기를 진정으로 원해서 그렇게 하기 위해서 싸울 때, 예후는 훨씬 좋아진다.

누군가가 심리학적 역전 상태에 있을 때, 그를 효과적으로 치료하는 것은 불가능하다. Callahan에 따르면, 이것은 어느 종류의 치료에도 해당된다. 역전이 존재한다면, 그 복잡성은 어떠한 종류의 치료라도 효과를 보는 것을 막을 것이다. 그것이 진실이라면, 메디칼 닥터들을 포함해서 모든 종류의 치료사들은 어떤 종류의 치료 수단을 강구하기 전에 또는 심지어 약을 처방하기 전에 역전을 찾아서 교정해야만 한다.

심리학적 역전과 갈등은 일종의 방해 행위 기전이다. 방해자를 찾아서 해결하지 못한다면, 잘된 작업도 나중에 애쓴 흔적도 없어질 것이다. 인체에 부정적인 영향을 가진 음식 및 기타 물질은 섭취했을 때, 종종 이전의 에너지 균형을 사라지게 만든다. 그러한 "에너지 알러지"는 종종 역전을 일으킨다.

심리학적 좌절을 겪고 있을 때, 의식적인 마음과 무의식적인 마음은 갈등하고 있다. 의식적인 마음은 한 의견이고, 무의식적인 마음은 맞서는 의견이다.

방해 행위 프로그램 작동
Sabotage Program Running

역전과 갈등을 검사하기 위해서, 양팔을 동시에 검사해라. 목표 또는 원하는 상태를 말하고 근력검사를 해라. 만약 양팔이 긍정적인 말에 강함을 유지하고 부정적인 말에 약해진다면, 모든 것은 좋고 진행할 수 있다. 당신의 결과가 반대라면 (양팔이 긍정적인 말에 약해지고, 양팔이 부정적인 말에 강해지는 것), 당신은 역전을 갖고 있다. 긍정적인 말이 오직 한 팔만을 강하게 유지시키고 부정적인 말이 오직 다른 팔을 강하게 유지시킨다면, (뇌/인체의 양쪽 사이에) 갈등을 갖고 있다.

역전 또는 갈등을 찾아라. 여덟 증례들 중 하나에 그들이 존재한다고 Callahan은 주장한다. 또 다른 교정이 유지되지 않을 때마다 그것들을 확인해라. 더 좋은 것으로,

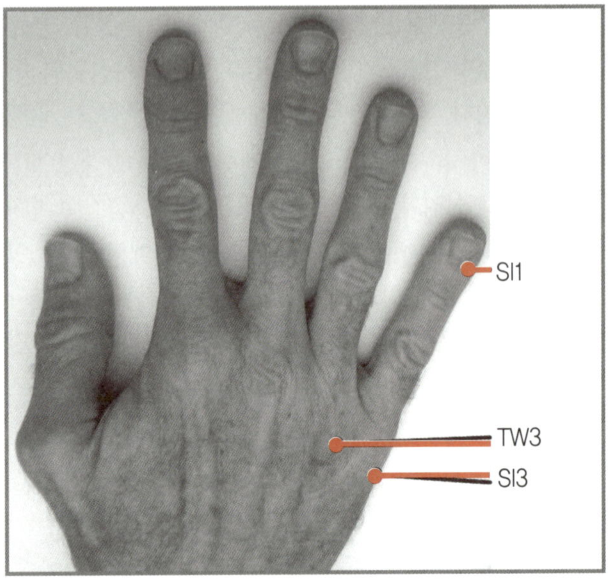

9-4 갈등 및 역전을 위한 손 교정점들

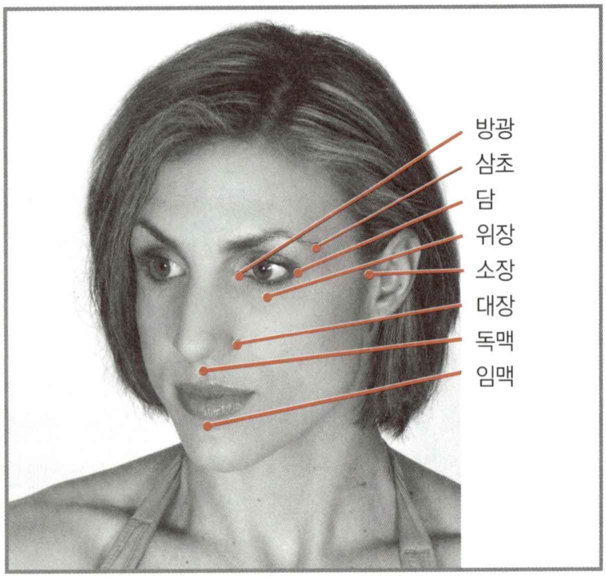

9-5 머리에 있는 경혈 끝점들 (end points)

하나의 예비검사로서 역전과 갈등을 검사해라. 경고: 비록 한 세션의 초기에 검사를 했고 없었다 하더라도, 역전과 갈등은 그 세션 동안 특정 문제 주위에 나타날 수 있다. 그 작업이 원했던 대로 진행되지 않을 때마다 아니면 교정 절차가 원하는 결과를 갖지 않을 때, 어떤 역전

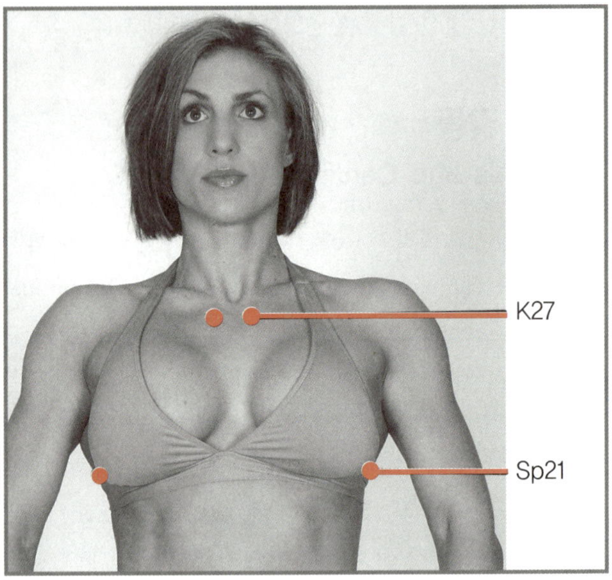

9-6 과외의 역전 점들

과 갈등을 확인해서 교정해라.

역전과 갈등의 진단:

1. 세션의 목표를 규정해라.
2. 환자에게 큰 소리로 말하게 해라, "내가 (바라는 목표를 이루기 위해서) 원하는 것은 사실이다."
3. 양쪽에서 근력검사를 해라.
4. 양쪽이 검사상 강하다면, 환자에게 말하게 해라, "내가 (바라는 목표를 이루기 위해서) 원하는 것은 사실이 아니다."
5. 양측성 근육 검사를 해라.
6. 양쪽이 이제 검사상 약하다면, 언급한 목표에 관한 역전 또는 갈등은 없다.
7. 역전 또는 갈등이 여전히 의심된다면, 목표의 다른 면들을 검사하거나 또는 목표를 다르게 표현해라, 1-5단계를 반복해라.
8. 3단계에서 양쪽이 검사상 약하고 5단계에서 강하다면, 거기에는 역전이 존재한다.
9. 3단계 및/또는 5 단계에서 한쪽이 검사상 강하고

다른 쪽이 검사상 약하다면, 거기에는 갈등이 존재한다.

역전과 갈등의 교정:

1. SI3에 TL하고 있는 동안 2–5 단계를 반복한다. 이것은 종종 3 단계에서 양쪽을 강하게 그리고 5 단계에서 양쪽의 허약을 만들 것이어서, 거기에 역전이나 갈등이 존재하지 않다는 것을 나타낸다. 그렇다면, 이것이 사용할 바로 그 점이다. 그렇지 않다면, TW3, SI1, K27, Sp21을 시도해 보거나, 아니면 얼굴에서 시작하거나 끝이 나는 경락들의 시작 또는 끝점들로 시도해 보아라.
2. 교정 경혈점을 양쪽에서 두드린다.
3. (2를 하면서) 환자는 눈을 완전히 돌리는데, 가급적 눈을 뜨고 눈을 감고 한다.
4. (3을 하면서) 환자는 말한다, "비록 내가 [목표 또는 문제]에 관해서 이 역전을 (또는 갈등) 갖고 있지만, 나는 여전히 내 자신을 받아들이고, 존중하며 사랑한다." 환자는 눈을 돌리면서 이것을 여러 번 말하고 검사된 경혈점들을 두드린다.
5. 이 모든 것들을 한꺼번에 하는 것은 환자에게 약간의 혼동을 주거나 감당할 수 없기도 할 것이다. 환자가 몇 번의 시도 후에 매우 확신하는 소리를 내지 않는다면, 환자에게 멈추라고 청한 다음, 그에게 다음을 설명해라; "이것은 다음과 같은 것인데요, '비록 내가 내 [목표 또는 문제]에 관해서 약간 지나쳤다 하더라도, 나는 여전이 나 자신을 완전히 사랑하고 받아들인다.' 당신이 진정 뜻하는 것을 내가 알아차리게 하는 목소리 톤으로 몇 번 더 말을 해라." 그가 그렇게 하고 있는 동안, 검사된 점들을 계속 두드리고 그가 눈으로 회전을 만들라고 안내해라.

SI3 (소장3)은 역전과 갈등의 교정을 위해서 필요 되는 가장 흔한 점이다. 소장3은 새끼손가락 기저부 가까운 손의 옆면에 있기 때문에, Callahan은 환자에게 3–5 단계 동안 양 손에 있는 SI3 점들을 함께 반복적으로 '격파' 하라고 제안한다.

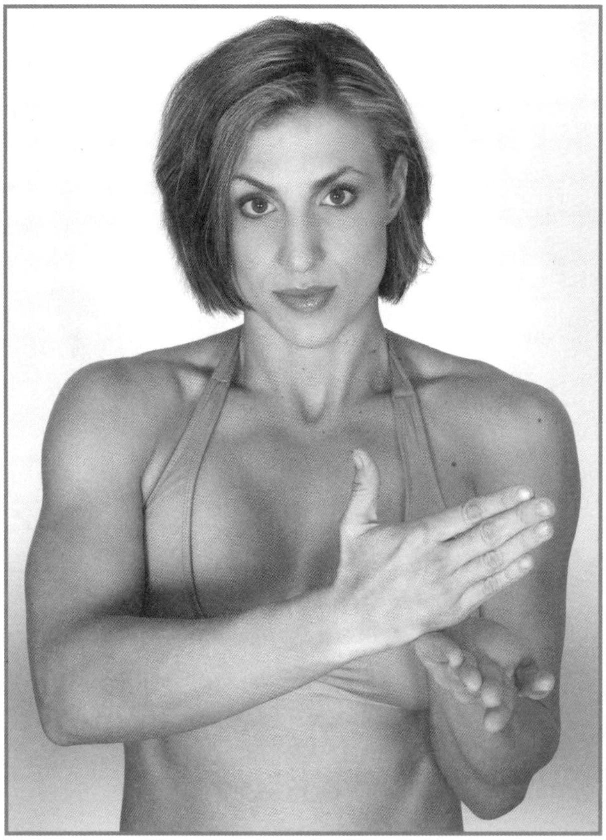

9–7 소장3 (SI3)의 "격파" 활성화

교정의 확인:

1. 1–5 진단 단계를 반복한다.
2. 위에 있는 진단 단계 6에 나열된 결과들을 얻는다면, 교정은 성공적이다.
3. 환자에게 다음을 말하게 함으로써 그 교정을 굳힌다; "나는 진정으로 [원하는 목표를] 이루기를 원한다." 그리고 양측성으로 근력검사를 해라. 이 말은 이제 강하다고 검사되어야만 한다. 그 다음, "…는 사실이 아니다"라는 말을 검사해라. 마지막으로 긍정적인 말을 반복해라, "…은 사실이다." 그리고 검사해라. 이 말은 이제 강하다고 검사되어야만 한다.

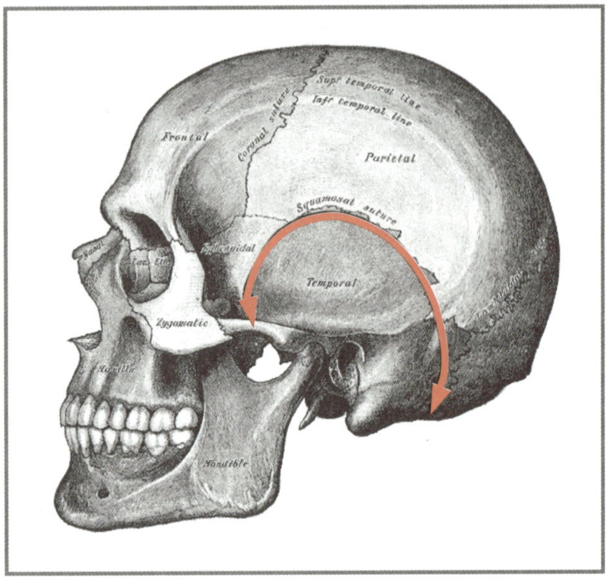

9-8 관자-나비선 (TS선)

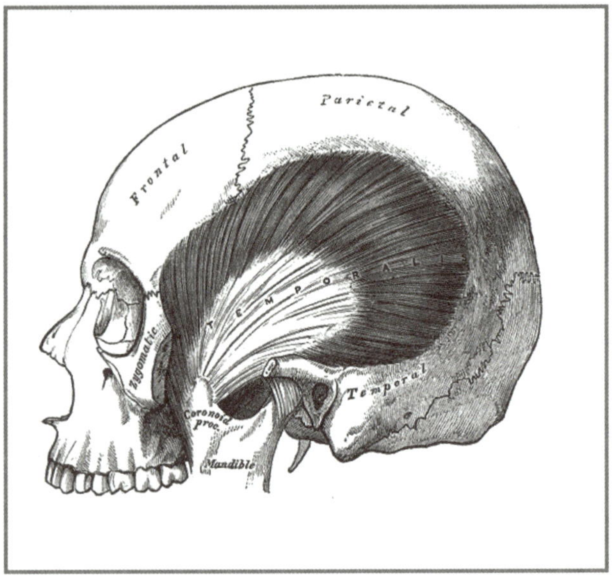

9-9 관자근

관자(측두) 두드리기
Temporal Tapping

AK의 초기 치료사들은 근육 불균형을 진단을 위해 관자-나비선(측두-접형선; temporal-sphenoidal line; TS line) 촉진을 종종 사용했다. 진단을 위한 TS선의 사용을 통달하려면 민감성 및 끈기 둘 다가 요구된다. 그러나, 관자 두드리기라고 불리는 테크닉 안에서 여러 간단하고 효과적인 치료적 적용을 가진다. 관자 두드리기는 환자의 무의식적인 생각에서 정보를 추출하는데 사용될 수 있다. 그것의 주된 용법은 무의식적 생각을 재프로그래밍 하는 것에 있다.

관자 두드리기는 다음에 사용될 수 있다:

1. 제안과 함께 뇌를 재프로그래밍한다.
2. 특정 근육-경락 복합체가 완전히 교정되었는지를 검사한다.
3. 영양소 보충을 검사한다.
4. 카이로프랙틱 조정을 할 필요가 없이 어떤 제한된 교정을 수행한다.

관자 두드리기는 기타 많은 테크닉들의 효율성을 간단화 시키고 증가시킨다. 그것의 사용에 대한 통달은 모든 AK 치료사들에게 추천된다.

관자 두드리기는 귀 앞에서 시작해서 앞쪽으로 가서, 위로, 그리고 돌아가는 관자-나비 진단선을 따라 재빨리 두드려서 시행된다. 손가락 끝들의 바닥면으로 두드려야만 한다. 자신에게 관자 두드리기를 할 경우, 오른 손가락 끝들로 오른 TS선을, 왼손 손가락 끝들로 왼 TS선을 두드려라. 누군가에게 관자 두드리기를 할 때, 그들의 왼 TS선에 당신의 오른 손가락 끝들을, 오른 TS선에 왼 손가락 끝들을 사용해라. 충분히 세게 두드려서 곱슬머리 또는 두꺼운 머리 모양을 뚫고 각각의 가벼운 타격 이후 머리뼈에서 되 튀겨 나와야 한다. 관자-나비 선은 관자뼈와 나비뼈 사이에서 시작하지만 관자-마루 및 관자-뒤통수 봉합들을 따라 관자뼈 주위로 더 멀리 간다는 것을 주목해라.

턱이 뒤로 당겨지거나, 뒤쪽 관자근이 (TS선 위에 놓이며 턱을 뒤로 당기는 작용을 한다) 과도하게 긴장되어 있다면 (과긴장성), 관자 두드리기는 효과가 없을 것이다. 그러므로, 관자 두드리기 동안 환자가 턱을 뒤로 당기지 않나를 관찰해라. 관자근의 뒷부분이 과긴장성인 것을 검사하기 위해서, 환자에게 손가락 두 개를 귀 위와 뒤에 있는 그 근육의 근복에 대라고 시킨다. 이 치료적 접촉검사 (TL)가 한 지표근육을 약하게 만든다면, 관자근에 댄 그 부분은 과긴장성이고 근긴장을 낮추기 위해서 방추세포 근접을 요한다. 그러한 치료 다음, 관자근의 근복에 대한 TL은 더 이상 그 지표근육을 약하게 만들지 않을 것이고, 관자 두드리기는 정상적으로 기능할 것이다.

관자 두드리기의 주된 효과는 뇌의 검열 (censoring) 기전을 불활성화 시키는 것이어서 일부 선택된 입력이 보다 파워풀한 영향을 가질 수 있다. 관자 두드리기 동안 주어진 제안들은 보다 심오한 영향을 가진다. 정상적으로 조화된 (organized) 사람에게서, 왼편을 두드리는 동안 긍정적인 제안이 주어진다. 부정적인 제안들은 ("…을 할 필요는 없다") 오른편을 두드리는 동안 주어진다.

다음에 뒤따르는 검사의 사용은 관자 두드리기가 효율적으로 활용될 수 있고 어떻게 시행되어야만 하는 지를 결정할 것이다. 정상긴장성 지표근육을 찾아라. 오른 손가락 끝의 바닥 면으로 왼 TS선을 두드려라. 두드리는 동안, 크게 말해라, "이 근육은 이제 검사상 약하다," 그리고 다시 검사해라. 만약 그 근육이 이제 검사상 약하다면, 환자는 정상적으로 조화되어 있고 이 책에서 기술한 대로 관자 두드리기가 될 수 있다.

관자 두드리기는 한 근육-경락 복합체(신경림프 및 신경혈관 반사점들, 경락 모혈 (alarm points) 등등)에 직접적으로 영향을 주는 모든 요인들이 적절하게 치료되어 왔는지를 결정하기 위해서 사용될 수도 있다. 한 근육은 초기에 (in the clear) 검사상 강할 수 있지만, 그것의 치료점들 중의 하나에 닿게 될 때 검사상 약해진다. 그것이 초기에 검사상 강하지만 숨겨진 문제들을 표출하도록 만들어질 수 있기 때문에, 이 상황은 숨겨진 근육 허약이라고 불린다. 정상적 테크닉들을 사용해서, 한 특정 근육에 아무런 숨겨진 허약이 없는 것을 확인하기 위해서 그 근육에 대한 가능한 치료점들 모두를 검사할 필요가 있을 것이다. 이 테크닉은 관자 두드리기로서 간략화 될 수 있다. 그렇게 하기 위해서, 먼저 환자가 관련된 치료점들의 어떤 하나를 만지고 있는 동안 그 근육이 검사상 강한지를 보아라. 그 다음 환자에게 그 치료점을 계속

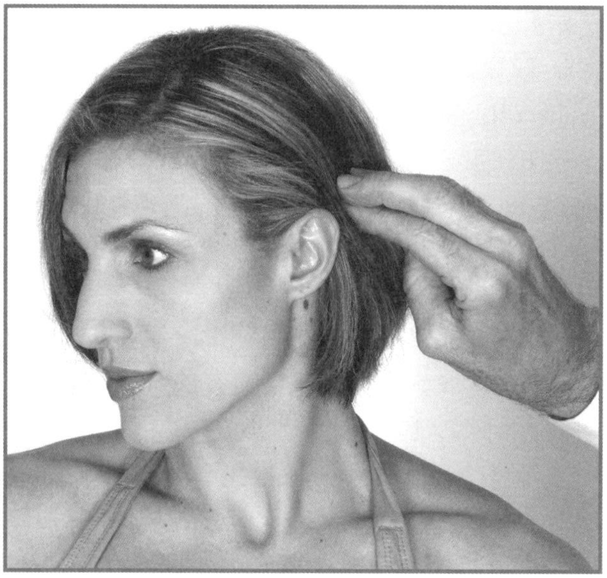

9-10 관자-나비선(TS선) 두드리기: 좌측

만지고 있게 하는 동안, 왼편에 있는 TS선을 두드린다.

그 근육을 두드린 다음 약해진다면, 거기에는 찾아서 치료될 수 있는 숨겨진 허약이 있다. 그렇게 하기 위해서, 치료점들의 각각은, 한 번에 하나씩, 치료적 접촉검사를 하고 그 근육은 검사된다. 그 근육을 검사상 약하게 만드는 것들은 다른 치료를 요한다. 모든 숨겨진 인자들이 올바르게 다뤄졌을 때, 한 치료점에 대고 왼쪽 TS선을 두드리는 것은 그 근육을 더 이상 약하게 하지 않을 것이다. 그처럼, 그 근육-경락 그룹에 영향을 주는 모든 직접적 영향들은 관자 두드리기를 이용한 하나의 검사로 찾아질 수도 있다.

실험을 통해서, 근육 허약을 교정하기 위해서 영양 인자들을 위한 요구를 결정하기 위한 관자 두드리기를 사용하는 방법이 발견되었다. 그렇게 하기 위해서, 먼저 선택된 근육을 위한 모든 신경림프 및 신경혈관 반사점들 및 경락 모혈들이 검사에서 강한지를 확인해라. 다음, 환자에게 이 점들 중에서 두 개를 동시에 접촉하게 시키고, 왼쪽 TS선에 관자 두드리기를 하고, 그 근육을 다시 검사해라. 그 근육이 이제 약해진다면, 어떤 종류의 영양 보충이 요구된다.

특정 근육을 위한 가능한 영양 보충제들의 목록을 확인해라. 특정 근육들을 위한 영양 보충제들은 이 책과 Walther의 <응용 근신경학 개요>에서 볼 수 있다. 어떤 보충제가 그 근육을 강하게 되돌리게 한다는 것을 찾을 때까지 환자에게 보충제를 차례차례 씹게 해라 (이중 TL 및 TS선 두드리기와 함께). 이것이 요구되는 영양소 인자이다.

관자 두드리기는 카이로프랙틱 교정에 대한 대용책으로서 종종 효과적이다. 한 특정 구조적 문제를 진단한 이후, 카이로프랙틱 교정에 적절한 자세로 환자를 둔다 (예를 들면, 골반 오류들의 교정을 위해서 치료 블록들 위에 골반을 올바르게 위치 시킨다). 그 다음, 카이로프랙틱도수에 의해 그 오류를 조정하는 대신, 관자 두드리기를 머리의 왼편에 시행한다. 종종, 더 이상의 치료 없이, 원하는 조정이 자동적으로 얻어질 수 있다.

관자 두드리기가 치료 자세에 의해서 적응되는 교정을 위한 필요성에 대한 신경 시스템을 의식하게 하는 것처럼 보인다. 그 다음 그 신경 시스템은 카이로프랙틱 조정을 위한 필요 없이 그 구조적 문제를 교정한다.

이 관자 두드리기의 사용은 Bruce Dewe박사에 의해서 개발되어왔고, 그의 전문적 근신경학 제공 프로그램 안에서 여러 문제들에 적용되어 왔다. 이것은 ICAK테크닉이 아니다. Dewe는 감정 손가락 모드의 포함 (엄지를 약지에 대기) 더하기 눈 회전 둘 다 관자 두드리기의 효율성을 높이고 부정적 확언을 위한 필요성을 없앤다. 이것을 시행하기 위해서, 엄지를 약지의 패드에 대라. 다른 손가락들을 엄지와 약지 주위로 서로 접어라. 손가락 끝들 모두를 작은 망치처럼 사용해라. Dewe는 환자가 감정 손가락 모드를 유지하고 눈 회전을 시행하는 동안 치료사는 그 문제를 자극하거나 어떤 긍정적인 확언만을 주면서 양쪽을 동시에 두드리는 테크닉의 성공을 보고한다.

관자 두드리기는 아주 유용하게 적용할 수 있어서 그것의 임상과 통달은 모든 AK 치료사들에게 추천된다.

앞쪽 뇌-뒤쪽 뇌
Front Brain–Back Brain

많은 문제는 오직 눈을 뜨거나 감고서 평가될 수 있다. 눈을 뜨고 있을 때, 뒤통수 및 관자 피질들이 평가된다. 눈을 감았을 때, 전두엽 및 관자 피질이 평가된다.

눈을 뜨거나 감고 있을 때만 기록되는, 둘 다 함께는 아닌, 어떤 불균형은 이 방법으로 치료될 수 있다. 눈을 뜨고 있는 것이 그 불균형을 활성적으로 만든다면, 뒤통수를 두드려라. 눈을 감고 있는 것이 그 불균형을 활성적으로 만든다면, 이마뼈 꼭대기를 두드려라. 원래 교정이 반복되는 동안 눈을 뜨거나 감고서 두드리기가 시행될 필요가 있을 수 있다.

(눈을 뜨고서 시행된) 기타 교정들 이후 눈을 감는 것이 그 문제를 다시 돌아오게 하는 지를 검사하는 것이 좋다. 만약 그렇다면, 이 불균형을 없애기 위해서 앞쪽 뇌-뒤쪽 뇌 테크닉을 사용해라.

공포증
Phobias

정신적 기능장애는 종종 생리학적 기능장애의 결과다. 공포증을 위한 Roger Callahan의 일반적인 치료는 이 진실을 명백하게 보여 준다.

어떤 공포증을 치료하기 전에, 어떤 심리학적 역전 또는 갈등 (271-273페이지를 보라)을 확인해서 없애라. 심리학적 역전은 다른 작업들을 방해할 것이다.

공포증은 특정 경락들의 에너지 장애들이라는 것을 Callahan이 발견했다. 위 경락은 일반적인 주범이다. 신 경락은 그 다음에 오는 것이다.

여기서 기술된 치료는 David Walther가 Callahan의 "5분 공포증 치료"를 AK에서 각색한 것이다. 치료를 더 효과적으로 만들기 위해서 숨겨진 문제들을 드러내게 하는 추가적인 테크닉들이 포함된다.

치료 후, 환자에게 실제 공포증을 가능한 빨리 마주치게 해라. 가능하다면, 그 교정을 안정시키고 확실히 하기 위해 치료 세션 동안 그것을 해라.

공포증 치료:

1. 어떤 심리학적 역전을 확인해서 없애라.
2. 큰가슴근 빗장부 (PMC)를 지표근육으로 사용해라.
3. 환자에게 공포를 떠올리라고 시키고 PMC를 검사해라. 그것은 반드시 약해질 것이다.
4. 약해지지 않는다면, 공포에 관해서 심리학적 역전 또는 갈등이 있다. "나는 (그 공포를 말하는 것)에 대한 두려움을 없애기를 원한다" 그리고 "나는 (그 공포를 말하는 것)에 대한 두려움을 간직하길 원한다" 라는 말을 사용해서 이것을 없애라. 271페이지에 있는 역전과 갈등 항목 안에서 기술한 대로 이것을 실행해라.
5. 역전과 갈등이 해소됐을 때, 공포증을 생각하는 것은 PMC를 반드시 약하게 할 것이다.
6. 환자가 그의 공포증을 생각하는 동안, 위경락 모혈 (alarm point)에 접촉하고, 다시 검사해라. 이제 PMC는 검사상 강할 것이고, 그 공포증은 위 경락과 연관되어 있다.
7. 그 공포증을 생각하는 것에 더해서 위경락 모혈 (CV12; 中脘)에 접촉하는 것이 그 PMC를 강화시키지 않는다면, 그렇게 만드는 것을 찾을 때까지 다른 모혈들을 검사해라. 모혈들의 그림은 298페이지의 부록 III에 있다.
8. 환자에게 그가 공포증을 생각할 때, 그가 겪는 불쾌감의 수준을 1–10 척도로 자가–평가하게 해라.
9. 환자가 공포증을 생각하는 동안, 이환된 경락의 시작점과 끝점을 두드려라. 경락의 끝점에 관한 그림은 299–300페이지의 부록 III에 있다.
10. 3 단계를 반복해라. 만약 치료가 효과적이었다면, PMC는 이제 반드시 검사상 강하다. 그렇지 않다면, 다른 어떤 역전 또는 갈등을 찾아서 교정해라.
11. 환자에게 즉흥적인 음조를 콧노래로 부르게 해서 그의 우뇌를 활성화시키게 해라. 당신이 PMC를 검사하는 동안 그는 반드시 콧노래를 부르는 동시에 공포를 생각해야만 한다. 이것이 PMC를 약화시킨다면, 이환된 모혈을 다시 TL해라. 이것이 검사상 강하다면, 환자가 콧노래를 부르는 동안 치료를 반복해라.
12. 환자에게 공포를 생각하면서 소리 내어 곱셈을 하게 해서 그의 좌뇌를 활성화 시켜라. 이것이 PMC를 약화시킨다면, 이환된 모혈을 다시 TL해라. 이것이 검사상 강하다면, 환자가 소리 내어 곱셈을 하면서 공포를 생각하는 동안 치료를 반복해라.
13. 환자가 그의 공포를 생각하면서 자세이상으로 향한 시선 (Eyes into Distortion; EID) 방향을 쳐다보고 있는 동안 PMC를 검사해라. 자세이상 유발검사 (Body into Distortion)와 함께 이 절차를 반복해라. 이들 중의 하나가 지표근육을 약화시킨다면, 동일한 교정을 반복해라 – 이번에는 자세이상으로 향한 시선과 함께 (또는 그것이 약하다고 검사된다면 자세이상 유발검사와 함께)
14. 환자에게 공포증을 생각하면서 불쾌감의 수준을 다시 자가–평가하게 해라. 그것이 1또는 0까지 내려가 있다면, 교정을 확인하기 위해서 공포를 주는 물건 또는 행동에 마주치게 해라. 공포가 여전히 남아 있다면 (불쾌감 수준이 2 또는 그 이상으로), 어떤 역적 또는 갈등을 확인해서 교정하고 치료를 반복해라. 일부 역전과 갈등은 오로지 치료 과정 동안에만 생길 수 있다. 때때로 잔류 스트레스가 다른 경락 안에 있다. 그렇다면, 관련된 새로운 경락을 검사해서 치료해라.
15. 이환된 끝점들을 두드리는 방법에 관해서 환자에게 교습해라. 그는 나중에 공포가 다시 생길 때 이것을 할 수 있다. 또한 그는 나중에 세션 동안 치료사에 의해서 생길 수 없는 어떤 공포감을 주는 (비행기를 타는 것 같은) 행동을 할 경우 이것을 할 수 있다.

동측성 조직화
Homolateral Organization

교차 크롤 움직임들은 (팔과 반대측 다리의 보행 동작) 일반적으로 기능을 개선한다. 그들은 종종 신경학적 부조화를 가진 사람들에게 도움이 된다. 교차 크롤 움직임을 연습하는 것은 뇌의 좌우 양측이 동시에 조화로운 방식으로 기능하는 것을 요구한다. 반대측 신체 움직임의 수행은 뇌의 두 반구의 기능을 집약하는 것을 돕는다.

Goodheart가 주목한 것은 일부 환자들은 한 팔과 반대측 다리로 정상 보행 움직임(교차 크롤)을 수행함으로써 약해진다는 것이다. 이 동일한 환자들에서, 동측성 움직임을 (팔과 같은 다리) 만드는 것은 약하다고 검사되는 근육들을 강하게 만든다.

이러한 동측성으로 조직화된 개인들은 신장 (K)27점들에 활성 TL을 갖지만, 손들이 교차되었을 때만 그래서 왼손은 오른 K27에 그리고 오른손은 왼 K27에 대는 것이다. 오른손과 왼손은 서로 닿아서는 안 되는데 신호를 합선시키기 때문이다. K27에 정확히 대도록 신경을 써라. K27은 복장뼈, 첫 번째 갈비뼈, 및 빗장뼈가 만나는 곳인 복장빗장관절의 바로 꼬리쪽에 위치한다.

모든 AK가 검사한 정신분열증은 동측성으로 조직화되어 있으며 교차 K27 TL에 활성을 갖는다. 그러나, 모든 동측성으로 조직화된 개인들이 정신분열증은 아니다.

정신분열증을 위한 가장 간단하고 가장 정확한 진단 테크닉은 Hoffer-Osmond 진단 테스트 (HOD)다. 테스트의 간략한 형태는 정신분열증의 진단에 있어서 긴 형태보다 더 정확하다는 것이 밝혀져 왔다. 높은 인지점수를 (perceptual score) 보이는 환자들은 설명을 이해하기가 힘들 수도 있다. 높은 편집점수는 (paranoid score) 나쁜 인간관계를 나타내며 오해의 경향을 가진다. 우울 (depression)에 있어서의 높은 점수는 심리학적 관리를

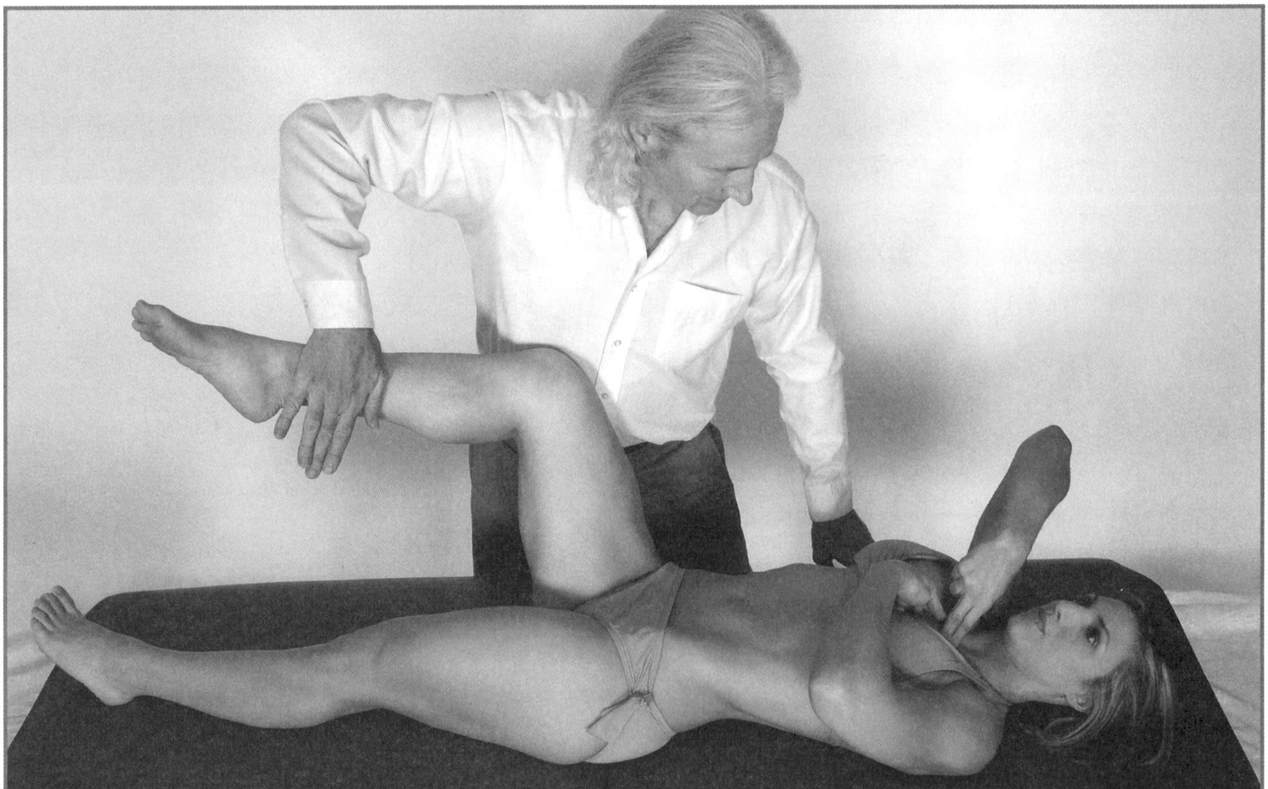

9-11 교차 K27 검사

받아야 할 필요를 나타낼 수 있다. 총점과 우울점수 사이의 비율은 정신분열증을 진단하기 위한 가장 중요한 인자이다.

동측성으로 조직화된 사람들은 모든 타입의 자극들에 대해서 과민반응을 보인다. 그들은 쉽게 헤어나지 못한다.

동측성 조직화 (및 정신분열증)를 위한 원래 AK 치료는 니코틴산 또는 니코틴산아미드, 비타민 B6, 및 검사된 기타 물질들을 사용한 정분자 보충이었다. 동측성 움직임의 수행 또한 처방되었는데, 이들이 동측성으로 조직화된 사람의 강점(그것이 그들을 강화시키는 것)이기 때문이다.

얼마간의 시간 동안 동측성 움직임을 수행한 이후, 환자는 바뀔 수가 있어서 동측성 움직임들은 검사상 약하고 반대측 움직임들은 검사상 강해진다. 이렇게 될 때, 교차 K27 검사는 더 이상 활성적이지 않을 것이며, 과민반응의 증상들은 (그리고 정신분열증 - 있을 경우) 없어질 것이다. 이 단계에서 동측성 패턴 움직임들을 만드는 것을 멈추는 것이 중요한데 왜냐하면 이들이 이전의 장애와 증상들을 다시 불러 올 수 있기 때문이다.

그 환자는 정상 조직화로 바뀐 전환이 생긴 때를 항상 알 수는 없기 때문에, 교차 K27 교정 및 동측에서 반대측 조직화로의 변환에 대한 다른 방법들을 찾아라. 신경학적 부조화의 교정을 위한 테크닉들은 교차 K27에서도 효과를 볼 수 있다. 교차 K27의 대부분의 경우들을 교정한다고 알려진 테크닉은 총배설강 동기화(cloacal synchronization)이다. 총배설강 동기화를 교정하는 두개 및 골반 교정들은 교차 K27에 가장 효과적이고 오래 가는 교정들이다. 확인할 다른 인자들은 보행, 발, 및 경막 긴장 (dural tension)을 포함한다. 많은 환자들은 그러한 구조적 교정들로서 정상적으로 바뀐다. 다른 이들은 니코틴산 또는 니코틴산아미드, 또는 비타민 B6을 씹을 필요가 있다. 일부는 둘 다 필요로 한다.

교차 K27을 제거한 이후, 신경학적 부조화를 위한 일반적인 검사가 행해져야만 하며, 그리고 발견된 어떤 장애들은 표준 방법들을 사용해서 교정돼야만 한다.

제 10 장

진단 프로토콜
Diagnostic Protocol

표준 AK 진단 프로토콜
Standard Applied Kinesiology Diagnostic Protocol

AK 치료사는 환자에게서 시작할 곳을 어떻게 아는가? 치료사는 구조적 기능장애를 우선 확인해야만 하는가? 환자는 특정한 영양을 필요 하는가? 없애야 할 정신/감정 문제들이 있는가?

AK를 이용해서 한 환자를 검사하고 치료하는 방식에 관한 질문에 답하는 많은 접근법이 있다.

George Goodheart는 치료사에게 "당신이 찾은 것을 고쳐라"라고 조언했다.

표준 AK 프로토콜은 우선 병력(anamnesis), 실험실 검사, 및 바디 랭귀지 관찰에서 정보를 모은다. 그 다음 경험에서 우러난 추측을 하고, 근력 검사, 도전, 및 TL을 사용해서 할 일이 무엇인지를 찾는다. 그 다음 그것을 한다. 이 프로토콜은 매우 일반적이다. 일부 치료사들은 시작할 곳과 진행할 방식을 결정하기가 여전히 힘들다는 것을 알 수도 있다.

환자의 현재 문제가 오른쪽 상부 등세모근이 아프게 긴장되어 있고 아픈 쪽의 어깨가 올라가 있다고 하자.

바디 랭귀지는 가능성 있는 시작 점들을 보여 준다. 한 쪽이 높은 어깨는 동측 과긴장성 상부등세모근, 동측 과긴장성 어깨올림근, 동측 저긴장성 넓은등근, 또는 반대측 저긴장성 상부등세모근을 가리킬 수 있다. 과도한 장력이 목뿔뼈를 당겨 균형을 벗어나게 할 수 있어서, 인체 분절들을 균형이 틀어진 목뿔뼈에 평행하게 기울어지게 만든다. 한 쪽의 다리가 짧을 수도 있어서, 그것은 골반을 기울어지게 만든다. 기울어진 골반으로 인한 경막 긴장 및 다른 긴장들은 한쪽 어깨를 밑으로 당길 수 있다. 팽팽한 상부등세모근은 반응근일 수 있어서, 그것의 동측 길항근인 넓은등근을 꺼버리고, 그 다음 뭉쳐져서 느슨함을 당긴다.

높은 어깨가 과긴장성 상부등세모근으로 진단되어왔을 때 조차, 이것은 일차적인가 아니면 저긴장 넓은등근으로 인한 이차적인가? 과긴장성 상부등세모근은 오래된 부상으로 인한 것인가? 독성 또는 영양 부족이 과도한 긴장을 만들었는가? 지난 번에 과다스트레칭된 근육 고유수용체로부터의 신호가 과다 긴장을 만들었는가? 환자의 과다 긴장을 만든 근육 기억이라는 현상이 유사한 사건이 다시 일어난 경우에 준비를 하려는 의도에 있는가? 수분 부족이, 물을 다루는 신 경락과 연관된, 상부등세모근을 아프게 뭉치게 했는가? 환자가 위험, 실제, 또는 상상에서 그 자신을 보호하고 있는가? 이 원인들 중의 여럿이 동시에 일하고 있는가?

바디 랭귀지를 해석하는 경험을 갖고서, 치료사는 관찰된 자세 불균형에 대한 있음직한 원인을 판단하는 것을 배우고 그의 접근법을 안내하기 위해서 이 지식을 사용해라.

대부분의 어떤 교정을 하는 것은 약하다고 검사된 근육

을 검사상 정상긴장성으로 만들 것인데, 최소한 잠정적이다. 근방추세포 근접은 종종 과긴장성 근육을 이완시켜서 그것을 정상긴장성으로 만든다. 그러나 그 원인이 정확하게 치료되었는가 아니면 그 긴장이 그 곳 또는 그 밖의 다른 곳으로 다시 돌아오는가? 그 근육이 이제 정상긴장성일 때 치료사는 할 필요가 있는 또 다른 작업을 어떻게 찾는가?

이것들이 치료사가 찾은 불균형을 교정하기 시작하면서 마주치는 질문들이다.

현명한 접근법은 그 근육 안의 숨겨진, 준임상적인 허약을 밝히기 위한 어떤 교정을 한 이후 관자 두드리기를 사용하는 것이다. 자세이상으로 향한 시선 (Eye into distortion) 및 자세이상 유발검사 (body into distortion) 또한 숨겨진 허약을 나타나게 할 것이다. 모든 숨겨진 허약의 해소는 그 원인들을 올바르게 치료하는 곳으로 나아갈 것이다.

검진 (선별 검사) 테크닉은 치료사가 행할 필요가 있는 것을 결정하는데 도움이 될 수 있다.

구조적 검진
Screening

구조적 검진은 바디 랭귀지를 관찰함으로써 이뤄질 수 있다. TL 및 도전과 함께한 근력 검사는 무엇을 할 것인지를 밝혀줄 것이다.

한 특정 인체 부분이 기능장애라면, 그 인체 부분에 직접적으로 연관되거나 영향을 주는 모든 근육을 검사해서 교정해라. 그 다음 환자에게 서서 움직이라고 시킨다. 그 다음 불균형인 상태에 있는 모든 근육을 다시 검사해라. 또한 다음 세션 동안 이 모든 근육을 다시 검사해라. 동작 이후 또는 다음 세션 동안 다시 약하다고 (또는 과긴장성) 검사되는 것들은 원인을 찾기 위한 또 다른 진단 작업의 필요성을 나타낸다.

어떠한 과긴장성으로 검사되거나 또는 팽팽하고/아픈 느낌의 근육을 하나의 일차근이라고 간주해라. 반응근들을 찾아서 어떤 것이 꺼져 있는 지를 보고, 페이지 133-140에 있는 반응근들에 관한 항목에서 설명된 대로 이 일차근-반응성 근 관계를 교정해라. 이것은 아픈 근육 및 제한된 동작 범위를 가진 관절에 매우 효과적인 테크닉이다.

몸의 각각의 쪽에서 동일한 근육 및 연관된 관절(들)의 동작 범위 내의 양측성 대칭을 확인해라. 그 동작 범위가 몸의 좌측과 우측에서 동일하지가 않다면, 보다 제한된 동작 범위를 가진 쪽의 동작 범위를 증가시키기 위해서 고유수용성 신경근촉진법 (PNF)을 사용해라. 또한 이 테크닉을 집에서 숙제로 계속 사용하게 가르쳐라. 이것이 그 근육이 몸의 두 쪽에 가해지는 장력을 똑같이 맞출 것이어서 많은 통증과 문제들을 제거할 것이다.

정신/감정 검진
Mental/Emotional Screening

약하다고 검사된 근육으로 시작한다. 그 근육은 초기에 약하다고 검사되는 것일 것이다. 다른 방법으로, TL 또는 도전을 통해서 한 지표근육을 약하게 만든다.

한 손을 이마에 대는 것이 그 근육을 강화시킨다면, 정신/감정 작업이 필요 된다.

숨겨진 허약 검진
Hidden Weakness Screening

거의 모든 근육-강화 테크닉은 한 약하다고-검사된 근육을 검사상 정상긴장성으로 만든다. 그 근육에 영향을 줄 수 있는 모든 불균형들을 완전히 치료하기 위해서 치료사가 더 해야 할 것이 있는가를 어떻게 정하는가?

숨겨진 허약을 검사하기 위한 표준 방법은 그 근육의 모든 치료점에 TL을 하고 근력 검사를 하는 것이다. 이 과정은 귀찮기도 하며 시간이 많이 걸리는 일이다. 관자 두드리기의 사용을 통해서, 그 근육에 가해지는 모든 직접적인 영향들 및 그것과 관련된 경락이 한 번에 감지될 수 있다.

한 장기/선에 명백한 기능장애가 있을 때조차, 그 관련 근육은 정상긴장성으로 검사될 수 있다. 숨겨진 문제들은 초기에 정상긴장성이라고 검사된 한 근육 안에서 감지될 수 있다. 관자 두드리기는 어떤 준임상적 허약 또는 보상에 의한 숨겨진 허약을 밝히기 위해서 사용될 수 있다. 이 방법은 한 근육이 정상긴장성이라고 검사되는 모든 때에 사용될 수 있는데, 어떠한 교정들이 적용되거나 않되거나에도 상관이 없다.

어떤 정상긴장성 근육의 숨겨진 허약을 찾기 위해서 이 방법을 사용해라. 한 장기/선을 검사한다면, 연관된 근육을 사용해라. 그 근육의 주된 치료점들 중의 하나에 (신경림프, 신경혈관, 또는 기시-종지) 접촉을 하고 검사해라. 그 근육은 TL에 정상긴장성이라고 검사돼야만 한다. 그 다음 TL을 계속하고, 왼쪽 TS선을 두드리고, 그리고 다시 검사해라. 이것이 그 지표근육을 약하게 만들지 않는다면, 거기에는 숨겨진 허약이 없다. 그 근육이 이제 검사상 약하면, 거기에는 숨겨진 문제가 있다. 어떤 것이 활성적인지를 결정하기 위해서, 각 치료점들에 개별적으로 TL을 하는데, 신경림프, 신경혈관, 신경-감정점들, 기시 및 종지, 방추세포, 골지건기관, 침술점들, 연관점들 등등을 포함하며 각각의 것을 TL하면서 그 근육을 재검사해라. 검사상 약한 것은 치료를 요한다. 모든 숨겨진 인자들이 치료되어 왔을 때, 왼쪽 관자 두드리기와 함께 TL은 그 근육을 더 이상 약하게 만들지 않을 것이다.

그 근육이 약해지거나 아니면 치료 후에 다른 연관된 문제들이 되돌아 온다면, 오래가는 결과를 위해서 있음직한 간접적인 원인들 또한 평가되고 치료돼야만 한다; 반응근들, 두개장애 cranial faults, 신경학적 부조화, 또는 건강 삼 요소 중의 어느 하나의 불균형.

화학적 성질 검진

Chemistry Screening

하나의 정상긴장성 근육으로 시작하거나 아니면 최소한의 교정적 절차들을 수행해서 (방추세포 스트레칭) 약하다고 검사되는 근육을 검사상 강하게 한다. 연관된 신경림프 반사점, 신경혈관 반사점, 및 모혈에 한 번에 하나씩 TL을 하고 그것들이 활성적이지 않은 것을 확인하기 위해서 검사해라. 이 세 점들 중 둘에 TL을 하고, 머리 왼쪽에 관자 두드리기를 한 다음 그 근육을 다시 검사해라. 만약 그것이 이제 검사상 약하면, 화학적 성질 작업이 (영양 보충) 필요 된다. 어떤 물질을 씹었을 때, 이중 TL과 왼쪽 관자 두드리기를 같이한 검사를 정상긴장성으로 만드는 물질은 필요 되는 바로 그 영양이다.

표준 AK 프로토콜과 검진 테크닉을 사용해서 무엇을 할 것인가를 결정해라. 각각의 완료된 단계 이후, 초기에 나타나지 않은 또 다른 장애들을 찾고 교정하기 위해서 숨겨진 허약 테크닉을 사용해라.

George Goodheart가 서문에서 쓴 것처럼, 문구를 인용하면, 그 게임의 이름은 사람들을 더 좋게 만드는 것이다. 인체는 확실하게, 분별 있게, 실질적으로, 합리적으로, 그리고 관찰할 수 있는 방식으로 자체가 치료된다…. 인간은 인간 구조의 생리학적 항상성 또는 타고난 지능을 통해서 회복에 대한 잠재력을 내포하고 있다. 그가 부여 받은 회복 잠재력은 건강이 되돌아 오고 회복 잠재력을 갖다 줄 수 있도록 훈련 받은 개개인들의 손과 마음과 정신을 단지 기다릴 뿐이다. 이 이득은 지식, 생리학적 실재, 예측할 수 있는 확실성과 함께 수행될 수 있다. 그것은 행해져야만 하고, 행해질 수 있으며, 그리고 이 책은 그것이 행해지는 방식에 관한 수단과 방법을 제공한다.

부록
Appendices

I. 해부학 용어
Glossary of Anatomical Terminology

뼈 위에 있는 근육들의 기시와 종지를 규정하는데 있어서, 나는 정확한 해부학적 명명법을 항상 사용해 오지 않았었다. 그렇게 하기 위해서, 뼈들의 해부학에 대한 광범위한 정의를 필요로 한다. 이렇게 하는 대신, 나는 뼈에서 물리적 위치 및 알려진 구조들에 대한 관계를 기술해 왔다. 과학적으로 정확한 근육들의 명명법을 위해서, 독자는 해부학 교과서들을 필요로 한다 (Walther, 1981, 1988; Leaf, 1995; Platzer, 1991).

나는 또한 근육 검사들을 위해서 "앞으로, 옆으로, 안쪽으로 돌리고, 팔을 뒤로 당기고," 등등 일상적인 어휘로써 포지션들과 동작들을 기술하려고 애써 보았다. 이것은 과도한 장황함을 요구한다고 밝혀졌고 여전히 불확실하다. 예를 들어, "위로 (up)"는 다른 방향들을 뜻할 수 있는데, 그 인체의 포지션에 따라 다르게 된다. 정확한 해부학적 용어를 주로 사용함으로써 더 적은 말을 사용하고 더 명확해 질 수 있었다. 해부학적 용어에 익숙하지 않은 사람들을 위해, 여기에 간략한 정의 목록이 있다:

해부학적 포지션 및 방향
Anatomical Positions and Directions

Lateral (가쪽) – 옆 또는 옆에 속한. 손의 가쪽은 손이 뒤집혀 있어도 새끼 손가락 쪽이라는 것을 주목해라. 팔의 가쪽 회전은 엄지가 새끼를 넘어가서 엄지가 몸의 바깥을 가리키는 위치가 된다. 가쪽 회전은 또한 외회전 (external rotation)을 말한다.

Medial (안쪽) – 정중선을 향한. 안쪽 회전은 내회전 (internal rotation)과 동일하다.

Internal (내(內)의) – 다리의 내 (안쪽)회전은 인체의 정중선을 향해서 발가락을 안쪽으로 보낸다.

External (외(外)의) – 다리의 외 (가쪽)회전은 인체의 정중선에서 멀리 발가락을 바깥쪽으로 보낸다.

Anterior (앞쪽) – (인간 해부에서) 앞쪽 면에 위치한.

Posterior (뒤쪽) – (인간 해부에서) 뒤쪽 면에 위치한.

Cephalic; cranial (머리쪽) – 머리를 향해서 위치하거나 방향을 둔.

Caudal (꼬리쪽) – 몸통의 꼬리 끝의 방향인.

Superior (위쪽) – (머리를 향해서) 위쪽에 위치한.

Inferior (아래쪽) – (발을 향해서) 아래쪽에 위치한.

Dorsal (등쪽) – 척추 쪽.

Ventral (배쪽) – 복부 쪽.

Axillary (겨드랑이의)

Proximal (몸쪽) – 중앙에 가까운.

Distal (먼쪽) – 중심에서 멀리, 사지를 향해서. 그와 같이 손가락의 먼쪽 관절은 손톱이 있는 곳이다.

Prone (엎드려 누운) – 선 자세에서 엎침된 (pronated) 손은 손바닥이 뒤쪽을 가리킨다.

Supine (등을 대고 누운)

Flexes (굽히다) – 관절을 닫고, 부착된 뼈들을 함께 당긴다.

Extends (펴다) – 관절을 열고, 부착된 뼈들을 떨어뜨린다.

Adduct (모음) – 안쪽으로 당기거나 밀다.

Abduct (벌림) – 가쪽으로 당기거나 밀다.

Eversion (가쪽번짐) – 바깥으로 돌리다. 여기서는 짧은/긴종아리근의 수축에 의해서 만들어진 똑바로 편 발과 발목의 벌림을 기술하기 위해서 사용되었다.

Inversion (안쪽번짐) – 안으로 돌리다. 여기서는 오로지 짧은/긴종아리근을 검사하기 위해서 가해지는 압력의 방향을 (똑바로 편 발과 발목의 모음 방향으로) 기술하기 위해서 이 책 안에서 안쪽번짐이 사용되었다.

늑강, 어깨, 팔, 및 손
The Rib Cage, Shoulder, Arm, and Hand

Sternum (복장뼈) – 흉골

mammillary line (젖꼭지선) – 젖꼭지를 수직으로 나누는 선

xiphoid process (칼돌기) – 복장뼈 꼬리쪽 위치한 작고 연약한 뼈

scapula (어깨뼈) – 어깨판

coracoid process (부리돌기) – 어깨뼈의 앞쪽 날개로 어깨의 앞쪽 위쪽 면에서 만져진다.

Acromion (어깨봉우리) – 어깨판의 뒤쪽 날개로 어깨 뒤쪽면에 있는 뼈로 만져진다. 어깨봉우리는 척주를 향해서 어깨뼈 뒤를 가로질러 약간 꼬리쪽 방향으로 긴 능선(가시라 불림)으로 뻗는다.

glenoid cavity (관절 오목) – 어깨봉우리와 부리돌기 사이에 있는 어깨뼈의 어깨 소켓.

clavicle (빗장뼈) – 빗장뼈는 어깨봉우리와 복장뼈 사이에 있다.

Humerus (위팔뼈)

radius (노뼈) – 엄지 쪽에 있는 앞팔 뼈

ulna (자뼈) – 새끼 쪽에 있는 앞팔 뼈.

carpals (손목뼈) – 손목에서 손의 기저를 형성하는 뼈들.

Metacarpals (손허리뼈) – 손의 몸체를 형성하는 뼈들.

머리
The Head

Cranium (머리뼈) – 두개골

Frontal bone (이마뼈) – 전두골

Zygomatic bone (광대뼈) – 관골, 빰뼈

Temporal bone (관자뼈) – 측두골, 귀 주위와 밑에 있는 뼈.

Sphenoid bone (나비뼈) – 접형골, 눈과 귀 사이에 있는 뼈.

Parietal bone (마루뼈) – 두정골, 나비뼈의 위와 뒤에 있는 뼈. 좌우 마루뼈는 머리 꼭대기에 있는 시상봉합에서 만난다.

Parietal eminence (마루뼈 융기) – 두개골의 위쪽, 뒤쪽, 가쪽면에 있는 융기 (머리 꼭대기의 옆면, 귀의 위와 뒤쪽).

Sagittal suture (시상봉합) – 머리 꼭대기에서 뒤쪽 꼭대기로 달리는 마루뼈들의 연결부.

Squamosal suture (비늘 봉합) – 관자뼈와 마루뼈의 연결부.

Bregma (정수리점, 브레그마) – 이마뼈가 양 마루뼈와 만나는 곳에 있는 앞숫구멍 (어린아이 두개골 상의 부드러운 점). 자신의 손바닥을 코 뿌리에서 두 눈 사이에 놓아서 찾을 수 있다. 그 손의 중지가 머리에 닿는 곳이

정수리점이 위치한 곳이다.

Lambda (시옷점, 람다) – 뒤통수뼈와 두 마루뼈가 만나는 곳인 뒤숫구멍 (소천문).

Lambda suture (람다봉합) – 뒤통수뼈와 각 마루뼈 (두정골)의 연결부.

Mastoid process (꼭지돌기) – 귓밥 바로 뒤에 있는 뒤통수뼈의 부분.

Occiput (뒤통수뼈) – 머리 뒷면의 뒤와 밑쪽에 있는 뼈.

Occipital condyles (뒤통수뼈과두) – 아래쪽 뒤통수에 있는 두 개의 돌기로서 고리뼈 (첫 번째 척추)의 두 개의 함몰부에 올라 앉는다.

Vertical auricular line (수직귀선) – 귓구멍에서 머리 꼭대기로 수직으로 올라가는 가상선.

척추, 골반, 및 다리
The Vertebrae, Pelvis, and Legs

Atlas (고리뼈) – 첫 번째 척추로 그 위에 머리가 올라 앉는다. 뒤통수뼈의 과두들은 고리뼈 윗면에 있는 두 개의 함몰부에 올라 앉는다. 고리뼈 위에서 두개골의 움직임은 아주 작은 흔들리는 움직임, 앞 뒤로, 때때로 "고리뼈 흔들림"이라고 불린다.

Axis (중쇠뼈) – 두 번째 척추. 고리뼈는 중쇠뼈 위에서 돌아 간다.

Cervical (경추의) –목의 일곱 개 척추의

Thoracic (흉추의) – 갈비뼈들이 부착하는 12개 척추의.

Lumbar (요추의) – 제일 낮은 5개 척추.

Sacrum (엉치뼈) – 골반 아치의 '쐐기돌'. 척주는 엉치뼈 위에 올라 앉아 있으며, 그것은 두 개의 엉덩뼈, 두 개의 골반 또는 힙뼈들 사이에서 강하고 짧은 인대들에 달려 있다.

Coccyx (꼬리뼈) – 엉치뼈의 꼬리쪽 끝에 있는 뼈.

Ilium (엉덩뼈) – 골반뼈

Iliac crest (엉덩뼈 능선) – 골반 사발의 가장자리, 골반의 꼭대기와 앞쪽 가장자리에서 만져진다.

Iliac spine (엉덩뼈 가시) – 골반에서 작고, 뾰족하며, 튀어나온 네 부위.

PSIS (뒤위엉덩뼈가시) – 옆에서부터 뒤를 가로지르는 골반의 꼭대기 가장자리로서 그곳에서 골반은 엉치뼈와 5번째 요추와 만난다.

Ischial tuberosity (궁둥 결절) –골반 기저에 있는 '좌골'

Symphysis pubis (두덩결합) –골반의 앞쪽 중앙에 있는 부위로서 두 개의 골반뼈가 배꼽의 꼬리쪽에서 만나는 곳이다.

Pubic crest (두덩능선) – 두덩결합의 각각의 쪽에 있는 위쪽 능선.

Tuberculum pubicum (두덩뼈결절) – 두덩뼈 중앙에서 좌우측 2–3cm에 있는 두 개의 돌기.

Acetabulum (볼기뼈절구) – 넙다리뼈 머리가 들어가는 힙의 소켓.

Femur (넙다리뼈)

The greater trochanter (큰돌기) – 넙다리뼈 위쪽 가쪽면에 있는 돌기, 두덩뼈 높이의 다리의 옆에서 만져질 수 있다.

The lessor trochanter (작은돌기) – 힙 소켓 바로 밑, 넙다리뼈의 안쪽면에 있는 작은 돌기, 그것에 엉덩허리근들이 붙는다.

Patella (슬개골) – 무릎의 평탄한 뼈, 무릎 덮개.

Meniscus (메니스쿠스) – 무릎 관절의 안쪽과 가쪽면들 안에 있는 연골 디스크들.

Tibia (정강뼈)

Fibula (종아리뼈) – 더 작고, 더 가쪽에 있는 아래 다리뼈.

Malleoli (복숭아뼈) – 정강뼈와 종아리뼈의 아래쪽 머리들인, 발목뼈들.

Achilles tendon (아킬레스건) – 장딴지 근육들을 발꿈치 뒷면에 연결시키는 커다란 건.

Calcaneus (발꿈치뼈) - 뒤꿈치뼈

Tarsals (발목뼈의) - 발 중간에 있는 뼈들.

Metatarsals (발허리뼈) - 발가락뼈들이 붙는 발의 마지막 뼈들.

Digits (손/발가락뼈)

척추의 구조
The Structures of a Vertebra

Spinous process (가시돌기) - 척추의 가장 뒤쪽 부분. 가시돌기는 척주에서부터 등 뒤로 튀어나와 보거나 만져질 수 있는 부분이다.

Transverse process (가로돌기) - 척추의 두 개의 옆 "날개"

Vertebra lamina (추궁판) - 가시돌기와 가로돌기 사이에 있는 척추의 뒤쪽 만곡에 있는 부위. 그것들은 가시돌기 바로 옆 약 2.5cm에 있는 고랑에 위치한다.

Vertebral bodies (척추체) - 척추의 체중을 지지하는 부분

Intervertebral disc (척추사이 디스크) - 두 개의 인접한 척추의 척추체들 사이에 있는 겔로 채워진 연골 쿠션.

용어 (알파벳 순서)
Vocabulary

A

Actin (액틴) - 액틴과 미오신 필라멘트는 근육 섬유 안에 있는 화학물질로서 운동 신경에서 온 자극에 의해 서로 미끄러진다. 이것이 근육 수축의 기본이다.

Active (활성) - 활성적인 반사점, 경혈점 또는 인체 위의 다른 부위는 치료적 접촉검사를 보이는 어떤 것이다(근육 검사의 결과를 바꿀 것이다).

Acupressure (지압) - 지압은 피부에 다른 물체로 찌르거나 관통하지 않고 오직 압력을 가해서 하는 것.

Acupuncture (침술) - 기 에너지를 움직이기 위해서 선택된 경락 점들 내에 침을 꽂는 동양 테크닉.

Adjustment (조정) - 인체 구조들의 재배열. 조정은 일반적으로 배열이 틀어진 뼈들을 카이로프랙틱으로 다시 맞추는 것을 뜻한다.

Aerobic (유산소의) - 산소를 요구하는.

Afferent nerve (구심 신경) - 인체 구조에서 척수로 신경 자극을 전달하는 것.

Agonist (주동근) - 주된 동작근으로, 한 움직임에 관여된 주요 근육이다.

Anaerobic (무산소의) - 산소가 없이 생기는 것.

Anatomy (해부학) - 생체 구조의 연구.

Antagonist (길항근) - 주동근의 상대. 한 움직임에 관여된 주된 근육에 맞서서 일하는 한 근육.

Applied Kinesiology (AK) - 평가의 주된 도구로서 근육 검사를 사용하는 인체 기능의 평가와 교정을 위한 시스템.

Arteriole (소동맥) - 작은 동맥.

Artery (동맥) - 심장에서 인체로 혈액을 배분하는 혈관.

Avulsion (박리) - 찢겨 나감. 이 책에서는 건이 붙어있는 뼈의 골막에서 한 건이 부분적으로 찢겨져 나간 것을 기술하기 위해서 사용됨.

B

BB (비비탄) - 지름이 대략 3mm인 구형 탄알.

Bennett's reflexes (Bennett의 반사점) - 선택된 인체 부위 내의 혈액 순환을 자극하기 위해서 사용되는 점들. AK에서 '신경혈관 반사점'이라고 불린다.

Bilateral muscle weakness (양측성 근육 허약) - 인체의 양쪽에서 검사상 약함을 보이는 한 근육. 가능하다면, 양측성 근육 허약이 존재하는 것을 결정하기 위해서 인체의 양쪽이 동시에 검사돼야 한다.

Biological medicine (생물 의학) – 영양, 자세, 사회적 위치 및 환자의 건강에 영향을 주는 그의 삶의 다양한 분야 모두를 포함하는 전체로서 그를 보고 치료하기 위한 양자 및 카오스 이론들을 통합하는 의학 및 생물학의 새로운 움직임. 생물 의학에서, 세포라기보다는 기질 관계인, 신경과 세포가 인체의 기본적인 구조 블록으로 간주된다.

Biology (생물학) – 삶과 생명체에 대한 과학적 연구로, 그것의 형태와 과정 모두를 포함한다.

Biomechanics (생체역학) – 생체의 자세 및 움직임에 관여된 역학.

C

Calibration (보정) – 정확한 측정값을 얻기 위해서 한 장비를 조정하는 것. 치료사는 종종 초기 근육 검사 및 예비-검사를 시행해서 환자 인체의 근육 검사 반응을 보정하기 위한 행동을 할 수 있다. 그러한 보정에 이은, 추가 검사들의 결과는 더 정확할 것이다.

Capillaries (모세혈관) – 소동맥과 소정맥 사이에 있는 가장 작은 혈관.

Central meridian (임맥) – 인체의 앞쪽 정중선 바로 위를 흐르는 경락.

Central nervous system (중추신경계) – 뇌와 척수.

Cerebrospinal fluid (뇌척수액) – 척주를 통해서 순환하는 액체로 압력을 흡수하고 다양한 화학물질을 뇌로 전달한다.

Challenge (도전) – 일부 외부 자극에 대한 한 지표근육의 반응을 측정하는 AK 테크닉.

Challenging correction (도전 교정) – 성공적인 교정 이후 교정이 끝났는지를 확인하기 위해서 활용되는 AK 테크닉. 일반적으로 이 도전은 이전에 교정을 한 다음 정상긴장성 근육을 약하게, 또는 검사상 약한 근육을 강하게 만들었던 자극을 다시 적용한다. 그 자극이 지표근육의 강도를 더 이상 바꿀 수 없다면, 교정은 적절히 실행된 것이다.

Chapman's reflexes (Chapman 반사점) – 신경림프 반사점들로서, 마사지를 하면, 특정 장기들 및 인체 부위들에서 림프액의 배액을 활성화 시킨다 (그리고 검사상-약한 연관 근육을 강화시킨다).

Chemical challenge (화학 도전) – 영양, 약품 또는 다른 화학물질을 환자에게 적용하고 근육 검사에 대한 영향을 관찰하는 것.

Chi (기) – 생명력에 대한 중국식 이름. 에너지는 경락을 통해서 흐른다.

Chiropractic (카이로프랙틱) – 인체의 구조적 정렬을 개선시켜서 건강과 전반적인 기능을 개선하는 테크닉.

Circulation-sex (심포) – 장기 이름이 없는 경락. 이 경락의 기능은 인체 액의 순환이다. 심포 경락은 부신 및 생식 장기 및 선과 연관이 있다.

Compensation (보상) – 만성적 문제에 대한 인체의 조정 반응. 이것은 원래 문제를 감추거나 효과적으로 숨길 수 있어서, 특정한 테크닉이 없이 근력 검사에서 더 이상 모습을 나타나지 않을 것이다 ("숨겨진 문제"를 보라).

Conceptional vessel (임맥) – 인체의 앞쪽 정중선 바로 위를 흐르는 경락인 central meridian의 다른 이름.

Condyle (과두) – 뼈의 둥근 끝으로 관절의 일부를 구성한다.

Connective tissue (결합조직) – 인체에 구조적 안정을 주는 늘려질 수 없는 조직들. 여기에 인대, 건, 혈관, 및 모든 종류의 근막이 포함된다. 모든 장기는 그것에 내적 외적 구조를 제공하는 결합조직을 갖고 있다.

Cranial fault (두개장애) – 두개골 뼈들의 정렬불량.

Cranium (머리뼈) – 두개골. 턱을 제외한 머리를 구성하는 여러 모든 뼈들.

D

Dehydration (탈수) – 인체가 최적 기능을 위한 적절한 물을 갖지 못한 상태.

Double therapy localization (이중 치료적 접촉검사) – 어떤 문제의 원인을 찾기 위해서 용인된 AK 테크닉. 한 부위에 대한 TL이 지표근육을 검사상 약하게 만든다면, 약해진 근육을 검사상 강하게 만드는 다른 어떤 점에 대한 동시의 TL은 그 문제의 한 원인으로 (그리고 그 문제에 대한 가능한 교정을 나타낸다고) 연관되어 간주된다.

Dysfunction (기능장애) – 올바르게 기능을 하지 못함.

E

Edema (부종) – 조직 내에 과다한 액.

Efferent nerve (원심신경) – 척수에서 인체의 다른 구조로 신경 자극을 전달하는 신경. 이 책에서, 원심신경은 척수에서부터 근육으로 신경 자극을 전달하는 것을 기술한다.

Endocrine (내분비선) – 호르몬을 생산해서 그것들을 혈류로 분비하는 선.

Exocrine (외분비선) – 인체의 내적 외적 표면들 위에서 화학물질을 만들고 분비하는 선.

F

Facilitation (촉진, 항진) – 문자 그대로, "돕는 것 (aiding)". 한 근육이 수축할 때, 그것의 길항근과 안정근은 동시에 자동적으로 수축된다 (촉진된다).

Fascial release (근막이완) – 근막 조직들을 늘리고 부드럽게 하는 테크닉.

Fast fibers (속근섬유) – 흰색의 무산소 "경축" 위상 근육 섬유로서 에너지를 위해서 효소로 당을 분해한다. 그것들은 매우 빨리 수축하고 빨리 지친다.

Five-element theory (오행) – 모든 성장 과정들을 명령하고 이해하기 위해서 중국 철학에서 사용되는 삶의 다섯 단계에 (활동적인 성장, 최대 활동, 균형, 쇠약, 휴식) 대한 중국의 원칙. 이 원칙에 대한 이해와 사용은 모든 현상 안에 있는 기능성 통합을 밝혀준다.

Fixation (가동제한) – 작은 척추사이 근육 안에서 부자연적인 긴장에 의해서 두 개 이상의 척추가 함께 고정된 것. 가동제한은 인체의 다른 구조 사이에서도 나타날 수 있다.

Fixation, patient (고정, 환자) – 많은 근육 검사에서, 환자는 어떤 인체 부분들을 움직이지 않고서 특정 근육들의 검사를 위한 플랫폼으로서 있어야만 한다.

Flaccid (무긴장성) – 거의 모든 근긴장이 부족한 어떤 근육을 기술하는데 사용되는데, 일반적으로 수축을 위한 적절한 운동 자극들을 받지 못한 결과로서 생긴다.

Flexor digitorum longum (긴발가락굽힘근) – 아래 다리의 앞면에 있는 근육으로 발가락을 위쪽으로 당겨서 발을 굽힌다.

Fluoroscope (형광투시경) – 2000년대 초에 사용된 x-ray 장치.

Foramen (구멍) – 엉치뼈 따위의 뼈를 관통한 구멍.

G

Gland (선) – 액체를 생산하는 장기로서, 액체는 인체 표면 또는 안쪽으로 전달된다.

Glucose (포도당) – 당의 형태로 인체가 에너지 원으로 사용한다. 가용 포도당이 사용되어 버리면, 그것을 대체하기 위해서 글리코겐이 포도당으로 바뀐다.

Glycogen (글리코겐) – 당의 인체 저장 형태.

Golgi tendon organ (골지건기관) – 근육이 건이 되는 곳인 (뼈와 연결되기 이전) 연결부에 있는 고유수용체. 골지건기관은 한 근육 내의 장력을 측정한다.

Governing vessel (독맥) – 척주를 따라 올라가서, 머리를 너머 가서 코와 윗 입술 사이 부위까지 가는 경락. 그것은 임맥의 상대방이다.

Ground substance(기저물질)– 점성의 액체–겔 그리고 결합조직으로 모든 세포를 둘러싸고 상호 연결한다. 기저물질은 인체 전체에서 정보 전달을 위한 네트워크를 형성한다.

H

Hidden problem (숨겨진 문제) – (치료적 접촉검사 또는 도전을 할 때) 정상긴장성 지표근육을 약화시키지 않는 어떤 문제. 이것은 보상 때문에 초기에 강하다고 검사되는 한 근육일 수 있다. 숨겨진 근육 문제는 근육이 검사되는 동안 약간의 다른 특정 자극이 (반사점에 대거나, 뇌의 오직 한 쪽으로 행동을 수행하는 경우) 존재할 때만 표출될 것이다.

Hormone (호르몬) – 정보를 옮기는 화학물질로서 내분비선에서 만들어지며 혈액을 통해서 배분된다. 아주 희석된 농도 조차, 혈액 속의 호르몬은 특징적인 방식으로 특정 조직의 대사에 영향을 준다.

Hypertonic (과긴장성) – 심지어 근방추세포 근접 또는 그것의 진정혈에 TL 같은 테크닉으로서 약해질 때조차도, 검사상 약해지지 않는 근육을 말한다. 촉진 과긴장성을 보라.

Hypotonic (저긴장성) – 정상보다 작은 근긴장을 가진 근육을 말한다. 촉진 저긴장성을 보라.

I

ICAK – The International College of Applied Kinesiology, George Goodheart박사와 그의 동료들이 1974년에 설립.

ICAK – D; ICAK의 독일 지부.

IMAK – The International Medical Society for Applied Kinesiology (오스트리아/독일).

In the clear (초기에) – 어떤 과외의 자극 적용 없이.

In the clear muscle testing (초기 근력검사) – TL 또는 도전 어느 것도 하지 않고 근육 자체만으로 그것들을 검사하는 것.

Indicator muscle testing (지표근육 검사) – 약간의 다른 적용된 자극을 위한 하나의 지표로서 초기에 검사상 강한 한 근육을 사용하는 것.

Inhibition (억제) – 다른 것에 의해서 하나의 생리학적 과정을 막음 또는 보류. 근육 기능에서, 한 근육이 활성일 때, 그것은 그것의 길항근의 근긴장을 낮춘다 (억제한다).

Insertion (종지) – 한 근육의 뼈에 대한 부착으로 그 근육이 수축할 때 그 뼈가 움직인다.

Intercosta l (갈비 사이의)

Interstitial (세포 사이의)

J

Joint (관절) – 두 개의 이웃 뼈들 사이의 움직일 수 있는 관절.

K

Kinesiology, traditional (신체운동학, 전통적) – 인간과 동물 자세 및 움직임에 관한 과학– 생체역학이라고도 불린다.

L

Lacteals (유미림프관) – 작은창자에 있는 4백만개의 작고, 손가락–모양의 돌기로서 창자 내면 부위으로 뻗어서 내면을 아주 크게 늘린다. 모세혈관과 림프관이 있는 각각의 유미림프관은 소화된 영양 물질을 흡수한다.

Ligament (인대) – 뼈 사이에서 구조적 안정을 제공하는 강한 결합조직 밴드.

Ligament stretch reaction (인대 신장 반응) – 한 인대를 부드럽게 신장시킨 다음 한 지표근육이 약하다고 검사되는 것에 의해서 밝혀진 병리학적 상황.

Locking (고정) – 한 근육이 검사상 강할 때, 그것이 그 관절을 움직이지 않게 (그 관절을 고정) 잡고 있다는 것을 느낄 수 있다.

Lymph (림프) – 세포에서 나온 폐기물 및 모세혈관들에서 배출된 혈장을 구성하는 세포들 사이에 모여 있는 액체. 또한 림프는 소장의 유미림프관에서 지방을 운송한다. 인체 내에 림프는 혈액의 대략 두 배가 된다.

Lymphatic drainage (림프 배액) – 림프계의 자연적인 일은 세포들 사이에서부터 림프를 배출하고 그것을 혈류로 되돌리는 것이다. 림프계가 그것의 일을 충분히 잘하지 않을 때, 림프가 잘 배출되게 돕는 테크닉들이 적용될 수 있다.

M

Mechanoreceptors (기계수용체) – 인체 안과 바깥에서 일어나는 변화들을 측정하는 신경 수용체들.

Mental challenge (정신적 도전) – 근육 검사에서 하나의 도전으로 생각 또는 어떤 정서를 적용하는 것.

Meridian (경락) – 피부 바로 밑에 있는 에너지 통로로 그것은 인체 전반에 걸쳐서 기를 안내한다.

Metabolism (대사) – 한 유기체 내의 화학적 물질적 과정의 모든 것으로 에너지를 쓰게 만들고 생산하며, 물질을 유지하거나 파괴한다.

Modality (양식) – 모드, 방법, 테크닉.

Motor nerve (운동 신경) – 구심신경으로 중추신경계로부터 신호들을 근육들로 전달해서, 그 근육들을 수축하게 자극한다.

Muscle (근육) – 수축하고, 인간 자세를 유지하고 움직임을 가능하게 하는 조직들을 갖고 있는 인체의 고기 덩어리 부분들.

Muscle fiber (근육섬유) – 가닥 같은 구조들로 액틴과 미오신 따위의 화학물질을 갖고 있으며 운동 신경에서 온 신호의 영향 하에 있는 근육 내에서 수축한다 (잡아당긴다).

Muscle proprioceptors (근육 고유수용체) – 신경근 방추 세포들과 골지건 기관들.

Muscle stretch response (근육 신장 반응) – 정상긴장성 근육이 늘려지고 난 다음 약간 더 신장된 후 잠정적으로 약하다고 검사될 때 반응. 그런 경우에서, 그것은 근막 이완 또는 냉각/신장 테크닉을 요구한다.

Muscle tone (근긴장) – 한 근육의 연속적인, 부드러운, 무의식적인 수축으로 인체의 자세를 유지하는데 활성적이다. .

Myosin (미오신) – 액틴의 파트너로 그 두 화학물질은 근육의 수축 섬유를 구성한다.

N

Nervous system (신경계) – 뇌, 척수, 운동 및 감각 신경, 그리고 신경 수용체들.

Neurologic disorganization (신경학적 부조화) – 신경계 및 인체 내의 혼란 상태로서 근육 검사 결과들을 포함한 바디 랭귀지의 관찰된 요소들이 혼동되고 상충적인 결과들을 내놓는다.

Neurology (신경학) – 신경 그리고 전체 신경계의 구조 및 기능에 관한 학문.

Neurolymphatic reflex (신경혈관 반사) – 특정 장기 및 인체 부위 안에서 림프 배액을 활성화 시키는 마사지 점들. 또한 그들은 약하다고–검사된 근육을 검사상 강하게 만들곤 한다.

Neuromuscular spindle cell (신경근방추 세포) – 모든 근육의 복부에 모여있는 신경 수용체로 근육 섬유의 길이를 측정한다. 빨리 늘려졌을 때 (무릎 반사 따위), 신경근 방추 세포는 그 근육이 재빠르게 수축하라고 신호를 보낸다. 신경근 방추 세포의 느린 신장은 (근력검사에서 일어난 것 따위) 근육의 수축에 있어서 느린 증가를 만드는데, 근력검사 동안 환자와 치료사의 증가하는 압력에 의해서 만들어진 늘어남에 맞서기 위한 것이다.

Neuron (뉴런) – 신경 세포 하나.

Neurophysiology (신경생리학) – 신경의 기능.

Neurovascular reflex points (신경혈관 반사점) – 대부분 머리에 있는 점들로서 부드럽게 잡고 당길 때 국소적 그리고 멀리서 혈액 순환의 증가를 자극한다. 또한 그들은 약하다고 검사되는 근육을 검사상 강하게 만드는데 사용된다.

Normotonic (정상긴장성) – 검사상 강하고 그것의 진정혈에 TL 하는 따위의 표준적인 수단에 의해서 약해질 수 있는 근육.

O

Ocular lock (안구잠금) – 신경학적 부조화를 위한 검사로서 한 특정 방향을 쳐다 보거나 아니면 눈의 특정 움직임을 만들어서 정상긴장성 지표근육을 검사상 약하게 만드는 것.

Organ (장기) – 특정 기능을 가진 세포 그룹을 포함하고 결합조직으로 덮여있는 인체의 한 구조.

Origin (기시) – 한 근육의 끝으로 뼈에 붙어 있으며 그 근육의 수축 동안 움직이지 않는다.

Origin–insertion technique (기시–종지 테크닉) – 한 근육의 두 극단 끝에 있는 건들을 그들이 붙어 있는 뼈 위에 대고 마사지를 강력하게 하는 것. 이것은 검사상 약한 근육을 강화시키기 위한 Goodheart의 첫 번째 방법이다.

Osmosis (삼투) – 반투과막을 통한 발산.

Osmotic pressure (삼투압) – 한 물질이 반투과막의 한 쪽에서 농도가 더 높을 때 생기는 압력. 만약 막에 있는 구멍들이 충분히 크다면, 그 물질은 더 적은 농도 방향으로 통과한다.

Osteopathy (접골요법) – 하나의 의학적 치료 시스템으로 뼈와 근육의 도수 조작에 중점을 두고서 구조적 균형을 만들고 그에 따라 유기적 기능 증진을 도모한다.

P

Palpation (촉진) – 접촉 검사, 특히 전반적인 조직 상태와 질병을 진단하기 위해서 사용된다.

Palpatory hypertonic (촉진 과긴장성) – 너무 커다란 근긴장, 단단한 느낌을 갖고 있는 한 근육 (또는 기타 조직) 상태로서 만질 때 통증이 있다.

Palpatory hypotonic (촉진 저긴장성) – 너무 적은 근긴장, 부드러운 느낌, 및 만질 때 흐물흐물한 근육 (또는 기타 조직) 상태.

Palpatory normotonic (촉진 정상긴장성) – 최적 근긴장을 갖고 굳은 느낌이지만 만질 때 단단하지 않은 근육 (또는 기타 조직) 상태.

Periosteum (골막) – 모든 뼈를 둘러싸고 있는 피부–같은 조직.

pH – 수소 이온 농도의 측정, 한 용액의 산도.

Phagocyte (포식세포) – 이물질, 세포 잔재 및 미생물을 소화하는 백혈구 세포

Phasic muscles (위상근) – 오직 빠른 순간적 동작을 만들고, 빠른 섬유들의 비율이 높고, 많은 신경근방추 세포들이 있으며, 높은 조화를 보이고 빨리 지치는 근육들.

Physiology (생리학) – 인체 구조의 기능에 대한 연구.

Postural analysis (자세 분석) – 인체 구조적 정렬에 대한 평가. 이것은 일반적으로 대상을 서게 해서 행해지며 수평과 수직선을 비교한다.

Primary muscle (일차근) – 한 근육이 과도한 근긴장으로 인해서 다른 근육들을 부적절하게 억제하는 근육.

Prime mover (주동근) – 한 행동에 관여된 주된 근육.

Proprioceptors (고유수용체) – 인체 내의 자극을 측정하는 신경 수용체.

Protein (단백질) – 인체 물질의 대부분을 구성하는 아미노산으로 된 유기 화학물의 커다란 집단.

Purulent (화농) – 농을 갖고 있는.

R

Reactive muscles (반응근) – 다른 "일차근 (primary muscles)"의 –종종 길항근– 활성화 이후 약하다고 검사되는 근육으로서, 매우 큰 근긴장을 갖고 있다.

Rebound challenge (반발 도전) - 척추, 골반 또는 두개골을 누르고, 그것을 풀고, 그런 다음 지표근육에 대한 영향을 검사하는 AK 테크닉의 하나. 교정에 필요한 방향으로의 반발 도전은 지표근육을 잠정적으로 약하게 만든다.

Reciprocal facilitation and inhibition (상호 촉진 및 억제) - 이것은 근육 고유수용체의 동작에 의해서 자연적으로 생긴다. 길항근이 행동할 때, 그것의 협동근 및 안정근은 자동적으로 촉진되며 그 동안 그것의 길항근은 억제된다.

Recruiting (동원) - AK 근육 검사에서, 한 근육이 검사상 약할 때, 환자는 종종 (의식적으로나 무의식적으로) 검사의 한계를 바꿔서 다른 근육들을 동원해서 수축하는 일을 떠맡게 한다.

Regulating System (조정계) - 기본조정계 (System of ground regulation)를 보라.

Repeated muscle testing (반복 근력검사) - 한 근육을 빠르게 연속적으로 여러 번 검사하는 것. 이것은 그 근육의 지구력을 검사한다- 지속된 근육 사용을 위한 잠재력.

S

Sedation point (진정혈) - 한 경락 상에 있는 혈위로서, 촉진될 때, 같은 경락과 연관된 모든 근육들을 검사상 약하게 만든다.

Sensory nerves (감각 신경) - 중추신경계와 신경 수용체를 연결하는 신경으로, 인체 표면과 안에서 일어나고 있는 것에 관한 정보를 옮겨준다.

Slow fibers (지근섬유) - 적색 자세성 유산소 근육섬유로 비교적 느리게 수축하고 지치지 않고서 오래 또는 반복된 수축 잠재력을 갖고 있다.

Spindle cell (방추세포) - 신경근육 방추 세포를 보라.

Stabilizer (고정근) - 제자리에 고정하는 것. 근육 검사에서, 그것은 종종 치료사가 환자 몸의 부분을 움직일 수 없도록 고정하기 위해서 필요하다.

Strong-testing (검사상 강한) - 초기 AK에서, 검사상 강한 근육은 근육 검사에서 가해지는 압력을 견딜 수 있는 것으로 정의되었다. 현대 AK에서, 이것은 종종 정상 긴장성 또는 과다반응성으로 더 세분된다.

Structural balance (구조적 균형) - 인체의 뼈들 및 조직들의 적절한 배열. 카이로프랙틱과 접골요법의 목표.

Structural challenge (구조 도전) - 지표근육을 근력 검사해서 그것의 영향이 검사되는 어떤 자극 (걷거나 인체의 한 부위를 누르는 것 같은 약간의 인체 움직임으로 구성된다).

Sub-clinical (준임상적) - 두드러진 영향을 갖기에 너무 작거나 너무 약한.

Subluxation (아탈구) - 뼈의 정렬불량.

Switching (스위칭) - 신경학적 부조화를 보라.

Synergist (협동근) - 주동근을 보조하는 근육으로 주동근의 행동에 의해서 자동적으로 촉진된다.

System of ground regulation (기본조정계) - 대부분의 인체 과정들에 대한 조정에 책임을 가진 신경 말단, 기본 물질 및 세포들의 연결된 시스템.

T

Temporomandibular joint (측두하악관절; TMJ) - 턱관절.

Tendon (건) - 근육을 뼈에 연결하는 강한 결합조직 밴드.

Therapy localization (치료적 접촉검사) - 인체 부위에 대한 접촉의 효과로서 그것의 효과는 근력검사로서 측정될 수 있다. 하나의 '국소 접촉 도전".

Tonic muscles (지속성 근육) - 길고 꾸준한 수축을 만드는 자세 근육으로서, 느린 섬유의 비율이 높고 신경근육 방추세포가 적으며, 낮은 조화를 보이며, 그리고 지치지 않고서 오랜 시간 동안 일을 할 수 있다.

Triad of health (건강의 3요소) – 카이로프랙틱의 기본 원칙. 구조, 화학 및 정신적 요인들이 그 삼각형의 세 변을 만들며, 건강과 질병에서 서로에 영향을 준다. .

Triple heater (삼초) – 음인 심포경의 양 파트너. 삼초는 갑상선 및 흉선과 연관을 갖고 체온 분배의 기능을 가진다. 한 환자가 손 또는 발이 찰 때, 삼초에 대한 경락치료가 종종 적응된다.

V

Vascular system (혈관계) – 동맥, 모세혈관 및 정맥이 그것을 통해서 흐르는 시스템.

Vein (정맥) – 몸에서 심장으로 혈액을 되돌리는 혈관.

Venules (소정맥) – 가장 작은 혈액 정맥들.

W

Weak-testing (검사상 약한) – AK에서, 검사상 약한 근육은 근력검사에서 가해지는 압력을 견딜 수 없는 근육이다.

II. 경락, 근육, 장기/선의 대응표

Correspondences of Meridians, Muscles, and Organs/Glands

경락 (meridian)	근육 (muscle)	장기/선 (organ/gland)
임맥	가시위근 (극상근)	뇌
독맥	큰원근 (대원근)	척주
위경	큰가슴근 빗장부 (대흉근 쇄골부)	위 (stomach)
	작은가슴근 (소흉근) (Dewe)	위
	목빗근 (흉쇄유돌근) (SCM)	위
비경	넓은등근 (광배근)	췌장
	등세모근 (승모근) (중간 · 하부)	비장
심경	어깨밑근 (견갑하근)	심장
	빗장밑근 (쇄골하근) (Dewe)	심장
소장경	넙다리곧은근 (대퇴직근)	소장
	배곧은근 (복직근)	소장
방광경	제3종아리근 (제3비골근)	방광
	긴 · 짧은종아리근 (장 · 단비골근)	방광
	척주세움근 (척추기립근)	방광
신경	엉덩허리근 (장골근)	신장
	등세모근(승모근) (상부)	눈과 귀
심포경	중간볼기근 (중둔근)	(난소) 생식기 · 생식선
	모음근군 (내전근군)	생식기 · 생식선
	큰볼기근 (대둔근)	생식기 · 생식선
	궁둥구멍근 (이상근)	(전립선) 생식기 · 생식선
	넙다리빗근 (봉공근) (삼초경)	부신 (특히 수질부)
삼초경	작은원근 (소원근)	갑상선
	가시아래근 (극하근)	흉선
담경	오금근 (슬와근)	담낭
간경	큰가슴근 복장부 (대흉근 흉골부)	간장
	큰 · 작은마름근 (대 · 소능형근)	간장/위
폐경	앞톱니근 (전거근)	폐
	어깨세모근 (삼각근) (전방 · 중간 · 후방)	폐
대장경	넙다리근막긴장근 (대퇴근막장근)	대장
	뒤넙다리근 (슬굴곡근)	직장

III. 차트

Charts

진정혈(sedation point)

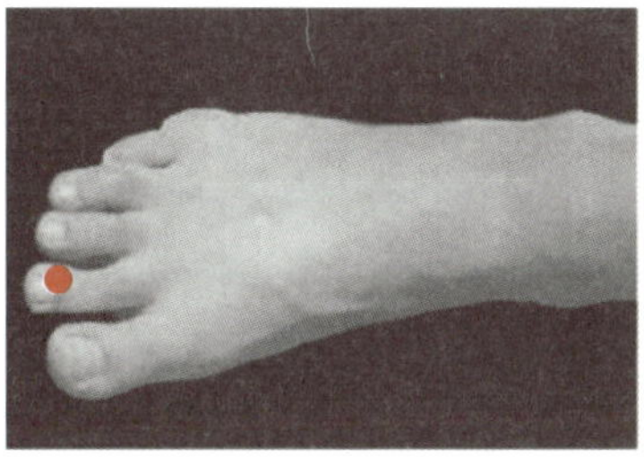

위경 45 – St45
큰가슴근 빗장부
목빗근
작은가슴근

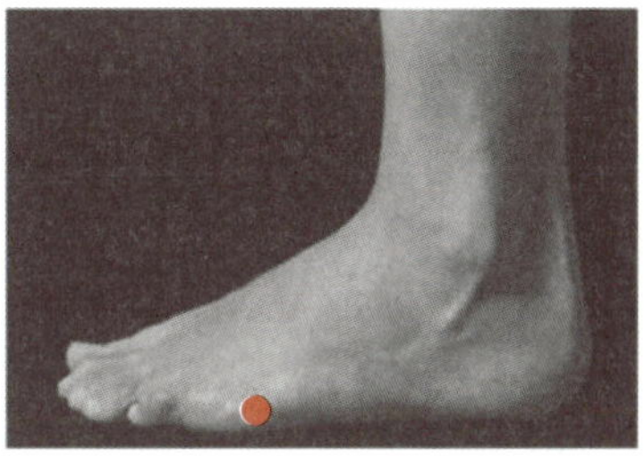

방광경 65 – B65
셋째종아리근
긴/짧은 종아리근
척추기립근

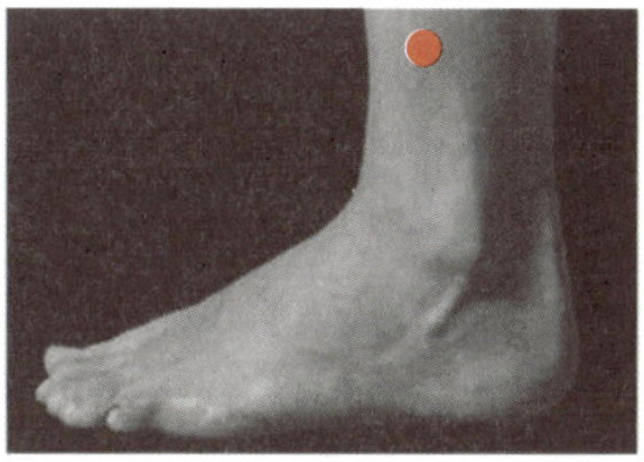

담경 38 – GB38
오금근
전방어깨세모근

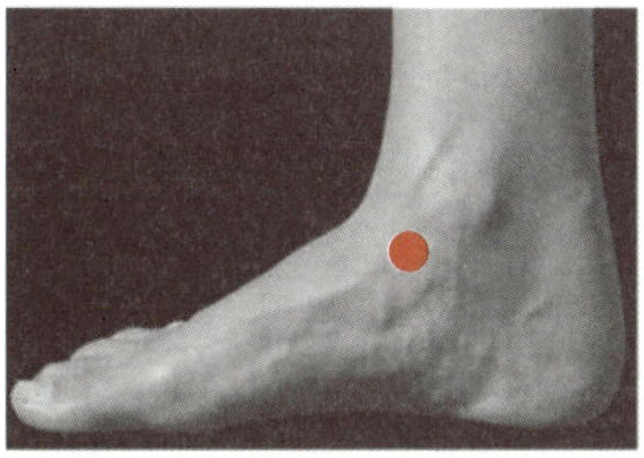

비경 5 – Sp5
넓은등근
중간/하부 등세모근

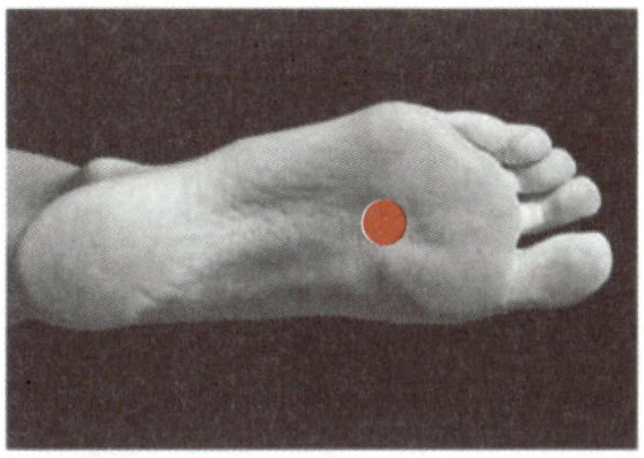

신경 1 – K1
엉덩허리근
상부 등세모근

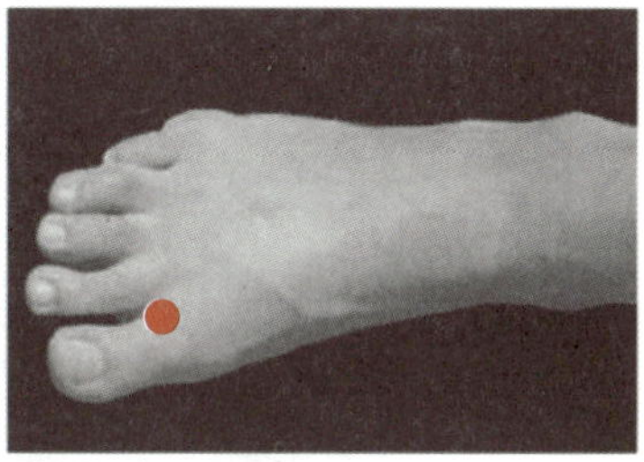

담경 2 – Lv2
큰가슴근 복장부
마름근

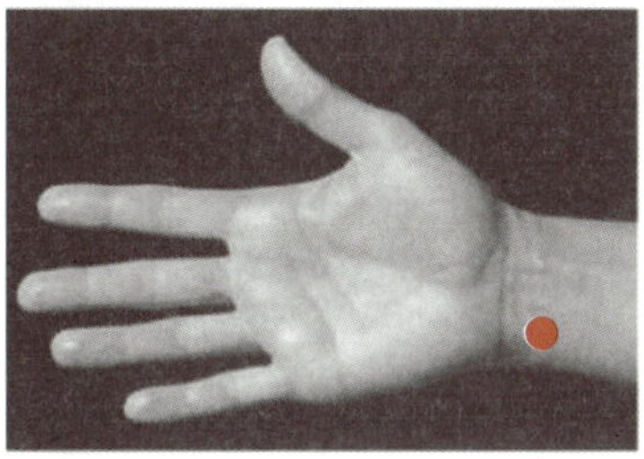

심경 7 – H7
어깨밑근
빗장밑근

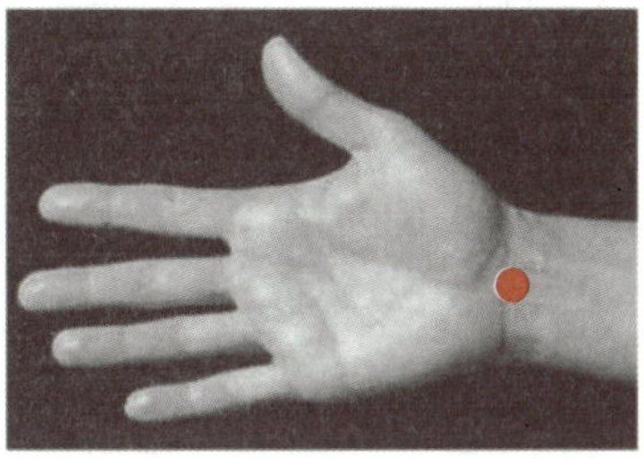

심포경 7 – Cx7
큰/중간 볼기근
궁둥구멍근, 넙다리빗근
모음근들

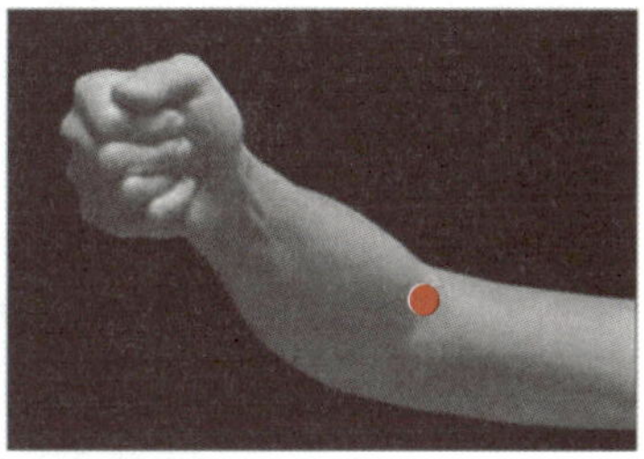

폐경 5 – Lu5
앞톱니근
중간/후방 어깨세모근

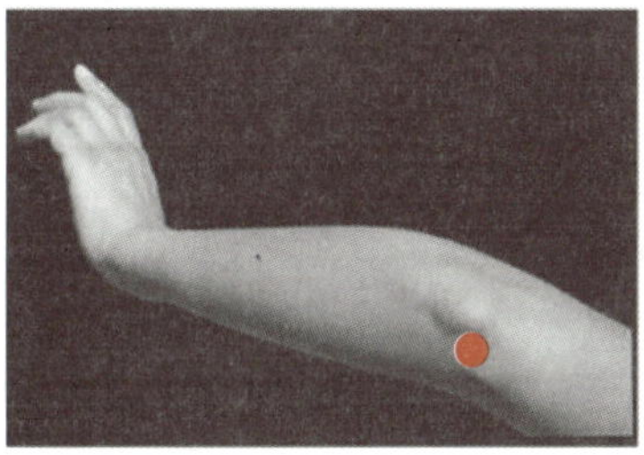

소장경 8 – SI8
넙다리곧은근 (넙다리네갈래근)
배곧은근

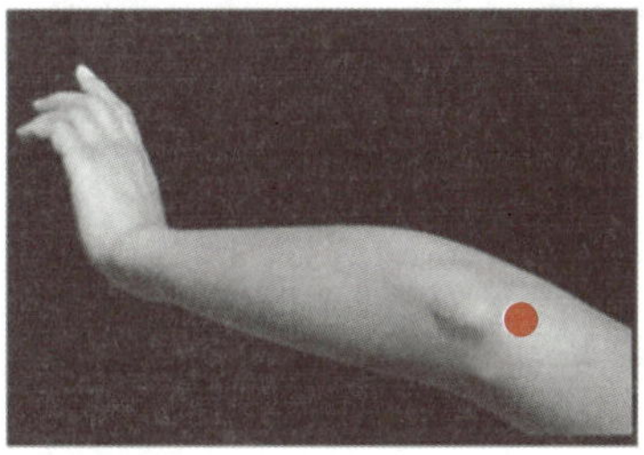

삼초경 10 – TH10
작은원근
가시아래근

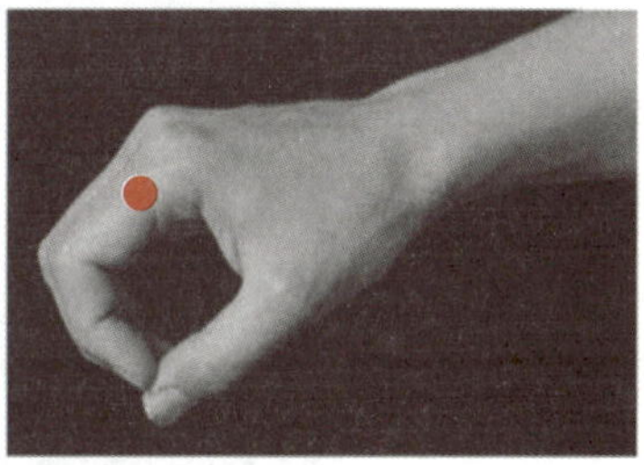

대장경 2 – LI2
넙다리근막긴장근
뒤넙다리근들

모혈 (Alarm Points)

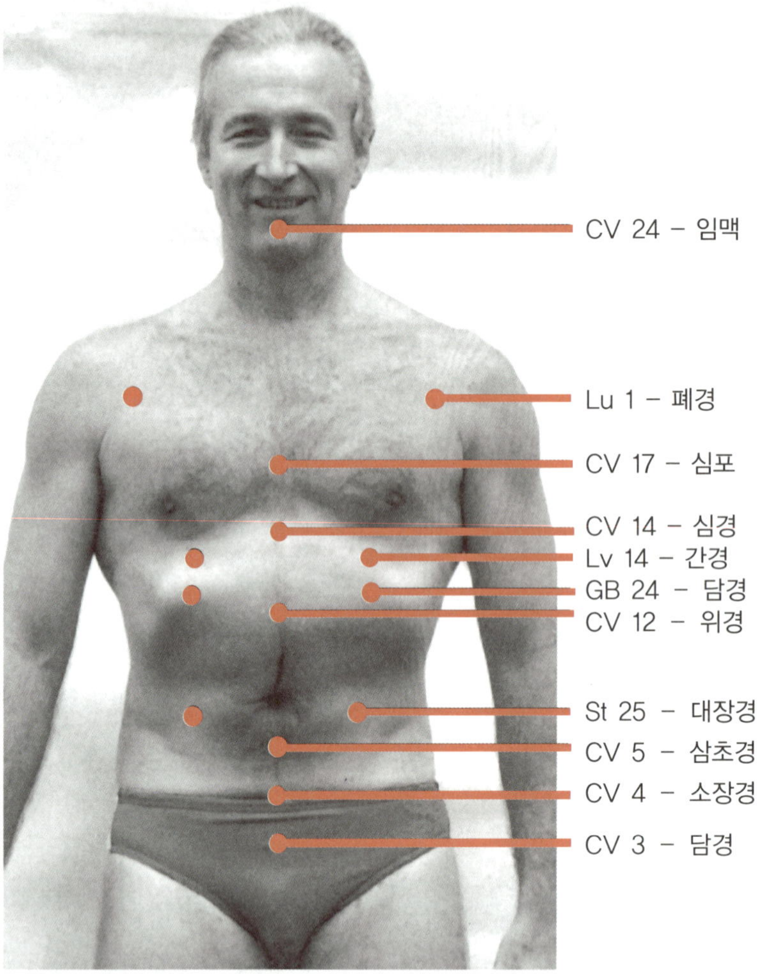

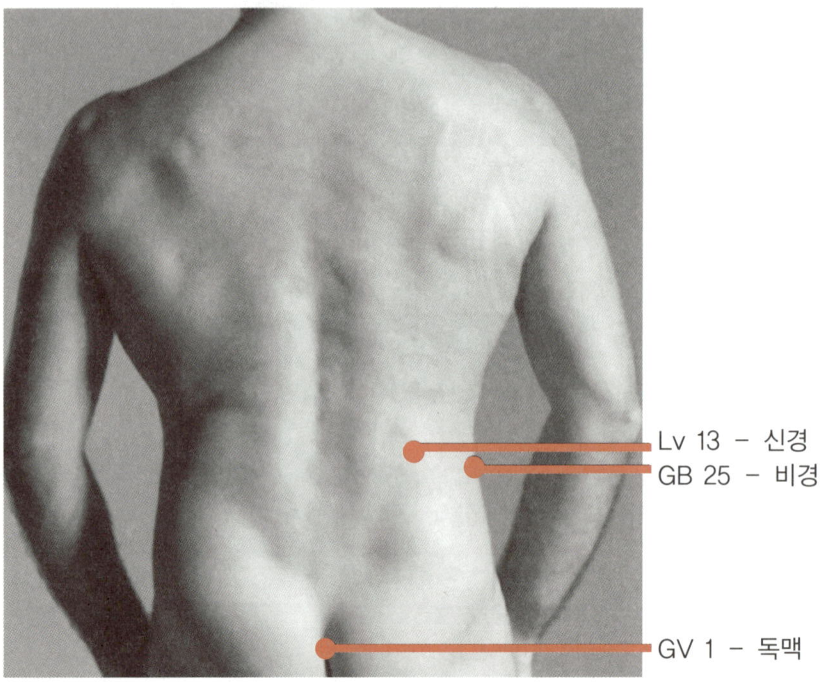

끝 경혈점 (End points)

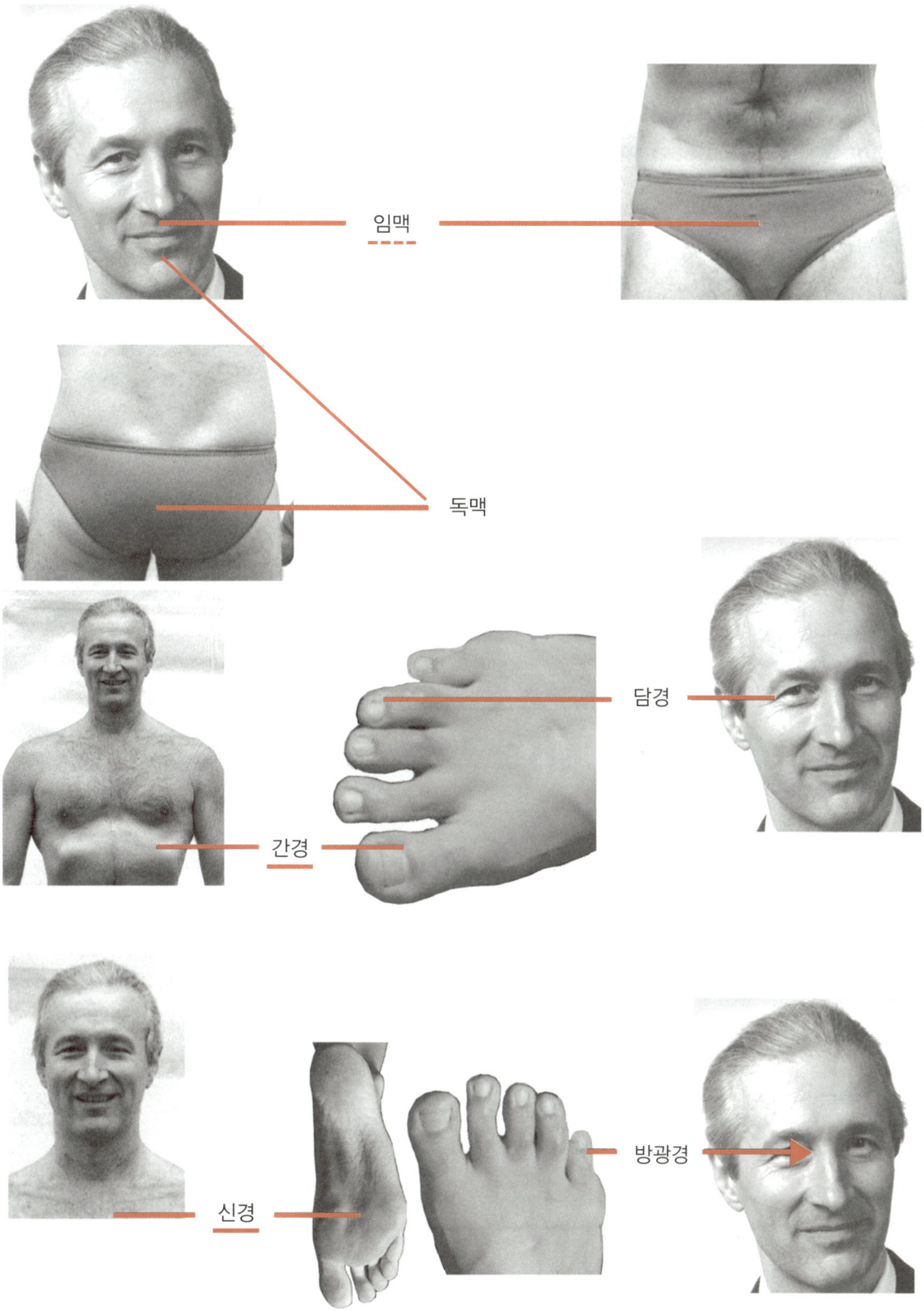

끝 경혈점 (End points) 계속

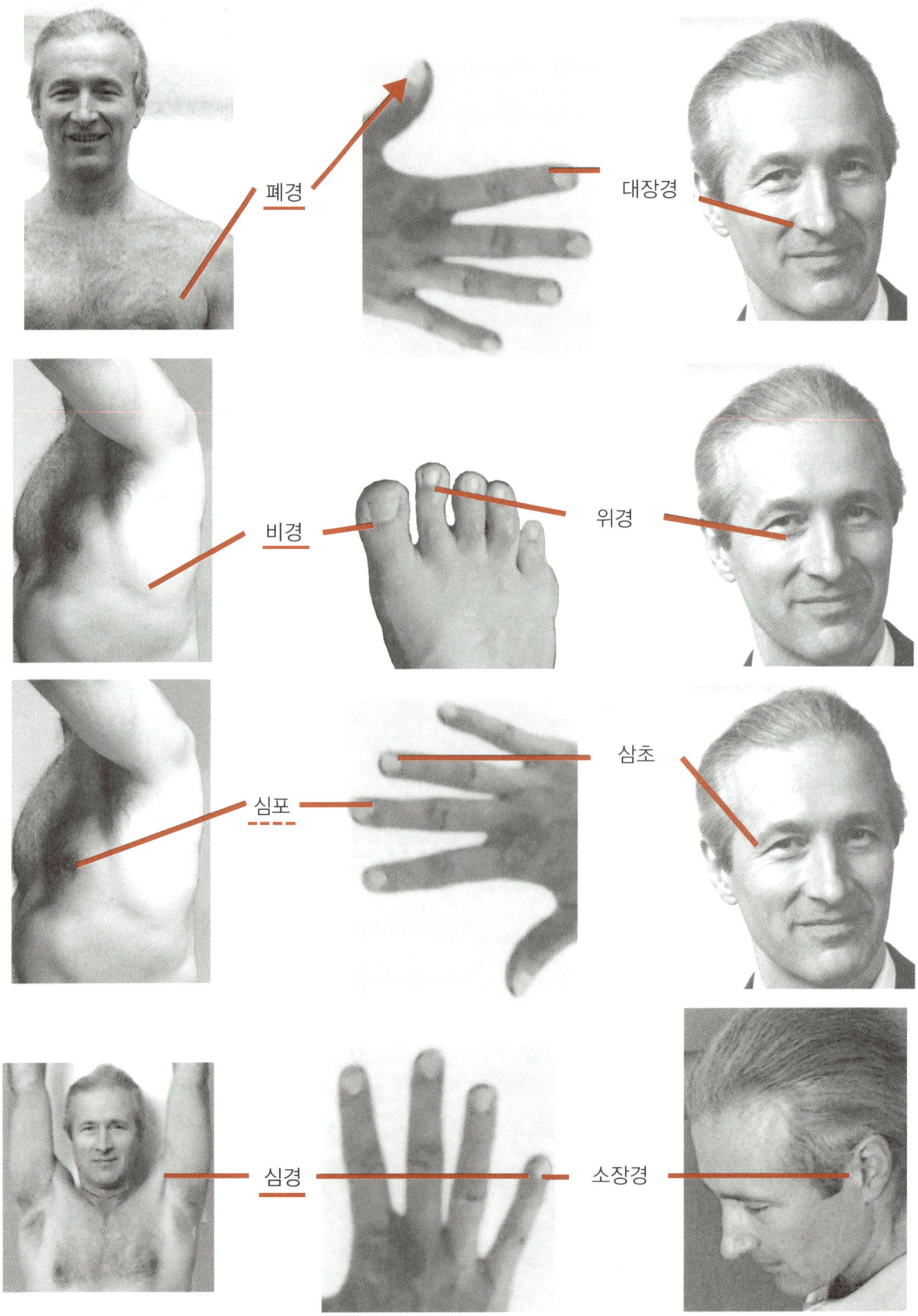

근육 검사 원 (Muscle Test Circle)

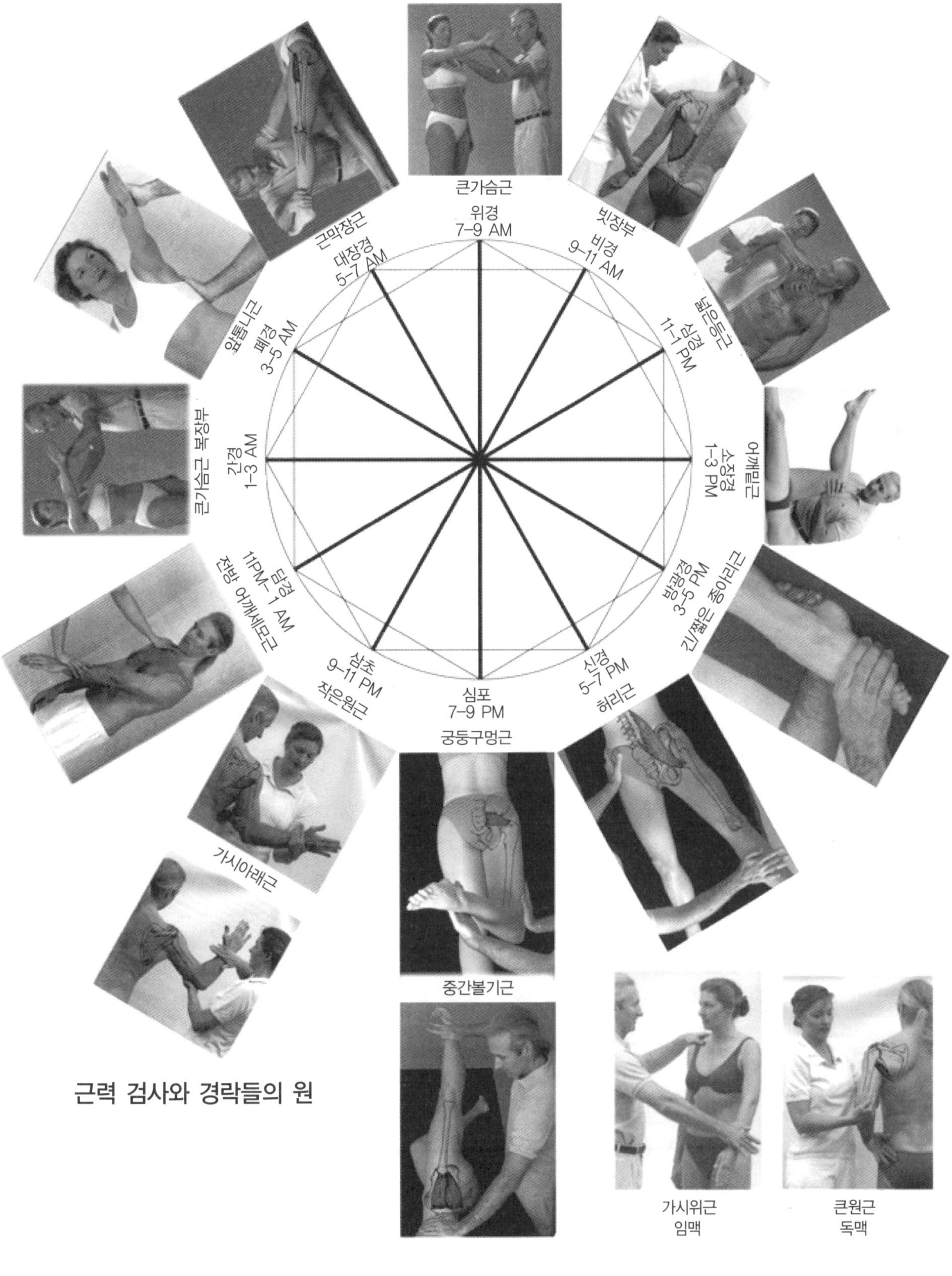

근력 검사와 경락들의 원

IV. AK 테크닉 세션의 진행을 위한 단계별 계획
(이 책 안에서 기술된 테크닉을 사용해서)
Step-By-Step Plan for Conducting a Session with AK Techniques

명백하게, AK 세션은 한 세션을 진행하기 위한 다음 안내 안에서 볼 수 있는 것에 비해서 아주 큰 범주의 테크닉들 및 보다 복잡한 방법론을 포함할 수 있다. 나는 이 책 안에서만 기술된 테크닉을 포함시키기 위해서 이 간략화된 치료 계획을 고안했다.

1. (할 자격을 갖췄다면) 병력을 들어라. 실험실 검사 결과를 참고해라. 현재 문제에 관해서 질문해라. 바디 랭귀지를 관찰해라.
2. 예비검사 및 어떤 필요한 예비검사 교정을 시행해라. 아래에 주어진 각각의 페이지 숫자들은 그 예비검사의 보다 완벽한 설명을 찾을 수 있는 곳을 나타낸다:

A. *탈수 (dehydration)* (p. 81)

치료사와 환자 모두 한 컵의 물을 마셔라.

B. *그 근육이 검사상 강한가?* (p. 82)

묻고, 설명하고, 보여주어라, "가능한 세게 눌러라," 최대 수축으로 가는 등척성 저항을 제공해라. 치료사 압력을 2-5% 늘려라.

만약 강하다면, 좋다. 만약 약하다면, 그것을 강화시키거나 다른 근육을 선택해서 검사해라.

C. *그 근육을 약하게 할 수 있는가?* (p. 84)

신경근 방추 세포들을 꼬집어라, 진정혈을 TL하거나 두드려라, 그 경락을 역행으로 쓰다듬거나 아니면 자석의 북극을 근육의 복부에 대고 다시 (약한 지) 검사해라.

D. *개별 근육은 과긴장 상태에 있는가?* (p. 85)

근육 자체에 대한 방추 세포 또는 골지 건 기관 교정, "나와 같이 합니다, 긴장을 풀고, 숨을 쉬고 검사 준비를 합시다."

또는: 그 근육이 극단적인 수축 및 극단적인 신장 포지션에 있는 동안 그것을 반대 방향으로 수축한다.

또는: 물을 마신다.

만약 당신이 양측성 과긴장성 근육 또는 전신성 과긴장성인 경우이고, 그것을 지금 치료하기를 원한다면, p. 95의 "전신성 과긴장성"에 관한 항목을 보아라.

E. *안구 잠금 (Ocular Lock)* (p. 87)

시계방향, 반시계방향 눈 회전을 검사해라. □ 검사상 약한 방향을 찾아라.

F. *유부 (K27)?* (p. 89)

배꼽 플러스 각각의 K27에, 양 쪽 K27에, K27들을 교차해서 TL하고 근력검사를 한다. 만약 어떤 점들의 짝이 검사상 약하면, 그들 모두를 20초 동안 마사지 해라. 어떤 양성 TL 및 안구 잠금이 제거되었는가를 확인해라.

G. *보조유부 K27s* (p. 91)

T11 (또는 L1-2)의 가로돌기들 가쪽에 TL해라. 만약 약하다면, 배꼽과 점을 마사지해라.

H. *임맥 24, 독맥 27* (p. 91)

CV24와 GV27에 TL을 하고 검사해라. 만약 어느 하나가 검사상 약하면, CV24와 CV2 (두덩뼈 꼭대기)를 눌러라. 그 다음 배꼽과 GV1 (꼬리뼈 끝)을 잡는다. 또는 TL에 양성인 CV24 및/또는 GV27을 마사지 해라.

3. 그 문제와 연관되어 있을 수 있는 모든 근육들을 찾아라. 이 연관은 그 문제의 위치 때문일 수 있으며 (예, 모든 다리 및 힙 근육은 무릎 문제와 연관), 아니면 장기/선 연관 (예, 방광 문제에 방광경과 연관된 근육) 때문일 수 있다.
4. 가능하다면, 첫 번째로 작업할 최우선 근육을 찾아라.

문제에 대한 TL은 보통 어떤 정상긴장성 근육을 검사상 약하게 만들 것이다. 그 문제에 TL (접촉)을 계속하고 이와 동시에 그 문제와 연관이 있다고 믿어지는 근육의 복부에 접촉해라. 만약 그 문제와 선택한 근육에 대한 이중 TL이 그 문제에 대한 하나만의 TL 결과를 뒤집는다면, 선택한 근육은 교정을 위해서 작업해야 할 우선 순위의 근육이다. 이 최우선 순위 근육의 기능을 균형잡기 위해서 당신이 할 수 있는 모든 것을 하는데, 과긴장성 검사 및 숨겨진 허약을 찾기 위한 테크닉들의 사용을 포함한다. 이것이 포함하는 것은 최우선 순위 근육을 위해서 해당 치료 점들을, 한 번에 하나씩, 접촉하는 것을 포함하며, 그 동안 접촉된 각 점을 위한 그 근육을 재검사한다. 한 근육이 초기에 강하다고 검사되지만, 그것의 치료 점들 중의 하나가 접촉되었을 때 약하다면, 그것은 숨겨진 허약을 갖고 있다. 그 점을 치료하고 숨겨진 허약을 재검사해라. 모든 숨겨진 허약이 밝혀질 때까지 이 과정들을 반복해라.

촉진 과긴장 근육에서, 모든 길항근들을 강화함으로써 시작한다. 그 다음 과긴장성 근육 자체가 "일차근"인지를 확인해라. 그렇게 하기 위해서, 과긴장성 근육을 수축하고 곧바로 그것의 길항근을 검사해라. 이제 검사상 약한 어떤 것은 반응근이다. 그렇다면, 반응근 테크닉으로 이 상황을 없애라.

주목: "일차근"은 반응근에 대한 주제를 참조해라. 일차근 내의 과도한 긴장은 반응근의 원인이 된다. "반응근"은 초기에 검사상 강한 근육이지만 대응하는 일차근의 수축 이후 곧바로 검사상 약해진다. 예외가 있지만, 반응근은 대부분 일차근의 길항근이다.

한 장기 (또는 선)의 기능장애에서, 조사해서 교정할 우선 순위 근육을 찾기 위해서 장기 그리고 그 장기와 연관된 근육에 이중 TL을 사용해라. 근육에 (접촉했을 때) 장기에 대한 첫 번째 TL을 없애는 근육이 하나도 없다면, 장기와 또 다른 장기에 이중 TL을 해라. 만약 두 번째 장기에 대한 TL 이 첫 번째 것의 TL을 없앤다면, 현재 문제가 두 번째 장기 내에서 어떤 문제의 이차적인 결과다. 이런 경우에서, 두 번째 장기에 대한 TL은 지표 근육을 약화시킬 가능성이 크다. 그렇다면, 그 두 번째 장기에 대한 활성적인 TL을 없애는 우선 순위 근육을 찾기 위해서 이중 TL을 다시 사용해라.

5. 근육이 검사상 약하다면, 환자에게 근육/장기와 연관이 있는 여러 영양물질의 각각에 대한 아주 작은 양을 맛보게 하고 그 근육을 재검사해라. 만약 그들 중의 어느 것이 그 근육을 검사상 강하게 만든다면, 환자에게 나중에 그것을 먹으라고 조언해라. 환자에게 각 영양분을 맛 본 후에 입 안을 헹구라고 시켜라. 이어지는 감사를 위해서 그 근육은 다시 검사상 약해야만 한다.
6. 그 근육이 검사상 약하다면, 그 기시/종지, 신경근방추 세포를 위해서 근육의 복부, 골지 건 기관을 위해서 근육의 연결부와 그것의 건에, NL (신경림프반사점), NV(신경혈관반사점)에 TL을 하고, 그 근육을 검사상 강하게 만드는 교정 테크닉을 적용해라.
7. 교정을 한 다음, 다시 동일한 점에 TL을 하고 그 근육을 재검사해라. 그것이 다시 약하다면, 그 치료를 반복해라.
8. 만약 (또는 ..할 때) 그 근육이 강하다고 검사되면, 아직까지 치료되지 않은 어떤 점들에 (기시/종지, 방추, 골지, NL, NV) TL을 하고 근육을 다시 검사해라. 만약 어떤 것이 근육을 검사상 약하게 만든다면, 그들이 그렇게 하는 것을 멈출 때까지 그들을 치료해라.
9. 그 근육이 처음에 약하다고 검사되지 않고 그것을 검사상 약하게 만드는 점을 찾을 수 없다면, 뇌의 좌우 반구의 활성화를 사용해서 (p. 124) 할 필요가 있는 것을 찾아서 그것을 해라.
10. 반복된 근력검사를 시행해라. 이것이 근육을 약하게 만든다면, 연관된 영양을 확인해라. 그 다음 NL 또는 NV 점의 어느 것이 반복된 근력검사 허약을 없애는 지를 확인해라. 신경림프반사점들을 2-5분간 마사지 하거나 아니면 신경혈관 반사점

들을 요구된 대로 약 1분간 잡아서 당겨라. 반복된 근력검사가 더 이상 그 근육을 약하게 만들지 않는 것을 확인하기 위해서 재검사해라.

11. 그 근육을 완전히 늘리고 나서 더 신장시켜라. 이것이 그 근육을 약하게 만든다면, 마치 현악기처럼 그것을 늘려서 퉁겨라. 근육을 늘릴 때 아프고, 퉁길 때 경련이 있다면 (그리고 누를 때 매우 아픈 "통증 유발점들"을 갖고 있다면), 그것은 냉각과 스트레칭 테크닉을 (p. 133) 필요로 한다. 이것은 구조적인 문제인 경우가 많다. 경련 반응이 없다면, 근막이완 테크닉을 써라 (p. 133). 이것은 연관된 장기 내의 기능장애 문제들에 종종 필요 된다. 선택된 교정 테크닉을 적용한 다음, 스트레칭이 그 근육을 더 이상 약화시키지 않는 것을 확인해라.

12. 어떤 근육들이 위에서 검사한 근육(이후 "주〈main〉 근육"이라고 불린다)에 대한 일차근들인지를 고려해라. 검사에 대한 첫 번째로 의심스러운 일차근들은 주근육에 대한 길항근들이다. 더 이상의 의문 근육들은 P. 139-140에 있는 반응근들의 차트 안에서 찾을 수 있다. 하나의 의심스러운 일차근을 검사하고 그리고 곧바로 주근육을 검사해라. 어떤 의심스러운 일차근을 검사한 다음 주근육이 검사상 약하다면, 일차근의 신경근방추 세포들을 근접시켜 (근육의 복부 안에서 함께, 근육 섬유들과 평행하게) 일차근을 약화시켜라. 그 다음 곧바로 그리고 강하게 이전의 반응성 주근육을 검사해서 그것이 리셋되었는 지를 검사해라. 의심스러운 일차근의 각각에서 이 절차를 반복해라. 그 다음 주근육이 다른 (반응성) 근육에 대한 일차근인지를 검사해라. 그렇다면, 여기서 간략하게 기술된 반응근 테크닉으로 이 상황을 교정해라. 반응근의 치료에 대한 보다 상세한 설명은 교과서 P. 133-140을 참조해라.

13. 구조적 문제들을 위해서, 그 다음 우선 순위 근육을 검사해서 교정해라. 우선 순위로서 보여지는 더 이상의 근육이 없고, 그 문제가 여전히 존재한다면, 그 문제 부위 또는 연관된 부위에 있는 모든 근육들을 검사해서 교정해라.

장기(organic) 문제들을 위해서, 그 장기에 TL을 해라. 그것이 여전히 TL을 하고 있다면, 그 과정을 (그 다음 우선 순위 근육들에게) 반복해라. 그 문제가 더 이상 TL 하지 않지만, 그 문제가 여전히 남아 있다면, 위에서처럼 그 장기와 연관된 다른 근육들을 계속해라.

V. 검사 및 진단에 대한 응용 근신경학 테크닉들

Applied Kinesiology Techniques of Examination and Diagnosis

이 항목은 진단할 수 있는 면허를 가진 의사, 카이로프랙터 또는 다른 치료사들이 세션에서 사용하는 AK 테크닉을 기술한다. 이러한 테크닉의 상당수는 이 책 안에서 언급되지 않았기 때문에, 이것은 독자들에게 이 입문서적의 범위를 넘어가는 맛보기 같은 것일 것이다.

한 환자의 건강 문제에 대한 개연성 있는 원인을 결정하기 위해서 검사를 할 때, AK를 사용하는 전문적인 치료사는 건강의 삼 요소 (구조, 화학, 정신)의 모든 변들의 상호 작용을 조사한다. 인체 그리고 그것의 시스템 및 기능의 모두는 집약되고, 상호 작용하는 전체를 형성한다는 것이 일차적인 가정이다. 이 가정에 기반을 두고, 그리고 그 문제의 일차적인 원인은 곧바로 찾아질 수 없다고 가정할 때, 검사 과정은 건강 문제에 대한 일차적 원인을 밝히기 위해서 첫째로 있음직한 이차적 문제들과 보상들을 분석하고 교정해야 한다.

그 작업은 인체 기능부전을 찾기 시작하는 여러 과업들의 조합이다. 그 다음 발견된 문제를 위한 최적 치료를 결정하기 위한 치료 옵션들이 검사된다. 이것을 찾을 때, 그것은 실행된다. 마지막으로 그 교정이 성공적으로 수행되었는 지를 보기 위해서 교정이 도전된다. 만약 건강 문제가 제거되지 않았거나, 재발한다면 (검사 동안 또는 그 후에), 그 과정은 계속되며 찾는 영역은 확장된다. 일차적인 원인들이 찾아지고 적절히 치료될 때, 건강 문제는 영구적으로 교정되어야만 한다.

AK 검사는 환자가 보고하는 증상들 만에 의존해서는 안 된다. 치료사가 만드는 관찰과 검사들은 질병의 증상들이 나타나기 전에 종종 잠재적인 건강 장애들을 밝혀준다. 조직 병리 및 질병이 발달하기 전에 교정적 수단이 수행될 수 있다. 이것이 진정한 예방적 건강 관리다.

AK 검사 테크닉들은 보다 표준적인 진단 절차들을 대신하지 않는다. 게다가, 치료사는 조직을 느끼는 것 같은 (촉진) 전통적 진단 절차 그리고 혈액 및 소변 분석 같은 실험실 검사에 정통해야만 한다. 환자가 그러한 검사를 필요로 할 때, 치료사는 그것을 수행하거나 아니면 환자를 적절한 전문가 또는 검사실에 의뢰를 해야만 한다. AK 검사 결과들은 다른 진단 절차들의 결과들과 보통 일치해야만 한다. 한 환자가 건강 문제를 갖고 있는데 그것은 많이 진전되지 않아서 자신이 알지를 못하거나 증상을 나타내지 않았을 때, 그 문제를 밝힐 수 있는 특정 진단 검사들을 수행하지 못한 이유로 그의 의사를 나무랄 수 없다. 반면에, 그 환자, AK를 사용하는 그의 치료사도 그의 의사도 의심하지 않았던 문제들을 근력검사가 밝혀왔다. 예를 들면, 심장 문제들은 환자가 알아차릴 정도로 증상이 과도해지기 전에 근력검사에 의해서 밝혀져 왔다. 일단 근력검사 결과들이 심장 문제의 존재들의 가능성을 나타낸다면, 그 문제들의 본성과 정도는 표준적인 메디칼 진단 검사에 의해서 확인될 수 있다 (Omura, 1979).

때때로 실험실 검사는 근력검사가 잡아 내지 못한 문제들을 찾을 것이다. 역으로, 근력검사는 실험실 검사가 찾지 못한 준임상적인 문제들을 찾을 수 있다. 각각은 다른 것이 실수한 문제들을 찾을 수 있으므로, 근신경학적 근력검사와 표준 실험실 검사 모두를 수행해서 그 결과들을 비교하는 것이 현명한 일이다.

진단하기 위해서, 치료사는 환자의 증상들에 관해서 물을 것이고 그리고 또 환자 몸의 특징을 관찰할 것인데, 색깔, 냄새, 피부 및 머리카락 질 들이다. 사실상, 그의 일을 실제로 통달하기 위해서, 그는 목소리 톤, 자세, 움직임, 호흡, 색 따위의 보다 미묘한 "바디 랭귀지" 요소들을 인식하고 해석할 수 있어야 한다. 치료사는 관찰되거나 아니면 검사에 의해서 들어날 수 있는 모든 바디 랭귀지 요소들에 신중한 고려를 해야만 한다. 바디 랭귀지에 대한 그러한 검사를 위해서, 치료사는 환자를 촉진하거나 아니면 어떤 자극 (도전)을 주고 이것이 도수 근육 검사에 대해 갖는 영향을 관찰할 수 있다. 치료사는 환자에게 자신의 특정 점들에 대고 있으라고 (치료적 접촉 검사) 요청해서 근력검사에 대한 영향을 확인할 수 있다.

AK에서 원래, 첫 번째 검사 동안 환자의 건강 상태를 평가하기 위한 가장 중요한 3가지 테크닉들은 자세

분석, 관자–나비선의 촉진, 및 경락 시스템의 평가이다. AK에서, 근육, 장기 및 모든 인체 기능들은 동양 의학의 14개의 주된 경락들과 연계된 14 "조정계"로 그룹 지을 수 있다. 원래 치료사들은 어떤 검사의 초기에 세 가지 모든 진단 방법들을 사용했는데, 그 이유는 그들이 인체 기능을 하나의 전체로서 평가하며 그리고 종종 건강 문제들에 관여된 인체 부위들에 대한 직접적인 지표들을 제공하기 때문이다. 자세 분석 및 경락 시스템의 평가가 아직도 흔히 사용되는 반면, 관자–나비 선의 촉진은 오늘날 AK에서는 좀처럼 사용되지 않는다.

VI. 검사상 약한 근육을 교정하기 위한 추가적 팁

Additional Tips for Correcting Weak-Testing Musxles

검사하고, 치료하고, 검사해라

신경림프 반사점들에 대한 마사지 따위의 교정 테크닉이 검사상-약한 근육의 강화에 효율적이기 위해서, 그 근육은 강화 테크닉의 적용 전후에 곧바로 활성화 되어야만 한다 (즉, 검사에 의해서 또는 그것을 수축시켜서). 신경림프 반사점들의 간단한 마사지가 연관 근육을 강화시킨다면, 전신 마사지는 모든 근육을 검사상 강하게 만들 것이다. 경험에서 볼 때 항상 이렇지는 않다. 많은 근육은 동일한 신경림프 반사점들을 갖고 있다. 그렇다 하더라도, 이 근육들의 하나가 그것의 신경림프 반사점들의 마사지로 강화되었다 하더라도, 동일한 반사점들을 함께 하는 또 다른 근육은 여전히 검사상 약할 수 있다. 다른 하나의 근육이 검사되고 그 다음 동일한 신경림프 반사점들이 다시 문질러 질 때, 이 치료의 영향은 이 근육과 연결이 되고 그리고 일반적으로 그것 역시 차례로 검사상 강해진다.

AK 교정 테크닉들이 그 근육의 기능에 관해서 원하는 영향을 갖기 전에 하나의 특정 근육의 신경 회로들을 활성화 시키는 것이 필요한 것처럼 여겨 진다. 그 근육의 회로가 근육의 수축에 의해서 새롭게 깨어났다면 교정적 노력이 한 근육만을 강화시킨다고 여겨진다. 교정이 적용된 이후 근육을 다시 검사하는 것에 의해서, 교정에 의해서 자유로워진 에너지는 근육 및 그것의 회로와 연결되는 것처럼 보인다. 교정적 노력 이후 두 번째 근육 검사는 교정을 확고히 만든다. 효과적인 공식은: "검사하고, 치료하고, 검사해라"이다.

활성 반사점들 찾기

Locating Active Refles Points

많은 반사점들의 (그리고 근육의 기시 종지 같은 다른 치료점들) 위치는 책에서 그림 또는 말로 나타내기가 힘든 경우가 종종 있다. AK에서 사용되는 다양한 치료점들의 정확한 위치를 어떻게 찾을 수 있는가?

한 근육이 검사상 약할 때, (적절히 자극될 때) 그것을 검사상 강하게 만들 반사점들은 "활성적"이라고 불린다. 이것은 그들이 치료적 접촉검사를 할 것이라는 것을 뜻한다. 유사하게, 검사상 강하지만 숨겨진 (준임상적인) 문제들을 갖고 있는 근육은 치료를 필요로 하는 점들이 접촉될 때 종종 검사상 약해질 것이다. 이 현상은 한 활성 반사점의 정확한 위치를 찾는데 사용될 수도 있다. 그렇게 하기 위해서, 환자는 (또는 치료사) 그 부위를 TL 하기 위해서 손바닥 전체를 사용할 수 있다. 환자가 검사될 부위를 접촉할 때 그 결과들은 보다 더 믿을 수 있다. 그러나 그 점이 환자가 닿을 수 없는 곳에 놓여 있거나 (어깨판 사이 같은 곳), 아니면 환자가 대야만 할 곳을 설명하거나 시연하지 않고 시간을 절약하기를 원할 때, 치료사에 의한 TL 또한 보통 같은 결과를 만들 것이다. 이 접촉이 약하다고 검사된 근육을 재강화 시킨다면 (또는 정상긴장성 근육을 약화시킨다면), TL을 할 정확한 부위를 찾기 위해서 손가락 끝으로 접촉을 해라. 자 보세요. 이것이 치료점들을 정확히 찾는 법이다. 이 테크닉은 치료사에게 필요한 "손으로-전수되는" 경험을 줄 것이다. 연습과 집중을 해서, 치료점들의 정확한 위치를 찾는 것은 제2의 천성이 될 것이다.

모든 교정을 도전해라

Challenge All Corrections

검사상-약한 근육이 강화될 때마다, 그 근육을 강화시켜 온 그 점을 TL해서 교정에 도전해라. 이것이 그 근육을 또 다시 검사상 약하게 만든다면, 교정을 반복해라.

한 세션에서 행해진 모든 작업 역시 도전해라. 세션을 마친 다음, 환자에게 일어서서 움직이라고 시켜라. 이전에 어떤 행동이 (계단을 올라가는 따위) 문제들을 일으켰었다면, 환자에게 그 행동을 수행하게 시켜라. 그 문제를 되돌아오게 만들기 위해서 필요한 무엇이라도 하라고 해라. 그 다음 그 세션 동안 약하다고 검사되었던 모든 근육을 다시 검사해라. 되돌아온 어떤 허약은 보다 깊숙이 탐색해서 치료할 필요가 있다. 반응근은 종종 이 재발하는 허약의 원인이다. 만약 그렇다면, 그들을 찾아서 교정해라. 환자가 아직 사무실에 있는 동안 문제들의 재발이 유발시킨 다음, 그들이 나중에 다시 나타나지 않을 수 있게 그들을 교정해라.

"풀 수 없는" 문제들
"Unsolvable" Problems

일부 검사상 약한 근육들은 이 책에서 주어진 테크닉들로서 재강화 될 수 없을 것이다. 관절의 아탈구, 척주의 가동제한, 두개 기능이상, 손상된 신경, 뇌종양 또는 이 책에서 기술되지 않은 다른 원인들로 인하여 근육이 검사상 약할 수 있다. 여기서 기술된 테크닉들의 어느 것도 검사상-약한 근육을 강화하는데 성공하지 않는다면, AK 테크닉에 자격을 가진 치료사, 메디칼 의사 또는 다른 자격을 가진 건강 전문가의 도움을 구해 보라고 조언해라.

VII. 최적 건강을 개선하고 유지하는 방법
How to Improve and Maintain Optimal Health

치료사가 환자에게 해 줄 일반적인 건강 팁들
General Health Tips for the Therapist to Tell to His Patients

건강은 몸 안에 있는 생화학적 활동이 정기적으로 반복되는 사이클에 의존한다. 당신은 정기적인 스케줄 안에서 살아가는 것에 의해서 그 과정을 보조할 수 있다. 수면과 식사를 위한 정기적인 일상 시간 스케줄을 만들어라.

매일 같은 시간에 비슷한 종류의 식품을 대략 같은 양을 섭취해라. 이렇게 하는 것이 몸이 적절한 양 그리고 음식물을 잘 소화하기 위한 소화 효소의 종류를 준비하는 것을 도울 것이다.

아침을 제일 훌륭하게, 좋은 점심, 그리고 저녁은 적게 먹어라. 동양 의학이 말하는 것은 위경락은 오전 8시에 그것의 최고 에너지를 그리고 저녁 8시에 최소 에너지를 가진다고 한다. 이것의 뜻은 위장은 아침에 음식물을 제일 잘 소화할 수 있고 저녁에는 잘하지 못한다는 것이다.

가능한 고품질의, 신선하고 가공하지 않은 음식물을 섭취해라. 채소를 조리한다면, 끓이는 것보다 찌거나 볶아라. 그렇게 하지 않으면 끓는 물 속에서 미네랄들이 상실된다. 채소를 오래 요리하지 말아라. 당신이 그들을 깨물 때 그들은 틀림없이 바삭바삭하고 아삭아삭할 것이다. 흰 밀가루 백설탕, 파스타, 패스트 푸드 등 따위의 가공되거나 정제된 식품을 피해라. 버터는 경화유로 만들어진 마가린보다 더 건강하다. 모든 경화유들을 피해라. 기름을 과열하지 말아라. 과열된 기름은 혈관벽에 부착한다는 연구가 있다. 좋은 품질의 오일을 소량으로 구매하고 차고, 어두운 곳에 밀폐시켜 보관해라. 버진 올리브 오일은 매우 좋은데, 그러나 품질이 좋은지를 확인해라. 매일 한 스푼의 아마씨유를 먹어라. 신선한 것을 사서 냉장고에 보관해라.

저녁 때 생식을 하지 말고 과식을 하지 말아라. 그렇지 않으면, 이들은 밤 사이 창자에서 발효할 것이다. 가급적 단백질과 탄수화물을 분리해라. 단백질은 창자를 매우 느리게 통과한다. 탄수화물은 매우 빨리 창자를 통과한다. 함께 섭취할 때 (감자와 고기, 치즈와 빵), 탄수화물은 단백질과 함께 느린 움직임을 강요 받아서 발효될 시간을 많이 갖게 된다. 창자 안에서 탄수화물의 발효는 가스, 알코올, 케톤, 및 기타 독성 화학물질을 생산한다.

식사를 다양하게 만들어라. 각각의 음식은 인체가 필요로 하는 비타민, 미네랄 및 미량물질이 혼합되어 있다. 쌀과 밀 제품만이 아닌 다양한 곡물들을 (메밀, 수수, 귀리, 명아주, 아마란스 등) 즐기는 것을 배워라.

많은 사람들은 밀과 유제품에 과민하다고 근력검사된다. 만약 그렇다면, 이것들을 피해라. 몸에 부정적인 영향을 갖고 있다고 근력검사로 밝혀진 모든 식품들을 (그리고 기타 물질) 피해라.

기타 활동 사이에 무엇인가를 집어서 입 안에 넣는 습관을 만들지 말아라. 그러나, 혈당이 떨어진다면 (저혈당), 매 식사 사이에 하나의 자양분이 많은 간식을 섭취해라. 저혈당인 사람은 너무 많은 당을 섭취하고, 그의 혈당은 재빨리 솟구치며, 췌장은 과도하게 반응해서 혈당을 내리기에 충분한 것보다 많은 인슐린을 만들어서, 혈당은 너무 낮게 떨어지고, 단 것을 갈망해서, 단 것을 다시 먹고 그 사이클은 반복된다. 저혈당의 다른 증상들은 배고픔을 포함하는데 그것은 갑자기 생겨서 조절할 수가 없으며, 기분이 나쁘고, 집중을 할 수가 없고, 현기증이 있고, 식사 후 곧바로 배가 고프고 커피 중독일 가능성이 있다. 설탕을 먹어서 혈당이 높아졌다가 다시 낮아지는 이 사이클이 깨지지 않는다면, 췌장이 고갈되어 필요한 인슐린을 더 이상 만들지 못하는 시기가 오게 된다. 그 때 혈당은 올라가서 내려가지 않을 것이다. 그 결과로 과도한 혈당이 오줌으로 배출되는데, 그것은 많은 양의 수분과 미네랄을 인체에서 빼앗아 가서, 과도한 갈증을 만든다. 이러한 질병은 당뇨병이라고 불린다. 단 간식을 먹지 말아라. 이들은 저혈당 문제를 더 악화시킨다. 따듯한 야채 스프는 훌륭한 간식이 된다. 물로 요리한 다양한 정백하지 않은 곡물 혼합물은 저혈당을 위한 훌륭한 아침 식사가 된다. 곡물의 각각의 타입은 다른 비율로 소화되고 당으로 바뀌어서, 여러 시간 동안 혈당 수치를 비교적 일정하게 유지한다.

자각하며 먹어라. 음식을 맛 보고 삼키기 전에 잘 씹어라. 먹는 동안, 책이나 TV를 보거나 논의하지 말고, 자기 자신에게 어떤 정신적 스트레스를 주지 말아라. 당신의 음식에 관심을 갖고 기쁜 마음으로 그것을 맞이하고 당신의 것이 되게 해라.

당신의 식사에 빠진 영양 인자들을 보충해라. 섭취하는 보충제 각각의 최소한 작은 양을 씹어 보아라. 이것은 몸에 주의를 환기 시키고, 맛을 통해서, 그 영양소를 소화시키고 활용할 준비를 하게 한다.

가능한, 영양 보충제를 섭취할 때, 같은 영양분을 갖고 있는 천연 식품으로 그것들을 섭취해라. 영양분을 생물학적으로 활성적으로 만드는 천연 인자는 같은 영양소의 천연적인 원천이다. 예를 들면, 추가적인 비타민 C를 섭취할 때, 오렌지를 먹거나 아니면 신선하게 짠 희석된 레몬 주스를 먹어라. 또한 약간의 하얀 안쪽 껍질 감귤을 먹어라. 정맥, 피부 및 기타 조직 탄성을 만드는 것을 돕는 바이오플라보노이드는 거기에 모여 있다. 한 연구에서, 쥐의 뼈가 약해질 때까지 비타민 C를 빼고 먹이를 주었다. 그 다음, 반은 파우더로 된 화학 비타민 C 화학물을 주었고 다른 반은 비타민 C의 양을 아는 말린 오렌지 주스를 먹게 했다. 두 비타민 C 원천들 모두는 비타민 C 결핍 증상을 없앴다. 그러나 동일한 임상적인 효과를 갖기 위해서, 화학 비타민 C의 양은 오렌지 분말의 양보다 20배나 되어야 한다. 자연에서 발견되는 다양한 기타 화학물로서 투여될 때 더 효율적인 비타민 C의 효과를 본다는 것을 보여 준다. Helmut Heine에 따르면, 비타민 C는 건강을 조성하고 기질이 적절한 기능을 하는데 가장 중요한 비타민이다.

좋은 산-알칼리 균형을 유지해라. 약국에서 5.5-8 범위를 가진 pH 종이를 구입해라. 물을 마시거나 양치질을 하기 전에, 아침에 침의 pH 수치를 검사해라. 침으로 적힌 pH 종이의 색을 pH 수치를 나타낸 수치와 비교를 해라. 7.0이 중성이다. 낮은 수치는 산성이다. 높은 수치는 알칼리 성이다. 이상적으로 아침 침의 pH는 6.6과 7.2 사이에 있어야만 한다. 일반적으로, 대부분의 사람들은 너무 산성이다. 퇴행성 질환들은 (류마티즘, 관절염, 종양, 등) 일반적으로 너무 산성인 몸에서만 시작한다. 당신이 너무 산성이라면, 알칼리성 분말을 사용할 수 있다 (약국에서 구입 가능하다). 그 분말의 성분을 확인해라. 일부 회사는 알칼리 분말 안에 알루미늄, 니켈 또는 기타 독성 물질들을 사용한다. 그러한 독극물을 먹어서는 안 된다. 만약 유제품에 곤란함이 있다면, 락토스 또는 우유 분말을 함유한 혼합물들을 피해라. 만약 약국에서 좋은 성분 제품을 구할 수 없다면, 다음 레시피대로 만들어 달라고 해라:

중탄산 나트륨 15.0
중탄산 칼륨 2.5
인산칼슘 3.5
구연산칼슘 3.5
구연산마그네슘 0.5

좋은 제품을 찾았다면, 아침 pH가 바라는 범주에 속할 때까지 자기 전에 물에 한 스푼을 넣어 먹어라. 식사 시간 가깝게 먹어서는 안 되는데, 위장이 음식 소화를 위해 분비하는 염산을 중화할 것이기 때문이다. 또한, 그러한 알칼리성 분말에 의존하지 말아라. 과도한 산성 상태를 부도수 위해서 제한된 시간 동안 사용해라. 그 다음 식사를 바꿔서 원하는 pH를 유지해라. 일반적으로, 과일과 야채는 시스템을 보다 알칼리성으로 만든다. 곡물, 설탕, 및 육류는 시스템을 보다 산성으로 만든다. 퀴노아와 기장만이 산성을 만들지 않는 곡물이다. 감자는 가짓과 식물에 알러지가 없다면, 최대로 알칼리성을 만드는 식품들 중의 하나다. 산성 또는 알칼리성 반응을 나열한 좋은 책을 구해서 좋은 pH 균형을 유지하는 법을 알 때까지 식사에서 실험을 해 보아라.

최소의 미네랄을 함유한 청정수를 많이 마셔라. 미네랄염이 많이 들은 미네랄 워터는 오직 특정 질병의 치료에만 추천된다. 그러한 미네랄 워터를 정기적으로 마시면 당신의 관절 내에 미네랄을 남길 수 있는데, 파이프 안에 그들이 쌓이는 것과 같다. 음식물 안에서 유기물 형태로 미네랄을 섭취해라. 역삼투압 및/또는 카본 블록 워터 필터가 추천된다.

신선한 공기를 많이 마셔라. 숲에서 달리기를 해라. 적어도 정기적으로 창문을 열고 여러 번 심호흡을 해라. 운동할 때, 자연적으로 더 깊이 호흡을 하게 된다. 아침에, 공기 속에 오염원 및 오존이 덜 하다. 이 이유로, 아침 일찍 운동 하는 것이 추천된다.

피부에 일광욕을 해라 (과도한 자외선을 피하기 위해서 오전 10시 전과 오후 3시 이후). 햇빛을 받으면, 피부가 분비하는 오일 안에서 비타민 D가 만들어 진다. 인체가 사용하려면, 이 오일들은 피부에 의해서 다시 흡수돼야만 한다. 이 이유로, 일광욕 이후 적어도 20-30분간은 샤워를 하지 말아라.

햇빛 아래서는 선글라스를 껴라. 자외선은 눈의 렌즈에 영구적인 손상을 줄 수 있다.

병소들을 제거해라 (치아, 맹장, 동, 담낭, 장, 또는 인체 내의 어는 곳에 있는 감염 또는 이전 감염들). 당신의 개별적인 경우를 (동종요법제, 노소드, 영양분, 장세척) 위한 효율적인 정화 방법을 결정하기 위해서 근력검사를 사용해라. 만약 그 감염이 덜 공격적인 방법들에 의해서 해소되지 않는다면, 이환된 장기 또는 구조는 외과적으로 제거될 필요가 있다. 그러나 이것을 행하기 전에 자연치료법 및 방법들 모두가 시도된 이후 마지막 수단이어야만 한다.

흉터에 의한 에너지 차단을 교정해라. 신경 치료, 레이저광의 적용, Bach Rescue 크림®, AMP 크림®, 또는 Ionen Salbe Forte® 들을 사용하는데, 근력검사가 당신의 개별적인 증례에 최고로 잘맞는다고 밝혀진 것을 택해라.

칸디다 과잉성장 및 악취 물질을 장에서 제거해라. 과도한 칸디다는 면역계를 억누른다. 항진균제를 섭취함이 없이 단식하거나 칸디다 식사를 계속하지 않는 것이 중요하다. 만약 굶주린다면, 칸디다는 공격적인 형태로 바뀔 수 있어서, 장 벽을 뚫고 나가, 혈류를 경유해서 다른 조직들을 공격한다. 어떤 항진균제가 (라파초, 고양이 발톱; 중미 원산 콩과 식물, 포도씨 추출액, 니스타틴, 또는 전신적 항진균제) 당신에게 제일 좋은 지를 정하기 위해서 근력검사를 (과긴장성인 넙다리곧은근을 정상긴장성으로 만드는) 사용해라. 95-96페이지를 참조해라.

칸디다는 주로 당, 모든 탄수화물 (파스타, 곡물, 빵, 과일), 및 유제품 들을 먹고 산다. 발효된 제품들은 (식초, 산성반죽, 간장) 피해져야만 한다. 항-칸디다 식사를 위해서, 비-전분 야채, 견과류, 씨 (해바라기, 양귀비, 참깨, 등), 그리고 육류만을 먹어라. 이 식사를 하는 동안, 많은 양의 락토바실러스, 비피더스 따위의 정상 장내 세균총을 먹어라. 그 식사 이후, 칸디다에게 영양을 주는 식품들을 덜 먹어라. 항생제는 정상 세균총을 죽이므로 칸디다가 자유롭게 번식하게 만든다. 만약 항생제를 먹어야만 하는 경우, 동시에 항진균제를 섭취해라. 지난 몇 일에 시작한 항생제 섭취는 장내 세균총을 정상으로 되돌리는데 적어도 몇 주가 걸리게 만든다.

적절한 수면을 취해라 (7-8시간). 잠자기 전의 시간들은 중요한데 오후 11시를 넘겨서 잠을 자지 않는 것이 중요하다. 20분의 낮잠은 기분을 좋게 만들고 정신과 에너지를 좋게 만든다. 낮잠을 잘 때 하루에 전체 수면 시간보다는 작아야 한다.

몸을 따듯하게 머리를 차게 유지해라. 춥게 만들거나 너무 덥게 만드는 것은 인체의 주된 스트레스 요인이다.

준비 운동, 스트레칭, 유산소 및 무산소 운동을 해라.

과도한 지방을 없애라. 덜 먹거나 더 운동해서 그것을 할 수 있다. 당신이 덜 먹는다면, 몸이 매일 필요로 하는 영양분의 적절한 양을 확실히 섭취해야만 한다. 종합 비타민, 미네랄, 미량원소 보충제가 추천된다.

몸에 독이 되는 것들을 하지 말아라 (흡연, 과도한 음주, 마약, 독성 증기 흡입, 납을 포함한 염색약 사용 등).

천연 허브, 비타민, 미네랄, 미량원소, 효소, 동종요법제, 노소드, 에센스 등을 사용하는데, 다양한 불균형을 교정하기 위해서 근력검사에 의해서 결정해라.

스트레스를 줄여라. 정신적 스트레스를 운동 같은 신체적 스트레스와 균형을 맞춰라. 창조적인 스트레스로 (음악 연주 따위) 지적 스트레스를 균형 잡아라. 용서와 감사를 연습해라. 좋은 행동을 실천해라. 당신이 올바로 한 일에 대해서 자신을 칭찬해라. 당신이 바라는 것을 조심스럽게 선택해야 하는데 이것이 실현되기 쉽기 때문이다. 즐거워하고 많이 웃어라. 웃음은 생화학적으로 건강 제조기이다.

당신이 병에 걸리면, 그것의 자연적인 방식으로 질병과 몸이 싸우게 해라. 몸은 면역계를 강하시키기 위해서 감염원들과 대항하여 싸울 필요가 있다. 매년 여러 번 감염들에 걸려서 자연적으로 극복한 사람들은 암이 걸릴 비율이 낮다. 오랜 기간 동안의 사용이 손상 및 다른 질환을 일으키는 약품을 사용하지 말아라. 짧은 기간만, 그리고 심각하거나 생명에 위협을 주는 질병을 위한 마지막 수단으로만 대증적 화학물 요법들을 사용해라.

VIII. 증상사례
Case Histories

아래에 열거한 증상사례들은 이 책에서 기술한 테크닉만을 사용해서 성공적으로 치료한 예들이다.

1. 요통으로 고생하는 비서가 있었다. 요통은 책상 앞에 앉아있을 때에 특히 현저하였다. 허리를 촉진(palpation)을 했더니, 척주세움근이 과긴장 상태라는 것이 판명되었다. Goodheart의 "swing-door" 모델을 따랐으나, 과긴장근육들은 치료되지 않았다. 그 상대방인 배곧은근을 검사해보니 약했었다. 배곧은근을 강화시켰더니, 요통은 멈췄다. 환자에게 서고, 걷고, 등을 굽히는 등의 운동을 시켰다. 그랬더니 통증이 재발하고, 배곧은근은 다시 약해졌다.

다양한 동작을 한 다음에 환자의 요통이 재발하고 배곧은근이 다시 약해진 것은 일차근-반응근의 관계가 존재한다는 것을 시사하였다. 배곧은근을 다시 강화하였다. 등을 굽힌 (척주세움근의 수축) 후, 배곧은근은 다시 검사상 약해졌다. 이것에 의해서, 일차근-척주세움근과 반응근-배곧은근의 관계가 확인되었다.

환자는 옆으로 눕는다. 척주세움근 (대략 T8에서부터 L5까지)의 신경근방추세포들을 약화시켰다. 등의 넓은 부위가 관여되고 있으므로, 신경근방추세포들을 약화시키는데 수 분이 걸렸다. 특히 딱딱하다고 느껴진 척주세움근 영역을 중점적으로 시술했다. 약하게 하는 효과는 단시간 밖에 지속하지 않았기 때문에, 환자는 치료 도중 10초에서 15초마다 복근을 긴장시키도록 지시를 받았다 (이 2개의 근육에 관한 이 테크닉에 대해서는, 137페이지의 반응근 항목에서 상세히 해설하고 도해하였다). 이 치료 후, 척주세움근을 긴장시켜도 배곧은근은 약해지지 않게 되었고, 치료 세션 중에도 통증이 재발하는 일이 없었다. 그 문제의 재발 방지를 위해 올바르게 앉는 방법과 사무 작업의 방법에 관한 자세 훈련 (알렉산더 테크닉)을 가르쳐 주었다.

2. 환자는 빈번한 발목의 염좌와 재발하는 방광염의 오랜 병력이 있었다. 어느 때의 발목의 염좌로, 제3종아리근의 힘줄이 제5발허리뼈 기저의 등쪽면에 있는 종지로부터 일부 박리되었다. 종아리근은 방광경과 방광에 연관성이 있으므로, 발목의 염좌와 방광염과의 연관성이 의심되었다. 환자는 Touch for Health 및 기타의 AK가 아닌 키네지올로지를 통해서 키네지올로지를 경험했었다. Touch for Health의 방법으로 검사하였더니, 종아리근은 1년 이상 항상 강하다고 평가되었다. Touch for Health의 모혈검사testing of alarm point에서는 방광경에 에너지의 과잉은 없었다. 그리고 종아리근에 어떤 반응성 상황을 찾을 수 없었다. Touch for Health 테크닉은 이 장기organic 문제에 별 도움이 되지 않았다.

재발성 방광염이 다시 시작했다. 발가락들을 뒤로 당기는 (Touch for Health에서 인정되어 있고, 긴발가락굽힘근의 협력을 얻을 수 있는) 일이 없이 제3종아리근을 검사하였더니 허약은 없었다. 그러나, 발가락들을 굽히고서 반복해서 근력검사를 시행하였더니, 제3종아리근은 즉각 약화되었다. 두덩뼈의 아래 가장자리 (종아리근의 전면 신경림프 반사점)을 TL하였더니, 반복 검사의 후조차도 제3종아리근은 강해져 있었다. 환자에게 이 민감하고 은밀한 영역을 마사지하는 허가를 받았다. 넙다리의 상부 안쪽에 접촉했다. 피부의 느즈러짐을 이용해서 음순 (labia)을 누르지 않고서 두덩뼈 아래쪽에 접촉할 수 있었다. 이 영역을 마사지 하였더니, 환자는 통증을 호소하였다. 반대 측에도 마사지를 시행하였다. 마사지를 시행한 두덩뼈 아래쪽 (두덩뼈결절의 아래쪽 면)의 2개의 점은 약 4~8㎝ 떨어져 있었다. 두덩뼈중심 하부에 마사지를 시도하지 않았다. 양측의 전면 신경림프 반사점 (및 후면 반사점)을 장시간 마사지하였더니, 반복적인 근육 약화를 없애주었다. 이를 위해서는 이 마사지를 2일 간격으로 3회 실시해서 반복적인 근육 검사 허약이 재발하는 것을 멈췄다.

제3종아리근의 기시와 종지에 대한 TL은 양성이었다. 깊고 강한 마사지는 고통을 동반하였으나, 기시와 종지에 대한 TL을 제거해 주었다. 그 발목이 수개월간 염좌하지 않았으므로, 손상된 조직을 더욱 손상시킴이 없이 종아리근을 스트레칭 할 수 있다고 판단되었다. 제3종아리근에는 근육 신장 반응이 나타났다. 제3종아리근을 스트레칭시켜서 잡아 당겼으나, 점프 징후(jump sign)는 관찰되지 않았다. 근막이완 테크닉의 적용은 환자에게 심한 통증을 주었다. 이 치료 후, 제3종아리근을 스트레칭하여도 근력은 저하하지 않았다. 이 치료는 1회뿐이었고, 반복할 필요는 없었다. 그 후의 세션에서도, 제3종아리근에 근육 신장 반응이 나타나는 일은 없었다. 제3종아리근을 약하게 하고 있는 일차근은 발견되지 않았다. 이 치료 후, 다양한 (단발의, 숨겨진, 또는 반복적인, 근육 신장 또는 반응성) 검사를 시행하였으나 제3종아리근이 약해지는 일은 없었다.

긴/짧은종아리근의 검사결과는 강하였다. 상세하게 관찰하였더니. 환자는 검사를 올바르게 시행하고 있지 않았다는 것이 밝혀졌다. 발가락들을 뒤로 당기거나, 발목에서 발을 굽힘이 없이, 환자에게 올바른 치료사세를 취하게 하기까지 몇 번이나 시도할 필요가 있었다. 환자가 올바른 치료사세를 취하였더니 (발을 펴고, 가쪽번짐-외번), 긴/짧은종아리근의 검사결과는 극단적으로 약해졌다.

두덩뼈 밑에 (종아리근의 전면 신경림프 반사점) TL하였더니, 긴/짧은종아리근을 검사상 강하게 만들었다. 전면 및 후면 신경림프 반사점(제3종아리근과 같은 반사점)의 마사지 후, 긴/짧은종아리근은 강하다고 검사되었다.

반복된 검사가 긴/짧은종아리근을 다시 약하게 만들었다. 신경림프 반사점을 오래 자극하였더니, 반복검사를 시행하여도 근육은 약해지지 않았다.

신경혈관 반사점들과 기시들과 종지들을 TL하였더니, 긴/짧은종아리근은 약해지지 않았다.

반응하는 긴/짧은종아리근의 일차근은 제3종아리근이라는 것이 판명되었다. 제3종아리근의 근복의 신경근방추세포를 근접시켰더니, 환자에게 예리한 통증을 주었다. 이 치료를 받은 직후, 검사하였더니 긴/짧은종아리근은 리셋되어 검사상 강하였다. 이 이후, 제3종아리근의 수축에 의해서 긴/짧은종아리근이 약해지는 일은 없었다.

이 제3 및 긴/짧은종아리근의 치료 후, 다른 치료를 시행하지 않았는데도 방광염이 해소되었다. 환자는 방광염을 막기 위해 언제나 강한 항생물질을 복용해야 하였으므로, 이것은 놀라운 일이었다. 치료 후 1년에서 1년 반 경과하였으나, 방광염은 아직 재발하지 않았다.

3. 자기가 생각하고 있는 만큼 공을 강하게 칠 수 없다고 느끼고 있는 프로 테니스선수가 있었다. 더 많은 질문으로, 이 테니스선수는 1회의 턱걸이운동(chin-up)도 할 수 없다는 것이 밝혀졌다. 운동기기(exercise machine)에서 팔꿈치를 밀을 때, 상당한 중량으로 턱걸이 동작은 할 수 있었으나, 머리 위의 봉을 잡고 신체를 들어올리는 힘은 없었다.

넓은등근 (턱걸이 동작에 관여하는 주요근육)은 검사결과는 강하였으나, 선수가 손으로 무언가를 잡으면 매우 약해졌다. 개개의 검사에 의해서, 선수가 엄지손가락을 손바닥 쪽으로 가로지르면 (엄지의 첫째 손허리뼈의 전체 노쪽면을 손목과 연결하는 엄지맞섬근을 활성화시키면), 넓은등근과 큰가슴근 복장부가 결과적으로 약해졌다. 이것에 의해서, 일차근-엄지맞섬근과 반응근-넓은등근 및 큰가슴근 복장부와의 관계가 확인되었다.

엄지맞섬근은 신경근방추세포들을 근접시켰더니 약해졌다. 넓은등근과 큰가슴근 복장부는 강하다고 검사되게 리셋되었다. 이 치료를 신체의 양측에 시행하였다. 치료 후, 환자는 평생 처음으로 턱걸이를 할 수 있었다. 공을 보다 강하게 칠 수 있게 된 것은 말할 것까지도 없었다.

4. 큰가슴근 복장부가 약하다고-검사된 젊은 어머니가 있었다. 신경근방추세포와 골지힘줄기관의 조작, 다양한 경락의 균형 테크닉 (지압요법 등)을 포함하는 이 책에 있는 근육 강화 테크닉들은 어느 것도 그 근육을 강화할 수 없었다. 큰가슴근 복장부는 간경 (liver meridian)과 연관성이 있다. 이 근육과

경락의 주된 영양소는 비타민 A이다. 비타민 A원 (화초 가꾸는 상자에서 재배되는 파슬리 등)을 이 어머니의 입에 머금게 하여, 그것을 씹고 삼키지 않도록 지시하였다. 그 직후, 검사에서 약하였던 큰가슴근 복장부가 완전하게 강해졌다. 다음의 세션에서, 간유 (cod-liver oil)에 의해서 큰가슴근 복장부가 정상긴장 상태로 되었다는 것이 밝혀졌다. 이 어머니는 매일의 식사에 한 스푼의 간유를 포함시키도록 조언을 받았다. 이것을 실행한 결과, 어머니의 큰가슴근 복장부는 그 후의 세션에서도 검사상 약해지는 일은 없었다.

5. 생리통에 고생하는 환자가 있었다. 자궁을 TL하였더니, 지표근육이 약해졌다. 자궁과 중간볼기근에 double-handed TL을 시행하였더니, 지표근육은 재강화되었다. 자궁과 기타의 심포경 (circulation-sex) 근육들 (생식기관 및 생식선과 연관성이 있다)의 이중 TL에서는 재강화시키는 효과가 없었다. 이 때문에 교정적 치료는 중간볼기근에 한정되었다.

중간볼기근의 검사결과는 약하였다. 소량의 비타민 E유를 환자 입에 머금게 하였더니 중간볼기근의 검사결과는 강해졌다. 환자에게는 비타민 E를 일상의 식사에 포함시키도록 조언하였다. 입을 가신 후, 중간볼기근은 다시 검사상 약하였다.

두덩뼈 (중간볼기근의 전면 신경림프 반사점)을 TL하면 중간볼기근은 검사상 강하였다. 이 전면과 후면의 신경림프 반사점 마사지를 시행하였다. 그러니 중간볼기근은 근력검사에서 강해졌다. 그 후, 신경림프 반사점을 TL하여도 중간볼기근은 약해지지 않았다.

중간볼기근의 신경혈관 반사점을 TL하였더니, 중간볼기근은 다시 검사상 약해졌다. 신경혈관 반사점을 잡고 있었다. 다시 그 반사점에 대한 TL은 중간볼기근을 다시 약화시켰다. 신경혈관 반사점을 세심한 주의를 기울여 가장 큰 박동을 만드는 정확한 당기는 방향을 발견하였다. 그 후, 신경혈관 반사점을 TL해도 중간볼기근은 더 이상 약해지지 않았다.

중간볼기근의 기시와 종지에 대한 TL은 둘 다 중간볼기근을 약하게 하였다. 이러한 영역을 강하게 마사지하였더니, 이 양성의 TL이 없어졌다.

중간볼기근에 대한 반복검사는 근력을 저하시켰다. 신경림프 반사를 장시간 자극하였더니, 이 소견은 없어졌다.

중간볼기근의 스트레칭은 근력을 저하시켰다. 중간볼기근을 펴서 잡아 당겨도 도약의 징후는 발견되지 않고, 또한 활성 통증유발점들 (trigger points)도 발견되지 않았다. 이 때문에, 근막 이완 테크닉을 사용하였다. 그것은 환자에게 큰 통증을 초래하였다. 그 후 근육을 스트레칭하여도 근력이 저하하는 일은 없어졌다.

중간볼기근을 약하게 하는 일차근은 발견되지 않았다. 또한 중간볼기근의 반응근이 되는 근육도 발견되지 않았다.

중간볼기근에 대한 이 광범위한 치료 후, 생리통은 없어지고, 그 월경주기 사이에 재발하는 일은 없었다.

6. 아기들이 단단한 음식을 먹기 시작할 때, 배앓이를 앓는 아기들이 많이 생긴다. 방귀, 설사, 및 울면서 잠을 못 자는 명백한 괴로움 들이 흔한 증상이다. 주치의가 이러한 증상들을 물어볼 때, 많은 엄마들은 "이것은 배앓이예요. 보통 있는 일이죠. 약 6개월에서 1년안에 없어질 거예요"라고 답을 한다.

치료사는 배앓이로 고통스러워하는 아기의 엄마를 찾아갔다. 아기가 먹어 왔었던 모든 음식을 테이블 위에 올려놓았다. 엄마에게 근력검사를 했고 쉽게 검사될 수 있는 정상긴장성 근육을 찾았다. 아기를 엄마의 무릎에 안고 엄마와 아기 사이는 피부 접촉을 만들었다. 엄마는 다시 근력검사를 받았다. 모든 음식물과 함께 검사가 반복되었다. 아기 입 안의 어떤 음식이 엄마의 근육을 검사상 약하게 만들 때, 아기에게 물을 마시게 하고 엄마의 지표근육은 더 진행하기 전에 다시 강하다고 검사되는 지를 확인하는 검사를 한다.

검사를 한 다음, 검사상 약하게 했던 음식물을 아기에게 주지 말라고 권해진다. 그녀는 그렇게 했고 배앓이는 사라졌고 다시는 재발하지 않았다.

7. 프랑스의 휴가 동안, 그룹 중의 한 사람이 가시가 있는 쐐기풀 덩굴에서 맨 다리를 긁혔다. 환부를 만지는 것은 양성의 TL을 만들었다. 근처에 자라고 있는 식물의 잎들을 모아서, 그것을 하나씩 환부 위에 놓았다. 질경이를 댔더니 활성 TL이 사라졌다. 질경이 잎을 환부에 문질렀더니, 가려움이 덜해졌고, 부기도 가라앉았다.

IX. 참고문헌

bibliography

Athenstaedt, H., *Pyroelectric and piezoelectric properties of vertebrates,* Annals of the New York Academy of Science 238, 1974, pp. 221–242.

Bergsmann, O., *Bioelektrische Phänomene und Regulation in der Komplementärmedizin,* Wien, Austria, Facultas Universitätsverlag, 1994.

Bergsmann, O., *Grundsystem, Regulation und Regulationsstörung in der Praxis der Rehabilitation,* in A. Pischinger, *Das System der Grundregulation,* eighth edition, Heidelberg, Germany, Haug Verlag, 1990, pp. 89–139.

Bergsmann, O., and R. Bergsmann, *Projektionssymptome,* Wien, Facultas Universitätsverlag, 1988.

Chaldni, Ernst, *Entdeckungen über die Theorie des Klanges,* Leipzig, 1787.

Dewe, Bruce M.D. and Dewe, Joan, *Professional Kinesiology Practice 1,* Queensland, Australia, International College of Specialized Kinesiology and Natural Therapies, 1989.

Frost, Robert, Ph.D. , Grundlagen der Applied Kinesiology, Freiburg, Germany, VAK, 1998.

Gerz, Wolfgang, M.D., *Bio-logische Präparate für Diagnose und Therapie in der naturheilkundlichen Praxis,* München, AKSE Verlag, 1997.

Gerz, Wolfgang, M.D., *Hilfe durch Naturheilweisen, Ein Ratgeber für den Sport und das tägliche Leben,* Oberhaching, Germany, Sportinform Verlag, 1989.

Gerz, Wolfgang, M.D., *Lehrbuch der Applied Kinesiology (AK) in der naturheilkundlichen Praxis,* München, AKSE Verlag, 1996.

Gleditsch, J.M., *Mundakupunktur,* second edition, Schorndorfr, WBV Biologische-Medizinische Verlag, 1981.

Goodheart, George J., Jr., D.C., *Applied Kinesiology,* thirteenth edition, Detroit, Self-published, 1977.

Goodheart, George J., Jr., D.C., "The interosseous vertebral holographic subluxation, Part II," Chiro Econ, Vol 29, No 2 (Sept/Oct 1986).

Goodheart, George J., Jr., D.C., *You'll Be Better, The Story of Applied Kinesiology,* Geneva, Ohio, USA 44041, AK Printing, year not given.

Hauss, W. H.: *Die unspezifische Mesenchymreaktion (UMR.) Das essentielle Erignis der in den Industriestaaten häufigsten Erkrankungen,* in: Perfusion 9 (1994), pp. 312–322.

Heine, Hartmut, *Lehrbuch der biologischen Medizin,* Stuttgart, Hippokrates Verlag, 1991, 1997.

Heine, Hartmut, *Neurogene Entzündung als Basis chronischer Schmerzen,* New York, Plenum Publishing Company, 1990: pp. 127–159.

Horrigan, Joseph, and Robinson, Jerry, *The 7-Minute Rotator Cuff Solution,* Los Angeles, Health for Life, 1991.

Jenny, Hans, *Cymatics,* Vol. II, Switzerland, Basilus, 1974.

Kellner, G., "Wundheilung-Mikrowunde (Nadelstich) – chirurgischer Laser – Laser-Regulationstherapie," in: *Deutsche Zeitschrift für Akupunktur,* 22, 1979, pp. 86–95.

Kendall, H.O. / Kendall, F.P. / McCreary, E.K., *Muscles – Testing and Function,* Baltimore: Williams & Wilkins, first edition 1949; third edition 1983.

Klinghardt, Dietrich: *Lehrbuch der Psycho-Kinesiologie,* Freiburg: Bauer, 1996.

Leaf, David W., D.C., *Applied Kinesiology Flowchart Manual,* Published privately and available from the author: David D. Leaf, 159 Samoset St., Plymouth, MA, USA 02360, 1995.

Leaf, David W. D.C., "Nutrient testing evaluation," in: *Proceedings of Summer meeting,* Santa Monica, California, ICAK, 1985.

Lebowitz, Michael, and Steele, Mark, *Correcting chronic health problems. A doctor's manual,* Reprint: München, AKSE, 1989.

Lippert, Herbert, *Lehrbuch Anatomie,* München-Wien-Baltimore, Urban & Schwarzenberg Verlag, 1990.

Mandelbrot, Benoit B., *The Fractal Geometry of Nature,* W. H. Freeman, 1982.

Mann, Felix, *Acupuncture. Ancient Chinese art of healing,* London: Heinemann Medical Books.

Maturana, Huberto, and Varela, Franzisco: *Der Baum der Erkienntnis,* München, Goldmann, 1987.

Omura, Yoshiaki, "Acupuncture and Related Unorthodox Methods of Diagnosis and Treatment: ... Applied Kinesiology," *ACUPUNCTURE & ELECTRO-THERAPEUT. RES., INT.* J., 1979, 4: pp. 69–89.

Pischinger, A., *Das System der Grundregulation. Grundlagen für eine ganzheitsbiologische Theorie der Medizin,* Heidelberg, Haug, fourth edition 1975.

Platzer, Werner, *Taschenatlas der Anatomie für Studium und Praxis, Band 1: Bewegungsapparat,* Stuttgart/New York, Thieme, 1991.

Popp, A., *Neue Horizonte in der Medizin,* Heidelberg, Haug, second edition 1987.

Prigogine, I., *Vom Sein zum Werden,* München and Zürich, Piper, 1979.

Schäffler, Arne, M.D., and Schmidt, Sabine, M.D. (Hrsg.), *Mensch, Körper, Krankheit; Anatomie, Physiologie, Krankheitsbilder; Lehrbuch und Atlas für die Berufe im Gesundheitswesen,* Neckarsulm, Germany, Jungjohann Verlag, 1993.

Schmidt, Walter, D.C., *Common Glandular Dysfunctions in the General Practice,* Applied Kinesiology Study Program, Chapel Hill, North Carolina, 1981.

Schnering, H.G., "Die Krümmung chemischer Strukturen," in: *Nova acta Leopoldina NF,* 65, 1991, pp. 89–103.

Schumann, W.O., "Über die strahlungslosen Eigenschwingungen einer leitenden Kugel, die von einer Luftschicht und einer Ionosphärenhülle umgeben ist," in: *Zeitschrift für Naturforschung* 7a, 1954, pp. 149–154.

Selye, Hans, *Einführung in die Lehre vom Adaptionssyndrom,* Stuttgart, Thieme, 1952.

Selye, Hans, *Stress Without Distress*, New York, Signet, 1974.

Stecco, L., *La manipolazione neuroconnettivale,* Roma, Marrapese, 1996.

Travell, Janet, "Myofascial trigger points—clinical view," in: *Advances in pain research and therapy,* Vol. I, editors Bonica, J.J., and Albe-Fessard, D., New York, Raven, 1976.

Travell, Janet, und Rinzler, S.H., "The myofascial genesis of pain," in: *Post-graduate medicine,* Vol. II, Number 5, May 1952.

Virchow, R., *Die Cellularpathologie in ihrer Bedeutung auf physische und pathologische Gewebslehre,* Berlin, Hirschwald, 1858.

Voll, R., *Topographische Lage der Meßpunkte der Elektroakupunktur,* Uelzen, Germany, Med. Lit. Verlagsanstalt, 3 Bände, 1973–1976.

Walther, David S., D.C., *Applied Kinesiology Synopsis,* Pueblo, Colorado, Systems DC, 1988.

Walther, David S., D.C., *Applied Kinesiology, Volume 1, Basic Procedures and Muscle Testing,* Pueblo, Colorado, Systems DC, 1981.

Wiener, N., *Kybernetik—Regelung und Nachrichtunübermittlung im Lebewesen und in der Maschine,* Düsseldorf, Econ-Verlag, 1963.

Yokochi, Rohen and Weinreb, *Photographische Anatomie des Menschen,* Stuttgart-New York, Schattauer Verlag, 1992.

Zerlauth, B., etc., "Histologie der Akupunkturpunkte," in: *Deutsche Zeitschrift für Akupunktur,* 35, 1992, pp. 34–38.

Zink, Christoph (Bearb.), *Pschyrembel Klinisches Wörterbuch,* Berlin-New York, Walter de Gruyter Verlag, 1990.

X. Contact Addresses

For Products, Services, and Information Used and Recommended by ICAK Members

ORTHOMOLECULAR (NUTRITIONAL) PRODUCTS

Biotics Research Corp.
PO Box 36888
Houston, TX 77236
800-231-5777, 281-344-0725,
biotics@bioticsresearch.com
www.bioticsresearch.com

Their products include a series of neo-natal glandulars (as close as legally possible to live-cell glandulars in the US), vegetable-source minerals, and a line of digestive, proteolytic and systemic enzymes. They specialize in double-blind-tested delivery systems so nutrients really get absorbed well. They have produced products only for health professionals for 26 years.

Ecological Formulas and Cardiovascular Research
1061-B Shary Circle
Concord, CA 94518
925-827-2636, 800-351-9429, 800-888-4585,
Fax 925-676-9231
technical information 800-952-0432
ecologicalformulas@yahoo.com

Ecological Formulas is a 20-year-old company with 160 products. They have performed much groundbreaking medical research that has been used in formulating their products.

Generally, when a patient complains of a sore throat, a primary-care medical doctor doesn't attempt to distinguish between a viral or a bacterial infection. Since standard laboratory culture tests take time and are costly, he typically just prescribes an antibiotic. But by overusing a medicine that may not be indicated, the doctor contributes to the problem of antibacterial resistance. Therapists using AK can use Ecological Formula's Monolaurin (effective against viral infections) and Nutricillin (a natural antibiotic formula) to swiftly make a differential diagnosis and then prescribe the correct one as indicated by muscle testing. This line of attack is recommended for cases of recurring sore throats or ear infections, etc.

In controlled studies, lauric acid has been found to solubilize the lipid envelope of capsid viral membranes, thus aiding in their destruction. Monolauren is a patented ester of lauric acid, found naturally in mother's milk, which help infants to have immunity to a wide range of viruses.

Ecological Formulas also formulates products to address many rare conditions including Meniere's syndrome. Their wide range of specific formulas may at last bring help to your patients when nothing else has.

Metagenics
100 Avenida La Pata
San Clemente, CA 92673
800-692-9400, 949-369-3355, Fax 949-366-2859
timkatke@metagenics.net
www.metagenics.com

Metagenics uses the results of its staff's original medical research to create efficacious nutraceutical formulations and "medical foods" for a wide variety of common health problems. Metagenics couples the best of traditional knowledge of the impact of nutrition and botanical medicines on health with the latest research in the nutrient modulation of gene expression, focused on healthy aging. They supply third-party assaying of purity and potency and third-party research data on their formulations plus excellent educational support material for patients.

Nutri-West Home Office, 307-358-5066
Fax 307-358-9208, 800-443-3333
marcia@nutri-west.net
www.nutri-west.com

The owner and operator is Dr. Paul White, an original ICAK diplomate. Call the home office for the nearest Nutri-West distributor.

Nutri-West products are known for their quality, purity, and efficacy. They won a FDA blue ribbon award for GMP (Good Manufacturing Practices). As a spokesman and formulator for Nutri-West, Dr. John

Brimhall has taught thousands of chiropractors and AK-inclined practitioners his successful protocol. He has developed a line of products that have passed rigorous muscle testing and field tests for efficacy, including the top-selling Nutri-West product, DSF (De-Stress Formula) which includes adrenal glandular.

Nutri-West South, 800-343-0754
South 99 White Bridge Rd, Ste. 202
Nashville, TN 37205-1450
615-352-4455, 615-352-4491
drobeone@mindspring.com

Ask for Mary for AK seminar information for the Southern US states of Alabama, Georgia, Tennessee, Louisiana, Mississippi and Arkansas.

Pure Encapsulations, Inc., 978-443-1999
490 Boston Post Rd.
Sudbury, MA 01776
http://www.pureencapsulations.com

PE is a trusted source of pure individual nutrients for AK testing. It is one of the only companies to provide complete disclosure of all ingredients. Their vitamins and amino acids are synthetically produced. They produce what are perhaps the most hypo-allergenic supplements available.

Standard Process Inc., 1200 W. Royal Lee Dr., Palmyra, WI 53156, 414-495-2122, 414-495-2512, 800-848-5061

Standard Process Inc. has made whole-food (animal and vegetable source) nutritional supplement products for over 70 years. They find foods that are high in naturally occurring nutrients and combine them and concentrate them. They have products that target specific organs and organ systems and specific nutritional compounds. Most of their ingredients are grown on their own 1000 acres of farms and carefully extracted in-house. Standard Process has long been a favorite of George Goodheart. Calcium Lactate, Immuplex and Catalyn are their most popular products with chiropractors.

Thorne Research, Inc., 25820 Highway 2 West, Dover, ID 83825, 208-263-1337, 208-265-2488, tia@thorne.com, http://www.thorne.com

Thorne products are known for their purity and good acceptance by hypersensitive patients. They now supply their products in vegetarian capsules.

TPCS, 660 W. Baker Street, Suite 229, Costa Mesa, CA 92626, 800-838-8727, 714-760-1475, kimtpcs@aol.com, www.health-tpcs.com

This is John Thie's company, the makers of Iosol, a liquid organic iodine used especially for female problems.

Zenith Advanced Health Systems, International, Inc., PO Box 1739,
Corvallis, OR 97339, 800-547-2741,
zah@proaxis.com, www.zenith4theplanet.com

Zenith offers complete nutritional systems, chelated minerals, unique oxygen-supplying products, and a line of cutting-edge adaptogens. They make Standard Formula, my personal favorite multi-vitamin-mineral-trace element-herbal complex. If you say you want to be a "member," you will get a 20% discount.

THE BEST SOURCES OF AK KITS IN EUROPE

Bio-Apotheque
Frauenstr. 17, 80469 München
Tel. 011 49 89-225630, Fax 011 49 89-2289300.

They supply AK Test sets with orthomolecular substances, Pure Encapsulations products, imported nutritional supplements and medicines. The small-sized bottles make this set good for travel.

Fa. Centropa
Waltherstr. 27, 80337 München
Tel 089 544229-0, Fax 089 54422988.

They provide AK test sets with large size samples.

TABLES AND TOOLS

Foot Levelers, Inc.
518 Pocahontas Ave NE
Roanoke, VA 24027
800-553-4860.
They do shoe inserts, etc. Goodheart uses them.

Impac
PO Box 535, Salem, OR 97308
503-581-3239, 503-364-7754
www.impacinc.net
Impac makes adjusting tools (the "Arthrostem" and various percussors) for osteopaths.

Hessco/Wessco
2344 Hwy 33/POB 170
Saukville, WI 53080
909-676-8116.
They distribute therapy tables.

MANUFACTURERS OF TABLES

Lloyd, Zenith, Hill, Kyro.
Kyro's DC101
A good, strong AK table with variable height.

DIAGNOSTIC LABS

Metametrix, Inc.
5000 Peachtree Ind. Blvd., Ste. 110
Norcross, GA 30071
770-446-5483 ext. 325.

Great Smokies Diagnostic Lab, Inc.
63 Zillicoa St.
Asheville, NC 28801-1074
828-253-0621.

Diagnostechs
6620 S. 192nd Place, Ste. J104
Kent, WA 98032-1948
425-251-0596.

ICAK CHAPTER CONTACTS

http://www.akse.de (German and English)
This site was initiated by Wolfgang Gerz, MD, ICAK diplomate and former president of the ICAK-D. The author is the webmaster for the English side of this site. Here may be found charts, graphics, articles by leading AK authors, links to other AK sites, an AK "chat room," sources of AK books, upcoming AK courses and other useful tools. This is a place to learn of the advancements in AK made by diplomates and other members of European and world-wide ICAK groups.

In many European countries, chiropractic is not a recognized profession. Those who practice AK there are mostly medical doctors, dentists and other licensed therapists. The medical doctors there have critically analyzed AK and developed methods of using AK muscle testing for accurate medical diagnosis.

Although these and other breakthroughs made in Europe have so far been ignored by the ICAK in America, it is highly recommended that those interested in AK make themselves aware of these advancements to the field through this site. ICAK members, world-wide, are invited to submit their papers with abstracts for addition to this site.

http://www.icakusa.com
The official web site of the International College of Applied Kinesiology for North America. This is the central source for information about AK.

www.icak.com
A semi-official site of the ICAK-USA.

ICAK CHAPTER CONTACTS 2000-2001
(CONTACT THE USA CENTRAL OFFICE FOR CURRENT UPDATES)

For meeting, membership and publication information, please contact:

ICAK-USA, Central Office
Terry Kay Underwood, executive director
6405 Metcalf Ave., Suite 503
Shawnee Mission, KS 66202-3929
Phone: 913-384-5336, Fax: 913-384-5112
Email: ICAK@dci-kansascity.com
(Andria Dibbern, membership services / publications coordinator)
Website: http://www.icakusa.com

ICAK-AUSTRALASIA
Richard P. Cheyne, D.C.
2 Champion St., Porirua East
Wellington, New Zealand
Phone: 6442377711, Fax: 6442377711
Email: richard.cheyne@clear.net.nz

ICAK-BENELUX
Geert Drenth, D.O.
Heuveneindewig 6
Zonhoven, 3520, Belgium
Phone: 32 11812075, Fax: 32 11812075
Email: geert.drenth@pandora.be

ICAK-CANADA
Zeya Alikhan
241 Hastings St. N, Box 417
Bancroft, Ontario KOL 1 CO, Canada
Phone: 613-332-3030, Fax: 613-332-1937
Email: zeya@bancom.net

ICAK-DAGAK
Hans Garten, MED, DIBAK
Nederlingerstr. 35, München, 80638, Germany
Phone: 49 891595951, Fax: 49 891596161
Email: vkmakpg@aol.com

ICAK-DEUTSCHLAND
Karl Kienle, M.D., DIBAK
Munzstr. 17, Schongau, D-86956, Germany
Phone: 49 8861 900583, Fax: 49 8861 900584
Email: karlkienle@gmx.net

IMAK Büro Deutschland,
International Medical Society
for Applied Kinesiology, German office
Lanzenhaarerstr. 2, 82041 Oberhaching, Germany
Phone: 49 89-66665389
Fax: 49 89-66665388

IMAK, International Medical Society
for Applied Kinesiology
Harald Stossier, MED
St.-Vieter-Str. 34, Klagenfurt, A-9020, Austria
Phone: 43 463 585635, Fax: 43 463 514222
Email: golfhotel@het4you.com.at

ICAK-FRANCE (non-official),
Richard Meldener, D.C., DIBAK
49 Rue Des Mathurins, 75008 Paris, France
Phone: 33 142658720, Fax: 33 142663767

ICAK-ITALY
Marcello Caso, D.C.
Centro Chiropractico, Salus Via Clara, Maffei, 14A
Bergamo 24121 Italy
Phone: 39 035 222 959, Fax: 39 035 222 959
Email: castedit@tin.it (Antonio Gil, D.C.)

ICAK-RUSSIA
Lyudmila Vasilyeva
Stroiteley 98, Novokuznetsk, 654006, Russia
Fax: 7 3843469821
Email: root@drenagkemerovo.su

ICAK-SCANDINAVIA
Patrick Wennergren, D.C., DIBAK
Kirropracetur Centrum, Kungsgatan 1 OB
Goteberg, 41119, Sweden
Phone: 46 317116600
Email: oddny@algonet.se

ICAK-SWITZERLAND
Michel Barras, D.C.
Ch. De Mornex 7, Lausanne CH-1003, Switzerland
Phone: 41 213232325,
Fax: 41 213232509
Email: mbar@pingnet.ch

ICAK-UK
Tracy S. Gates, D.O., M.R.O., DIBAK
Doneechka Clinic, Mill Straight, Southwater
West Sussex, RHI 3 7EY, England
Phone: 44 1403 734321
Fax: 44 1403 732689
Email: tracy@tsgates.demon.co.uk

FRACTALS

The Julia set fractals in this book were created with the formula: NEW z = OLD z^2 + c where c = -0.69000 + 0,32000i and $i = \sqrt{-1}$

Everyone who has a computer and an internet connection can make their own fractal diagrams. The site I used to make these fractals is no longer on line. Those who want to learn more about fractals or make their own are advised to do an internet search on fractals.

찾아보기

Index

이 책에서 논의된 주요 근육들의 색인

저자

About the Author

Robert Frost 박사는 심리학, 생물학, 및 물리학 학위를 Santa Cruz, 캘리포니아 대학에서 받았다. 그는 대중적인 근신경학 및 응용 근신경학 둘 다에 폭넓은 훈련을 받았으며, 알렉산더 테크닉 및 신경언어학 프로그래밍을 포함한 대체 치료 테크닉을 위한 독립적인 트레이너이다. 또한 뉴욕 대학에서 Andres Bernard와 함께 댄스에 적용되는 생체역학을 연구했다. 스위스 Basel에서, 그는 메디칼 클리닉에서 일했는데 거기서 표준적인 의료 처치를 적절히 받지 못하는 환자들은 그에게 의뢰되어 생리학적 그리고 심리학적 처치를 받았다. 이러한 실용적인 트레이닝 및 극단적인 메디칼 증례들과 함께한 경험을 통해서, 그는 허리 통증을 줄이거나 없애는데 있어서 전문가가 되었다.

더 많은 정보는 그의 웹 사이트인 www.drrobertfrost.com 및 www.learnappliedkinesiology.com을 방문하기를 바란다.